La curación por las plantas

A. y J. Chamouleau

La curación por las plantas

Guía práctica de fitoterapia

☙ Editorial del Instituto Latinoamericano de Medicina Oriental

Título original: *Se soigner par les plantes.*
Traducción al español por: *Carme García i Gomila.*
De la edición en francés de *La Maison Rustique, París.*

La ilustraciones en color de las plantas se
han obtenido de la obra:
*I Discorsi de M. Pietro Andrea Mattioli nelli sei libri di Pedacio
Dioscoride Anazarbeo della Materia Medicinale, Venecia, 1568.*

© Instituto Latino Americano
de Medicina Oriental

© A. y J. Chamouleau

© La Curación por las Plantas.

4a. Reimpresión por: Instituto Latino Americano
de Medicina Oriental: Agosto de 2019.

Todos los derechos reservados. Esta publicación no puede ser reproducida, ni en todo ni en ninguna parte, ni registrada ni transmitida por sistema de recuperación de información en ninguna forma o medio que sea mecánico, foto químico, electrónico, magnético, electro óptico, por fotocopia o cualquier otro medio sin el permiso previo de la editorial.

"Todos los derechos
quedan a salvo del autor"

ISBN: 978-201-001-005-7

Impreso en México
Printed in Mexico

Preámbulo

La utilización de las plantas como medicina se remonta a la propia historia de la Humanidad, de modo que no es de extrañar que impregne el conocimiento popular y sea común a todas las culturas. Por desgracia, en los últimos cincuenta años, y a raíz de la progresiva medicalización del ciudadano occidental, este saber popular ha sido desacreditado y olvidado. En consecuencia, se ha perdido un inmenso poder curativo y autorregulador de individuos y comunidades. Sin embargo, hoy se viene observando un resurgir de los métodos tradicionales de curación, propiciado quizá por la generalizada deshumanización a que ha dado lugar una medicina de indudable perfección técnica, pero masificada en exceso, y que no tiene en cuenta las necesidades del enfermo como individuo.

Dentro de esta línea de recuperación del saber tradicional se encuentra la presente obra, que intenta ofrecer recursos para la curación de las enfermedades mediante el empleo de plantas medicinales. Por supuesto, existen en el mercado muchas obras que se proponen el mismo fin, pero se diferencian de La curación por las plantas por un detalle esencial: aquí las fórmulas de los remedios están expuestas con suma claridad y, además, aparecen clasificadas y ordenadas según las diversas patologías. A lo cual hay que añadir el aspecto adicional, aunque no menos importante, de que se trata de un libro escrito por dos excelentes eruditos de la cultura y la flora mediterráneas, cuyos conocimientos y lenguaje son mucho más comprensibles para nuestros lectores que los de autores de origen anglosajón u oriental.

En cuanto a la traducción, debe decirse que la mayor dificultad ha consistido en escoger para cada planta el nombre más conocido de entre los muchos que suelen tener. Al respecto se ha elegido como base la obra fundamental del doctor Font Quer El Dioscórides renovado, utilizando tan sólo el nombre de la planta que encabeza el capítulo a ella dedicado, y no las restantes denominaciones locales o regionales. En algunas escasas especies en que ello no ha sido posible, se ha dejado la denominación latina o la traducción del francés más común registrada en diversos diccionarios.

Para conferir mayor interés al libro e incrementar, si cabe, su uso práctico, el texto ha sido ampliado con una nueva parte realizada por el destacado naturólogo Emilio Salas, autor de la colección «Cúrese usted mismo» y polifacético escritor cuya actividad abarca asimismo campos tan dispares como el de la parapsicología y la bioenergía. En su aportación al presente libro, Emilio Salas, aparte de describir las plantas de uso y recolección más común, ofrece recomendaciones de tipo práctico sobre los diversos tipos de utilización, medidas y dosificaciones. Por otra parte, el texto se ha completado con ilustraciones que facilitan la identificación de las plantas en su medio ambiente natural, lo que añade al poder curativo el placer del contacto con la Naturaleza y de una mayor autosuficiencia.

En resumen, lejos de ser una obra más sobre plantas medicinales, La curación por las plantas es un manual de uso cotidiano en los hogares, donde contribuirá sin duda al bienestar de quienes estén dispuestos a recurrir al médico tan sólo en caso de auténtica necesidad.

CARME GARCÍA I GOMILA

Introducción

Todos los organismos vivos, sean unicelulares o pluricelulares, tienen una función esencial que es la síntesis de su propia materia. Desde su formación hace casi cinco millones de años, el globo terráqueo se comporta, en una primera aproximación, como un sistema cerrado en lo que respecta a los intercambios de materia con el exterior.

Tales intercambios —aunque ínfimos— tienen lugar de modo permanente y, desde el origen de la humanidad, la vida del hombre ha estado siempre íntimamente ligada a la del medio ambiente que lo rodea. Desde tiempo inmemorial se han establecido correspondencias entre el hombre y la Naturaleza por interrelaciones animales y vegetales de todo tipo. El ciclo vital está en estrecha dependencia con el reino vegetal y toda la vida animal depende de éste.

Aunque de estructura menos compleja que la de los animales, las plantas presentan todas las características de un organismo animado en una unidad de funcionamiento. Existe una similitud profunda entre los procesos fisiológicos del reino animal y los del reino vegetal. El protoplasma vegetal está dotado de movimiento en el interior de sus pequeñas retículas de celulosa y, cuando se dividen, sus cromosomas ejecutan las mismas figuras de grupo que los de los animales.

Sin los vegetales, los animales no pueden existir, y no sólo porque los vegetales generan el aire respirable, sino también porque les proporcionan los distintos elementos nutritivos. La energía absorbida por el organismo depende esencialmente de la naturaleza del ser vivo, y esta energía disponible, que le permite desempeñar las principales funciones biológicas, proviene de la energía química suministrada a las células a través de los alimentos, al transformar la célula la energía que recibe.

Incluso antes del descubrimiento de algunos de estos principios, la especie humana dependía esencialmente de la Naturaleza.

Sin las plantas que regeneran el oxígeno y que absorben el anhídrido carbónico, la atmósfera se haría irrespirable y toda la vida desaparecería de la superficie de nuestro planeta.

La característica fundamental de los vegetales es el proceso de fijación, su vida vegetativa.

Las plantas no son inertes, sino seres vivos determinados por el proceso de las fuerzas exteriores y condicionados por la importancia de los efectos del medio ambiente. En la Tierra, la acción del agua y de los vientos ha hecho compacto el suelo, incrementando así su conductividad.

Las plantas tienen la particularidad de actuar por vía sintética, es decir, de tomar materias minerales del suelo y transformarlas de manera que se integren en la materia viva, con lo cual se tornan accesibles a los hervíboros en forma viva. Ni el hombre ni los animales poseen esta facultad, pero, si no quieren enfermar, necesariamente han de ingerir materias minerales asimiladas por las plantas, consumiendo éstas frescas.

El estudio de la Naturaleza y la ciencia de la vida han progresado en todas las etapas decisivas de la biología, gracias a los descubrimientos que el análisis y la interpretación del comportamiento de los vegetales han hecho posibles. A partir de los vegetales se han identificado sucesivamente la célula y su membrana, el citoplasma y sus movimientos, el núcleo y sus cromosomas. Ha sido preciso esperar muchos siglos para conocer, gracias a la experiencia con vegetales, el concepto de ósmosis, merced al cual han podido establecerse las bases de la genética.

Todos los vegetales vivos desprenden calor por sus meristemos en crecimiento, y precisamente al emplear cultivos dirigidos a los meristemos (tejidos vegetales) *in vitro*, los biólogos han podido tener acceso al análisis del mecanismo de acción de la mayoría de hormonas, vitaminas, enzimas y oligoelementos.

Con la adquisición de estos conocimientos de los infinitesimales nutritivos, muchos de los cuales existen sólo en los vegetales, se ha manifestado una nueva toma de conciencia sobre todo en lo que concierne a las consecuencias de su déficit en las enfermedades humanas y, por ende, en importancia de su valor en la alimentación.

«La vida es la nutrición», dijo Aristóteles.

Cereales, verduras y frutas dejan entrever la importancia que tienen los vegetales en la alimentación humana; y las plantas textiles, así como las diversas materias extraídas de numerosos vegetales, el relevante papel que desempeñan en todas las industrias humanas.

El mito de la prodigalidad de la Naturaleza ha marcado profundamente el espíritu del hombre, que durante mucho tiempo ha creído poder disponer de ella a su antojo. Este camino ha estado sembrado de entusiasmos desmesurados y crueles decepciones.

Precisamente el análisis minucioso de los errores de un método es a menudo lo que proporciona a los investigadores la ocasión de detectar las causas y, por tanteos sucesivos, el descubrir el remedio o los remedios. Se avanza lentamente, con pasos hacia adelante, pausas intercaladas y frecuentes retrocesos, gracias a las aportaciones simultáneas o sucesivas de diferentes disciplinas.

Los vegetales son, pues, las principales fuentes de la alimentación y de la terapéutica.

Queda todavía por averiguar qué papel desempeñan las plantas, el verdadero sentido de su apropiada utilización.

Interior de una botica del siglo XVII. La de boticario fue, desde épocas muy remotas, una profesión itinerante, hasta el punto de que el establecimiento abierto al público no se introduce sino en el siglo XVI.

Primera parte

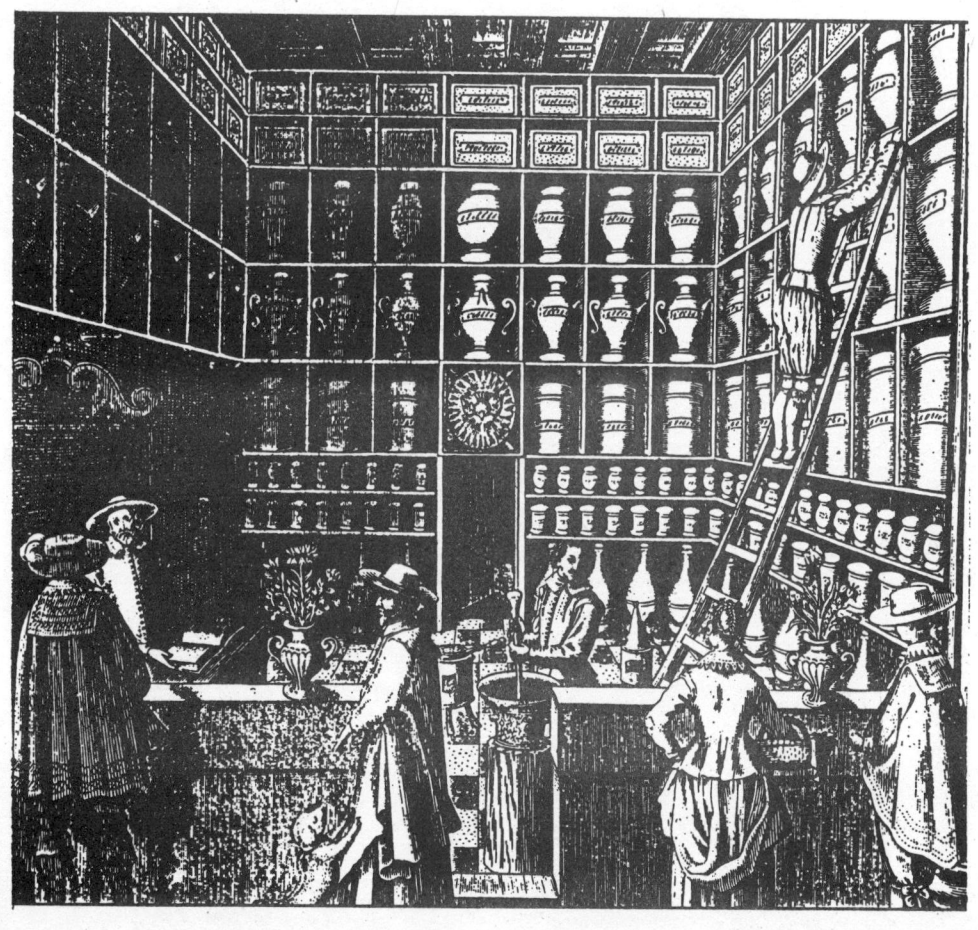

La fitoterapia

La fitoterapia, recurriendo a los prodigiosos recursos que existen en el mundo vegetal, es heredera de una larga tradición de investigaciones y aplicaciones terapéuticas. Llamada todavía «medicina verde», es, por definición, el conjunto de métodos terapéuticos en que se utilizan las plantas medicinales para el tratamiento de numerosas enfermedades.

Actualmente, se tolera a los numerosos fitoterapeutas autodidactas, no licenciados en medicina en su mayor parte, que practican fuera de la legalidad su ejercicio.

Estos médicos ocultos practican una «medicina natural» muy próxima al instinto primigenio que permanece siempre en la naturaleza del hombre (un método de tratamiento vegetal codificado a lo largo de siglos a través de la experiencia adquirida) y se dedican a perfeccionar los conocimientos heredados del pasado

Por lo común se admite que el empirismo es un método desprovisto de fundamento que cifra sólo en la experiencia la fuente de sus conocimientos. Una afirmación tan absoluta está en contradicción manifiesta con los progresos de la técnica y de las ciencias médicas.

A lo largo de los siglos, la suerte de las plantas ha sido marcada por tendencias y prejuicios: tan pronto negadas como afirmadas, fiables o dudosas, algunas se han acreditado por sus inestimables propiedades y han gozado de una reputación tan exagerada que han acabado por venir a menos. Otras, consideradas en determinado momento como «maravillas», han aparecido en la escena terapéutica bruscamente, desplazando a las precedentes, hasta el momento en que les han sustituido otras consideradas aún más maravillosas.

¿Acaso el no poder explicar alguna cosa con fundamento autoriza a negarla?

Los numerosos descubrimientos de estos últimos años tienden a demostrar, muy al contrario, que no se debe abandonar el estudio sistemático de las plantas medicinales.

El valor de la experiencia sólo se adquiere por la renovación, el replanteamiento siempre prudente y no precipitado de los datos obtenidos con el fin de encontrar en ellos el sentido del auténtico conocimiento.

La medicina contemporánea desdeña los tratamientos con plantas medicinales, a los que juzga demasiado precipitadamente, con una desaprobación deliberadamente querida y una actitud paradójica que nada justifica.

Fiel al prejuicio empirista, la fitoterapia no debe continuar siendo una caricatura devaluada cuya función se limita a generalizar comprobaciones aisladas, sino que debe demostrar, teniendo en cuenta las teorías científicas, el valor de los resultados de su experiencia en el campo de la medicina.

Se ha convertido en una ciencia que se impone y cuyo interés doctrinal corresponde a una actividad real, eficaz, que permite a la medicina aplicar uno de los recursos terapéuticos propuestos, según la decisión que le corresponde.

En este estado de cosas, excluirla es hacerla caduca, cuando constituye una de las disciplinas fundamentales de la medicina, indispensable para la investigación y el progreso.

El reciente y espectacular interés que de nuevo conoce la fitoterapia demuestra la necesidad de enseñarla a los futuros médicos de los próximos decenios en detrimento de los intereses comerciales.

Aconsejar, concebir e instaurar tratamientos inteligentemente apropiados es la labor del fitoterapeuta moderno.

Según dicta la experiencia, la difusión de los conocimientos en este campo debe proseguir a fin de estimular a los futuros médicos a afirmar mejor la importancia de la fitoterapia, en lugar de dejarla subsistir sólo como una práctica equívoca. La fitoterapia es siempre capaz de prestar un servicio a todos los niveles de la sanidad, pero su conocimiento práctico no es tan simple como se ha querido presentar, y los médicos jóvenes no la conocen porque no se enseña. No se trata, pues, sino de tomarla como lo que es y requerir de ella los servicios que puede prestar. El empleo de plantas atóxicas presenta la ventaja de que no implica ningún riesgo de intolerancia medicamentosa y a menudo permite reducir las dosis de fármacos asociados.

Existen médicos homeópatas, acupuntores, etc.; entonces, ¿por qué no formar fitoterapeutas y concederles un diploma en este método terapéutico que permitiese a los médicos fitoterapeutas cualificados ejercer su actividad con plena competencia y seriedad en una investigación constante?

¿Qué importa que un método sea antiguo o nuevo desde el momento en que resulta eficaz?

Las plantas siempre son las mismas, pero una tisana prescrita con pleno conocimiento no es lo mismo que un remedio tradicional de antaño.

El movimiento es reversible a pesar de las distintas posiciones de los médicos actuales frente a la fitoterapia, por más que numerosos descubrimientos importantes se hayan efectuado gracias a las plantas en estos últimos años, y aunque constantemente se recurra a los numerosos principios activos y derivados extraídos de gran número de vegetales. En efecto, muchos principios activos preeminentes han enriquecido la farmacopea.

Al sustituir por la experiencia los simples hechos, la medicina se ha esforzado por determinar el campo de su actividad específica, a través de la institución selectiva con miras a especializar precisamente cada sustancia activa, certeza adaptada sólo a su opinión. De este modo se ha acordado un valor exclusivo a la sustancia prioritariamente recogida para explicar todas las propiedades de una planta, en detrimento de las demás sustancias.

Las primeras moléculas sintetizadas por la química se parecían a los principios selectivos extraídos de las plantas. Posteriormente, la química no se contentó con ser imitadora y rival de la Naturaleza, sino que pretendió vencerla al tratar de apartarse del esquema original. Parece, pues, asumido que la época de los remedios tradicionales ha finalizado, cuando la fitoterapia, en evidente progresión, está en pleno renacimiento.

Ya no está considerada con el menosprecio de las objeciones anteriores que siempre caían en la repetición de expresiones que giraban en torno de la compilación de textos, e incesantemente, se impone la necesidad de realizar preparados medicinales elaborados.

Cada intento de tratamiento vegetal es una operación reflexiva y analítica que requiere numerosos y variados conocimientos. Lo definido lleva implícita la definición, pero no estará de más explicarlo.

En nuestra época, cuando se considera la complejidad de los conocimientos requeridos, la diversidad de las técnicas de diagnóstico y tratamiento, la diversidad de aparatos que se emplean, para el hombre suponen una garantía irreemplazable las nuevas posibilidades que ofrece la adopción de un método como éste, capaz de asegurar cuidados eficaces gracias a sus aptitudes de acción terapéutica.

No hay nada más, ni hay nada mejor: está lo natural para asegurar, en las mejores condiciones posibles, un mejor funcionamiento para el mayor beneficio de los interesados.

Sin embargo, los médicos fitoterapeutas no se muestran unánimes en cuanto a los fi-

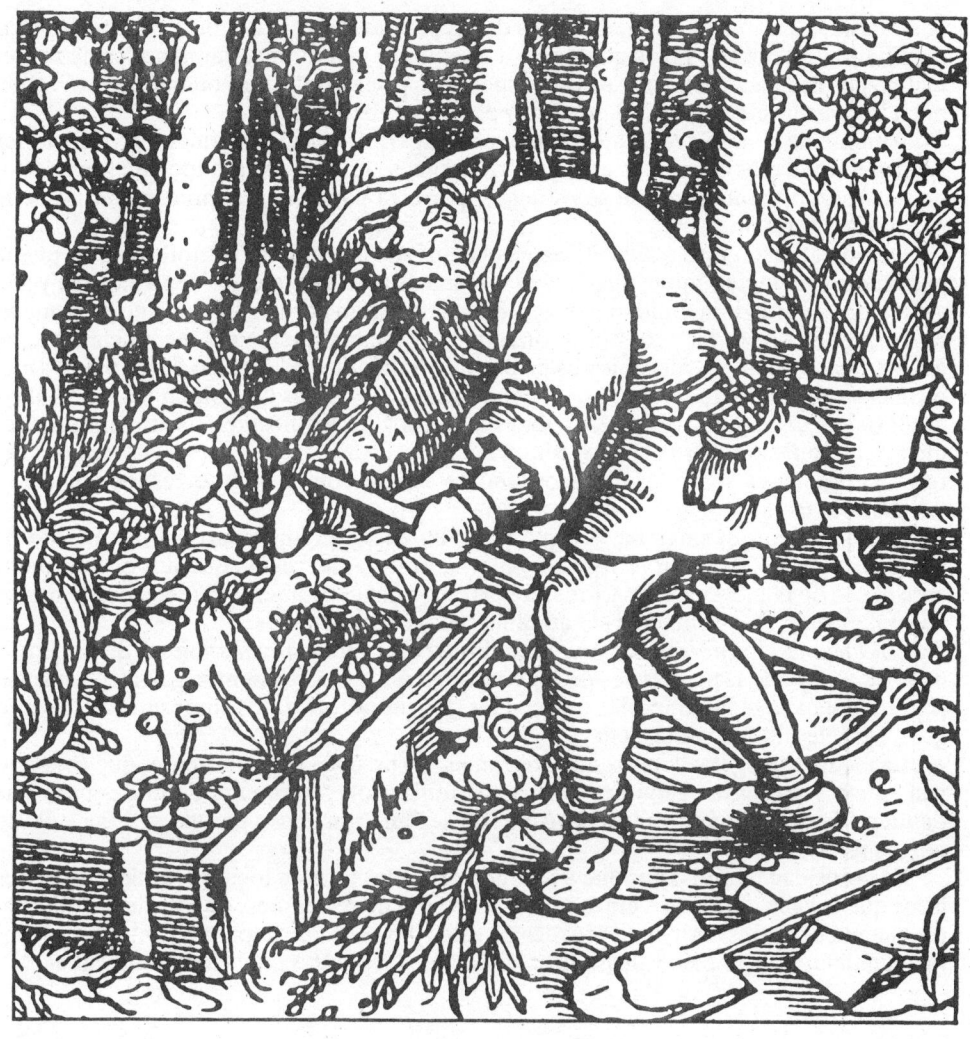

De simple colaborador de los boticarios, el herbolario pasó en la Edad Media a experto en preparaciones medicinales; el siguiente paso evolutivo fue la aparición del boticario sedentario, con establecimiento propio y terreno dedicado al cultivo de plantas curativas.

nes y los métodos de su ciencia. Fuerza es reconocer que, pese a que subsisten aún preguntas fundamentales, los cambios básicos de la ciencia moderna y de la ciencia de la Naturaleza suponen un síntoma de transformación profunda de los conocimientos.

El tratamiento con plantas implica numerosos principios activos, respecto a los cuales los fitoterapeutas cualificados deben ponerse de acuerdo: las controversias y las discusiones no aportan ninguna luz.

La salud es una opción que debe definirse siempre.

El materialismo y la falta de espiritualidad caracterizan este siglo que ha visto nacer, con sus formidables medios científicos, una ciencia médica nueva que tiende hacia la aspiración técnica al servicio del hombre. Sin embargo, por mucho tiempo todavía se deberá atender a las virtudes medicinales de las plantas, a pesar de una de las tendencias dominantes en nuestros días que incita a considerar con un razonamiento crítico sistemático las medicaciones naturales, en especial so pretexto de que son imprecisas, rebeldes a la investigación científica médica, y por ello, rebatibles.

Aunque no se ha llevado a cabo ninguna experimentación destinada a verificar los fundamentos de los diferentes usos en fitoterapia, se replica declarando que son irracionales. Actitud paradójica que se refuerza, por otra parte, con el mito moderno de la prodigalidad científica.

Debido al descrédito que la afecta en el ánimo de la mayoría, la fitoterapia no puede prescindir del empleo intensificado de las técnicas al uso para estos controles. Se yerra acerca de su verdadera utilidad: sus resultados no serían aprovechables sino en la medida en que, en razón del rigor de sus directrices, desemboquen en el reconocimiento de los fundamentos de sus mecanismos de acción terapéutica. El estudio de las plantas medicinales sólo adquiere sentido por la coherencia de los datos del conjunto —con balances basados en estudios y observaciones rigurosos de los hechos— para comprender mejor el significado de sus efectos terapéuticos y el valor seguro que estas acciones determinantes tienen sobre los distintos fenómenos que conllevan y corresponden a ciertas manifestaciones.

La definición que engloba —y que no se ha encontrado sin razón— el término de «medicina verde» y que sirve para designar la fitoterapia, revela que nos encontramos ante el uso de plantas y de sus formas de extracción: medicamentos galénicos, de origen vegetal, formas en que pueden ser administradas a los pacientes.

Las *lociones*, los *polvos*, las *pomadas*, los *jarabes* y los *extractos* son sus distintas formas, en tanto que las *aguas destiladas* constituyen los medicamentos galénicos más variados, al igual que las ampollas inyectables, los supositorios, los comprimidos, las grageas, los geles, los aerosoles, etc.

La medicina vegetal comprende dos ramas, de práctica muy diferente, que constituyen su eje y presentan cada una formas de utilización claramente definidas pero que tienden a hacer coincidir sus mecanismos de acción. Son el uso por vía externa y el uso por vía interna.

La necesidad habitual impone a menudo estos dos usos en lógico complemento. Los lazos que existen entre ellos entrañan toda una red de relaciones, de soluciones diferentes que pueden intervenir en la práctica de estos dos usos que dependen ante todo de los razonamientos de empleo y de las propiedades de las plantas medicinales utilizadas.

El uso por vía externa

Consiste esencialmente en baños parciales y generales y en diversas formas de aplicaciones locales que tienen gran interés en medicina, a pesar de que este método terapéutico parezca impreciso.

La superficie corporal se divide en pequeños territorios, que son otros tantos campos de posible aplicación extremadamente variados.

Teóricamente, las aplicaciones sólo deberían actuar en los lugares expuestos a estos cuidados, pero en la práctica este proceso supera a menudo el objetivo fijado. Este tipo de cuidados, basado en numerosos conocimientos fundamentales, es una práctica terapéutica con valor formal utilizada frecuentemente, y que se impone tanto como tratamiento principal como complementario.

La clara acción de estas compresas, sus efectos comprobados, adecuados y objetivos en función de las perturbaciones percibidas, proporcionan una conciencia muy distinta de sus efectos particulares, otra percepción del valor de su acción frente a la complejidad de relación de los numerosos y diferentes factores que se manifiestan conjunta y diferencialmente en una misma localización, hasta repercutir en trastornos secundarios que, aunque alejados, no son, en lo que a sus consecuencias se refiere, sino manifestaciones superpuestas.

Muchas perturbaciones y deterioros de la función psíquica que afectan a determinadas personas pueden también corregirse sin necesidad de recurrir a ningún otro tipo de tratamiento.

Este mecanismo de acción terapéutico de uso externo tiene su lugar al servicio de la salud según datos de diferentes consideraciones concernientes al propio estado del individuo en la relación entre los hechos físicos y psíquicos, que abren no pocas posibilidades de reintegración del comportamiento psicoafectivo y mental. La originalidad de estos valores es lo que obligatoriamente debe reconsiderarse.

Se precisa una reorientación general del saber tradicional sobre el significado de los usos por vía externa con el fin de explicitar qué sucede tanto en la práctica como a nivel teórico. Pero su estudio ya ha sido objeto de un tratado especial, por lo que no nos detendremos más en esta exposición.

No ocurrirá lo mismo en el caso del uso por vía interna.

El uso por vía interna

Consiste esencialmente en la toma de tisanas, sea cual fuere su forma, o de cualquier otro producto preparado con plantas. Estos cuerpos organizados (formados por sustancias orgánicas e inorgánicas más o menos complejas) actúan al ser fácilmente asimilables.

El hombre y la tisana; se da aquí a la vez la importancia del agua en la salud y el equilibrio del hombre y la importancia de los vegetales que viven en simbiosis con el ser humano. Desde el punto de vista químico, la savia de las plantas, que se diferencia en poco de la linfa humana, aporta su valiosa ayuda activa en el terreno de la terapéutica natural.

En las tisanas, la *infusión* es el modo de preparación más simple y más conocido. Consiste en verter agua hirviendo sobre las plantas (o la planta) colocadas en un recipiente, que después se tapa. El agua permanece en contacto con las plantas por un tiempo que oscila entre 3 y 15 minutos, e incluso 20, según la concentración que se quiera dar a la preparación, después de lo cual se filtra el líquido. En la llamada infusión prolongada, el agua está en contacto con las plantas durante una hora como mínimo.

La *decocción* consiste en hervir una planta o más en un líquido, que puede ser agua o vino. El período de ebullición, que oscila según la indicación, puede ser más o menos prolongado, aunque en general varía entre 3 y 20 minutos. Si la preparación hierve más tiempo, se obtiene una reducción máxima del líquido medicinal. Cabe también reducir el líquido de dos litros a uno, o bien, por ejemplo, reducir de un litro a un vaso.

La *maceración* se realiza en frío. Consiste en colocar una planta o varias en un líquido y dejar que el contacto se prolongue durante un lapso que oscila entre unas horas y varios días, a tenor de las indicaciones.

Los líquidos empleados generalmente son alcohol, diversos licores, vino, vinagre o distintos aceites y glicerina; el uso del agua es excepcional, en razón de los riesgos de fermentación que implica.

En la *maceración en caliente*, el preparado se sumerge en un líquido que se mantendrá caliente por el procedimiento del baño de María, pero sin que rompa a hervir.

Se denomina *zumo vegetal* —o *jugo fresco*— al líquido obtenido a partir de una planta fresca que se machaca finamente y se prensa a continuación por distintos procedimientos. El líquido resultante se filtra de inmediato cuidadosamente y debe conservarse siempre en frío sin que entre en contacto con recipientes metálicos.

La *savia*, el líquido que rezuman determinados árboles, se emplea en raras ocasiones.

El *polvo* se obtiene a partir de plantas secas, ya sea naturalmente o al horno. Por lo común se prepara en farmacias y laboratorios.

En estos tiempos de progreso, tales propuestas de empleo pueden de entrada parecer risibles y anticuadas. No se trata aquí sólo de defenderlas, sino principalmente de subrayar sus poderosas virtudes.

El tratamiento con plantas es por naturaleza un procedimiento terapéutico. Las plantas, que poseen propiedades incomparables e indiscutibles, se asocian por lo general en proporciones adecuadas a partir de una elección conveniente, para agrupar sus cualidades, combinar sus ventajas y sus diferentes acciones complementarias, con el fin de responder de manera más completa a los distintos imperativos, en el marco de una utilización determinada.

El valor intrínseco de la mayoría de las plantas comunes —injustamente menospreciadas— es determinante en muchos aspectos, y la actividad natural de no pocos vegetales atóxicos con frecuencia se ha mostrado superior a la de numerosos agentes terapéuticos claramente más peligrosos.

Conocer las acciones específicas de un vegetal es importante para determinar sus usos terapéuticos, pero el conocimiento de sus potenciaciones —es decir, de la asociación de sus propiedades— es más importante aún.

Según que una tisana esté compuesta de una planta o más, sea cual fuere el modo de preparación, se dice que es *simple* o *compuesta*.

Existe una extensa gama de asociaciones posibles de plantas compatibles, un amplio campo de elección que, según la orientación de los datos a considerar, permite preparar múltiples variantes terapéuticas.

Estas plantas con propiedades diferentes no se oponen, antes al contrario, se complementan al conjugar sus efectos. Por eso se impone el estudio y análisis de los notables efectos de estas asociaciones de plantas.

La preparación de una mezcla de plantas apropiadas es una operación básica cuyo objetivo principal estriba en permitir, por el desarrollo de los diversos efectos complementarios que se buscan en base a sus propiedades respectivas, la obtención de un producto terapéutico final más elaborado.

En general se obtienen mejores resultados con la combinación de dos o más plantas. El éxito de estas mezclas proviene de que la eficacia de su combinación es superior a la suma de las eficacias de cada planta por separado. El empleo de estas mezclas de plantas ha demostrado ser un éxito tanto en uso externo como en uso interno.

El líquido resultante de una preparación medicinal de este tipo está cargado de todo tipo de elementos miscibles en solución o en suspensión. Estas diversas sustancias activas, solubles en agua y que no se destruyen con la ebullición, están asociadas en determinadas proporciones. Una vez ingeridas, pasan a la sangre, donde manifiestan su influencia sobre muchas de las funciones esenciales del organismo.

Estas sustancias y derivados energéticos aportan a la célula sustratos directamente utilizables, y así una medicación natural produce, directa o indirectamente, sus efectos.

Existen razones verosímiles para pensar que las plantas, además de ejercer una acción válida, también pueden favorecer un rendimiento terapéutico incrementado.

Para practicar estos tratamientos, administrados sea por vía externa o por vía interna, es importante conocer el papel que desempeñan las distintas sustancias vegetales, saber utilizar lo mejor posible las propiedades medicinales de las plantas y, consecuentemente, enseñar a utilizarlas.

Las extraordinarias posibilidades de la terapéutica vegetal, a la vista de su importancia y de la autenticidad de su valor, conducen infaliblemente a un resurgir médico de la fitoterapia.

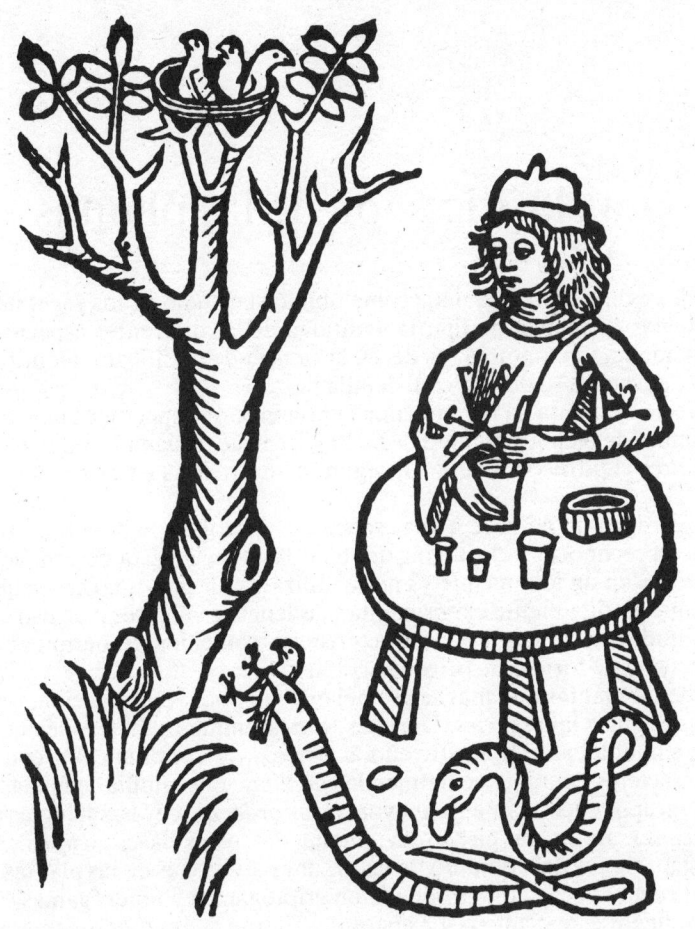

Alegoría medieval que refleja la interacción existente entre los diversos elementos naturales y el hombre (en este caso, un médico o sanador).

La clasificación de las plantas

La botánica es la ciencia que tiene como objeto el estudio de los vegetales.
Los botánicos se ocupan de fijar la identidad de las diferentes especies vegetales y han desarrollado una taxonomía, es decir, la ciencia de clasificar e identificar las plantas, también dedicada a su descripción detallada.
Cada especie de planta ha recibido una denominación específica que incluye dos términos: el nombre del género seguido de un adjetivo que designa la especie.
Los nombres científicos se aplican según leyes precisas y tienen vigencia internacional.
Cuando se asigna un nombre a una especie, se describe con detalles suficientes para que se la pueda reconocer y distinguir de todas las demás. Esta descripción se publica en latín, es decir, en un idioma que ya no se utiliza y, por tanto, no está sujeto a las modificaciones que gradualmente experimentan las lenguas vulgares o de uso común.
Las similitudes naturales y las características coincidentes permiten clasificar la enorme diversidad de formas de origen vegetal.
A partir de las plantas que más se asemejan y que, por reproducción, originan otras similares, se designa a las *especies*. Después, con las innumerables especies que presentan mayores similitudes, se constituyen los *géneros*. A continuación, con los géneros que tienen caracteres comunes se definen las *familias*. Las familias con más semejanzas se reúnen en grupos sucesivamente mayores: los *órdenes*, cuyas analogías se clasifican luego en *subclases*, agrupadas en *clases* y, finalmente, estas clases en *tipos*.
Estas designaciones del conjunto de las grandes divisiones de las plantas constituyen el cuadro del reino vegetal, que se divide en criptógamas y fanerógamas según que su aparato reproductor esté oculto o sea aparente. El tipo de las fanerógamas se subdivide en dos subtipos, el de las gimnospermas y el de las angiospermas, según que sus semillas estén encerradas o no en un fruto.
Las angiospermas (etimológicamente, «semillas en un recipiente») se dividen, a su vez, en monocotiledóneas y dicotiledóneas; las primeras tienen un cotiledón (lóbulos carnosos que rodean la semilla y constituyen una reserva alimentaria para la plántula); las segundas, tienen dos cotiledones.
La mayoría de las plantas con flores son dicotiledóneas, salvo las numerosas e importantes gramíneas, la mayoría de los cereales y la mayor parte de nuestras hierbas, bambúes, caña de azúcar, aros, retamas, juncos, la gran tribu de las palmeras, lirios, jacintos, espárragos, áloes, iris, estoques, bananeros y sus similares, ananás y, finalmente, las orquidáceas.
Las criptógamas, cuyos órganos reproductores están escondidos, son las algas, champiñones, helechos y musgos. El tipo de las criptógamas vasculares comprende, además de los helechos, los equisetos y los cicopodes, que disponen de vasos leñosos.
Cada planta posee una acción terapéutica propia y se presta a diversos usos según el valor particular de la parte empleada, valor que corresponde a su mayor o menor contenido de un número de diferentes sustancias. Combinadas unas con otras, forman una unidad que existe en relación complementaria a su reunión.
Cada planta medicinal tiene propiedades características y por ello se ha establecido una clasificación que divide la actividad de una planta en sus propiedades fundamenta-

les, las cuales derivan de trabajos específicos y justificados a tal efecto, y vienen determinadas esencialmente por el conocimiento indispensable de sus principales indicaciones.

Determinado número de plantas se agrupan así para una indicación muy similar, según su acción fisiológica.

Una clasificación selectiva de este tipo se basa en las propiedades específicas que le son propias, y a partir de las normas de sus cualidades se pueden considerar sus diversas acciones.

La clasificación de las plantas según sus «cualidades» o propiedades se justifica por diferencias de naturaleza química, del mecanismo de acción o de indicación, y se obtienen de este modo listas de especies béquicas, diuréticas, antiespasmódicas, tónicas, carminativas, etc.

Esta clasificación justificada de cada una de las plantas según su propiedad dominante, permite por lo general orientar sobre su valor, de acuerdo con la observación práctica, y así se dispone actualmente de una larga lista de plantas útiles.

El principio de la clasificación de las cualidades de las plantas y de sus propiedades farmacodinámicas se basa precisamente en la distinción de las distintas partes del vegetal:

La *corteza del árbol*, que contiene los canales por los que circula la savia y constituye el conjunto de los tejidos externos.

Las *hojas*, excrecencias laterales del tallo de lo vegetales, formadas por un pecíolo delgado que une el limbo verde al tallo. Las nerviaciones que recorren el pecíolo contienen fascículos leñosos que evacuan la savia elaborada por el limbo durante la fotosíntesis.

Según el budismo, la hoja simboliza el principio de la «multiplicidad en la unidad».

También las hojas contienen principios activos, la mayor parte de los cuales posee virtudes terapéuticas. Tanto si son de árboles como de arbustos o vegetales, generalmente están dotadas de propiedades medicinales y la lista sería tan larga que renunciamos a mencionarlas.

Las *flores*, bellas y olorosas, de coloridos tan diversos y variados como sus composiciones, contienen principios activos al igual que las otras partes vegetativas de las plantas. Aromáticas —muchos de los pequeños indicios de elementos volátiles que contienen se liberan—, o de aromas suaves y sutiles, permiten obtener muchas tisanas capaces de ejercer su acción bienhechora sobre el organismo.

Numerosas flores poseen virtudes medicinales. ¿Quién no conoce, además de por su olor, las mentas, la melisa, la tila, la verbena, el azahar, la violeta, la ajedrea, el espliego... y tantas otras comúnmente utilizadas: la tisana de cuatro flores o flores cordiales, mezcla de las flores de pie de gato, malvavisco, amapola y tusílago. Citemos, además, las flores de árnica, espino albar, gordolobo, brezo, malva, pasionaria, trinitaria, maravilla, saúco, etc.

Las *bayas* son frutos carnosos que no contienen una nuez, pero sí una o varias semillas. También poseen principios activos, principalmente las bayas silvestres. Se distinguen entre ellas las bayas azules, como el mirtilo; las bayas negras, como el enebro, el laurel y el sauce; las bayas amarilloanaranjadas, como el alquenquenje, *Hippophaë* y el rosal silvestre; y, por último, las bayas rojas, como el espino albar y el madroño.

Todas estas bayas no venenosas, totalmente atóxicas, tienen alto valor terapéutico.

Las *semillas* o *granos* son los órganos resultantes de la fecundación del óvulo en las fanerógamas, y son capaces de reproducir un nuevo vegetal. Algunas, las harinosas, son alimenticias (avena, trigo y muchos otros cereales, y las legumbres) o medicinales (trigo sarraceno, fenogreco, lino y mostaza).

Algunas sirven de condimento (comino, clavo, pimienta) y otras proporcionan aceites (colza, lino, girasol, etc.).

Las *raíces* son los órganos que fijan la planta al suelo y absorben el agua y las sales minerales.

Se distingue entre raíces con eje principal, llamadas raíces pivotantes (zanahorias, diente de león, salsifí) y raíces carentes de eje principal, llamadas fasciculadas (cereales). Algunas están cargadas de reservas: son los tubérculos (patatas, tupinambos, dalias); otras aparecen en el tallo: son las llamadas adventicias (fresa, hiedra, etc.); otras tienen un tallo subterráneo a menudo alargado y horizontal llamado rizoma (grama, iris, polipodio, *Curcuma xanthorriza*, sello de Salomón, etc.).

Gran número de raíces y rizomas se utilizan en empleos oficinales: el helenio, la artemisa, la cariofilada, la gatuña, la bardana, la zarzaparrilla, etc.

Así, el hombre es siempre tributario de las plantas, y el doctor Bircher-Benner ha demostrado la importancia que su potencial de energía luminosa tiene en la alimentación y la terapéutica.

La mayoría de plantas medicinales se caracterizan por poseer diferentes propiedades bien definidas que varían según la planta de que se trate, el modo de preparación y la forma de utilización.

Las plantas medicinales pueden clasificarse según:

— su lugar en la sistemática y las clasificaciones botánicas, cuya descripción sólo interesa, por lo general, a los botánicos (criptógamas, fanerógamas, etc.).
— la naturaleza de sus principios activos: plantas con alcaloides (glucósidos, colina), con heterósidos (flavonoides), con glúcidos (tanino, sílice, etc.), principales criterios en los cuales se basan estas clasificaciones. Las codificaciones farmacodinámicas de la terapéutica vegetal han establecido sus principales indicaciones en función de numerosas afecciones distintas, puramente específicas o sintomáticas y etiológicas.
— sus actividades específicas, siguiendo las grandes líneas de referencia a las distintas disciplinas de la patología: fitourología, hepatología, cardiología, flebología, neumología, etc.

El extraordinario valor terapéutico de las plantas atóxicas, denominadas comúnmente «simples», supera con mucho las capacidades de acción teóricas presentes y conserva toda la significación del antiguo aforismo *Primum non nocere* («Lo primero, no dañar»).

En fitoterapia, las plantas que poseen indicaciones similares se agrupan con un término que define su propiedad dominante. Dicho término, que se aplica a las diferentes plantas que tienen un efecto esencial próximo, fija su campo de aplicación.

Este repertorio, que realiza un cierto agrupamiento de las plantas que presentan el mismo efecto, permite destacar sus principales indicaciones y proporciona un sistema de referencia explícito.

El interés de esta clasificación, adoptada en la mayor parte de las obras de fitoterapia, reside en la posibilidad de conocer las plantas que figuran en la categoría definida que presenta su propiedad particular. De forma general, cada categoría corresponde a la indicación concreta de su efecto terapéutico. Estos datos de la clasificación, interpretados correctamente, constituyen una información valiosa, pero no representan sino una serie de indicaciones perentorias de orden general.

Tratar de clasificar las plantas utilizadas en medicina vegetal es un tema lleno de escollos. Por esta razón hemos optado por mencionar en ese repertorio sólo los términos que definen los efectos característicos más corrientes.

PLANTAS SEDANTES Y ANTIESPASMÓDICAS: las virtudes sedantes de ciertas plantas se conocen desde hace siglos. Su acción terapéutica la ejercen tanto sobre las

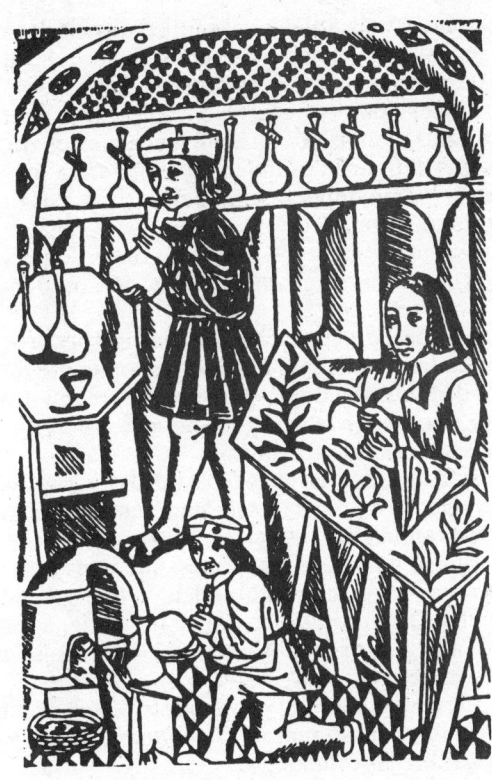

Un boticario del siglo XVI mezcla pociones medicinales y pócimas de hierbas; sus colaboradores le preparan y facilitan los ingredientes necesarios.

manifestaciones patológicas del dolor como sobre las de los espasmos neuromusculares que afectan a las diferentes esferas orgánicas.

Se incluyen en la categoría de plantas sedantes aquellas plantas medicinales que tienen efectos calmantes y tienden a moderar la actividad de un órgano o aparato. Reciben la denominación de neurosedantes cuando actúan más particularmente moderando la acción del sistema nervioso.

En general, los tratamientos sedantes solamente son sintomáticos y pocas veces mejoran el pronóstico del conjunto.

Las plantas con propiedades antiespasmódicas ejercen efectos antiálgicos más o menos pronunciados por su acción y gracias a que contienen ciertas cantidades de sustancias anestésicas.

Poseen, a su vez, propiedades vasorreguladoras en relación con la vasomotricidad, que regula la variación del calibre de los vasos sanguíneos, y de ahí su interés, derivado de la acción que ejercen sobre los trastornos circulatorios.

PLANTAS ESPASMOLÍTICAS: suprimen el estado espasmódico: aquilea, cincoenrama, artemisa, espino albar, marrubio negro, albahaca, berce (raíz), gordolobo (flores), manzanillas, comino, galio amarillo, espliego, cuernecillo, mejorana, meliloto, toronjil, mentas, arañuela, naranjo dulce, regaliz, azafrán, sauce blanco, salvia, hierba cana, serpol, maravilla, tilo, tomillo, valeriana, verónica, *Viburnum*.

SEDANTES NERVIOSOS VEGETALES: aspérula, espino albar, marrubio negro, albahaca, gordolobo, mejorana, pasionaria, tilo, valeriana, etc.

Entre las plantas sedantes más útiles y más utilizadas clásicamente, se asocian, en forma variada, ciertos sedantes vegetales —llamados menores— en numerosas especialidades. El uso de sedantes nerviosos ofrece las ventajas de que es de prescripción cómoda y no presenta ningún inconveniente, con excepción, a veces, de cierta somnolencia.

Las indicaciones de estas plantas sedantes incluyen ciertos trastornos conductuales que no corresponden a una definición psiquiátrica estricta. La inestabilidad y las ligeras agitaciones psicomotrices, los movimientos anómalos (tics), así como el insomnio, justifican por igual los sedantes nerviosos.

Los neurolépticos —sedantes mayores— son, según la definición de Delay y Deniker, «sedantes psíquicos que se caracterizan por su acción predominante sobre las funciones psicomotrices».

Estos sedantes actúan especialmente sobre los centros subcorticales.

ANALGÉSICOS: plantas de efectos antiálgicos claramente definidos y empleo frecuente en la terapéutica de fondo del dolor, para intentar atenuarlo o eliminarlo.

No están destinadas a combatir la causa misma del dolor, sino a calmarlo rápidamente para hacer al paciente insensible al mismo.

Aparte de los analgésicos que figuran en la tabla de los tóxicos (acónito, cáñamo indio, cicuta, cólquico, eléboro, khella, opio, etc.), cabe citar, entre las plantas más comúnmente empleadas con propiedades antiálgicas (es decir, que son capaces de actuar sobre algunos dolores atenuándolos y calmándolos), las siguientes: anémona pulsátil, manzanillas, cardo santo, *Gelsemium sempervivens*, camedrio, hoang-nan, espliego, mejorana, mentas, onagra, azafrán, sauce blanco, serpol, saúco (bayas), valeriana, erigerón, verbena, *Viburnum*, etc., y, entre los analgésicos periféricos: col, hiedra, hojas de nabo, etc.

El azafrán es analgésico de la mucosa gingival.

La onagra actúa en particular sobre el neumogástrico; el erigeron y el cardo santo, sobre el lumbago; manzanillas, cardo santo y *Gelsemium*, sobre las neuralgias faciales; el camedrio y la verbena, sobre las cefalalgias.

SOMNÍFEROS: son plantas que, por su efecto ligeramente hipnótico, suelen inducir el sueño; aspérula olorosa, espino albar, lúpulo, lechuga, cuernecillo, meliloto, toronjil, naranjo dulce, ortiga blanca, pasionaria, tila, valeriana. Contra el insomnio infantil están particularmente indicadas la flor de azahar, las semillas de hinojo y el cuernecillo.

ANTIHELMÍNTICOS: esta denominación incluye todas las plantas capaces de ejercer una acción antagónica frente a los diferentes parásitos intestinales y provocar su expulsión. De tales parásitos, los más frecuentes son los áscaris, los oxiuros y las tenias.

Las plantas más indicadas son:

Ascaris lumbricoides: ajenjo, milenrama, lino catártico o lino silvestre, tanaceto, abrótano hembra, matricaria y ontina.
Oxiuros: ajo, ajenjo, artemisa, marrubio negro, coralina de Córcega, graciola, genciana, matricenia, polipodio, abrótano hembra, ajedrea y tanaceto.
  En este caso es preciso completar con enemas.
Tenias: semillas de calabaza, rizomas de helecho macho, corteza de granado, nuez, morera, timol (esencia de tomillo), fitolaca, aceite esencial del abrótano hembra.
Botriocéfalo: semillas de calabaza, helecho de Finlandia.
Hymenolepis nana: aceite esencial de *Chenopodium* obtenido por destilación de flores de *Chenopodium ambrosioides* (pazote).
Tricocéfalo: corteza de granado, matricaria, pelitre, tanaceto.
Antihelmínticos de uso externo
a) harina de granos de lúpulo mezclada con aceite de ricino para formar una pasta. Extender sobre el abdomen de los niños friccionando ligeramente.
b) hojas de yezgo cocidas con ajenjo, en aplicación local en forma de cataplasmas en el bajo vientre.

AFRODISÍACAS: plantas estimulantes capaces de actuar favorablemente sobre la actividad del aparato genital: canela, genciana, jengibre, ginseng, menta poleo, romero, azafrán, ajedrea, salvia y oruga.

Y, en especial para el sexo femenino: bulbo de tulipán, tallos de las flores de diente de león, llantén mayor y salvia.

ANAFRODISÍACAS o INHIBIDORAS GENITALES: son plantas que tienden a reducir la hiperexcitación sexual: anémona pulsátil, dulcamara, lúpulo, lechuga, nenúfar y sauce blanco.

ASTRINGENTES: todas las plantas incluidas en esta categoría tienen la propiedad de estrechar y contraer los tejidos y los capilares, acción que determina una disminución de las secreciones glandulares y mucosas, principalmente intestinales. Se distinguen:

a) *antidiarreicas:* milenrama, agrimonia, alquimila alpina, cariofilada, bistorta, gordolobo, encina, consuelda, membrillo, rosal silvestre, haba (harina), moral, mirtilo (bayas), níspero, ortiga, nogal, pimpinela mayor, ratania, centinodia, salicaria, ajedrea, vara de oro, serval silvestre, saúco (hojas) y tormentilla.

b) *antidisentéricas:* manzanilla, corteza fresca de higuera, siempreviva mayor, ipecacuana, manzana y trementina de alerce (en las diarreas causadas por lamblias).

BACTERIOSTÁTICA: se dice de la acción terapéutica de determinadas sustancias vegetales (antisépticos, antibióticos), que impide la división bacteriana.

a) *antisépticos:* muchos vegetales, en especial diversas plantas aromáticas poseen propiedades antisépticas naturales. Su empleo razonable contribuye a impedir el desarrollo de microbios.

Estas plantas actúan tanto en uso interno como en uso externo: baños, aplicaciones, etc. Entre ellas citaremos: helenio, ajo, ajenjo, gayuba, manzanillas, alcanfor (extracto del alcanforero), limón, eucalipto, agracejo (bayas), camedrio, grosellero, hisopo, haya (carbón), espliego, laurel común, maíz, mejorana, marrubio, toronjil, menta, arrayán, mirtilo (bayas), naranjo dulce, orégano, cebolla, arenaria roja (*Spergularia rubra*), ajedrea, salvia, serpol, serbal silvestre, maravilla, tanaceto, tuya y tomillo (el «enemigo de las toxinas» según afirmaba Trousseau).

Algunos vegetales producen sustancias antimicrobianas.

Entre los bascteriostáticos específicos pueden citarse: bardana (lampazo mayor), capuchina, carlina angélica, cardo santo, berro, liquen de Islandia y vellosilla.

b) *antibióticos:* la mayoría proviene de sustancias producidas por hongos microscópicos (actinomicetos).

La acción de este moho, llamado *Penicillium*, sobre ciertos microbios fue observada en 1897 por el francés Duchesne, y a otro francés, Jean-Paul Vuillemin, se debe el término antibiosis (1899), del que procede la palabra antibiótico, pero hasta 1930, con la llegada de las sulfamidas, no se abre la vía, en quimioterapia, para la creación de las moléculas sintéticas.

En los trasplantes, en que se plantean problemas de rechazo de difícil solución, y después de un trasplante (injerto), un antibiótico utilizado como agente antirrechazo no presenta los inconvenientes de la cortisona.

Entre las sustancias de origen vegetal que poseen propiedades antibióticas, pueden citarse la alicina, la tomatina, la solanina, etc., cuyos nombres proceden de las plantas que las producen (ajo, tomate, solanáceas).

BÉQUICOS: son aquellas medicinas que inhiben la tos. En este término se tiende a englobar todas las plantas cordiales y balsámicas que ejercen una acción terapéutica sobre las afecciones de las vías respiratorias:

Especies béquicas: lampazo mayor, drosera, orégano.
Flores cordiales: gordolobo, amapola, malvavisco, malva, pie de gato, tusílago y violeta.
Especies cordiales, llamadas también expectorantes, es decir, que facilitan la expectoración: helenio, culantrillo, marrubio, menta poleo, álsine, olmo, *Polygala amara*, polipodio, regaliz, serpol, tomillo, verónica, así como todos los *antisépticos balsámicos:* eucalipto, *Grindelia robusta*, hisopo, espliego, hiedra terrestre, mirto, yemas de álamo y de abeto, romero, salvia, escabiosa y los *vegetales cordiales:* capuchina, lechuga, berros.

COLAGOGAS: las plantas colagogas estimulan más o menos enérgicamente la actividad de las vías biliares, facilitando con ello el vaciamiento de la bilis.
COLERÉTICAS: las plantas dotadas de efectos coleréticos ejercen una acción más directa sobre la secreción biliar a nivel de las células hepáticas:

Determinado número de plantas acumula estos dos efectos parecidos, que tan convenientes son en las disfunciones hepatobiliares: alcachofa, hierba de santa María, bardana (raíz), boldo, gatuña, boj, manzanilla, cardo mariano, celidonia, achicoria, centaura menor, cuscuta, *Combretum, Curcuma xanthorriza*, agracejo, fumaria, fresno, trébol de agua, *Ortosiphon stamineus*, pie de gato, diente de león, polipodio, romero, saponaria y maravilla.

DEPURATIVAS: estas plantas se recetan cuando se desea obtener una depuración de la sangre, es decir, una sangre más sana.

El vocablo «depurativo» tiene un significado muy amplio: en efecto, los vegetales sudoríficos, diuréticos, purgantes o laxantes y fluidificantes ejercen sin duda una acción depurativa de la sangre y colocan al organismo en condiciones de eliminar los desechos y las toxinas acumuladas.

Para obtener esta eliminación, por lo general es preciso estimular los riñones, los órganos hepáticos y el intestino. Cabe citar: raíz de bardana, corteza de abedul, achicoria, centaura mayor, grama de las boticas, berros, dulcamara, fumaria, *Carex arenaria*, *Oenothera biennis* (raíz), olmo, trinitaria, diente de león, equiseto menor, zarzaparrilla, salsifí, saponaria y salvia.

Fluidificantes: son los vegetales que hacen la sangre menos espesa, por tanto más fluida: milenrama, fumaria, hierba de san Roberto, trinitaria, tila, violeta y las plantas cumarínicas: aspérula olorosa, *Melittis melissophyllum* y meliloto, que poseen efectos anticoagulantes.
Antipletóricas: son las plantas capaces de ejercer una acción sobre los estados de plétora (exceso de sangre en el organismo o en una de sus partes): alcachofa, *Berbelis* (corteza), centaura mayor, dulcamara, grosellero, fumaria, cebolla y tila. Estas plantas están indicadas especialmente cuando existe una poliglobulia importante (enfermedad de Vaquez).

DIURÉTICAS: muchas plantas poseen propiedades diuréticas, es decir, que provocan una diuresis más o menos intensa. Tienden a favorecer de forma selectiva el funcionamiento renal y producen —cuando existe un estado de retención hídrica— la eliminación del exceso de agua en el organismo.

Estas plantas, dotadas de una poderosa actividad, están recomendadas en ciertas afecciones. Sin embargo, los efectos de una cura de diuresis suelen ser transitorios, así que sólo deben prescribirse en los casos en que su empleo está justificado, y utilizarlas sólo de forma discontinua y por consejo médico. La toma intempestiva y prolongada de diuréticos tiende a provocar un aumento del nivel de ácido úrico en sangre, derivado de una deficiente excreción de este metabolito orgánico por las células renales, situación que puede originar cólicos nefríticos o ataques de gota. Asimismo, a la larga puede aparecer una hiperglucemia.

No todas las plantas diuréticas actúan de la misma forma, de modo que debe delimitarse su lugar en el tratamiento según los efectos esenciales.

a) *diuréticos hídricos y clorúricos:* además de su acción sobre la diuresis, estas plantas determinan una eliminación de los cloruros que existen en el organismo: aspérula olorosa, borraja, alquequenje (bayas), brezo (flores), colas de cereza, retama negra (flores), enebro (bayas), laurel (bayas), saúco (corteza interna); las raíces de helenio, gatuña, grama de las boticas y rubia; así como las cinco raíces con que se componen los jarabes del mismo nombre: apio silvestre, espárrago, hinojo, perejil y rusco o acebo.

Citemos, además, los estigmas de maíz, las hojas de abedul, de gayuba, de casis, etc., y las semillas de calcítrapa o mijo de sol.

b) *diuréticos clorúricos sódicos:* algunas plantas están particularmente indicadas cuando existe una retención de sodio y de cloruros, por su alto contenido en nitrato potásico: borraja, grama de las boticas, gratiola, muérdago de espino albar, cebolla y parietaria.

Estas plantas no sólo son capaces de provocar una eliminación de la carga hídrica y salina, sino que también, en casos de tensión arterial moderadamente elevada, permiten el descenso proporcional de las cifras mínimas y máximas.

c) *diuréticos de acción específica:* son aquellas plantas que, además de su acción diurética, poseen otras propiedades terapéuticas específicas:

1) *diuréticos antisépticos urinarios:* modifican las infecciones del aparato urinario. Los principales vegetales son: aspérula olorosa, madroño, bardana, *Psiloxylon mauritanum*, brezo, buchú, gatuña, gayuba, grama de las boticas, enebro (bayas), llantén mayor, arándano (bayas), kawa-kawa, eucaliptus, estigmas de maíz, mirto, yemas de álamo, vara de oro y tuya.

2) *diuréticos úricos:* actúan sobre la eliminación del ácido úrico y son capaces de oponerse a su formación o a su exceso. Entre las plantas indicadas para combatir la hiperuricemia y los cólicos de ácido úrico, cabe citar: bayas de alquequenje, hojas de abedul, raíz de cardencha, cardo santo, *Erigeron canadense*, fresno, vainas de judía, licopodio, estigmas de maíz, ortiga menor (los brotes tiernos, utilizados frescos), yemas de álamo, equiseto menor, zarzaparrilla (raíz roja), saxífraga, ulmaria y erigeron.

3) *diuréticos oxálicos:* bayas de alquequenje, maíz, zarzaparrilla, saxífraga, vara de oro.
4) *diuréticos fosfatúricos:* buchu, rubia, maíz, saxífraga.
5) *diuréticos ureicos:* son plantas que combaten el exceso de urea, es decir, que actúan, sobre todo, en su eliminación: bayas de alquequenje, alcachofa, helenio, abedul, casís, *Lespedeza capitula*, *Ortosiphon stamineus*, cardo corredor, vellosilla, *Pyrola rotundifolia* y zarzaparrilla (raíz roja).

El aumento de la diuresis puede también deberse a la mejora de las condiciones circulatorias y linfáticas sobre la función renal, obtenida con: aspérula olorosa, meliloto, *Melittis melissophyllum* y trinitaria.

Asimismo, el reflejo diurético que se dirige al glomérulo se consigue por medio de ciertas plantas que actúan sobre el tálamo, centro de la diuresis.

Además, la ingesta de ciertos diuréticos disminuye el volumen del plasma circulante en las arterias, donde se concentra, con lo que desencadena un fenómeno de autorregulación compensador que depende del mecanismo encargado de mantener constante la concentración del plasma. Este papel se atribuye principalmente a una hormona secretada por las glándulas suprarrenales, la aldosterona, que provoca la retención de sodio, el cual, a su vez, retiene el agua que actúa tanto a nivel plasmático como en el interior de las células.

EMÉTICAS: se dice que una planta es emética cuando provoca el vómito con una finalidad terapéutica, sin dar lugar a fenómenos tóxicos.

Se trata de un efecto que desencadena el mecanismo que, desde la garganta al estómago, permite vomitar.

El empleo de plantas eméticas se justifica cuando se trata de vaciar el estómago de un contenido que está en mal estado o es tóxico, o de actuar como descongestionante en caso de congestión pulmonar.

La mayor parte de las plantas amargas se convierten en eméticas si se emplean a altas dosis.

Además del antimonio, un vomitivo mineral conocido ya por Plinio y Dioscórides, se emplean generalmente: *Asarum europeum* (rizomas), ipecacuana, lirio, trinitaria, saúco (segunda corteza o raíces), violeta (raíces).

ANTIEMÉTICAS: son plantas capaces de detener los vómitos: cincoenrama, eneldo, gordolobo, maravilla.

Las semillas de cardo mariano y el líquen de Islandia presentan una acción específica muy útil en los vómitos incoercibles del embarazo, y las flores de vulneraria, en los vómitos de los niños.

EMENAGOGAS: son plantas que provocan, facilitan o restablecen la aparición del flujo menstrual, y tienden a regular la función catamenial: milenrama, agripalma, alquimila alpina, aristoloche (raíces), artemisa, hierba de santa María, calamento, manzanillas, culantrillo, corteza de algodonero, *Ligusticum levisticum* (raíces), trinitaria, romero, azafrán, salvia, hierba cana, maravilla (flores), *Stachys palustris*, así como el perejil y la ruda, que son plantas activas pero peligrosas.

FEBRÍFUGAS: son plantas destinadas a provocar el descenso de la temperatura corporal.

Según la causa se utilizará: ajenjo, cariofilada, boj, abedul, borraja, manzanilla, centaura menor, cardo santo, genciana, camedrio, lilas (hojas), correhuela (raíces), licopodio de Europa, marrubio, trébol de agua, vellosilla, corteza de quinquina, corteza de sauce blanco, álamo y verbena.

GALACTOGÉNICAS o GALACTOGOGAS: son plantas que favorecen la lactancia. Las utilizadas son: anís, angélica, albahaca, alcaravea, comino, hinojo, galega, lúpulo, ortiga muerta, liquen de Islandia, arañuela, malta y hojas de olmo.

ANTIGALACTÓGENAS: estas plantas interrumpen la lactancia, y comúnmente se las llama «antilácticas». Las principales son: helenio, caña, culantrillo, nogal y vincapervinca.

Debemos señalar también que, en aplicación externa, las cataplasmas de harina de haba detienen la secreción láctica.

HEMOSTÁTICAS: existen muchos vegetales que facilitan la hemostasis, es decir, la detención de la hemorragia.

También son numerosas las plantas vasoconstrictoras que pueden disminuir o detener la pérdida de sangre por su acción sobre las paredes vasculares y actúan por mecanismos diversos.

Plantas cuyos efectos pueden oponerse a muchas formas de sangrado: alquimila alpina, pan y quesillo, cardo mariano (semillas), *Cicuta virosa*, consuelda, corteza de algodonero, agalla de ciprés, agracejo, retama negra, hierba de San Roberto, hamamelis,

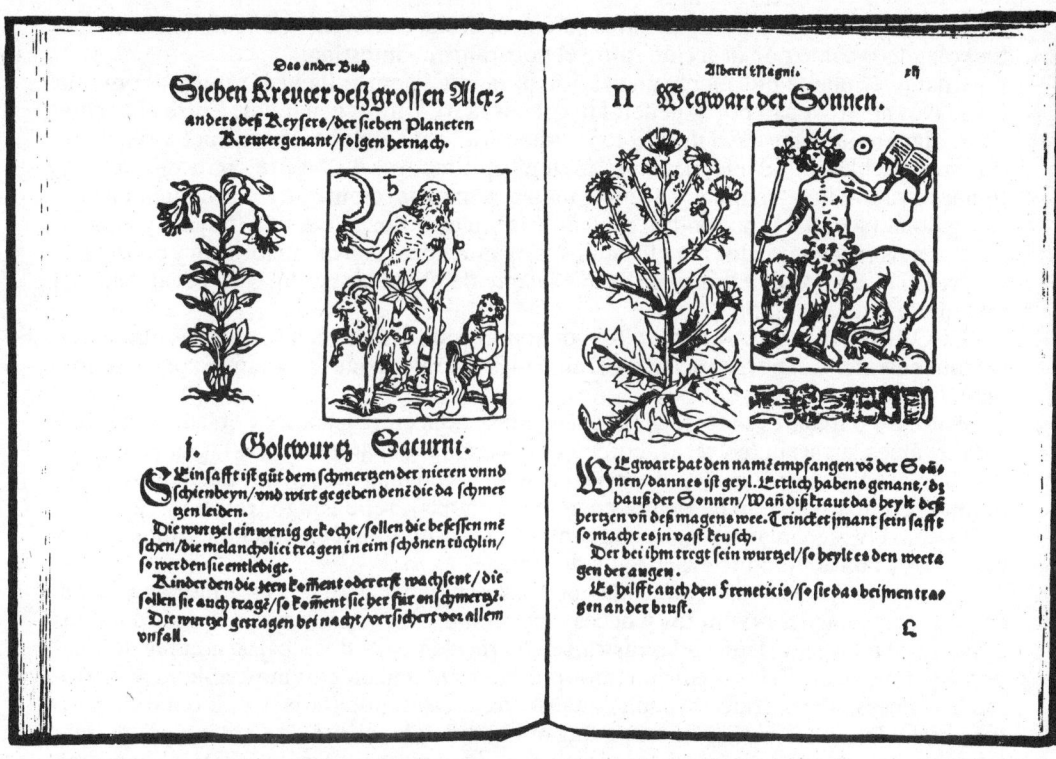

Facsímil de dos páginas de Naturalia, *de san Alberto Magno; en esta obra, impresa en Alemania en 1548, el dominico describía las propiedades medicinales y mágicas de las plantas, de las que vemos aquí el lirio martagón, a la izquierda, y la achicoria, a la derecha.*

ortiga muerta, mielga (alfalfa), castaño de Indias, ortiga menor, llantén, pimienta acuática, equiseto menor, acedera (raíces), sanícula, hierba cana y vid.

En uso externo: polvo de lycoperdon.

HIPERTENSIVAS: se da esta denominación a las plantas o sustancias que ejercen su acción hipertensiva sobre la elevación de la tensión arterial cuando ésta es inferior a la normal: espino albar (flores), pan y quesillo, cardo mariano (semillas), efedra fina, retama de escobas (flores), avellana y romero.

HIPOTENSORAS: plantas o sustancias que ejercen una acción que tiende a disminuir la tensión arterial cuando ésta es superior a lo normal: ajo, espino albar (flores), madroño (raíces), abedul (corteza), borraja, pan y quesillo, casís, cardo mariano (hojas), agracejo, fumaria, muérdago, arañuela, olivo (hojas), *Ortosiphon stamineus*, rauwolfia, sombong y valeriana.

HIPOGLUCEMIANTES: determinadas plantas se consideran hipoglucemiantes cuando su acción terapéutica provoca el descenso del nivel de glucosa sanguínea, cuando ésta se encuentra presente en tasas superiores a lo normal: ajo, agrimonia, bardana (raíces), berros, eucaliptus, galega, hierba de san Roberto, vainas de judía, cebolla, olivo, centeno, diente de león, centinodia, salvia, sello de Salomón y valeriana.

La medicina popular tunecina utiliza *Zygophyllum cornutum* como fármaco antidiabético. Administradas experimentalmente a conejos por vía oral, las sumidades ejercen una clara acción hipoglucemiante, tanto sobre la glucemia normal como sobre la hiperglucemia provocada en el laboratorio con glucosa.

LAXANTES: las plantas laxantes actúan sobre el estreñimiento tanto por sus efectos colagogos como por su acción sobre el peristaltismo intestinal.

Cualquier planta que ejerce una acción purgante ligera se llama laxante; las purgantes suaves no provocan por lo general ni cólicos ni trastornos generales. Entre ellas cabe citar: algas (agar agar y *Fucus crispus*), vulneraria, espantalobos, bardana (corteza vieja), casís, achicoria salvaje, centaura menor, epítimo, rosal silvestre, agracejo, fresno, fumaria, rubia, lino (semillas y aceite), malva, trinitaria, diente de león, llantén mayor, zaragatona (semillas), polipodio, salvado (de trigo, refinado), saúco (bayas) y violeta.

Los más recomendados para los niños son: almendro, malva, melocotón y polipodio.

Además, en fitodietética se utilizan el aceite de oliva, las verdolagas, la calabaza, el melón y las ciruelas (pulpa).

ECOPRÓTICAS CATÁRTICAS: denominación que se da a las plantas que, a dosis conveniente, son purgantes suaves, algo más enérgicos que los laxantes, pero sin irritar el intestino.

Entre los purgantes suaves, de potencia intermedia entre laxantes y drásticos, pueden citarse: áloes, arraclán (corteza), boj, cáscara sagrada, eupatoria (raíces), globularia mayor, lino, un catártico considerado como el mejor sucedáneo del sen de Alejandría (laxante muy peligroso), aceite de ricino, correhuela (hojas), repónchigo (raíces) y ruibarbo.

DRÁSTICAS: plantas muy purgantes que provocan contracciones intestinales enérgicas y una abundante evacuación diarreica.

Estas palabras *tóxicas*, empleadas por sus propiedades drásticas e hidragogas, así como emetocatárticas (vómitos y heces), pueden provocar una irritación más o menos grave de la mucosa y deben administrarse con prudencia, a dosis bajas, con receta y supervisión médicas. Estos medicamentos purgantes tienen efectos muy violentos: aristoloche (raíces), nueza (raíces), capuchina (frutos), clematide (hojas), coloquíntida (frutos), ciclamen, matacán, euforbio, gutagamba, graciola, aceite de *Croton tiglium*, ipecacuana, iris, jalapa, jaborandi, hiedra (bayas) y correhuela (raíces); esta última, uno de los mejores purgantes, actúa con tanta regularidad como *Convulvus scammonia*, pero más suavemente y sin irritar tanto el intestino. La correhuela es a *Convulvus scammonia* lo que la gratíola a la jalapa. Otros purgantes: licopodio sabina, mercuriales, gallocresta, aladierna (bayas), *Telephium imperati*, ortiga (semillas), fitolaca, *Convulvus scammonia*, saúco (segunda corteza), yezgo (corteza o raíces) y vedegambre.

ESTIMULANTES: en esta categoría se incluyen las plantas carminativas y las afrodisíacas.

Las plantas estimulantes están dotadas de una acción excitante, y por tanto, favorecen la actividad funcional fisicoquímica y biológica. Su efecto principal es el de activar en mayor o menor grado la mayoría de las funciones orgánicas y actúan más o menos temporalmente.

Lógicamente, su acción se ejerce primero sobre una activación global de los órganos digestivos, después sobre la función respiratoria. Al propio tiempo, sus propiedades estimulantes tienen efectos sobre el sistema neurovascular. La mayoría de estimulantes son plantas balsámicas que deben sus propiedades a las sustancias aromáticas que contienen.

Se distingue entre estimulantes difusibles, cuya acción es de corta duración, y estimulantes persistentes, de acción más tardía y más duradera: ajenjo, eneldo, angélica, artemisa, albahaca, café, canela, manzanilla, eucalipto, hinojo, jengibre, hisopo, espliego, marrubio, toronjil, menta, nuez moscada, orégano, guindilla, pino (yemas), perejil, pimienta, rábano silvestre, romero, abeto (yemas), salvia, serpol, tomillo, vainilla y verónica.

ESTIMULANTES ESTOMÁQUICAS: plantas cuya acción eupéptica actúa favorablemente sobre el funcionamiento del aparato digestivo: cálamo aromático (raíces), angélica, manzanilla, camedrio, hiedra terrestre, mayorana, marrubio, toronjil, menta, romero, salvia, tomillo y verbena.

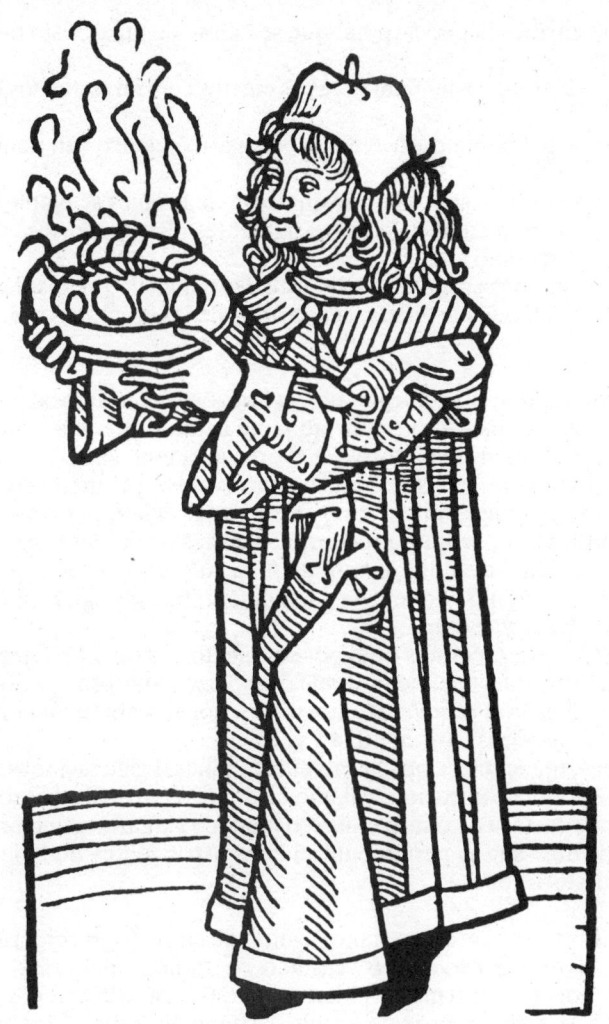

Sahumerio terapéutico, xilografía de un incunable de mediados del siglo XV.

CARMINATIVAS: son estimulantes difusibles, que tienden a provocar la expulsión de los gases producidos por las fermentaciones gastrointestinales: semillas de eneldo, de angélica, de zanahoria, de alcaravea, de coriandro, de comino y de hinojo; calamento, nébeda, cúscuta, espliego, *Ligusticum levisticum*, mentas, orégano, pimpinela mayor, caña aromática y ajedrea.

SUDORÍFICAS: plantas que provocan o facilitan la transpiración.

El sudor, producido por las glándulas sudoríparas, es una secreción paralela a la urinaria, de composición análoga y en parte capaz de sustituirla.

Un tratamiento sudorífico o diaforético actúa como antitérmico, como derivativo sobre la circulación general y como depurativo y antitóxico. Entre las plantas capaces de aumentar la sudoración deben citarse: bardana, borraja, boj, fresno, guayaco, enebro (bayas), laurel (bayas), mentas, olmo, trinitaria, zarzaparrilla, saponaria (raíces), maravilla, saúco, violeta.

También es sudorífica la pilocarpina, que se extrae de un arbusto del Brasil, el jaborandi.

ANTISUDORÍFICAS: son plantas cuyos efectos contrarrestan los estados de sudoración excesiva.

Se utilizan principalmente dos vegetales: el agárico blanco (un políporo de los alerces) y la salvia.

La acción antisudorífica sobre la transpiración de los pies se ejerce particularmente en pediluvios, empleando en decocción las siguientes plantas: corteza de encina, corteza de abedul, yemas de pino y salvia.

TÓNICAS: las plantas agrupadas bajo esta denominación se distinguen por fortalecer e incrementar, de modos diversos, la actividad de las funciones orgánicas. Se clasifican en:

a) *tónicas estomacales:* plantas que, por su función tónica natural, despiertan el apetito por su sabor amargo pronunciado que actúa sobre la actividad secretora de las glándulas del aparato digestivo. Favorecen el tono gástrico.

Entre las denominadas «amargas-aperitivas» y que merecen este calificativo, pueden citarse: ajenjo, milenrama, artemisa, alcachofa, helenio, cariofilada, betónica, cardo santo, centaura menor, achicorias (todas las especies, incluidos las endivias y el diente de león), *Chasmanthera palmata* (raíces), condurango (corteza), genciana, lúpulo, liquen de Islandia, trébol de agua, corteza de naranja amarga, verónica y verbena.

b) *tónicas astringentes:* plantas que, por sus efectos astringentes, ejercen sobre los tejidos orgánicos una actividad tónica: aspérula olorosa, cariofilada, bistorta, membrillo, *Erigeron canadense*, eupatorio, nogal, llantén menor, vincapervinca, quinquina (roja y gris), tormentilla y verónica.

Además, mencionaremos las plantas remineralizantes que ejercen una acción favorable sobre la osificación: cálamo aromático (rizoma), brezo, consuelda, nogal, segunda corteza de olmo, equiseto menor y sargazo vesiculoso.

c) *tónicas venosas:* son generalmente plantas astringentes que ejercen una acción vasoconstrictora venosa:

1) uso por vía interna: cardo mariano, agallas de ciprés, agracejo, rusco (raíces), hamamelis, *Hydrastis canadensis*, castaño de India, milenrama, peonía (raíces), llantén menor, equiseto menor, hierba cana, teskra, *Viburnum* y vid.

2) uso por vía externa: corteza de encina, castaño de India, rusco, agallas de roble, ratania, álamo, hiedra y avellano.

d) *tónicas nerviosas:* plantas cuyos efectos tónicos se ejercen de forma específica sobre el tejido nervioso, y por extensión, el sistema neuromuscular: cálamo aromático (raíces), agrimonia, angélica, aspérula olorosa, albahaca, hoang-nan, trébol de agua, nogal, equiseto menor, romero, serpol, tomillo, así como retama negra, mayorana, salvia y *Viburnum opulus*, que en particular tienen acción uterotónica.

Estas plantas pueden emplearse asimismo en usos externos: baños, compresas, etc.

TÓNICAS SEDANTES: plantas que casi siempre provocan un sueño normal: milenrama, espino albar, marrubio negro, meliloto, toronjil, naranjo dulce, pasionaria, lúpulo y cuernecillo.

TÓNICAS ANALÉPTICAS: en medicina vegetal se denomina así a las plantas que restablecen las fuerzas, particularmente en el curso de las convalecencias, y estimulan el funcionamiento de los distintos aparatos del organismo.

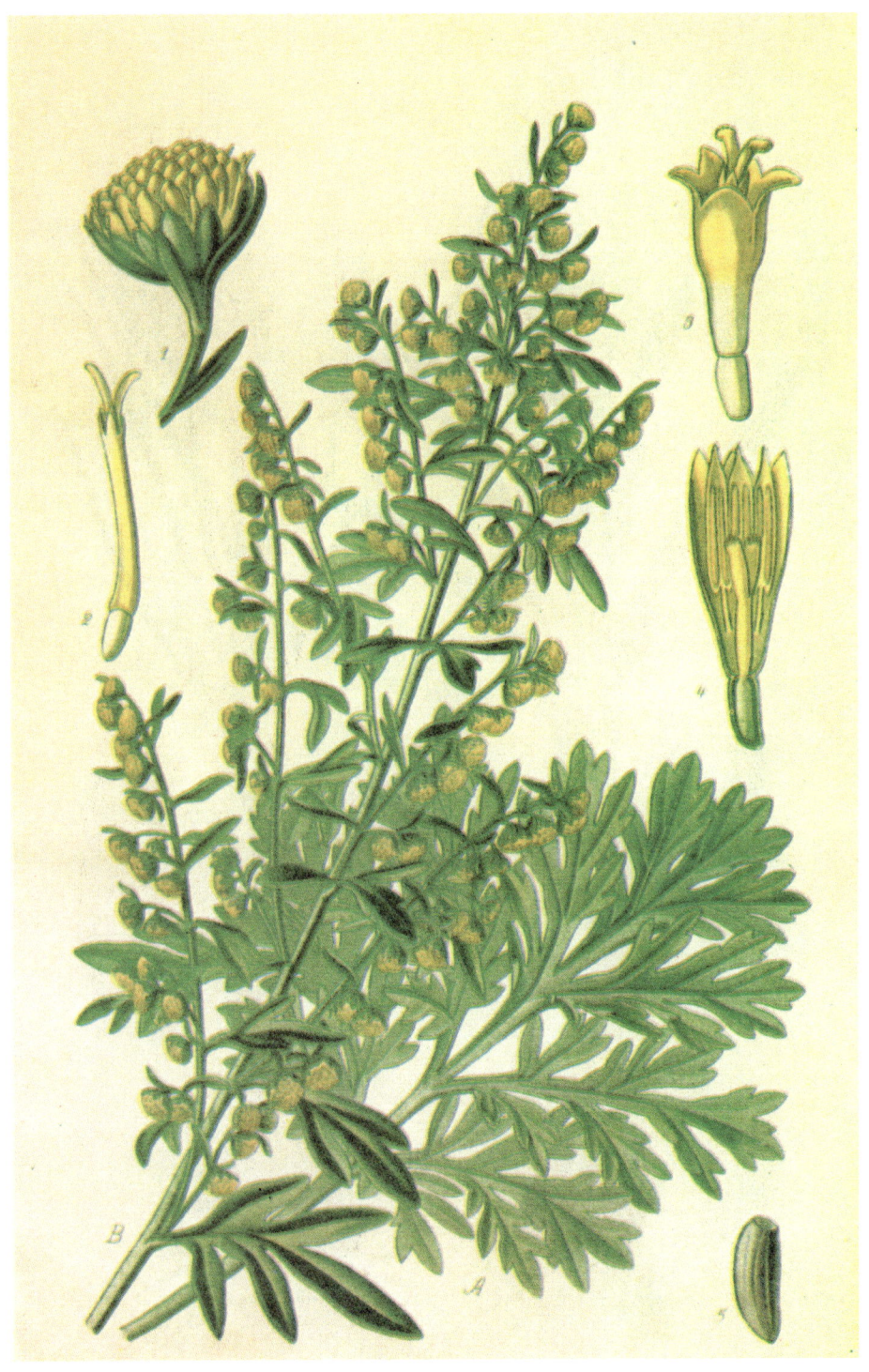

Ajenjo (*Artemisia absinthium*) 32-A

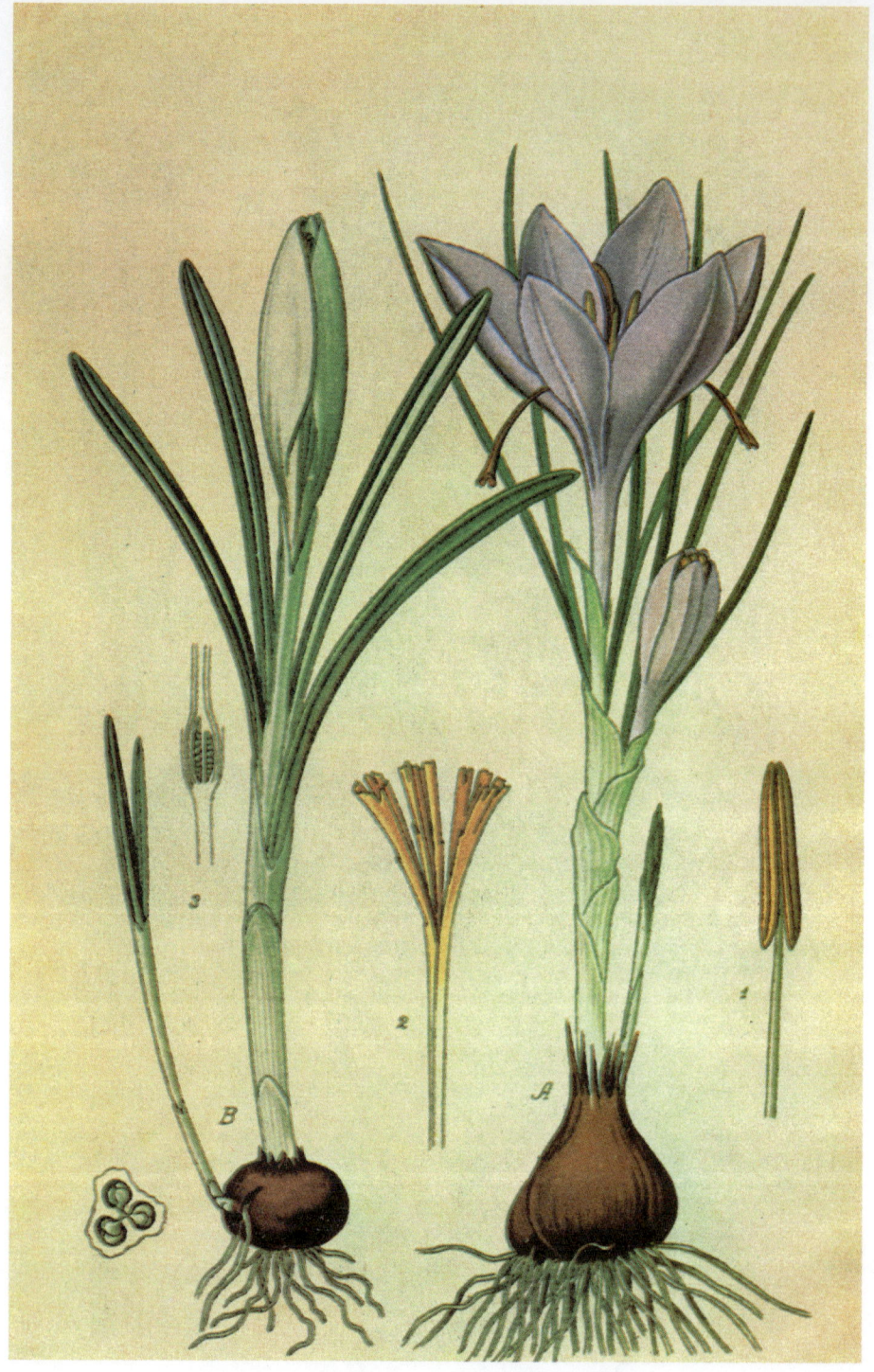

32-B　　　　　Azafrán (*Crocus sativus*)

Las «sedantes» se usan como reconstituyentes tanto después de una enfermedad como en la clorosis, cada vez que se requiere una regeneración de los principales elementos de la sangre, en concreto de sus niveles en las distintas sales minerales: calcio, potasio, magnesio, hierro, manganeso, fósforo, etc. Estas plantas actúan sobre el mecanismo de la anemia en afecciones posthemorrágicas, postinfecciosas y nutricionales: albaricoque, almendra, avena, zanahoria, berros, espinacas, fenogreco, encina (bellotas tostadas), lúpulo, mielga (alfalfa), trébol de agua, nabo, malta, ortiga menor, acedera, vincapervinca, arroz, salep y trigo sarraceno.

Además, ciertas plantas destinadas a curar el escorbuto han reencontrado su utilidad después del descubrimiento de las vitaminas. Citemos: ajo, alquequenje (bayas), casís, limón, berros, escaramujo (fruto del rosal silvestre). mielga (alfalfa), trébol de agua y rábano silvestre.

TÓNICAS LEUCOCITÓGENAS: plantas capaces de regular la formación de leucocitos y normalizar las tasas. En consecuencia, refuerzan los mecanismos de autodefensa: manzanillas, raíz de genciana y *Erigeron canadense*.

CARDIOTÓNICAS: los principales fármacos tónicos miocárdicos son de origen vegetal.

Estas plantas tan valiosas en terapéutica cardiovascular contienen cada una de las sustancias especialmente activas que ejercen sobre el corazón efectos tónicos de distinta índole.

Además de las digitales (purpurea y lanata), los principales tónicos cardíacos son: estrofanto, laurel rosa, *Thevetia neriifolia*, convalaria, escila, retama negra (esparteína), cáñamo indio, *Adonis vernalis*, etc.

Aparte de las plantas citadas, cuyo uso terapéutico queda estrictamente reservado, deben también citarse las que siguen: milenrama, agripalma, espino albar, cariofilada (raíces), alcanfor, *Combretum*, retama negra (flores), cola, marrubio blanco, ulmaria, trinitaria, romero y salvia.

TÓPICAS: se denomina así a las plantas destinadas a actuar en aplicaciones externas. Deben distinguirse diversos tipos, según sus diferentes acciones.

a) *tópicas revulsivas:* plantas que aplicadas sobre la piel producen una irritación local destinada a hacer desaparecer una inflamación, una congestión y que por lo común se utilizan en cataplasmas o en sinapismos: lino, mostaza, ortiga menor, pino y abeto [resina, trementina —revulsivo enérgico—, pez (resina)].

b) *tópicas vesicantes o rubefacientes:* las que aplicadas sobre la piel provocan una irritación con aparición de vesículas (ampollas) llenas de serosidades. La aplicación de un vesicante en la zona dolorosa o en una parte determinada del cuerpo, se efectúa con fines exutorios: ajo, nueza, clematítide, euforbio, torvisco, guindilla, rábano silvestre, ranúnculo, etc.

c) *tópicas emolientes o lenitivas:* plantas que ejercen una acción suavizante capaz de atenuar las reacciones inflamatorias de los tejidos irritados: agrimonia, manzanilla, gordolobo (hojas), meliloto, llantén menor, saúco (corteza y flores), harina de judía (polvo de licopodio).

d) *tópicas resolutivas o hemolíticas:* poseen actividad sobre la resorción de émbolos, colecciones de sangre (equimosis, contusiones, hematomas): árnica, brionia, consuelda, hierba de san Roberto, lino, sanícula, sello de Salomón, maravilla, escabiosa, nuez negra, primavera.

e) *tópicas analgésicas:* plantas con efectos antálgicos de interés en aplicación externa: manzanilla, cardo santo, col, hierba, mayorana, menta piperita, nabo (hojas), sauce, serpol, verbena oficinal, violeta.

f) *tópicas vulnerarias:* plantas que ejercen una acción favorable sobre la evolución y cicatrización de heridas y úlceras: agrimonia, vulneraria, bardana, manzanilla, zanahoria, col, consuelda, *Erigeron canadense*, hisopo, azucena, hipérico, nogal, olmo, vincapervinca, llantén menor, salicaria, salvia, maravilla, verónica.

g) *tópicas detersorias:* plantas o sustancias que tienden a limpiar heridas y úlceras al provocar en su superficie una hiperactividad que favorece la cicatrización: agripalma, aliaria, aguileña, aro, aspérula olorosa, helenio, lampazo mayor, marrubio negro, rapónchigo, carlina angélica, zanahoria, apio, centaurea menor, celidonia, cardo santo, clematítide, *Cochlearia*, berros, vellosilla, eupatorio, bonetero (hojas), ruibarbo, hiedra, *Azadirachta indica*, trébol de agua, gordolobo, álsine, nogal, oronbache, telefio, ortiga, álamo negro, ulmaria, diente de león, equiseto menor, *Ptelea rave*, sanícula, saponaria, alsine, saúco, etc.

«Existen en el mundo de las plantas, medicamentos preciosos que son, por así decirlo, remedios universales aplicables en numerosas enfermedades y que se encuentran siempre entre los agentes medicinales llamados "detersorios".»

(Botan, 1935)

h) *tópicas del cuero cabelludo:* plantas cuyo uso se considera favorable para el cuidado del cuero cabelludo y que combaten la caída del cabello: bardana, boj, culandrillo de pozo, capuchina, berro, raíz de ortiga, orégano, romero y salvia.

LITOLÍTICAS: plantas a las que se atribuye la propiedad de disolver los cálculos, tanto biliares como renales o vesicales, sea cual fuere su modo de administración: milenrama, aliaria, gatuña, *Curcuma xanthorriza*, garbanzo.

ABORTIVAS: plantas con propiedades supuestamente capaces de provocar un aborto.

Todas ellas están formalmente desaconsejadas.

Deben sus desastrosos efectos a su contenido en determinadas sustancias particularmente peligrosas para la mujer gestante.

No nos corresponde mencionarlas.

La lista de plantas que aquí hemos presentado está muy lejos de ser exhaustiva. Tan sólo hemos citado las que nos han llamado la atención y que presentan ventajas determinantes cuya forma descriptiva se basa en su conocimiento.

Con pocas excepciones, las mismas plantas se relacionan en todas las obras, porque cierto número de sus propiedades se han considerado en «bloque» por necesidades metodológicas. Pero los principios en que se basan estas clasificaciones han evolucionado, y si bien es preciso admitir que todavía quedan puntos poco claros, fuerza es también reconocer que las propiedades particulares de cada una de ellas tienden a evitar la mayoría de las posibles confusiones.

Hoy, muchos de los remedios de antaño están a punto de desaparecer en beneficio de medios terapéuticos cada vez más evolucionados y que ofrecen mejoras y una mayor facilidad de utilización.

Las plantas no han dejado de ser activas una vez que se han comenzado a conocer mejor sus propiedades esenciales y sus principios activos. Por esta razón, todos aquellos que estén interesados en la investigación pura y se preocupan y se esfuerzan en conocer la realidad humana, deben interesarse en la eficacia de las plantas.

«Los simples», a pesar del descrédito en que han caído, están dotados de virtudes terapéuticas que se advierten rápidamente por sus efectos beneficiosos y pueden ser utilizados de modo provechoso en la vida diaria.

Recolección y conservación de las plantas

Cada continente, cada país, cada región, posee su flora.

Determinados países y determinadas regiones son, sin embargo, especialmente favorables en cuanto a la calidad de las plantas recogidas, lo cual pone de relieve la importancia que tienen las condiciones climáticas privilegiadas y del equilibrio en el medio ambiente.

Cada especie vegetal espontánea crece, prolifera y se renueva constantemente en los lugares más propicios para su desarrollo y que constituyen su hábitat natural. Allí donde se da un conjunto de condiciones geográficas que les son específicas, es decir, características climáticas (léase microclimáticas), tipo geológico del suelo, altitud y una serie de complejos factores locales y el clima, que varía según la altura y la orientación de las pendientes, determinan la vegetación.

La diversidad de su distribución las inclina por su afinidad natural, que las determina —en la relación suelo-planta— a absorber, de entre los diversos elementos fundamentales encontrados en el suelo, sólo aquellos de los que dependen, por su propia avidez. Por ello, las plantas medicinales, silvestres o cultivadas, según las zonas de que provengan, están sujetas a diferencias de calidad más o menos importantes en cuanto al contenido en diversas sustancias activas.

Además, las condiciones de recolección y conservación de las plantas medicinales deben seguir determinadas reglas estrictas. Si estas reglas no se respetan, las plantas, que fácilmente se alteran y perecen, pueden perder una parte mayor o menor de su calidad.

En las condiciones normales de uso, es importante que las plantas estén en buen estado, que se conserven sus principios activos y que mantengan el valor peculiar y constante de sus propiedades, puesto que su acción depende de la estabilidad de los componentes químicos esenciales que les son propios.

Cada planta tiene una composición química que le es característica y está altamente organizada. Si embargo, la presencia de los diversos constituyentes difiere de forma clara entre cada una de sus partes. Sólo por esta razón se emplea con frecuencia una u otra parte de un vegetal, según las propiedades definidas que se le atribuyen y que guardan relación con el valor de sus posibilidades medicinales.

Los principios activos a tener en cuenta, que se encuentran en una parte determinada del organismo vegetal, le pertenecen de forma esencial, y ello incluso en las plantas más simples, a menudo consideradas como malas hierbas.

Pero ¿qué es una mala hierba?

Es una hierba considerada como tal por nuestra ignorancia. Sin embargo, no todo es peligroso en una mala hierba, y las medidas destinadas a asegurar su máxima eficacia a las partes de las plantas más empleadas (y por tanto las más activas) vienen determinadas por un mejor conocimiento previo.

Todos creemos ser amigos de la Naturaleza, pero en su relación con ella, el hombre es a menudo muy incompetente:

«Todo tiene su momento, y cada cosa su tiempo bajo el cielo: su tiempo el plantar, y su tiempo el arrancar lo plantado.»

(Palabras del *Eclesiastés*.)

Durante mucho tiempo, la costumbre en el campo era «contratar» jornaleros por San Juan y para todo el año... Este uso coincidía con el de la medicina popular que creía que por San Juan, que personifica al Segador al principio del verano, era el momento más favorable para la recolecta de determinadas plantas curativas.

Los antiguos «rizotomistas» y «periodeutas» —los recolectores de plantas de antaño— hacían la recolección ese día, según ritos repletos de supersticiones que variaban de unas regiones a otras.

A las plantas y flores recogidas durante la noche de San Juan se les atribuían virtudes especiales, y así, se creía que la drosera recogida a medianoche y andando hacia atrás para asegurarse de que el diablo no perseguía al recolector, se podía utilizar contra los maleficios, y se atribuía una virtud particular a determinadas plantas recogidas en dicho día, observando determinadas prácticas o normas.

Entre las plantas que recibieron el nombre popular de hierba o flor de San Juan se encuentran el galio, el hipérico, el cantueso, la milenrama, la artemisa, la hiedra terrestre, etc.

El sentido de muchas de estas tradiciones de antaño se ha perdido y la experiencia se impone en contra de las creencias directamente atribuibles a la imaginación popular.

Sabido es que, en la Galia, los druidas celebraban el solsticio de verano —el 24 de junio—, cumbre del año meteorológico, y que nuestras hogueras de San Juan son todavía una reminiscencia del culto al Sol.

Así, por ejemplo:

— durante la vigilia del solsticio de verano, bastaba con ceñir un cinturón o llevar una guirnalda de artemisa —que se lanzaba inmediatamente a una hoguera de San Juan— para librarse de espectros, desgracias y enfermedades
— celtas y romanos preconizaban trazar con la espada un círculo en derredor de la verbena, arrancarla luego con la mano izquierda y sostenerla en el aire recitando ciertas invocaciones. A continuación utilizaban esta planta sagrada, que ocupaba un lugar destacado en sus costumbres, creencias y prácticas mágicas, para llegar a acuerdos.
— las flores debían ser recogidas por una persona colocada de espaldas al Sol, mientras pronunciaba una frase mágica, en tanto que un grupo cantaba y bailaba.

La Tierra está repleta de plantas. A ellas recurrían nuestros antepasados de forma natural para luchar contra las enfermedades, y todavía existen muchas tradiciones locales profundamente arraigadas: un árbol de madera verde (abedul, carpe, etc.) cortado durante la luna menguante se pudre rápidamente, y al contrario, si el árbol es de madera dura (la encina, por ejemplo) y es cortado en cuarto creciente, su madera se pudre antes de seis meses. Y en muchas regiones aún se tiene en cuenta el mes lunar para sembrar.

Pero a los seres urbanos en que nos hemos convertido, a menudo nos resulta muy difícil recoger hierbas, e incluso se llega al punto de que los paseantes de domingo pisan las simples, o las arrancan inútilmente, con lo que se exterminan numerosas especies, ya diezmadas por el abuso de herbicidas.

La respuesta de la vida es original y varía según los medios en propagación de que disponen las especies vegetales para conservarse y extender su hábitat.

Con la llegada regular de las estaciones se cumple el ciclo vegetal. Las plantas anuales se renuevan, los árboles pierden sus hojas y luego las recobran, florecen y fructifican y el ciclo comienza de nuevo.

A los vegetales herbáceos que viven, por sus medios naturales, muchos años, se les ha dado el nombre de plantas vivaces.

Otras sólo son vivaces por sus raíces o rizomas que se mantienen en vida vegetativa durante la estación fría, después de que la parte aérea haya perecido, y sobre los cuales se forman los renuevos en primavera.

Las plantas anuales son las que viven sólo un año. Las bianuales, dos años. Algunas de ellas conservan intactos en todo o en parte, a pesar del invierno, sus tallos y hojas.

El frío y la sequedad determinan el fin del período vegetativo. No obstante, los árboles caducifolios llevan a cabo un ahorro de reservas vitales que les permite prevalecer sobre los de hoja perenne.

El agua, además de sus funciones como constituyente de las células, desempeña un papel esencial en los mecanismos de nutrición de la planta, y las plantas que en nuestras regiones no se hielan son anuales, bianuelas o vivaces.

El cultivo de plantas medicinales ya sea familiar o industrial, se basa en la explotación del suelo con fines de rentabilidad, según ese especial orden lógico de la racionalidad que confunde el fin con los medios.

Dentro del marco de la citología vegetal, las plantas medicinales cultivadas no presentan exactamente las mismas características que las plantas silvestres.

La mejora de las plantas cultivadas, en cuanto a la investigación y la selección de nuevas variedades, se basa principalmente en la ciencia de la herencia —la genética—, además de otras ciencias como la fisiología.

Las células vegetales están rodeadas de una envoltura celulósica muy dura, inexistente en las células animales, que puede disolverse con enzimas de la baba de caracol y con la celulasa secretada por la seta *Mycrothecium verrucaria*; se obtienen así células sin pared llamadas protoplastos.

Mediante técnicas de cultivo, estos protoplastos son capaces de proporcionar una planta idéntica a la planta madre. La fusión de protoplastos permite obtener híbridos pertenecientes a especies diferentes.

Una especie sólo existe como tal en cuanto está separada genéticamente de otra especie.

La obtención de variedades de plantas a partir de plantas seleccionadas y correctas, permite acrecentar las cosechas, pero las plantas recolectadas en su hábitat natural, generalmente superan en eficacia a las cultivadas.

De una planta medicinal, se emplea con preferencia una u otra parte —la aérea o la subterránea—, considerada como activa, según el valor de su acción más o menos específica: hojas, flores, corteza, bayas, raíces o rizomas.

La recolección de las plantas, sean silvestres o cultivadas, no puede hacerse en cualquier momento; la época y el lugar de recolección tienen una importante influencia sobre su acción medicinal.

La recolección de las plantas medicinales se efectúa, con todo conocimiento de causa, en una u otra época según las partes de la planta, cuando las condiciones atmosféricas se consideran favorables, a fin de obtener el máximo beneficio de sus propiedades, la más importante de las cuales es el contenido en principios activos. En una misma especie, este contenido, que puede variar de una zona a otra a tenor de las condiciones geográficas, y sobre todo de la altitud, cabe que presente, según el clima, variaciones entre una estación y otra en un mismo hábitat. En diversas regiones se han realizado estudios comparativos acerca de determinadas plantas, las cuales pueden tener una composición diferente y variar sensiblemente sus constituyentes según el hábitat.

Tanto hoy día como antaño, la recolección de las plantas está sometida a los azares climáticos, y naturalmente no debería efectuarse sino después de un período de sequía, puesto que el secado y la conservación se facilitan de antemano. Por supuesto, según las condiciones atmosféricas, la recolección puede retardarse.

La cosecha de plantas frescas se efectúa generalmente por la mañana, aún con el rocío, y, si el tiempo lo permite, puede estar indicado dejarlas al sol por unas horas para obtener una preevaporación. Sin tardar mucho, después de la recolección, o unos días más tarde, hay que proceder a su desecado completo.

Las plantas sufren una degradación lenta y deben guardarse en locales ventilados y secos, lo suficientemente frescos para permitir la desecación (entre + 15 y + 20 ºC) simultánea de varias de ellas.

Sean cuales fueren los métodos empleados, el secado debe ser rápido. Un aporte de aire fresco, por corriente de aire, permite conseguir una temperatura constante del aire en circulación.

El aire impulsado por ventiladores acelera la circulación aérea y asegura un secado rápido cuando se trata de cantidades importantes de plantas, evitando así el posible riesgo de fermentación.

Los hornos y las estufas se utilizan cada vez más para el secado y la deshidratación de las plantas. La humedad de éstas pasa al aire, que es secado por el calor, con lo que la duración de la operación suele reducirse mucho. El tiempo de secado se regula según el tipo de estufa elegido y su capacidad. Esta operación tiene consecuencias excelentes sobre la calidad de las plantas medicinales, ya que esta práctica, en modo alguno reciente, conserva el carácter semiartesano de las antiguas costumbres.

En otro tiempo, la recolección de plantas silvestres estuvo muy extendida, puesto que numerosas plantas aromáticas crecen en estado silvestre.

En la época actual, el hombre sufre por su separación de la Naturaleza y experimenta la necesidad de aproximarse a ella de nuevo. Después de haber repudiado las plantas, numerosos adeptos vuelven a ellas. Su recolección no presenta problemas si se tiene la suerte de vivir en el campo o de poder pasar allí temporadas, pero a menudo quienes se inician en esta materia son objeto de comentarios irónicos.

En principio, todas las plantas deben secarse a la sombra, con excepción de las raíces carnosas que se dejan secar al aire libre en un lugar soleado después de lavarlas con agua. El lavado constituye una etapa importante para los bulbos, las raíces o rizomas, que no se conservarían sin un lavado y aclarado concienzudo en agua corriente, en constante renovación.

También hay que proceder así para ciertas plantas, como el trébol de agua, la fumaria y alguna otra.

El secado se efectúa, por lo general, en un local lo suficientemente aireado (un granero, por ejemplo, o un secadero).

Para ser empleado en las mejores condiciones, un local ha de estar bien cubierto y seco, sobre todo, debe disponer de buena aireación. Basta para ello con que una corriente de aire circule continuamente, ventile la masa de plantas y evacue, por evaporación progresiva, la humedad residual, además de contrarrestar el incremento de temperatura que se produce en las plantas durante el secado.

Se deben respetar ciertas normas para el secado. Las plantas se extenderán en montones de poca altura, sobre un enrejado de madera o de mimbre, o sobre un chasis de tela, en planos superpuestos de 30-35 cm de separación.

Las flores, algunas de las cuales exigen serias precauciones, y las hojas pequeñas —que pueden haber tenido una corta exposición al sol— se dispondrán en capas delgadas y se evitará cualquier manipulación.

Las hojas (salvo las de los tusílagos, que no pueden superponerse) se agitan regularmente de vez en cuando.

Las plantas enteras y la mayoría de las sumidades floridas, se cuelgan en ramilletes atados por pares de un cordel o de un gancho. Por lo que se refiere a las semillas, que por naturaleza poseen sus propios agentes conservantes, basta con unos días de secado en un lugar seco y aireado.

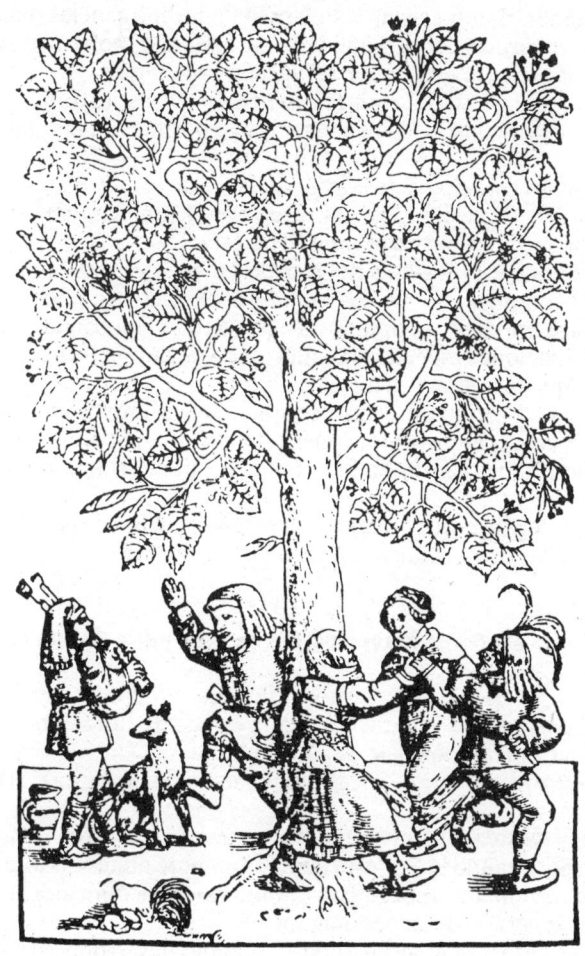

En el Medioevo, la recolección de las hojas de tilo, en el mes de julio, era motivo de celebración de una animada fiesta campestre.

Durante el secado debe evitarse cualquier contacto entre una planta venenosa y otras variedades medicinales.

La desecación en estufa o en horno, calentado progresivamente hasta alcanzar una temperatura próxima a los 30-40 °C, permite obtener una deshidratación completa en poco tiempo.

Con la deshidratación se produce una pérdida de peso más o menos importante según las partes de la planta que se hayan puesto a secar. Así, una vez secas podrán conservarse por mucho tiempo sin que fermenten ni se deteriore su calidad.

A nivel comercial, el almacenamiento después del secado se realiza en un local en que el estado higrométrico del aire esté controlado. No debe quedar ningún resto de humedad en las plantas almacenadas.

Por descontado, debe prestarse la mayor atención a la calidad de las plantas, la cual debe concordar con la idea de frescor y naturalidad que los usuarios valoran cada vez más.

El acondicionamiento debe aislar las plantas de las influencias más o menos desfavorables del medio externo (calor, humedad, luz, oxígeno, polvo, etc.). La sucesión de las distintas operaciones es lógica y debe estar bien ordenada.

El material de embalaje no debe reaccionar con los constituyentes de su contenido y ha de garantizar la mejor conservación y estabilidad posibles de las plantas que se entregan a la clientela.

La aplicación de los principios de conservación y de las normas de almacenamiento en los locales comerciales destinados a la recepción, acondicionamiento y distribución de las plantas medicinales garantiza la calidad de éstas.

En economía doméstica, después del secado las plantas pueden conservarse en tarros de cristal o de cerámica, o en cajas metálicas herméticas, mientras que a nivel industrial se almacenan en sacos apropiados o en cajas y se colocan en seguida en un local que presente las condiciones especiales requeridas —al abrigo de cualquier posible alteración—, de modo que se conserven a más o menos largo plazo.

Naturalmente, la adopción de estas precauciones es imperativa, sobre todo en las explotaciones familiares o industriales, pues ello permite al recolector despachar regularmente su producción de plantas en función de los pedidos más o menos escalonados que reciba.

Las obligaciones legales, que implican conciencia, y la necesidad que deriva de la propia naturaleza de las cosas, nunca coinciden por completo.

Principios generales acerca de la recolección de cada parte de una planta medicinal

Las plantas enteras —por supuesto, nos referimos a todas las partes aéreas— deben recolectarse en el período de vegetación, en la época de floración o inmediatamente después de que ésta haya tenido lugar, según la planta.

Las sumidades floridas (hojas y flores del pináculo de la planta), al iniciarse la abertura de las flores.

Las flores, antes de su abertura completa, o cuando son todavía capullos (zarza), o bien, por el contrario, cuando la flor está completamente abierta (violeta).

La flor de la manzanilla se recoge con el mínimo de pedúnculos; la de la trinitaria, mondada, es decir, separada de su pedúnculo.

Las hojas se recolectan en el momento de su pleno desarrollo, al principio de la formación de los botones de flores; las mentas, cuando los tallos jóvenes no tienen más que hojas; las hojas de muérdago, a finales de otoño (unidas a su pecíolo); las de arándano y las de zarza (separadas de su pecíolo) a finales de verano; las de digital se recogen en su segundo año; las del estramonio el primer año, antes de la floración.

A menudo, sólo se recolectan las hojas. Deben secarse a la sombra en un lugar seco ligeramente ventilado.

Los tallos se recogen cuando la planta está totalmente desarrollada, antes de la floración o a comienzos del invierno.

Las cortezas de las especies resineras, durante el ascenso de la savia, al igual que las alburas (tilo, olmo); las de algunos arbustos, después de la caída de las hojas, al final del período de vegetación —finales de otoño—, lo mismo que todas las demás cortezas de árboles de vida media.

Las raíces o rizomas se recolectan o a comienzos de primavera o a finales de otoño.

Las raíces de las plantas anuales se recogen al final del período de vegetación; las de las bianuales (bardana, angélica), en la época de reposo vegetativo a finales del primer año. Las raíces de las plantas herbáceas vivaces pueden recolectarse en cualquier época del año, mientras que las de las plantas vivaces leñosas (acónito, genciana, malva, etc.) se recogerán preferentemente durante el segundo o tercer año, antes de la lignificación.

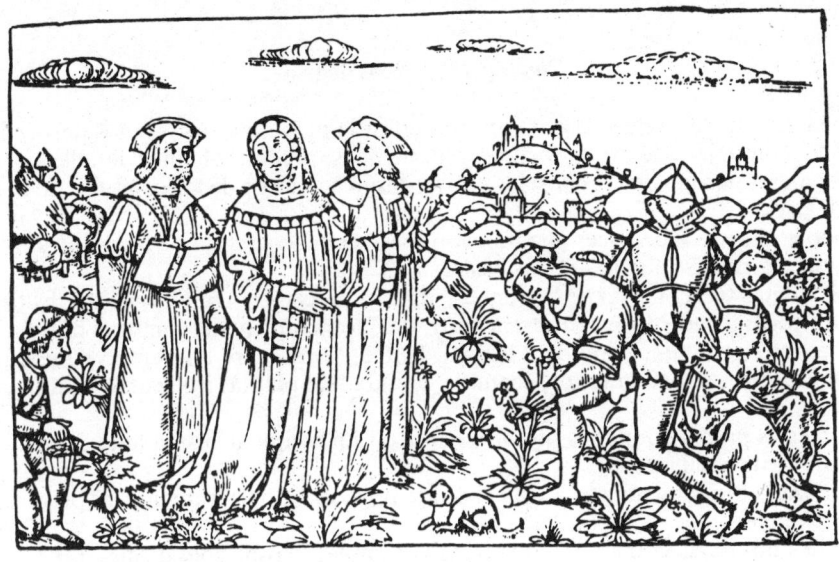

Recolección de plantas aromáticas y medicinales en la Edad Media, plasmada por un grabador de la época.

Las cebollas y los bulbos deben recogerse en otoño, una vez que hayan madurado las semillas, es decir, cuando las reservas ya están acumuladas.

Las yemas, a finales de invierno o a principios de primavera, en la época en que la savia asciende.

Las bayas, tanto las comestibles como las medicinales, antes de que maduren por completo (arándanos, alquequenje, saúco).

Las semillas, a menudo encerradas en la vesícula seminal, se recolectan cuando están maduras (angélica, calabaza, anís verde, etc.)

Las plantas no deben arrancarse, sino cortarlas con el fin de permitir su reproducción. No se recogerán nunca bajo la lluvia ni se mezclarán. Deben evitarse asimismo las que crezcan en zonas tratadas con insecticidas.

La recolección se realiza por lo común en el lugar en que se encuentran las plantas que crecen espontáneamente aquí y allá. Pero para recogerlas es preciso conocerlas bien para no confundirlas, y si hay que elegir entre varias plantas, se elegirá la más útil.

Debe preverse la posibilidad del secado, porque numerosas plantas pierden mucho peso una vez secas.

Estas pérdidas varían según las plantas y según su estado de desarrollo en el momento de la recolección.

Seleccione y limpie su cosecha y elimine la tierra, las malas hierbas y las partes deterioradas.

Después del secado y el etiquetado, conserve las plantas en un lugar seco.

Renueve su cosecha cada año. Basta con que mire en derredor y obrar en consecuencia, según la estación.

El equilibrio de la Naturaleza es admirable.

Consejos prácticos de uso

En la tercera parte de esta obra abordaremos la patología. Antes, nos parece indispensable, con objeto de evitar pesadas repeticiones, precisar algunos detalles para obtener el mejor partido de los consejos que se darán a lo largo de los capítulos de la mencionada parte.

Todo el mundo sabe hacer una infusión, pero cuando se trata de preparar una pócima, deben respetarse algunas reglas básicas.

Las plantas (o la planta) de la preparación se colocan en agua hirviendo. El tiempo de ebullición indicado debe contarse a partir del momento en que rompe el hervor.

Para obtener la reducción de 2 litros a 1 litro, se requiere un tiempo de ebullición que oscila entre 20 y 40 minutos, según la cantidad de plantas utilizada y la intensidad del fuego.

Para estas preparaciones es preferible utilizar un recipiente esmaltado que no se tapará durante la ebullición.

Finalizada la operación, se cuela el líquido presionando ligeramente las plantas para exprimirlas bien.

Puede endulzarse con miel. No es imprescindible, se trata sólo de mejorar el sabor, sin que ello aporte nada al valor activo de la tisana o el líquido obtenido. Éste debe conservarse en un recipiente no metálico y en lugar fresco, si es posible en el frigorífico.

En general, una vez listo el preparado quedan unos 3/4 de litro de líquido, que se tomarán, según los tratamientos, en 3 o 4 días aproximadamente, a razón de 1/2 o 3/4 de vaso según se indique, recalentándolo ligeramente.

La tisana debe tomarse siempre con el estómago vacío, es decir, de 5 a 10 minutos *antes* y de cada una de las tres comidas principales, según las posibilidades y teniendo en cuenta las diferentes obligaciones de un paciente a otro.

Las tomas se repetirán a diario, de forma regular, a lo largo del número de días indicado para cada afección.

Las dosis que figuran suelen ser suficientes, y sus efectos empiezan a notarse a partir del cuarto o el quinto día de tratamiento.

Se prescribe siempre con tiempo estándar, pero como las reacciones varían de un individuo a otro, la duración puede prolongarse a veces.

Asimismo, por ser totalmente atóxicos, estos tratamientos no provocan efectos secundarios y pueden reanudarse tras un período de descanso de dos a tres meses.

Si en un tratamiento se precisa que será de seis días por semana, ello supone que ha de ser de lunes a sábado, ambos inclusive, de modo que no se deba preparar ni tomar nada el domingo, día en que los hábitos de vida son diferentes.

Por lo que respecta al procedimiento *aceite/vino/azúcar*, que se presenta de forma particular, cada vez que se mencione tendrá idéntico modo de preparación. Sólo varían las plantas empleadas, según su acción específica, en virtud del fin que se pretenda conseguir.

También esta poción se toma siempre *antes* de las comidas, a diario, hasta que se termine el preparado.

Por lo que se refiere a la posología femenina, la individualización es de rigor:

— Si se trata de un tratamiento que concierne al funcionamiento del aparato genital, puede iniciarse a partir del quinto día del ciclo.
— Para curas de otro tipo, el tratamiento se empezará unos días después del final de la regla (el lunes siguiente, por ejemplo), lo cual permite realizar tres semanas de cura cada ciclo.

Los tratamientos por vía oral y las curas externas deben suspenderse siempre durante el período menstrual.

Cuando el paciente se incline por un tratamiento en forma de extractos —es decir, en gotas—, se tomarán preferentemente con agua tibia *antes* de las comidas, lo mismo que las tisanas.

Aparte de las indicaciones especiales, cuando no se indique la duración del tratamiento se entiende que las gotas deben tomarse cada día hasta finalizar el contenido del frasco, sin más excepción que los domingos y el período menstrual, en el caso de las mujeres.

Su acción es a menudo menos constante que la de las plantas, según la calidad de su preparación.

En ciertos casos, reportará alguna ventaja proceder a una primera cura directamente con las plantas y continuarla luego, o completarla, con un tratamiento a base de extractos, los cuales deben conservarse asimismo en el frigorífico y siempre en frascos cerrados.

Esta solución permite a menudo mantener los beneficios de la cura y hacerlos duraderos.

Estos extractos se indican generalmente en las formas abreviadas siguientes:

E. F.: extracto fluido.
E. H.: extracto húmedo.
T. M.: tintura madre.

Es indispensable respetar los diferentes detalles propios de cada tratamiento, a fin de obtener los máximos resultados de las curas que se efectúen. No se repetirán en las diversas posologías, y son válidos para cada una de las curas que se aconsejarán en los capítulos de la tercera parte, y a los cuales se aplican sin distinción.

Dosificaciones

Muchos lectores carecerán de balanzas de precisión para pesar cantidades inferiores a los diez gramos, de modo que les ayudará saber que una cucharilla de las de café llena de hojas o de flores bien trituradas pesa unos dos gramos, y una cucharada sopera unos cuatro gramos, y que la misma medida de raíces suele pesar el doble.

También se debe tener en cuenta que una taza equivale a un cuarto de litro, por lo que si quieren preparar las tisanas por tazas se deberá emplear la cuarta parte del peso de los ingredientes indicados para un litro.

«Recolección de hierbas medicinales», grabado con texto explicativo que ilustra la cubierta del Opus pandectarum medicinae, *obra impresa en el año 1526.*

Segunda parte

Las plantas medicinales más comunes

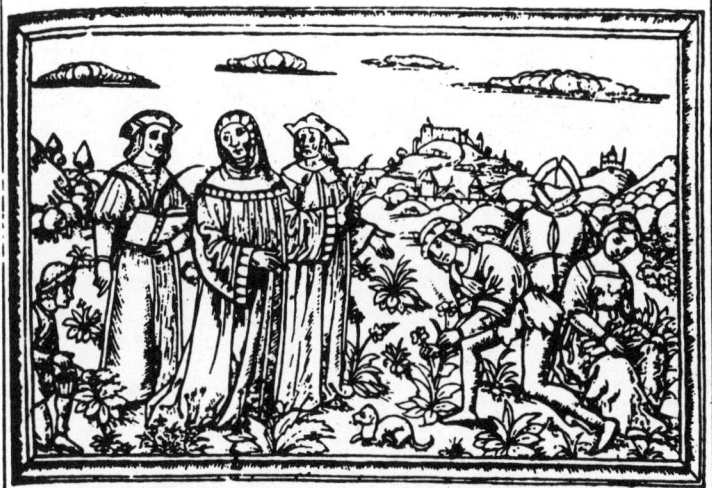

Abedul

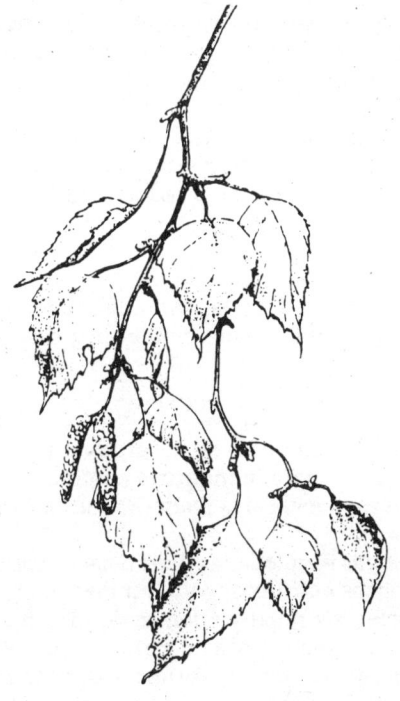

Nombre latino: *Betula alba* **(Betuláceas)**

Nombres populares: **Abedul, bedul, bido, bieso, biezo**

Historia: Si bien en la antigüedad clásica ya se utilizaba la madera del abedul, hasta el siglo XII no se mencionan sus cualidades medicinales, y quien lo hace es santa Hildegarda, al recomendar el empleo de sus flores contra las heridas y úlceras rebeldes.

Más tarde, Mattiolo, el gran médico del Renacimiento, nos dice que si se agujerea el tronco del abedul con un taladro, sale gran cantidad de un agua que usada con asiduidad tiene la propiedad y virtud de romper las piedras, tanto de los riñones como de la vejiga. Esta agua limpia las manchas del rostro y hermosea la piel, y si se lava la boca con ella, cura las úlceras que pueda haber. Por todo ello, bautiza al abedul como «el árbol nefrítico de Europa».

Como curiosidad añadiremos que antiguamente se conocía al abedul por el nombre de «árbol de la sabiduría», en clara alusión de nuestros abuelos a los contundentes «argumentos» que sus ramas proporcionaban a los maestros de escuela para conseguir que sus alumnos aprovecharan mejor sus enseñanzas.

Descripción: De entre todos los árboles que pueblan los bosques del norte de España, especialmente en las riberas y lugares umbríos, destaca el abedul; esbelto, flexible y elegante, es fácil de distinguir por la blancura de su corteza y por su altura, que llega fácilmente a los quince metros.

Del abedul se conocen más de cuarenta especies, todas ellas con las mismas propiedades, siendo las más conocidas la *péndula*, la *laciniata*, la *pubescens*, la *carpathica*, la *alpestris*, la *carpinifolia*, la *fructicosa*, la *glandulosa*, etc., así como infinidad de híbridos de las mismas.

En España, la más abundante es la *péndula*, así llamada por la forma en que sus ramitas jóvenes penden desmayadas, aunque también se la conoce como *verrucosa* por las innumerables verruguitas que hacen sus últimas ramificaciones ásperas al tacto.

Antes de que broten las hojas ya nacen las flores, que son pequeñitas y verdosas, reunidas en característicos amentos colgantes, unos masculinos y otros femeninos. De estos últimos madurarán los frutos en verano, diminutos y con una sola semilla, que se dispersará por el aire gracias a sus alitas laterales.

Las hojas, astringentes y de sabor amargo, son de un verde brillante en la parte superior y de un matiz más delicado por debajo, y están sostenidas por un robusto rabillo; son triangulares, puntiagudas y de bordes dentados, aunque algo redondeados por la base.

Recolección: Tanto las hojas como las yemas, la corteza y la savia, deben recolectarse a comienzos de primavera, antes de que los amentos machos empiecen a desprender su polen y fecunden los amentos femeninos.

Virtudes: El abedul está considerado con justicia como uno de los productos forestales más preciados, del que todo se aprovecha, tanto para la industria como desde el punto de vista curativo: hojas, yemas, savia, corteza, e incluso la madera, que en forma de carbón sirve de antiséptico.

Pero desde siempre lo más apreciado han sido las propiedades diuréticas de sus hojas, que las hacen ideales en el tratamiento de cólicos nefríticos, gota, reumatismos, albuminuria, hidropesía, colesterolemia, arteriosclerosis renal y edemas de origen cardiorrenal. Aparte de ello, la infusión de sus hojas también se usa en forma de baños en el tratamiento de las enfermedades de la piel; eccemas, herpes, forúnculos, eritemas, etc. Las yemas son útiles en las afecciones del hígado y la vesícula biliar, mientras que la corteza, tanto en infusión como la brea que se obtiene por destilación de la misma, se emplea como febrífuga, especialmente contra la gripe y las fiebres intermitentes.

Por último, la savia, que se obtiene de incisiones efectuadas en las ramas, se usa como diurética, tanto fresca como fermentada.

Preparaciones
Infusión de hojas

Se vierte un litro de agua hirviendo sobre 50 g de hojas y cuando la temperatura ha descendido a 40 °C se añade un gramo de bicarbonato sódico. Se deja reposar 6 h y se filtra. Se toman 3-4 tazas de las de café al día, alejadas de las comidas.

Decocción de hojas

Se hierven durante 10 min 100 g de hojas en un litro de agua y se filtra. Se emplea en buches o gargarismos en las enfermedades de garganta, boca y encías, y en compresas contra forúnculos, eccemas y dermatosis.

Decocción de yemas

Se hierven durante 10 min 100 g de yemas y un g de bicarbonato sódico en un litro de agua. Se toman 2-3 tazas diarias, alejadas de las comidas.

Decocción de corteza
Se hierve durante 5 min una cucharada de las de café de corteza en una taza de agua. Se toma una taza antes de las comidas.

Savia
Se toma de medio a un vaso por la mañana en ayunas durante 15-20 días.
Para eliminar pecas y manchas de la piel, se lavan una vez al día con la savia.

Agracejo

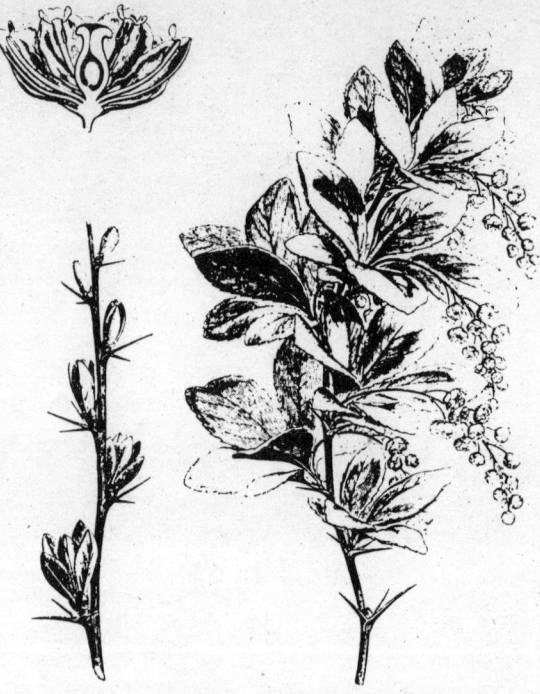

Nombre latino: *Berberis vulgaris* (Berberidáceas)

Nombres populares: Acetín, agracejo, agracillo, agrito, agrazón, alarguiz, arlera, arlo, berberís, bérbero, vinagrera

Historia: Ni griegos ni romanos conocieron las propiedades del agracejo, que durante siglos se utilizó para levantar setos espinosos con que vallar las propiedades, dado que los animales evitan atravesarlo por miedo a sus espinas; también sus bayas se aprovechaban como alimento, ya crudas, en confitura (250 g de azúcar por 1 k de bayas), ya maceradas en vinagre.

Los primeros en citar el agracejo fueron Avicena en el siglo XI y santa Hildegarda en el XII; pero quien lo describe con detalle y alaba sus propiedades es Mattioli (o Mattiolo), que ya en el siglo XVI, en sus *Comentarios a los seis libros de Dioscórides*, dice que cura las fiebres malignas y pestilentes, las afecciones hepáticas, restringe el fluido menstrual, reafirma los dientes movedizos, resuelve las inflamaciones del paladar y la garganta y cicatriza las llagas recientes y las úlceras persistentes.

Pero luego, y después de haber gozado de gran popularidad, se descubrió que es portador de una temible enfermedad de los cereales: el tizón. En efecto, observando sus hojas no es difícil descubrir en alguna de ellas unas pequeñas manchas anaranjadas: son minúsculas colonias de hongos cuyos gérmenes, dispersados por el viento, se depositan en el trigo, al que parasitan a su vez.

Por ello, pese a que antiguamente era muy abundante en todo el centro y el norte de

España, ahora cada vez es más difícil encontrar matas de agracejo, pues los agricultores las destruyen en cuanto las descubren.

Descripción: Es un arbusto de uno o dos metros de alto cuyo tallo, recubierto por una corteza cenicienta, posee ramas angulosas de color gris protegidas por agudas espinas de tres a cinco púas. En primavera, de la axila de las espinas nacen brotes adornados con pequeños manojos de hojas aovadas de bordes finamente aserrados, que se estrechan en la base para finalizar en un corto peciolo. En mayo y junio se abren sus flores, parecidas a pequeñas rosas silvestres de ocho pétalos de un bello color amarillo vivo y dispuestas en racimos colgantes. Los frutos son unas bayas ovaladas y alargadas de color rojo escarlata y sabor fuertemente ácido.

Recolección: Las flores deben recolectarse en mayo y junio, cuando se abren; las bayas, una vez bien maduras o después de las primeras heladas, y deben extenderse al sol para que sequen con rapidez. Las raíces y la corteza pueden recolectarse en cualquier estación del año, pero lo mejor es hacerlo en otoño, lo mismo que las hojas.

Virtudes: La raíz y la corteza son frebrífugas, colagogas, tónicas y desinfectantes, e incluso purgantes cuando se toman en dosis altas. Son extremadamente útiles en el tratamiento de metrorragias y disminorreas.

Las bayas son febrífugas, antisépticas, refrescantes y útiles en las afecciones pulmonares, las alteraciones de la circulación sanguínea e incluso en las enfermedades del hígado y la vesícula biliar.

Las hojas poseen las mismas cualidades que las bayas, pero son menos activas.

Por último, queremos recordar que la acción curativa del agracejo se debe a dos alcaloides: la barberina y la oxicantina. El primero de ellos presenta una constitución química similar a la de la morfina y se emplea con éxito en las curas de desintoxicación de dicha droga. El segundo es un poderoso vasodilatador periférico, lo cual justifica su utilidad en el tratamiento de algunos trastornos circulatorios.

Preparaciones
Infusión de hojas

Se vierte un litro de agua hirviendo sobre 20 g de hojas secas, se deja reposar 15 min y se filtra. Se usa en gargarismos y buches para reafirmar los dientes movedizos y tratar las anginas.

Infusión de corteza

En un litro de agua se echan 40 g de la segunda corteza de las ramas (bien contundida), se calienta hasta que hierva, se tapa y, una vez fría, se cuela para tomar dos o tres tazas diarias, una antes de cada comida.

Infusión de raíces y cortezas

Se prepara como la infusión anterior, pero con 20 g de cada cosa y se toma en las mismas dosis.

Tintura de corteza

Durante quince días se maceran 100 g de corteza bien contundida en 500 ml de alcohol de 90°, removiendo a diario. Se filtra y se envasa.

Se administran 30 gotas cada día distribuidas en una copita de vino o de agua.

Vino de bayas

Durante ocho o diez días se dejan macerar 60 g de bayas machacadas en un litro de buen vino, removiendo diariamente. Se filtra, se endulza a conveniencia y se toma como aperitivo antes de las dos comidas principales.

Agrimonia

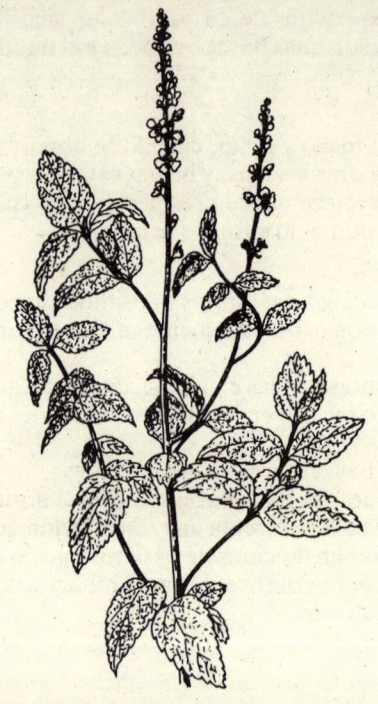

Nombre latino: *Agrimonia eupatoria* (Rosáceas)

Nombres populares: Agrimonia, agrimoña, eupatoria de los griegos, gafetí, hierba bacera, hierba del podador, hierba de san Guillermo, serverola, té de los bosques

Historia: Esta planta tiene un pasado prestigioso, como lo demuestra que en el papiro de Ebers, escrito veinte siglos antes de la Era Cristiana, ya se mencionara que en el Egipto de los faraones se empleaba con éxito en el cuidado de las afecciones oculares.

Más tarde, ya en el siglo I antes de nuestra Era, Mitrídates Eupator el Grande, rey del Ponto, le dio su nombre específico e impulsó su prestigio. En el siglo I, Dioscórides, autor de la monumental *De medica materia*, recomienda la agrimonia para purgar el organismo de los humores malignos; y mucho más próximos a nosotros, Estrabón, en el siglo IX, aconseja sus emplastos para acelerar la cicatrización de las heridas, y Mattiolo (1500-1577) precisa que añadida al suero de la leche constituye una bebida muy adecuada para combatir la anemia.

Descripción: La agrimonia, muy común en prados, campos, barbechos y la linde de los bosques, es una planta vivaz cuyo tallo rojizo y velludo puede alcanzar el metro de altura cuando las condiciones ambientales son propicias. Sus hojas, blandas, verdinegras y lampiñas por encima y más pálidas y velludas en la parte inferior, se dividen en un número impar (cinco, siete o nueve) de grandes segmentos ovales y fuertemente dentados, entre los cuales se intercalan otros más pequeños, tal como se aprecia en el grabado.

Conforme el tallo se estira hacia arriba van apareciendo las flores, pequeñitas, amarillas y muy agrupadas a su alrededor, formando el conjunto un largo y espigado ramillete que crece y va echando nuevas flores conforme avanza la estación.

Las semillas están erizadas de diminutas espinas ganchudas que les permiten adherirse sólidamente a cuanto se pone a su alcance para hacerse transportar a nuevos lugares, lo cual posibilita su amplia difusión.

Recolección: Las hojas y las flores —las únicas que se emplean— se recolectan desde mayo en adelante y deben dejarse secar a la sombra, en lugar aireado.

Virtudes: La agrimonia es de una eficacia indiscutible en todas las afecciones de garganta y boca, ya se trate de aftas, anginas o ulceraciones de las mucosas. Tanto es así, que se recomienda a quienes hacen gran uso de la voz (cantantes y oradores) que realicen a diario gargarismos con una infusión de agrimonia si desean conservar incólumes sus cuerdas vocales.

Aparte de ello, la agrimonia es un diurético ligero muy útil en los cólicos nefríticos y las afecciones renales; y por su acción astringente y moderadora de los procesos inflamatorios, se la usa también en jaquecas, indigestiones, cólicos flatulentos, vómitos y diarreas; aplicada en uso externo sobre heridas, contusiones y úlceras —por rebeldes que sean—, contribuye notablemente a su cicatrización.

Por último, dado que su tisana tiene un sabor agradable y ligeramente parecido al del té, se ha empleado como sustituto de esta infusión (lo que le ha valido el nombre de «té de los bosques») y se recomienda especialmente a las personas nerviosas, los asmáticos y a quienes padecen de los riñones, pues a sus naturales cualidades une la de no excitar el sistema nervioso, al contrario de lo que sucede con el té y el café.

Preparaciones
Infusión
Se echa un litro de agua hirviendo sobre 20 o 30 g de sumidades floridas, se deja reposar 10 min, se filtra y se toman tres tacitas diarias, entre las comidas.
Decocción
Se hierven durante 15 min 50 g de sumidades en un litro de agua. Se filtra y se usa en gargarismos cuatro o cinco veces al día, o para limpiar úlceras y heridas.

Alcachofera

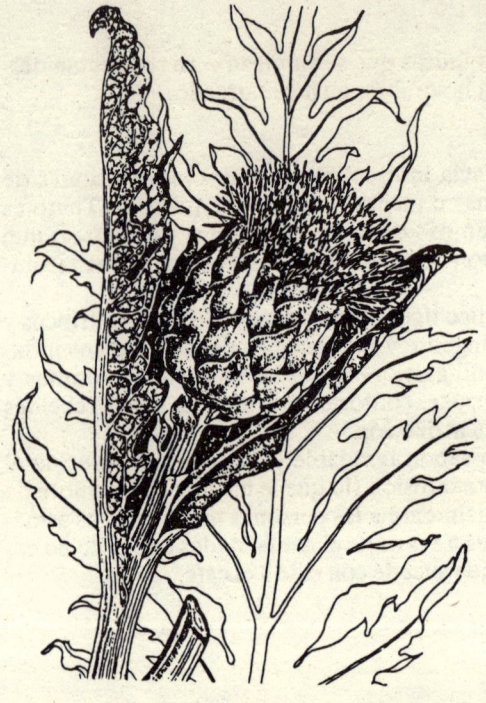

Nombre latino: *Cynara scolymus* (Compuestas)

Nombres populares: Alcachofera, alcancil, alcachofa, alcarcil, alcauci, alcaucil, alcaucique, alcaulera, morrilla, morrillera

Historia: Se supone que los egipcios fueron quienes lograron aclimatar —en las orillas del Nilo— al cardo salvaje y transformarlo en alcachofa, y así parecen demostrarlo los grabados faraónicos en que aparece representado. Más tarde, los seguidores de Mahoma recogieron la herencia alcachofera de los faraones, y encantados con tan delicioso vegetal —al que dieron el nombre de *al-kharchuf*—, lo llevaron consigo en sus conquistas y lo introdujeron en los países sometidos. Así fue como la alcachofera arraigó primero en la península ibérica, de la que pasó a Italia y luego a Francia e Inglaterra.

Con todo, sus propiedades terapéuticas no fueron descubiertas hasta el siglo XV, cuando el botánico Misauld advirtió que se trataba de un poderoso diurético. Muy pronto las cortes reales se apropiaron de la alcachofa, y no precisamente como medicamento —pese a que las famosas comilonas de aquellos tiempos debían de dejar bastante maltrechos los hígados cortesanos— sino como afrodisíaco. En efecto, alrededor de 1670 el doctor Baudron consiguió en Francia una notable reputación aconsejando a sus nobles pacientes que invitaran a «consumir tallos de alcachofa confitados en azúcar para animar al juego del amor a las damas timoratas y desconfiadas».

Descripción: No vamos a describir la alcachofa ni la alcachofera, sobradamente conocidas; lo único que queremos dejar bien sentado a fin de evitar confusiones al preparar los tratamientos, es que la alcachofa es el capítulo floral de la alcachofera, y que está constituida por un fondo carnoso sobre el cual se apiñan las brácteas (a las que erróneamente se denomina «hojas» de la alcachofa), que forman como una especie de copa dentro de la cual se expande la flor. Si dejamos que la alcachofa se desarrolle, veremos cómo entre las brácteas surgen los pétalos, azulados o violáceos.

Así pues, cuando en lo sucesivo nos refiramos a las hojas, aludiremos siempre a las verdaderas hojas y no a las brácteas.

Recolección: Las hojas deben recolectarse en verano, y las raíces y el tallo, cuando la alcachofa esté lo suficientemente desarrollada para consumirla.

Virtudes: Dejando a un lado sus hipotéticas cualidades afrodisíacas, de las que ya no se acuerda nadie, constituye un excelente remedio en todos los trastornos hepáticobiliares, pues al tonificar el hígado refuerza también sus funciones antitóxicas, y al fluidificar la bilis asegura su drenaje y la limpieza interna de los órganos interesados.

Por otra parte, sus cualidades reductoras de la tasa de urea y colesterol en sangre la convierten en una importante ayuda en todos los procesos artríticos y esclerosos, además de los hepáticos, así como en todas aquellas manifestaciones que podemos considerar derivadas de los mismos: acné, herpes, eccemas y gota, y también esclerosis renales, cerebrales y arteriales. Incluso se ha utilizado con éxito en el paludismo, asociada a la quinina.

Preparación: La forma más activa es la ingestión del jugo recién exprimido, en el que se concentran todos los principios curativos, pero su toma se hace difícil por su sabor en exceso amargo. Se toman tres o cuatro cucharadas soperas al día mezcladas con miel o vino con cuerpo.

Decocción

Hervir durante 10 min 20 g de hojas y 20 g de raíces en un litro de agua. Filtrar y endulzar con miel. Se tomarán dos tazas diarias, una antes de cada comida principal.

Esta decocción puede prepararse con 50 g de hojas y tallos, o de hojas solas.

Extracto

Poner en un frasco de boca ancha 300 g de hojas y raíces y medio litro de alcohol de 90°. Se deja macerar durante quince días en lugar fresco agitándolo diariamente. Se filtra y toma a razón de 10 a 30 gotas tres o cuatro veces al día en una infusión de menta, poleo, romero o aspérula olorosa.

Alquequenje

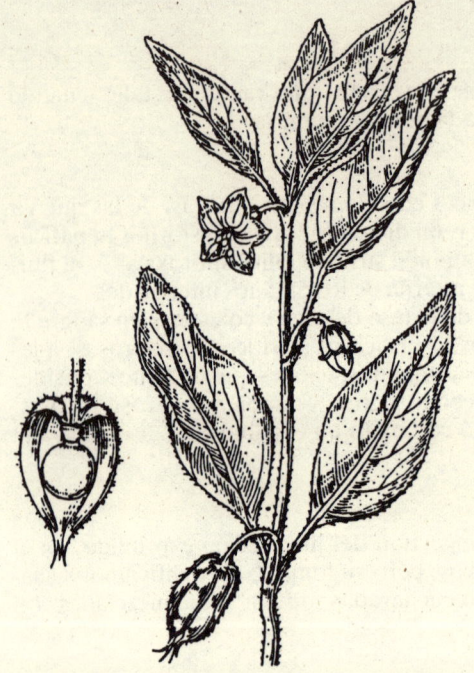

Nombre latino: *Physalis alkekengi* (Solanáceas)

Nombres populares: Alicacabí, alquequenje, alquequenji, halicábalo, solano vejigoso, tomate inglés, vejiga de perro, vejiga de raposa

Historia: El alquequenje se conoce desde la antiguedad clásica, y gracias a la ley de las signaturas se le consideraba ideal contra las afecciones de vejiga, lo que más tarde ha sido plenamente confirmado.

Pero el primer autor que lo menciona con verdadero conocimiento de causa es Dioscórides, y lo hace dándole el nombre de *solano halicábalo*. Tras describir la planta, nos dice que tanto el fruto como el jugo resuelven la ictericia y provocan la orina. Posteriormente, en el siglo XVII, tanto Schroeder como Culpeper alaban sus propiedades, lo que no obsta para que, tras gozar de gran fama durante varios lustros, caiga en el olvido hasta el siglo pasado, en que el doctor Soins obtiene notables resultados tanto en el tratamiento de los reumatismos como en el de la retención de orina, volviéndolo a lanzar al público conocimiento y a hacerlo imprescindible para dichos tratamientos.

Descripción: Es una planta que puede vivir varios años, arrojando nuevos vástagos cada primavera, y que crece espontáneamente en bosques, viñedos y campos de labor de todo el este y el centro de España; es muy poco exigente en materia de suelo, con tal que éste no sea excesivamente húmedo.

También se cultiva en muchos jardines como planta de adorno a causa de sus bayas semejantes a pequeñas cerezas de color rojo anaranjado que maduran encerradas en una cápsula escarlata ligera y casi transparente, que por sus nervios pronunciados la asemeja a una delicada linterna veneciana.

Su tallo, derecho, anguloso, ligeramente pubescente y de color verde o rojizo, forma nudos acodados de los que nacen una o dos hojas largas, ovaladas y ligeramente puntiagudas y, entre ambas, las flores blanquecinas o blancoamarillentas y solitarias, parecidas a las de la patata. Desprendida la corola, se va formando el fruto dentro del cáliz que ya hemos descrito y al que debe su denominación científica (cuya raíz griega significa «ampolla» o «vejiga»), así como los nombres populares de vejiga de perro y solano vejigoso.

También debemos advertir que existen otras especies de *Physalis*, como P. *peruviana*, oriundo de América del Sur, y P. *francheti*, notable por su enorme cáliz que cambia de color, del amarillo al rojo anaranjado. Todas estas variedades poseen las mismas cualidades que el alquequenje, y pueden usarse en sustitución de éste.

Recolección: Esta planta florece en primavera y verano, no hay que recolectarla hasta más adelante, por lo general en septiembre, cuando las bayas ya están bien maduras. Para ello, se seleccionan las plantas vigorosas y se cortan los tallos completos, pero respetando la base y las raíces para que puedan rebrotar en la primavera siguiente.

Las plantas así cortadas se dejan secar a la sombra, sobre cañizos o colgadas a manojos del techo; es digno de resaltar el que, si se la deja secar en un recipiente o un florero sin agua, el alquequenje se conserva igualmente hermoso durante todo el invierno.

Virtudes: Todas las partes de la planta tienen las mismas propiedades, y son excelentes diuréticos y eliminadores del ácido úrico, muy útiles en el tratamiento de la gota, la artritis, los reumatismos, la hidropesía y todo tipo de afecciones renales.

También es digno de destacar que las bayas son comestibles y mucho más ricas en vitamina C que la naranja y el limón, tanto como el escaramujo (el fruto del rosal silvestre).

Preparaciones
Bayas
Una de las maneras más sabrosas de aprovechar sus virtudes consiste en no prepararlas en absoluto; es decir, consumirlas cuando están maduras, como si fueran cerezas.

En efecto, las bayas tienen un agradable sabor agridulce y pueden comerse crudas, sin sazonar o con un poco de sal; también se pueden aliñar con vinagre, como los pepinillos, constituyendo un excelente condimento; o preparar con ellas confituras o jarabes, como con cualquier otra fruta comestible.

20 o 30 de estas bayas, o 100 g de confitura cada mañana constituyen un suculento y eficaz medicamento, sobre todo si entre comidas se añade un par de vasos de decocción de alquequenje.

Decocción
Dejar en remojo 50 o 60 g de bayas secas en un litro de agua fría. Hacerlas hervir a continuación durante cinco minutos; separar del fuego y, con el recipiente bien tapado, dejar reposar otros diez minutos. Filtrar y tomar dos vasos al día, entre las comidas.

Vino
Dejar en maceración durante ocho días en un litro de vino blanco 30 o 40 g de tallos enteros, con hojas y frutos; se remueve el recipiente a diario. Se cuela el líquido y se toma un vasito antes de las dos comidas principales del día, como aperitivo.

Arándano

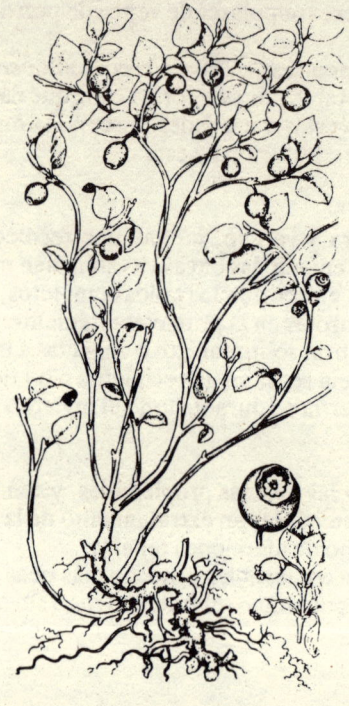

Nombre latino: *Vaccinium myrtillus* (Ericáceas)

Nombres populares: Anavia, arandanera, arándano, arandaño, arandilla, meruéndano, mirtilo, mosquitero, raspanera, ráspano, raspona, rasponera, uva de bosque

Historia: Aun cuando algunos autores opinan que los farmacólogos de la antigüedad no podían conocer el arándano porque éste no se da en Grecia, y en Italia sólo se halla en las altas montañas, no existe la menor duda de que el *vaccinium* de que nos habla Virgilio, Plinio, Dioscórides y Vitrubio no es otro que nuestro arándano, como lo demuestra el hecho de que las propiedades que le atribuyen concuerdan con las que actualmente conocemos. Así, por ejemplo, Dioscórides dice que sus bayas son astringentes y aptas para estreñir los tejidos, y Vitrubio describe cómo de ellas se puede obtener un elegante tinte púrpura.

Más tarde, los médicos árabes de Córdoba se dieron cuenta de que si la raíz del arándano pulverizada se extiende sobre las llagas, acelera su cicatrización; santa Hildegarda nos dice que es apto para remover la sangre y provocar el menstruo; Dodoens (1513-1585) lo prescribe en las diarreas, la disentería y el cólera; Forestus lo emplea contra la tos con hemoptisis, y Lémery dice que las bayas son astringentes, desecativas, refrescantes y útiles en la disentería y demás afecciones del vientre.

Descripción: El arándano es un pequeño arbusto rastrero de no más de 30 a 60 cm de altura que crece en los claros y bosques de las zonas montañosas de más de 700 m de altitud, en las que llega a formar extensas masas arbustivas, sobre todo en el centro y la mitad septentrional de la península ibérica.

Sus ramas leñosas se arrastran por el suelo, en el que arraiga de trecho en trecho, a la vez que sostiene numerosas ramas verdes, tiesas, angulosas y guarnecidas de hojas alternas, lampiñas y caducas sostenidas por un corto peciolo. Estas hojas son ovaladas y están surcadas por finas nerviaciones y bordeadas de dientes muy finos.

Las florecillas, que se abren de abril a junio, nacen de la axila de las hojas, a veces solitarias y otras en grupos de a dos, y parecen pequeños cascabeles colgantes de color blanco matizado de rosado o de verde.

Los frutos, que maduran en verano y otoño, son unas bayas globulosas de 7 a 9 mm de diámetro con un ribete en forma de corona; en la fase inicial son verdes, luego rojizos y finalmente de un negro violáceo matizado por una fina pelusilla.

Recolección: Las hojas deben recolectarse en primavera, pero no antes de que la planta haya alcanzado su pleno desarrollo; se secan a la sombra lo más rápidamente posible y se guardan en un lugar fresco y seco. Las bayas se recolectan en cuanto adquieran su color más oscuro, a partir de agosto o septiembre, y pueden consumirse inmediatamente, ya que tienen sabor agridulce y son muy ricas en vitamina C. También pueden conservarse en confitura o fermentadas, en forma de vino de arándanos.

Virtudes: Las bayas son muy ricas en vitaminas y sales minerales, aparte de contener un principio que les confiere una acción antiséptica muy útil en el tratamiento de diarreas, disentería y todo tipo de infecciones intestinales y urinarias.

Las hojas, además de poseer las mismas propiedades antisépticas, contienen un principio hipoglucémico (que hace disminuir el nivel de azúcar en sangre y orina) de gran utilidad en el tratamiento de la diabetes, hasta el punto de habérsele dado el nombre de *insulina vegetal*, pues además de poseer las mismas virtudes de la insulina carece de muchos de sus inconvenientes.

Por último, cabe destacar que la decocción de las hojas es excelente para el tratamiento de los eccemas y los flujos sanguíneos hemorroidales; y que las bayas, consumidas con regularidad, incrementan la agudeza visual, propiedad que, según se afirma, fue aprovechada por el maquis francés y los aviadores británicos en sus acciones nocturnas durante la última guerra mundial.

Preparaciones
Infusión de bayas
En un litro de agua hirviendo se echan 50 g de bayas machacadas, se retira el recipiente del fuego y se deja reposar 15 min, bien tapado. Luego, se cuela el líquido. Se toma un vasito cada 3 h en caso de disentería o diarrea.
Decocción de bayas
Durante 5 min se hierven 70 g de bayas en un litro de agua. Filtrar y tomar el líquido resultante a vasitos durante el día.
Decocción de hojas
En un litro de agua fría se echan 40 g de hojas y se deja hervir durante 5 min. Se retira el recipiente del fuego y se deja reposar otros 10 min. Se filtra y se bebe el litro de líquido en varias tomas durante el día.
Decocción de raíces
La decocción anterior puede prepararse con 20 g de raíces, para aplicarla en forma de compresas sobre llagas y heridas.

Brezo

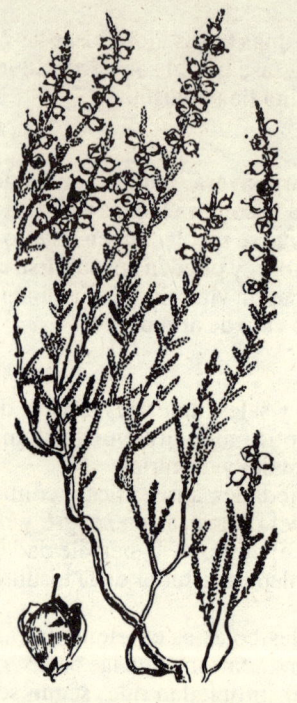

Nombre latino: *Calluna vulgaris* (Ericáceas)

Nombres populares: Bereza, berezo, bermeja, bierco, biércol, brecina, brezo, carpaza, carrasquina, morgariza, orgañabruza, querihuela, quirihuela, quirola, tambarilla

Historia: Resulta algo difícil concretar la historia del brezo por la confusión que existe entre las descripciones de los antiguos, seguramente debido a que existen varias especies de brezos muy similares entre sí y con las mismas propiedades. Incluso ahora, los nombres populares recogidos se aplican indistintamente a varias de ellas, aun cuando las más usadas en medicina son la *vulgaris* y la *cinerea*.

No obstante, parece ser que los primeros en citar sus cualidades curativas fueron Dioscórides y Galeno, a los que siguieron Mattiolo, Laguna, Tragus, Lobel y muchos otros; le dieron el nombre de *Erica*, y todos coincidieron en señalar su propiedad de contribuir a romper y expulsar los cálculos renales.

Descripción: Este pequeño arbusto puede vivir de treinta a cuarenta años y sirve de tipo a la familia de las Ericáceas. Es muy conocido, tanto por su uso en decoración como por la extremada dureza de su madera, que se emplea para fabricar pipas.

Es muy abundante en montes, ribazos y espesuras de suelo silíceo, con sus minúsculas hojas siempre verdes, dispuestas en cuatro carreras y muy próximas unas a otras; sus flores violáceas, muy bonitas y pequeñas, de corola monopétala y recortadas en la punta, aparecen en ramilletes terminales; el fruto consiste en una cápsula redonda.

Recolección: Florece en pleno verano en los montes altos, y de septiembre en adelante en las tierras bajas, y es entonces, cuando las sumidades floridas todavía están en forma de botones, cuando deben cortarse y conservarse desecadas a la sombra en un lugar aireado, o colgadas en manojos, también a la sombra.

Virtudes: La acción farmacodinámica del brezo se deja notar en la circulación sanguínea al disminuir la fragilidad capilar por su contenido en vitamina P, y muy especialmente como espasmolítico, diurético y antiséptico. A ello se debe que el brezo forme parte de tantas fórmulas diuréticas, depurativas y pectorales.

La acción diurética y antipútrida que sus hojas y sumidades floridas tienen sobre las vías urinarias, lo hace imprescindible en el tratamiento de las cistitis purulentas (sobre todo en los hiperprostáticos), en que las orinas turbias, fétidas y escasas recuperan con prontitud su color, olor y volumen normales.

Las flores cocidas con un poco de agua, reducidas por ebullición y aplicadas en cataplasmas calientes sobre las articulaciones hinchadas por un acceso de gota alivian el dolor, a menudo muy intenso, que se siente en dichas articulaciones.

El aceite de brezo se emplea en fricciones ligeras al acostarse por la noche para curar los herpes, las rubicundeces y los granos de la cara, tan frecuentes en la adolescencia.

Y para el reumatismo, nada mejor que los baños de cuerpo entero en los que al agua caliente se añade una buena decocción de brezo.

Preparaciones
Decocción para uso interno
A un litro de agua se le añaden 30-40 g de flores de brezo y se hierve durante 3 min. Se retira del fuego el recipiente, se deja reposar otros 10 min y se cuela. El líquido resultante se toma en varias dosis durante el día.

Decocción para el baño
Durante diez minutos se hierven 500 g de brezo en varios litros de agua. Se filtra el líquido y se añade a una bañera de agua bien caliente.

Aceite de brezo
En un frasco se colocan 60 g de sumidades floridas de brezo y 250 g de aceite de oliva y se deja macerar durante quince días removiendo enérgicamente de vez en cuando. Filtrar y conservar en un frasco bien cerrado.

Cardo mariano

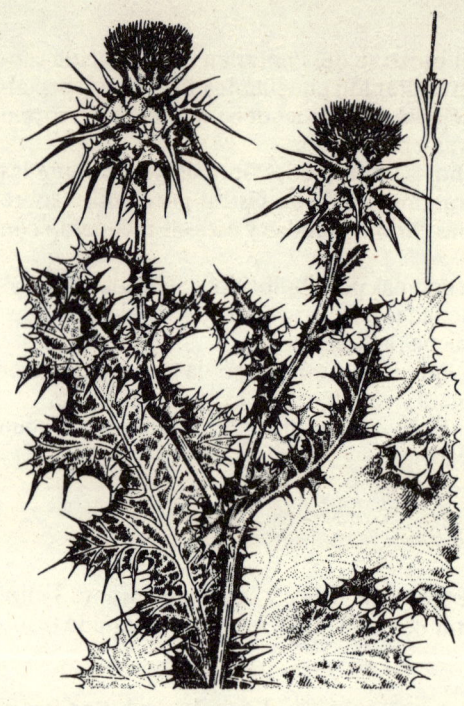

Nombre latino: *Sibybum marianum* (Compuestas)

Nombres populares: Bedegar, cardancho, cardo borde, cardo borriquero, cardo burral, cardo de santa María, cardo lechal, cardo lechar, cardo lechero, cardo manchado, cardo mariano, hedegar

Historia: Al igual que en el caso del brezo, es imposible saber si la antigüedad clásica conoció las propiedades del cardo mariano, dado que Dioscórides no lo describe y las atribuciones de Mattiolo y Laguna son muy hipotéticas.

Cuanto podemos decir es que durante el Renacimiento ya se preconizaba su uso contra las más diversas afecciones, y se decía que las manchas blancas que salpican sus hojas las originó la leche de la Virgen María cuando se ocultaba en el campo para sustraer a su Hijo de la matanza ordenada por Herodes.

Leyendas aparte, sí podemos afirmar que ya se sabía que esta planta detiene las hemorragias y tonifica los vasos sanguíneos, lo que no fue óbice para que poco a poco fuera cayendo en desuso y quedara casi olvidada hasta que en el siglo pasado Rademacher, Lobach y G. Foy resucitaron su uso y demostraron su gran utilidad, por lo que cada vez es más estudiada y sus cualidades se tienen en mayor aprecio.

Descripción: En los lugares incultos, al borde de los caminos, al pie de las paredes de casas abandonadas, o en cualquier otro lugar no muy lejano de los habitados por el hombre, es fácil ver en primavera al cardo mariano, robusta planta que después de vivir un par de años se seca y muere, pero que en su plenitud puede alcanzar hasta casi dos metros de altura.

Lo reconoceremos porque consiste en un enorme rosetón de grandes hojas lampiñas y alabeadas, con manchas blancas y lóbulos espinosos en sus orillas. Las que van naciendo en la parte superior del tallo son más pequeñas pero igualmente espinosas, y lo abrazan con dos orejuelas laterales

A partir de mayo, o algo más tarde, según el clima, se desarrollan las cabezuelas florales, que son unas pequeñas alcachofas de brácteas rematadas por agudas espinas, de cuyo interior, cuando florece, salen las delgadas florecillas, rosadas o púrpura. Los frutos son delgados, lisos, jaspeados y empenachados por un vilano de pelos caedizos que les permite llegar muy lejos, impelidos por el viento.

Recolección: Las hojas y los capítulos florales deben recolectar en mayo o junio, y las raíces y semillas a principios de otoño, antes de que estas últimas sean esparcidas por el viento.

Virtudes: Toda la planta (raíces, tallo y hojas) es muy tónica, febrífuga y estimulante del apetito y se utiliza con éxito para combatir las congestiones hepáticas y demás trastornos del hígado y la vesícula; se puede usar para ello el zumo de las hojas o pencas frescas, o bien, el cocimiento de la planta. Una vez eliminadas las espinas, las hojas también pueden consumirse, sea crudas o hervidas, como cualquier otra verdura.

El cocimiento de los frutos, previamente molidos o machacados, constituye un excelente remedio contra los desfallecimientos cardiovasculares, en especial para elevar la presión sanguínea, en los estados de debilidad posoperatoria y para atajar las pérdidas menstruales excesivas.

Por último diremos que se ha empleado con éxito para resolver ataques asmáticos y alérgicos, y que su cocimiento, usado para lavar heridas, llagas, e incluso las hemorroides, contribuye notablemente a su curación.

Preparaciones
Infusión de hojas y raíces
Echar 5 g de hojas desecadas y otros 5 g de raíces en un litro de agua hirviendo. Apagar el fuego y dejar reposar durante 3 min. Se filtra y se endulza. Se toman tres tazas al día. Es especialmente útil en los trastornos circulatorios.

Infusión de hojas y semillas
Echar 5 g de hojas desecadas y otros 5 g de semillas en un litro de agua hirviendo. Apagar el fuego y dejar reposar durante 5 min. Se filtra y se endulza. Se bebe un tazón antes de emprender un viaje, para evitar mareos y vértigos.

Decocción de hojas
Echar 30 g de hojas secas en un litro de agua fría. Llevar a ebullición y mantenerlo así durante 3 min. Se filtra y se aplica en el lavado de llagas y heridas.

Decocción de semillas
Echar 100 g de semillas en un litro de agua fría. Dejar macerar durante 15 min y luego llevar a ebullición otros 3 min. Se apaga el fuego y se deja reposar 10 min. Se filtra y se endulza. Se toman tres tazas al día.

Cardo santo

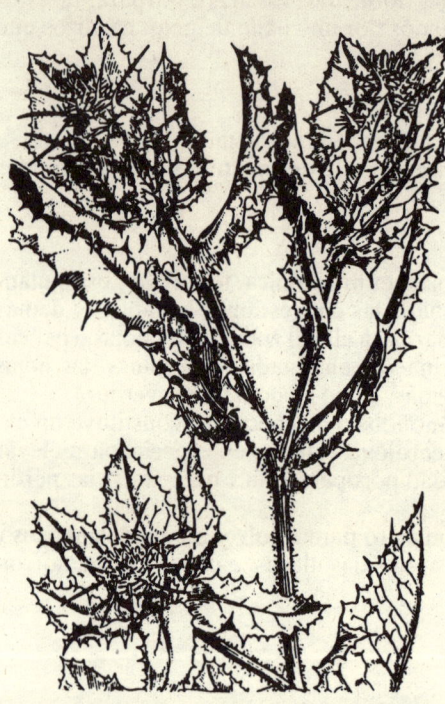

Nombre latino: *Cnicus benedictus* (Compuestas)

Nombres populares: Cardo bendito, cardo santo, centaurea bendita. Centaura vellosa

Historia: Los farmacólogos de la antigüedad clásica no conocieron el cardo santo, que según se dice fue importado de las Indias para aliviar al emperador Federico III de las fuertes jaquecas que le martirizaban, y habiendo dado excelentes resultados pronto adquirió gran reputación.

Mattiolo dice que, a pesar de ser una planta conocidísima, no crece por sí misma en el campo, como los cardos silvestres, sino que se siembra y cultiva. En 1669, Petri declara que sus múltiples virtudes lo convierten en el refugio de los enfermos, la panacea de los padres de familia y el tesoro de los pobres. A todo ello responde su nombre específico de *benedictus* (bendito)

Descripción: Es un cardo anual mucho más pequeño que el cardo mariano (apenas supera los 40 o 50 cm de altura) que crece en campos incultos, ribazos, viñedos y todo tipo de terrenos secos o arenosos de la península ibérica; florece en primavera y verano, de abril a agosto. De su rosetón basal de grandes hojas nacen varios tallos rojizos y angulosos cuyas hojas van disminuyendo de tamaño conforme se aproximan a la cima.

Estas hojas, muy blandas, poco espinosas y anchas, se dividen en profundos gajos,

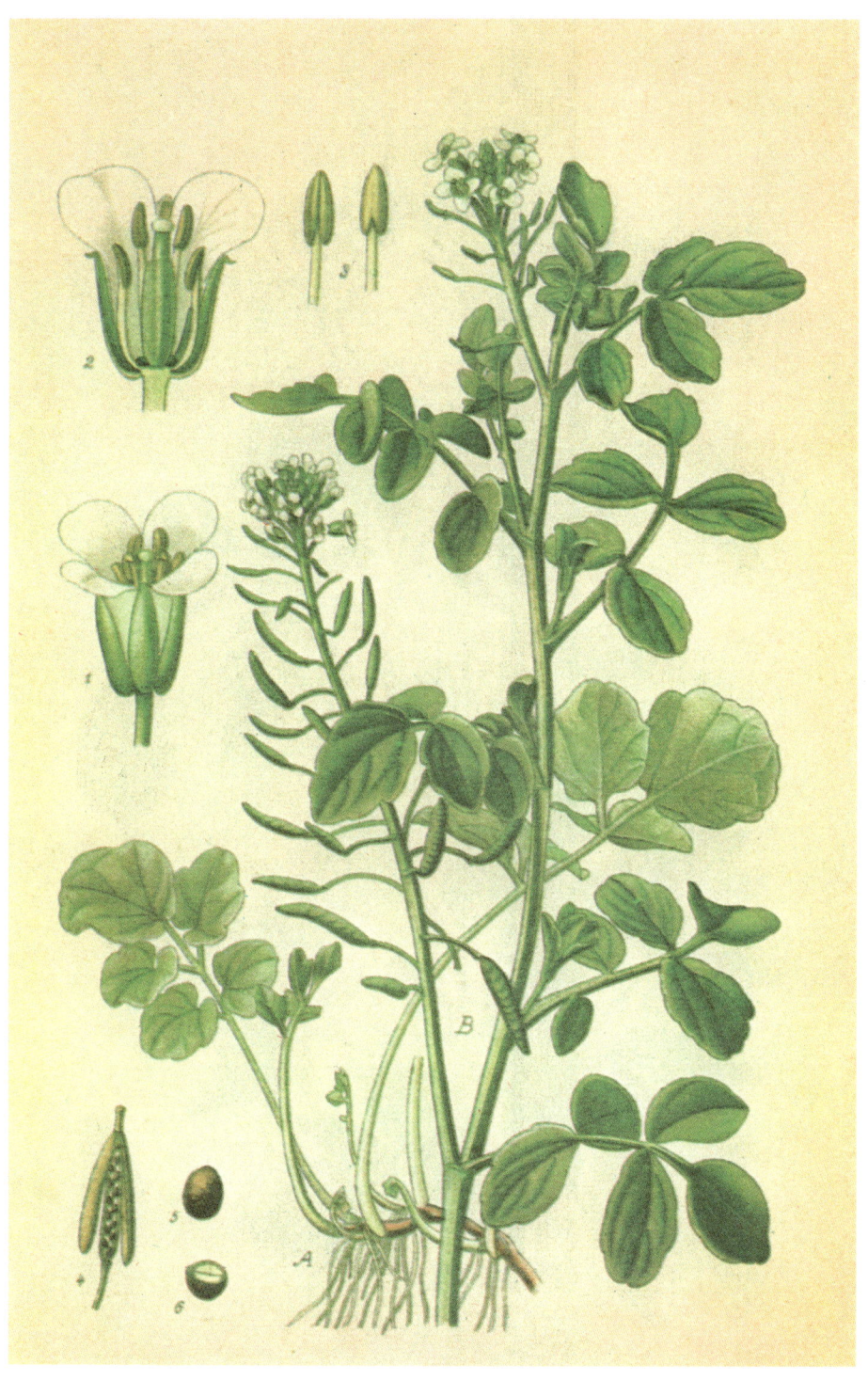

Berro (*Nasturium officinale*)

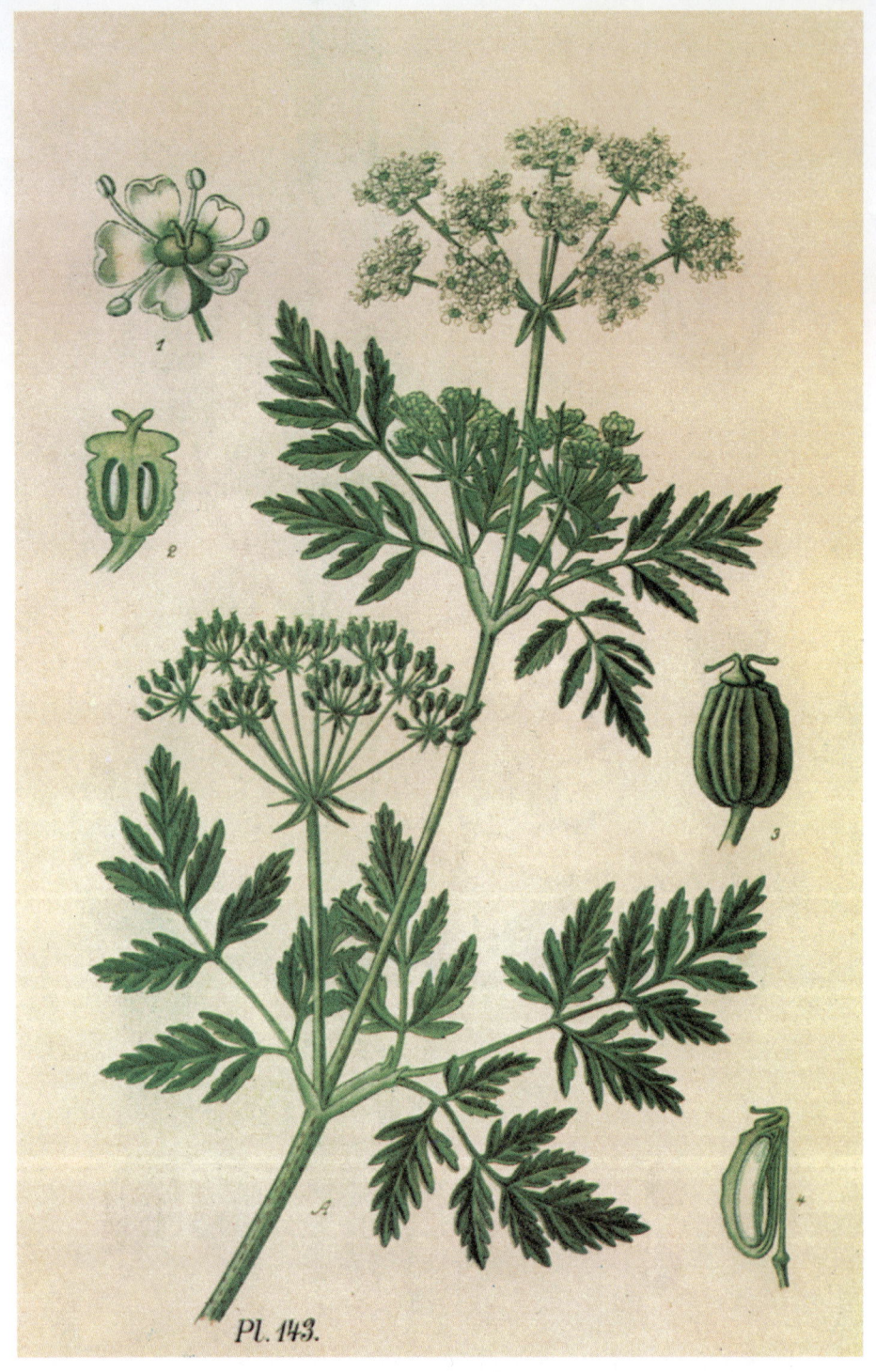

Cicuta (*Conium maculatum*)

subdivididos a su vez en numerosos segmentos, lo cual las hace asemejarse a trozos de tela desgarrada. Al igual que toda la planta, aparecen cubiertas por un largo vello blanquecino.

Los capítulos florales, parecidos a alcachofitas, apenas se divisan, escondidos entre la maraña de hojas que los rodea. Las brácteas son lanceoladas y terminan en una larga espina amarillenta o rosácea echada hacia fuera y provista, a su vez, de otras espinitas laterales.

Las flores, delgadas y de color amarillo, son poco numerosas —no más de 20 o 25— y emergen de la cima del capítulo floral. Los frutos, muy ligeros, tienen forma de penacho.

Recolección: Todas las partes de la planta tienen un sabor amargo muy intenso. Los tallos, las hojas y las sumidades floridas deben recolectarse antes de su completo desarrollo, generalmente por mayo, y las raíces y frutos, a principios de otoño.

Virtudes: Se ha clasificado al cardo santo entre los tónicos amargos y se emplea en numerosas afecciones crónicas y en el período de convalecencia de las agudas, pues al aumentar la vitalidad de los órganos y preparar el organismo para la acción de otros medicamentos más específicos —ya sea posteriormente o en fórmulas compuestas— ejerce una influencia muy beneficiosa en los casos de debilidad general, inapetencia, digestiones difíciles, debilidad del estómago, diarreas atónicas, etc. La tisana da buenos resultados en las fiebres intermitentes, y sus propiedades sudoríficas y diuréticas hacen esta planta valiosa para combatir las pleuresías, las neumonías, los resfriados, la gota, los cálculos renales y la ictericia. Con todo, no se debe abusar en las dosis, pues cuando son excesivas pueden provocar vómitos, lo cual, por otra parte, es otra cualidad que lo hace valioso en casos de envenenamiento para vaciar de sustancias nocivas el estómago.

Por último, se trata de un buen desinfectante, muy indicado para lavar cortes, heridas y llagas; se recomienda en baños de asiento contra las hemorroides.

Preparaciones
Infusión
Se echan 20 g de hojas secas en un litro de agua hirviendo. Se apaga el fuego, se deja reposar 10 min y se filtra. Se toma una taza antes de las dos comidas principales.
Infusión vinosa
La misma infusión se puede preparar con 40 g de hojas en un litro de buen vino; se toman dos o tres cucharadas soperas antes de la comida principal, como reconstituyente.
Decocción
Se hierven durante 10 min 50 g de una mezcla de hojas, tallo y flores bien triturados en un litro de agua. Se filtra y se usa, en lociones o compresas, para el lavado de llagas, úlceras y heridas. Los resultados todavía son mejores si a continuación se aplica polvo de hojas.
Decocción vinosa
Se mezclan 3/4 de litro de vino con 40 g de capítulos florales y se hace hervir a fuego lento hasta reducirlo a 1/2 litro. Se filtra y se toma una tacita de las de café antes de cada una de las tres comidas del día.
Tintura
Se mezclan en un frasco 150 g de alcohol de 70° y 20 g de sumidades floridas bien trituradas y se deja en maceración durante ocho días, removiendo de vez en cuando. Luego se filtra y se toman 20 gotas antes de las comidas.

Centinodia

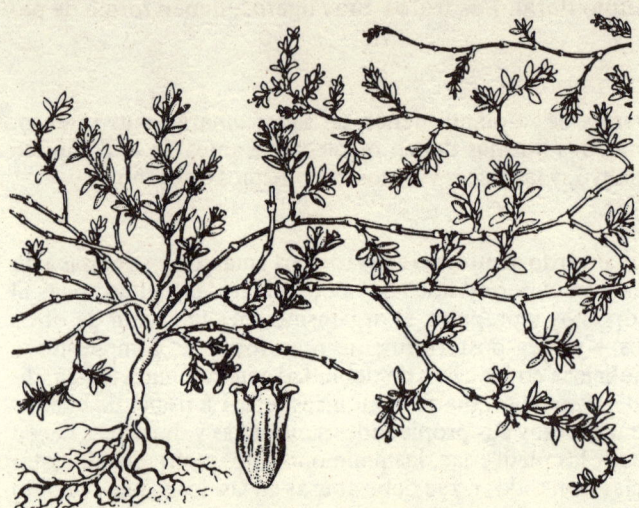

Nombre latino: *Plygonum aviculare* (Poligonáceas)

Nombres populares: Alamandrio, altabaquillo, atamandria, centinodia, cien nudillos, cien nudos, corregüela de caminos, hierba de la golondrina, hierba de las calenturas, hierba de los cursos, hierba nudosa, hierba sanguinal, lengua de pájaro, pasacaminos, pico de gorrión, polígono macho, salamanquesa, sanguinaria basta, sanguinaria mayor, saucejo, saucillo

Historia: Podemos decir que la centinodia se ha conocido desde siempre, y tanto Dioscórides como Laguna ya la describen con todo detalle y mencionan sus propiedades astringentes, que la hacen extremadamente útil en el tratamiento de hemorragias y diarreas.

Luego, todos los autores posteriores se han hecho eco de los citados, de modo que no vale la pena recopilar aquí cuanto se ha dicho por ser la mera repetición de los clásicos, aun cuando a veces añadían propiedades fantasiosas que no tardaba en comprobarse que eran falsas (entre ellas, por ejemplo, su eficacia contra la mordedura de las serpientes venenosas).

Descripción: Es una planta vivaz y rastrera que se da en todas partes: barbechos, ruinas, campos, malezas, el borde de los caminos, etc., y se hace difícil describirla en razón de sus innumerables variedades, muy distintas unas de otras, si bien en lo botánicamente esencial, es decir, las flores y los frutos, son idénticas.

En efecto, algunas variedades son de tallos erectos, pero la mayoría se arrastran por el suelo con sus ramas nudosas, lampiñas y finamente estriadas, que en ocasiones se estiran de tal modo que naciendo a un lado de un camino, llegan a atravesarlo y alcanzar el margen opuesto (de aquí los nombres de pasacaminos y corregüela de caminos).

Las hojas son pequeñas y lanceoladas, pero unas veces relativamente anchas y otras tan pequeñas y estrechas que se las ha comparado con la lengua de un pájaro.

En primavera, y hasta muy entrada la estación, despliega sus flores, muy pequeñas y generalmente rosadas o purpúreas, en la axila de las hojas, sobre los nudos y a lo largo de las ramas, unas veces solitarias y otras agrupadas en glomérulos y casi cubiertas por brácteas grandes, blancas y brillantes.

El fruto es un granito de tres cantos, y la raíz, muy fibrosa, de color rojizo.

Recolección: A pesar de que puede recolectarse en cualquier época del año, lo más aconsejable es hacerlo en primavera, cuando florece. Para secarla, se suspende, atada en manojos del techo de un granero o una buhardilla, o cualquier otro lugar umbrío, seco y aireado.

Virtudes: La centidonia es un astringente de primer orden, de aplicación aconsejable en diarreas, disenterías, hemoptisis y hemorragias de todo tipo. También es diurética y depurativa. El doctor Leclerc afirma que le ha dado buenos resultados en la tuberculosis pulmonar y renal, y el doctor Daëls la considera antidiabética.

Se administra el cocimiento de las hojas, tisana que, mezclada con la de malva o de simientes de lino, también puede usarse en enemas para combatir los flujos mucosos crónicos.

El jugo exprimido, bien diluido en agua, forma una loción excelente para fortalecer la vista y curar las inflamaciones oculares; y por último, la planta fresca, machacada y aplicada sobre las heridas ayuda a su rápida cicatrización.

Preparaciones
Decocción de la planta
Se hierven durante 10 min 25-30 g de la planta en un litro de agua. Se deja enfriar y se filtra. Se toman de cuatro a cinco tacitas diarias.

Decocción de raíces
El doctor Leclerc preconiza la decocción de raíces, que considera más activa, y luego la endulza con jarabe de membrillo para incrementar su eficacia. Para prepararla, se hierven durante 2 min 50 g de raíces en un litro de agua. Se apaga el fuego y se deja reposar 20 min. Se toman de dos a cuatro tazas diarias, según la gravedad del enfermo.

Ciprés

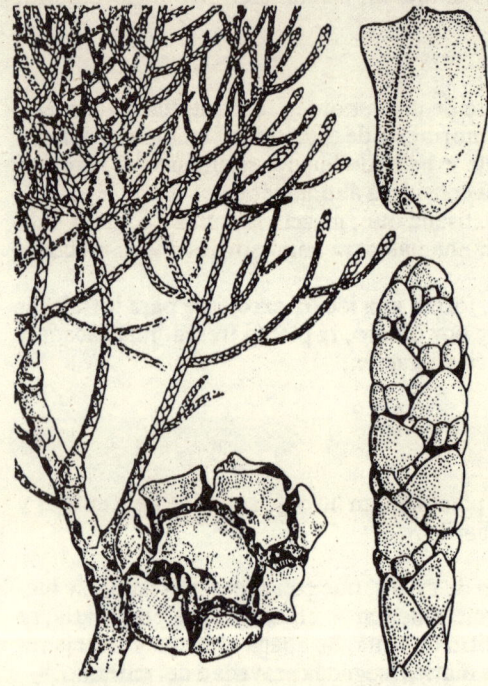

Nombre latino: *Cupresus sempervirens* (Cupresáceas)

Nombres populares: Alciprés, alcipreste, ciprés, cipreste

Historia: El ciprés ha simbolizado siempre la inmortalidad gracias a su resina incorruptible y su follaje perenne; precisamente por su imputrescibilidad, los egipcios preferían su madera a todas las demás cuando se trataba de construir los féretros de sus faraones, algunos de los cuales todavía se conservan intactos; por todo esto, el ciprés es el árbol de los cementerios.

Los persas creían que era el primer árbol que creció en su Paraíso, lo cual no impedía que se beneficiaran de sus cualidades vasoconstrictoras y lo considerasen el árbol de la salud.

Los griegos decían que su madera era más dura que el bronce y lo utilizaron para esculpir las estatuas de sus dioses más inmortales. Por su parte, Hipócrates lo recomendaba para detener las hemorragias del útero y del recto y recomendaba a los enfermos de los pulmones que pasaran una temporada en un lugar poblado de cipreses para aprovechar sus balsámicas emanaciones. Su colega Galeno lo empleó, además, contra las diarreas.

No hace falta añadir que tanto Dioscórides como Laguna lo citan ampliamente, y lo propio hacen todos los autores que les han seguido hasta nuestros días, en que su cualidad más apreciada continúa siendo la vasoconstrictora, por lo que se usa en multitud de preparados.

Descripción: Este árbol procedente de Oriente alcanza hasta 50 m de altura en los climas tropicales, pero en la península ibérica rara vez supera los 20. Existen multitud de variedades (c. macho, c. hembra, c. de Italia, c. piramidal, etc.), todas ellas de idénticas propiedades y muy parecidas entre sí; en España lo hallaremos casi exclusivamente en los cementerios o como ornamento en parques y jardines.

Es de un ramaje muy denso y de ramas bastante cortas, repartidas alrededor del tronco formando como un cono de ancha base que va disminuyendo regularmente hasta la cima. Las hojas, muy persistentes, son como pequeñas escamas imbrincadas que recubren las ramitas jóvenes; las flores carecen de cáliz y corola, y se alternan las masculinas y las femeninas en el mismo árbol formando amentos pequeñitos en las terminaciones de las ramitas. Cuando las flores femeninas maduran se transforman en un gálbulo ovoide, muy duro y leñoso, de superficie poliédrica y color verde pardusco. Las semillas son aplanadas y de bordes alados.

Recolección: Las ramas tiernas y la corteza deben recolectarse en primavera, cuando asciende la savia, y secarlas a la sombra; los frutos tiernos se recogen en mayo o junio, antes de su completa madurez, y se desecan al horno. La madera puede recolectarse en cualquier época del año.

Virtudes: Todas las partes del ciprés son preciosas en terapéutica; así, por ejemplo, con 30-50 g de corteza de ramitas jóvenes y un litro de agua, puede prepararse un cocimiento apto para combatir las afecciones reumáticas y sus consecuencias, en especial las inflamaciones articulares. Dicho cocimiento también da buenos resultados en las fiebres intermitentes, si se toma un tazón al iniciarse los accesos.

El cocimiento de las hojas es de gran utilidad en las diarreas, la disentería y las hemorragias, así como contra la leucorrea, en irrigaciones vaginales.

Pero como dijimos anteriormente, sus propiedades vasoconstrictoras son las de mayor importancia, sobre todo en el tratamiento de las afecciones del sistema venoso; Leclerc afirma que es insustituible en el tratamiento de las varices, las alteraciones de la menopausia y especialmente en las hemorroides. Para todas estas afecciones se usa en particular el cocimiento de los frutos (una onza por litro de agua), tomando una taza antes de las comidas; también se emplea el extracto blando de los frutos.

Preparaciones:
Decocción de hojas
Se hierven 20-30 g de hojas (pueden usarse igualmente ramitas muy jóvenes enteras) en un litro de agua durante 10 min. Se filtra el líquido y se toman dos tazas al día, antes de las comidas.

Decocción de corteza
Se hierven durante 5 min 30-50 g de corteza en un litro de agua. Se apaga el fuego y se deja reposar 10 min. Se filtra el líquido y se toma a tacitas a lo largo del día.

Decocción de frutos
En un litro de agua fría se añaden 30 g de conos machacados. Se deja macerar durante 10 min, se hierve 5 min, se retira del fuego y se deja reposar otros 10 min. Se filtra el líquido y se endulza, para tomar una taza antes de las comidas.

La misma decocción, pero preparada con 50 g de frutos, se emplea en uso externo.

Enebro

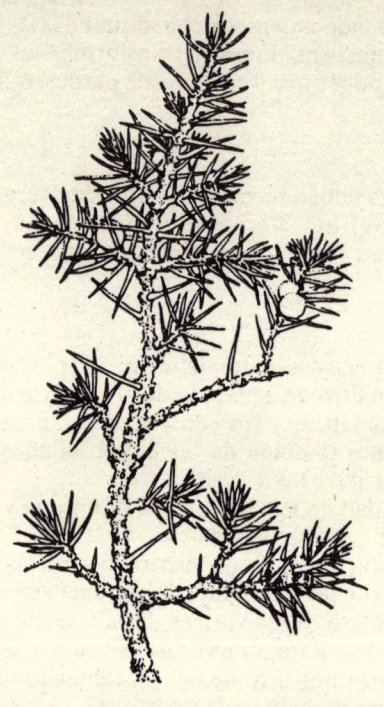

Nombre latino: *Juniperus communis* (Cupresáceas)

Nombres populares: Archenas, cada-grajo, enebriza, enebro, enebro albar, enebro común, enebro espinoso, enebro junípero, enebro morisquillo, enebro real, enebrosa, ginebro real, grojo, nebro

Historia: Desde tiempos inmemoriales se ha considerado el enebro como una panacea, y sus bayas (las nebrinas) figuran entre los diuréticos y depurativos conocidos desde épocas más remotas.

Hipócrates (460-377 a. de J.C.) ya hacía quemar ramas de enebro en las plazas públicas de Atenas para proteger la ciudad del cólera; Catón (234-149 a. de J.C.) ya cita en *De re rustica* el vino que se prepara con las nebrinas como excelente para provocar la orina; y Plinio afirma que «el grano es bueno en los dolores de pecho, de estómago y del costado; disipa las hinchazones y el frío; madura la tos y su dureza; como tópico, detiene el progreso de los tumores; bebido en forma de vino, estriñe el vientre; figura entre los antídotos y los digestivos, y es diurético».

Dioscórides recoge todas estas propiedades, lo mismo que Laguna, y ambos autores citan, además, los efectos de su resina y la existencia de dos variedades, la común y la enana; y tras ellos, Mattiolo, Tragus, Fuchs y muchos otros han alabado también el enebro y sus cualidades.

Descripción: El enebro es un arbusto siempre verde que puede alcanzar más de 6 m de altura cuando las condiciones le son favorables, y que se cría en casi todos los montes de la península ibérica.

Se distingue de las demás especies de cupresáceas por sus hojas extraordinariamente estrechas, largas, ásperas y punzantes, de color azulado y casi siempre en grupos de a tres, que se distinguen de las del oxicedro (su pariente más cercano) por poseer en el haz una sola banda blanquecina, mientras que las de aquél presentan dos, separadas entre sí por una línea verde.

Existen enebros masculinos y femeninos, que se distinguen porque de sus flores compuestas, de pequeñas escamas verdosas y poco llamativas, sólo fructifican las femeninas, dando unas bayas globulosas del tamaño de un guisante que permanecen verdes dos años antes de alcanzar la madurez, en cuyo estado son negras, aunque las cubre una pruina azulada que las hace aparecer como de un tono violeta azulado oscuro; esta cutícula envolvente desaparece con sólo tocar las bayas.

Recolección: Todas las partes del enebro son activas, pero lo más empleado son las bayas que deben recolectarse en otoño, de septiembre a octubre, procurando elegir las que estén muy maduras. Pueden usarse frescas o desecadas, y el secado debe hacerse en capas muy delgadas y removiéndolas con frecuencia. Una vez secas, se guardan en frascos bien cerrados.

Virtudes: Tal como preconizaban los antiguos, el enebro es ideal en el tratamiento de muchas enfermedades, entre las que citaremos los trastornos digestivos, la falta de apetito, la fatiga general, la anemia, las afecciones cutáneas debidas a la mala calidad de la sangre, los problemas urinarios, los cálculos y arenillas renales, la gota y el reumatismo. Además, se usa como antiséptico pulmonar en resfriados y bronquitis.

Preparaciones
Bayas frescas
El abate Kneipp recomendaba un tratamiento del reumatismo consistente en consumir nebrinas frescas, cuatro de ellas el primer día, e ir aumentando la dosis a razón de una nebrina más cada día hasta llegar a las 15; luego, ir disminuyendo una por día hasta llegar a una, con lo que finaliza el tratamiento.

Infusión
En un litro de agua hirviendo se echan 15-30 g de nebrinas trituradas. Se apaga el fuego y se deja reposar 10 min. Se filtra el líquido y se toman tres o cuatro vasitos de los de licor al día, entre las comidas.

Decocción
Se toman 250 g de ramas tiernas o 100 g de nebrinas machacadas y se hierven durante 2 h en dos litros de agua. Se cuela el líquido, se exprimen los residuos y se juntan los líquidos obtenidos, los cuales pueden usarse añadiéndolos al agua del baño o para impregnar compresas.

Esta decocción es muy útil en todas las formas de reumatismo y de modo especial en las musculares. También es una excelente loción capilar y puede aplicarse al lavado de llagas y úlceras.

Tintura
Se prepara dejando macerar 100 g de nebrinas frescas y machacadas en medio litro de alcohol de 60°. El recipiente deberá guardarse en sitio fresco y removerse a diario. A los ocho días se cuela, se exprimen los residuos, se juntan los líquidos y se filtra.

Esta tintura puede usarse internamente tomando 15-20 gotas al día, ya sea en un terrón de azúcar o en medio vaso de agua.

En uso externo es eficaz para fricciones en el reumatismo, el lumbago, la ciática, las hinchazones dolorosas, las neuralgias y los cansancios excesivos, aun cuando puede substituirse por el aceite.

Aceite de enebro

Se deja en maceración durante 15-20 días 100 g de nebrinas en medio litro de aceite de oliva, y se procede exactamente igual que con la tintura.

Vino de enebro

Se dejan macerar durante ocho días 50 g de nebrinas frescas machacadas en un litro de vino. Por lo demás, se procede como en los casos anteriores, aunque luego se endulza; se toman dos o tres vasitos al día, lejos de las comidas.

Equiseto menor

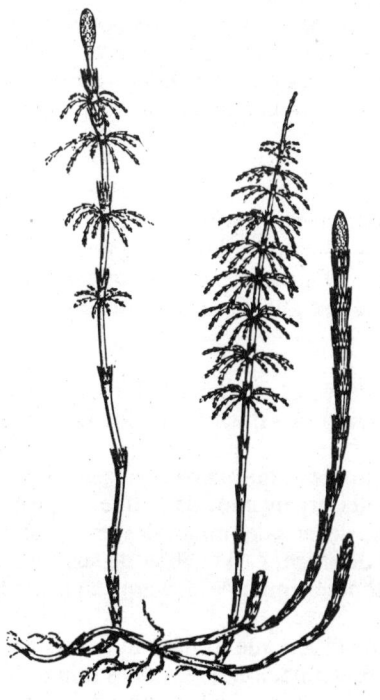

Nombre latino: *Equisetum arvense* (Equisetáceas)

Nombres populares: Candalillo, cienudillos, cola de caballo menor, equiseto menor, pinillo, rabo de lagarto, rabo de rata, yunquillo

Historia: Hace 300 millones de años poblaban la Tierra gigantes equisetos, que desde entonces —y aparte de su progresiva disminución de tamaño—, tanto en sus características botánicas como en sus cualidades curativas han permanecido inalterables hasta nuestros días.

Así, el *hippuris* de los griegos, al que Plinio rebautizaría con el nombre de *equisetum*, se corresponde a nuestros equisetos si exceptuamos algunos detalles que a veces nos hacen dudar de a qué especie de equiseto se refieren, pero como todos los equisetos gozan de las mismas propiedades curativas, el hecho carece de verdadera importancia.

Dioscórides recomienda el equiseto para detener las hemorragias y como diurético; Plinio aconseja consumir los tallos tiernos en ensalada para combatir la anemia; Galeno, que también alaba sus propiedades hemostáticas, afirma que es excelente para curar las llagas y cortar el flujo del vientre; y así hasta llegar al siglo XVI, en que se descubre que contribuye a la cicatrización de las lesiones pulmonares de los tuberculosos, y tanto Laguna como Agricola, se reafirman en todas estas cualidades, que seguimos aprovechando en la actualidad.

Descripción: Esta curiosa planta, rígida y áspera al tacto y cuya semejanza con la cola de algunos animales le ha valido alguno de sus numerosos nombres, medra en las zonas húmedas y pantanosas de toda la península ibérica, aun cuando prefiere los lugares arenosos y silíceos.

De su larga raíz, del grosor de un dedo, de coloración rojiza por fuera y blanco lechosa por dentro, brotan los tallos redondos y acanalados, formados por segmentos embutidos unos en otros, en cuyo punto de unión forman un nudo del que nace una corona de hojas en forma de pelos; el conjunto de estas coronas, cuyo tamaño va disminuyendo con la altura, es lo que confiere a la planta su curioso aspecto.

Pero existen dos clases de tallos; los primeros en aparecer tienen las hojas filiformes soldadas para formar una vaina, y el tallo termina en una espina oblonga y cilíndrica de unos 4 cm de longitud que contiene las esporas gracias a las cuales se reproducirá la planta. Los segundos tallos, que aparecen más tarde, carecen de órganos reproductores y son los que hemos descrito en primer lugar.

Recolección: Actualmente sólo se recolectan los tallos estériles, lo cual es una ventaja pues permite que la especie siga propagándose; dicha recolección se lleva a cabo en primavera. Los tallos han de secarse en un lugar muy aireado o deben ser desecados en un horno o estufa a calor suave. Luego se pulveriza y se guarda en lugar seco.

Virtudes: Ya se ha dicho que existen varias especies de equisetos: mayor, menor, gigante de las Antillas, etc., pero todos ellos presentan las mismas cualidades, de modo que pueden usarse indistintamente.

Las últimas investigaciones han permitido comprobar que sólo en presencia de sílice orgánico se logra una remineralización efectiva del organismo, dado que el mismo relanza la actividad de la hipófisis en el metabolismo de las sales minerales, especialmente del calcio. Y el equiseto contiene gran cantidad de sílice; casi el 80 % de sus cenizas lo es y parte está en forma soluble, es decir, fácilmente asimilable. De aquí su utilidad en todos los casos de descalcificación.

En la tuberculosis, además de su efecto hemostático que lo hace utilísimo en todo tipo de hemorragias —internas y externas—, la precipitación de las sales minerales sobre las lesiones pulmonares las cicatriza. Y como diurético, es el mejor auxilio en todas las afecciones renales.

Preparaciones
Decocción
Echar 60 g de planta en un litro de agua fría y llevarla a ebullición, en cuyo momento se deja a fuego lento durante media hora. Se filtra y se toman tres o cuatro tazas al día.

Para uso externo, se procede igual, pero con 120 g de planta por litro de agua.
Polvo de equiseto
Al hablar de la recolección del equiseto ya hemos indicado que es muy útil convertirlo en polvo una vez seco, lo cual puede hacerse en un mortero o por cualquier otro procedimiento.

De este polvo pueden tomarse 1,5-2 g antes de cada una de las dos comidas principales del día.

Espino albar

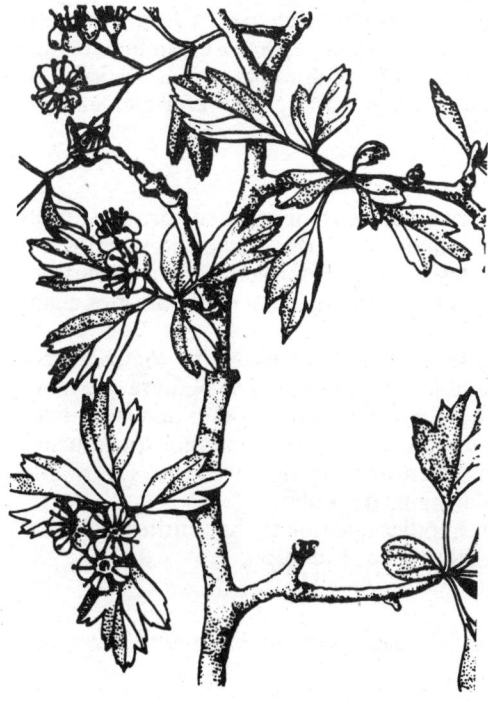

Nombre latino: *Crataegus oxyacantha* (Rosáceas)

Nombres populares: Bizcoba, bizcoda, carcabollero, espinablo, espinalbo, espinera, espinera blanca, espinera brava, espinera de monte, espino albar, espino biscobeño, espino blanco, majolero, majoleto, majuelo, marjolero, marjoleto, mayuelo

Historia: El empleo del espino albar como antiespasmódico, tranquilizante y tónico cardíaco es reciente, pues los antiguos sólo lo mencionan para recomendar sus flores contra la gota (P. des Crescenses), la pleuresía (Tragus) y la leucorrea (Gilibert), y sus bayas contra la diarrea (Dioscórides y Laguna) y los cálculos renales (L. Bourgeois y L. de Chesne).

Hasta 1695, en un manuscrito anónimo descubierto por el doctor Bonnejoy y recopilado por el doctor Leclerc a finales del siglo pasado, no aparece la primera indicación de su uso en el tratamiento de la arteriosclerosis y los trastornos circulatorios; a partir de entonces se le han reconocido unas virtudes que hasta aquel momento sólo recogía el saber popular; y ahora cada vez se emplea con mayor frecuencia y éxito en multitud de afecciones.

Descripción: Es un arbusto de hojas verde brillante, tronco rojizo y ramas espinosas, que crece en los torrentes y las laderas de las montañas; también se usa en muchos lugares para hacer cercas espinosas de adorno y protección.

En realidad, bajo el mismo nombre se engloban varias especies de *crataegus*, todas ellas con las mismas virtudes; se distinguen por sus hojas, desde las profundamente divididas en cinco o siete lóbulos de la *c. monogyna* hasta las de la *c. oxyacantha*, de tres a cinco lóbulos apenas insinuados, pero con nervios más arqueados.

Sus flores, de cinco pétalos, débiles y perfumadas, están reunidas por largos peciolos en pequeños ramilletes blancos con ligeras tonalidades rosadas.

El fruto, semejante a una pera pequeña de color rojo, tiene de una a tres semillas (según las especies) y su pulpa es sosa y farinácea.

Recolección: La corteza de las ramas tiernas se recolecta en el mes de febrero, antes del despertar completo de la savia, y los frutos en otoño, una vez están bien maduros; una y otros deben secarse en un horno o una estufa a calor muy suave: las flores en primavera, apenas abiertas; y las hojas en cualquier momento, pero preferiblemente en primavera.

Virtudes: La corteza, de propiedades febrífugas, se administra en forma de infusión o en polvo, y los frutos, muy útiles para combatir la diarrea, la disentería y los flujos de todas clases, en decocción, al igual que las hojas, ya que éstas poseen las mismas propiedades que los frutos, si bien en menor grado, por lo que pueden sustituirlos cuando no se dispone de ellos.

Pero lo más importante son las flores, que se consideran un excelente tónico del corazón y el sistema circulatorio, aparte de regular la tensión arterial de manera que tanto si es alta como baja los resultados son siempre los mismos: volverla a sus niveles normales. Si a ello añadimos que no es tóxica ni acumulativa, comprenderemos que muchos médicos consideran las flores de espino albar superiores a la digital y a todas las demás drogas empleadas contra la arteriosclerosis y la angina de pecho.

Además, las flores son sedantes y antiespasmódicas, lo que las hace útiles en los casos de insomnio y en las alteraciones neurovegetativas de todo tipo.

Preparaciones: La manera más sencilla es la tisana, pero generalmente se emplea asociado a otras plantas o en forma de tintura.

Tisana

Se pone a calentar un litro de agua y cuando rompe el hervor se apaga el fuego y se echan 30-60 g de flores. Se tapa el recipiente, se deja reposar 15 min y se cuela el líquido, que se bebe tibio o frío.

La dosis es de una taza en el almuerzo y otra en la cena durante un mes; luego, se descansan diez días antes de reemprender el tratamiento. En casos de arteriosclerosis avanzada en que se teme la posibilidad de una angina de pecho, puede aumentarse la dosis a tres tazas diarias.

Tintura

Se ponen a macerar 200 g de flores en un litro de alcohol de 60° durante una semana, removiendo suavemente cada día. Luego, se cuela el líquido con un lienzo, se exprime bien el residuo, se mezclan los dos líquidos obtenidos y se filtra.

De esta tintura se recomienda tomar diez gotas tres o cuatro veces al día durante tres semanas al mes para la hipertensión, y 40-50 gotas antes de acostarse, como antiespasmódico e hipnótico.

Corteza

Como febrífugo es útil pulverizar finamente la corteza de las ramas tiernas una vez bien desecadas. De este polvo se tomarán 8-10 g cada cuatro horas durante los accesos.

Decocción de frutos
En un litro de agua se hierven durante 15 min 30 g de frutos (tiernos o desecados) bien machacados. Se retira del fuego, se deja reposar 15 min y se filtra. Se toman de 3-5 tazas diarias aromatizadas con miel. En caso de anginas puede usarse la misma decocción, pero incrementando la dosis de frutos a 50 g.

Espliego

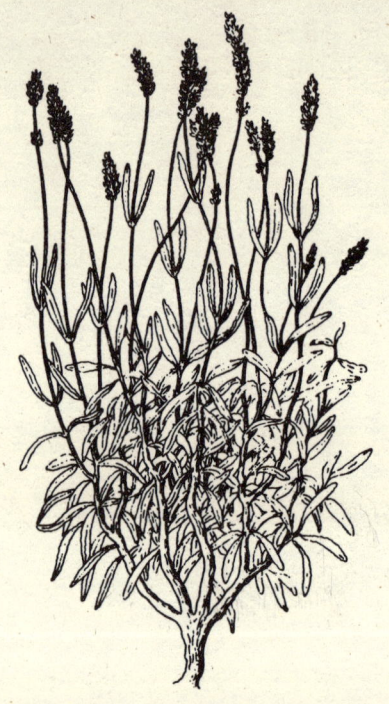

Nombre latino: *Lavandula spica* (Labiadas)

Nombres populares: Alhucema, espígola, espigolina, espliego, lavanda

Historia: Ante todo debemos aclarar que dentro del género *Lavandula* existen dos especies muy parecidas y con las mismas virtudes: *L. spica* (el espliego) y *L. latifolia* (la alhucema), que se distinguen en que esta última es más alta y ramosa, y su esencia no es apta para perfumería; además, el espliego crece en alturas superiores a los 600 m, mientras que la alhucema lo hace en el monte bajo, de modo que, excepto en algunos lugares intermedios (entre 600 y 1000 m), ambas especies se hallan claramente delimitadas, a pesar de que reciban los mismos nombres populares.

A esto se debe que muchos antiguos también las agruparan con un mismo nombre, y así, los griegos le dan el nombre de *nardo*, y Plinio, el de *seudonardo*. Galeno dice del *nardo* que es una planta perfecta, buena para el estómago y el hígado, y los romanos lo usaban para perfumar el agua del baño y en fricciones para curar las afecciones de la piel; de aquí su nombre de lavanda, que procede del latín *lavare*, lavar.

Santa Hildegarda lo alaba como antiséptico y depurativo; Laguna sólo lo cita de paso, y para Mattiolo es ideal para las afecciones cerebrales, el nerviosismo, los espasmos, las parálisis y el dolor de estómago, de hígado y de bazo.

En 1665, Schroeder afirma que el *aspic* es soberano para curar las enfermedades nerviosas, los cólicos ventosos y las flatulencias, y lo mismo dice Lémery en el siglo XVIII. En la actualidad, el espliego se mantiene como una de las plantas imprescindibles en la farmacia familiar.

Descripción: El espliego crece espontáneo en casi toda Europa, sobre todo en las regiones mediterráneas, y también se cultiva en muchos lugares para extraer su esencia, muy apreciada en perfumería.

Es una mata leñosa de tallos rectos y ramosos que alcanza fácilmente los 50 cm de altura. Tiene hojas opuestas, finas, alargadas y de color verde blanquecino por encontrarse recubiertas de una fina pelusilla; las flores, de tonalidad azul violeta o blancas, se disponen en espigas terminales, y toda la planta exhala una fragancia deliciosa.

Recolección: En los meses de junio y julio, en cuanto se expanden las flores, es cuando hay que recolectar las sumidades floridas, si es posible en un día soleado y ya bien entrada la mañana. Deben dejarse a la sombra en capas delgadas y en un lugar aireado para que el secado sea rápido. Luego, se conservan en frascos bien tapados.

Virtudes: El espliego es ideal en las afecciones del hígado y del bazo; en jaquecas, náuseas, vértigos y sofocos; en las afecciones nerviosas y espasmódicas de todo tipo; en la debilidad de estómago, las digestiones difíciles, los flatos, las fermentaciones pútridas, etc., tomado en forma de infusión que, además, posee la propiedad de hacer reaparecer las menstruaciones accidentalmente suprimidas.

Esta misma infusión sirve para desinfectar llagas y heridas, y en gargarismos sana las llaguitas de la lengua y —según Mességue— hasta puede vencer la parálisis lingual y el tartamudeo al distender los nervios y músculos contraídos.

En el reumatismo y los dolores articulares o para combatir el exceso de cansancio, son muy útiles las fricciones sobre las partes resentidas con un paño de franela impregnado en tintura de espliego, la cual puede prepararse en alcohol o en esencia de trementina.

Preparaciones
Infusión
Se echan 10 g de sumidades floridas en un litro de agua hirviendo. Se apaga el fuego y se deja reposar 5 min. Se filtra el líquido y se toman tres o cuatro tazas al día endulzadas con miel.

En casos de asma, tos ferina, gripe y bronquitis se usa la misma infusión, pero preparada con 50 g de sumidades.

Tintura de alcohol
En un frasco de boca ancha se introducen 250 g de sumidades floridas y se vierte un litro de alcohol de 90°; se deja macerar durante 15 días, se filtra el líquido y se guarda bien tapado.

Para uso interno se toman 20 g diarios repartidos en tres o cuatro tomas, diluidos en agua o en una infusión de tila.

En uso externo se aplica en fricciones, pero en los reumatismos y el reforzamiento de músculos debilitados o agotados es mejor la tintura en esencia de trementina, que se prepara como sigue: en un frasco se colocan 200 g de sumidades floridas y 1/2 litro de esencia de trementina. Se deja macerar 25-30 días, se cuela, se exprimen bien los residuos y se mezclan los líquidos resultantes.

Observación
Debe tenerse la precaución de que estas tinturas no entren en contacto con la ropa, pues la ensucian, lo mismo que a la piel.

Fresno

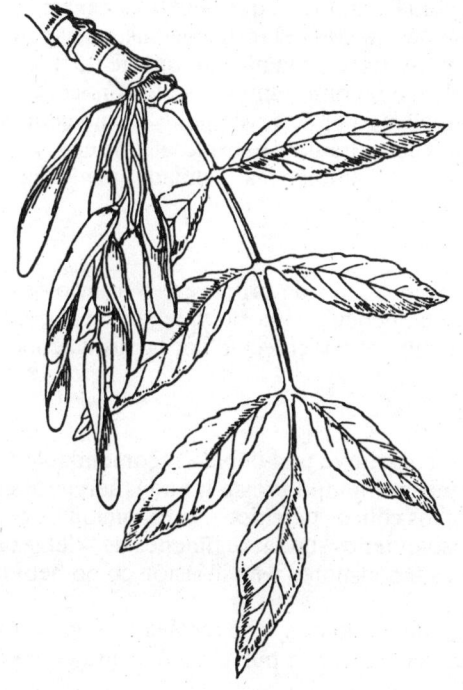

Nombre latino: *Fraxinus excelsior* (Oleáceas)

Nombres populares: Frágino, fresno, fresno común, fresno elevado, fresno de Vizcaya, frexno, frexo.

Historia: La historia terapéutica del fresno se remonta a Serenus Sammonicus, que fue el primero en preconizar el uso de las semillas en el tratamiento de la hidropesía. Teofrasto y Dioscórides lo describen y le atribuyen la virtud de contrarrestar el veneno de las serpientes; y Plinio, copiando a Teofrasto, afirma que las hojas del fresno matan a todo animal no rumiante que las come; ahora bien, Teofrasto había dicho eso del tejo, tal como aclaró posteriormente Laguna; el error obedece a que en griego *milos* es tejo y *melia*, fresno, y Plinio confundió los dos nombres.

Bahuin en el siglo XVI y Glauber en el XVII preconizaron el empleo de la corteza del fresno en el tratamiento de la litiasis renal y la nefritis crónica, y hasta el descubrimiento de la quinina, sus virtudes astringentes y febrífugas fueron muy apreciadas, hasta el extremo de que Beerhave, en 1718, afirmaba que era tan eficaz como la quinina si se dobla la dosis, de modo que puede sustituirla perfectamente.

En la actualidad, estas propiedades de la corteza del fresno han caído en el olvido, pero, en cambio, las hojas se emplean en el tratamiento de los reumatismos.

Descripción: El fresno es un árbol que crece en las umbrías y a orillas de las aguas en los bosques más bien húmedos de toda la península ibérica, y se distingue por su tronco recto y majestuoso, revestido por una corteza cenicienta, con ramas poco gruesas y yemas oscuras, a veces casi negras; sus hojas, compuestas y sueltas, despiden un olor desagradable al frotarlas.

Las flores, que brotan antes que las hojas, lo hacen en ramilletes colgantes de color rojizo, y les suceden los frutos, de forma oval muy alargada.

Indudablemente, se trata de un árbol muy familiar para quienes gustan del monte; pero estoy seguro de que más de uno se preguntará por qué los fresnos del norte, los que crecen en los valles del Pirineo y la cordillera Cantábrica, que llegan a alcanzar 25 y 30 m, son mucho más altos y de hojas más grandes que los del resto del país, que apenas llegan a los 10 m. El motivo es muy simple: no se trata de la misma especie de fresno. El primero, el fresno de Vizcaya o fresno elevado, como también se le conoce, es el *F. excelsior*, mientras que el segundo, el pequeño, es el *F. oxycarpa*, o fresno común. No obstante, son tan parecidos que incluso muchos botánicos consideran que el *oxycarpa* es una simple variedad meridional del *excelsior*. También las cualidades medicinales de uno y otro son idénticas.

Recolección: Las hojas del fresno se recogen a fines de primavera o principios de verano, cuando aparecen envueltas por una fina película viscosa, y deben secarse a la sombra, en un lugar bien aireado; los frutos también se recolectan por la misma época, cuando todavía son jóvenes y verdes.

Virtudes: La infusión de hojas de fresno constituye una bebida recomendable en las curas de drenaje y desintoxicación, y al mismo tiempo presta grandes servicios en todas las afecciones reumáticas y gotosas, en los cólicos nefríticos, la retención de orina, la hidropesía y el estreñimiento. E incluso quienes siguen regímenes de adelgazamiento, obtendrán resultados mucho mejores si consumen esta infusión como bebida habitual.

La corteza es astringente y rica en tanino, de modo que si se recolecta la de las ramas de dos o o tres años a comienzos de la primavera y se pulveriza o se usa en cocimiento, constituye un excelente febrífugo.

En cuanto a los frutos, son diuréticos y más enérgicos que las cortezas y las hojas, a las cuales reemplaza con ventaja.

Preparaciones
Infusión
En un litro de agua hirviendo se echan 20 g de hojas secas o 40 g de hojas tiernas, bien desmenuzadas; se aparta el recipiente del fuego, se deja reposar 5-8 min y se filtra. Si se quiere que resulte más agradable al paladar, al preparar la infusión se añade a las hojas de fresno una ramita de menta.

En los brotes agudos se toma una taza cada 3 h: en las remisiones o como cura preventiva, resulta útil tomar durante 15 días una taza en ayunas y el resto de líquido durante el día.

Cuando exista lentitud intestinal o estreñimiento, la infusión puede sustituirse por la decocción de frutos.

Decocción de frutos
Se pulverizan 20 g de frutos secos y se hierven durante 3 min a fuego vivo y otros 15 a fuego lento en un litro de agua y se cuela. Se toman 3-4 tazas al día.

Decocción de hojas
Se hacen hervir 100 g de hojas secas en un litro de agua durante 10 minutos; se filtra el líquido y, una vez endulzado, se toma un vaso en ayunas y otro al acostarse, durante 15 días.

Este cocimiento resulta muy eficaz contra la gota y la artritis aguda; en los casos intensos se debe tomar una taza cada tres horas.

Baños
En la gota y la artritis aguda, resulta muy eficaz bañar la articulación tres veces al día, añadiendo al agua del baño un litro de la decocción de hojas.

Decocción de corteza
Hervir 50 g de corteza en un litro de agua durante 10 min. Se filtra el líquido y se consume durante un día para combatir la fiebre.

Fumaria

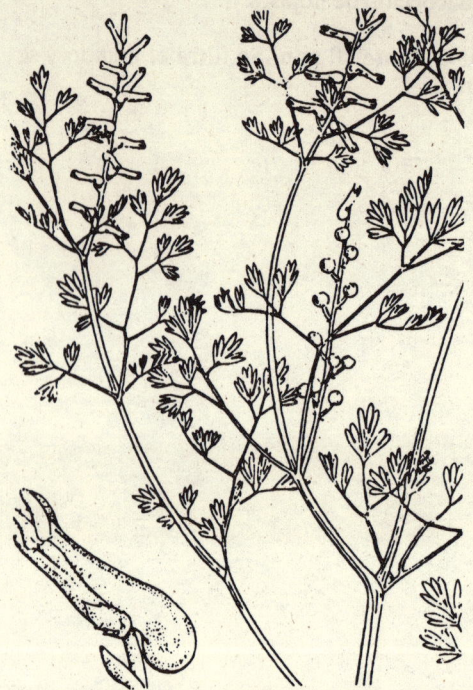

Nombre latino: *Fumaria officinalis* (Fumariáceas)

Nombres populares: Camisitas del Niño Jesús, conejitos, fumaria, hierba del conejo, palomilla, palomillos, palomina, pañalitos del Niño Jesús, sangre de Cristo, zapaticos de Nuestro Señor.

Historia: Tres hipótesis se barajan para justificar el extraño nombre de esta planta. La primera, aceptada por la mayoría de los autores, la recogemos del propio Dioscórides: «Su jugo, muy acre, aclara la vista y provoca el lagrimeo lo mismo que el humo, por cuyo motivo se la llama "humo de tierra"».

Otros autores afirman que su nombre proviene de la creencia de los antiguos de que nacía de «los humos de la tierra»; y por fin, la tercera hipótesis se basa en su apariencia, pues vista desde lejos, con su follaje gris y sus flores rojas, sugiere la humareda de un lejano incendio en la llanura.

Nosotros nos inclinamos por la primera suposición, que nos parece la más racional. Sea como fuere, eso no cambia en nada los méritos de esta planta, ya conocidos de los griegos, entre los cuales Galeno y Dioscórides recomendaban su uso contra las afecciones oculares y del hígado. Entre los árabes, Avicena la consideraba, además, excelente para combatir las enfermedades de la piel. En el siglo XVI, Mattiolo la recomendaba como tónico general de los órganos abdominales; en el XVII, Schroeder la prescribe para el bazo, el hígado, la vesícula biliar y como depurativa de la sangre, y en el XVIII, Desbois de Rochefort considera la fumaria como un específico de las enfermedades hepáticas y como el mejor de los herpéticos, el más apropiado para combatir el espesamiento de la bilis.

Descripción: Se trata de una planta que florece una o dos veces al año y gusta de las tierras bien abonadas, en particular los viñedos y campos de cereales, aunque también puede encontrarse en abundancia en los campos baldíos o junto a viejas paredes en toda la península ibérica; crece siempre en nutridas colonias, en las que cada mata mezcla con la vecina sus hojas finamente recortadas, de un color gris muy tenue en el que se mezclan los racimos de flores de tonalidad vinosa.

Lo más característico de la planta son precisamente sus flores, que forman racimos largos y flojos, y cuya forma irregular puede apreciarse en la ilustración mejor que en una simple descripción. Su color es rojo vinoso, más pálido en las piececitas laterales y granate en los bordes.

Si bien hemos dicho que florece dos veces al año, en los climas benignos su floración comienza a partir del mes de marzo y prosigue ininterrumpidamente hasta principios o mediados de otoño.

Existen cinco variedades distintas pero muy parecidas entre sí, y cuyas propiedades son prácticamente las mismas; no obstante, se suele recomendar con preferencia la llamada oficinal.

Recolección: Se recolecta la planta entera durante toda la floración, y se seca extendiéndola en telas o cañizos a la sombra de un lugar aireado o colgándola del techo, en manojos. Siempre que sea posible, es preferible usarla fresca.

Virtudes: Prácticamente ya las hemos definido en la historia de la planta; sin embargo, recordaremos que se usa en todas las enfermedades de la piel, en los trastornos hepáticos, especialmente en la congestión y la ictericia, en la artritis, como tónica en la pereza intestinal y la inapetencia en la hipertensión y la arteriosclerosis, y también como depurativa.

Es muy importante tener en cuenta la observación realizada por Leclerc y confirmada por muchos otros autores referente a que cuando se utiliza la fumaria, en especial el jugo, en los ocho primeros días el examen hematológico indica un notable aumento de glóbulos rojos, mientras que a partir de este momento su número disminuye sensiblemente.

Así, de aperitiva y tónica al principio se convierte en calmante e hipnótica si se prosigue o incrementa el tratamiento. Por consiguiente, a menos que sean esos los objetivos propuestos, sea cual fuere la cura iniciada y la enfermedad que se desea remediar, el tratamiento no debe durar más de ocho días, y ha de ir seguido por diez de descanso antes de reemprenderlo.

Preparaciones
Decocción
En un litro de agua fría se añaden 25 g de planta fresca o 50 g de planta seca, calentando hasta ebullición; se mantiene así 5 min, se apaga el fuego y se deja reposar 10 min antes de filtrar y guardar. Se endulza con miel y se toman tres tazas diarias, una antes de cada comida.

Jarabe
Disponemos de dos recetas distintas, pero igualmente eficaces.
1. Se extraen 150 g de jugo de fumaria y una vez clarificado y filtrado se le añade el mismo peso de miel o azúcar y se cuece a fuego suave hasta que tenga consistencia de jarabe. La dosis es de dos a cuatro cucharadas soperas diarias.
2. Hiérvanse lentamente 60 g de plantas frescas en un litro de agua. Pasada media

hora se aparta del fuego, se pasa por un lienzo fino y en el líquido resultante se disuelven 800 g de azúcar. Se filtra y se embotella. La dosis es de dos o tres vasitos diarios.

Jugo

La fórmula clásica consiste en desmenuzar la planta con un poco de agua en un mortero y exprimir la pasta resultante en una prensa o envuelta en una servilleta, que se somete a presión. Luego, se deja reposar unas horas para que se depositen las partes sólidas y se filtra el líquido decantado a través de una tela fina.

La dosis es de cinco a seis cucharadas soperas al día mezcladas con miel o leche para disimular su sabor amargo.

Loción para la piel

Hervir 50 g de fumaria seca en medio litro de leche durante 5 min. Dejar reposar 10 min fuera del fuego. Una vez filtrado, se usa como una leche de belleza.

Gatuña

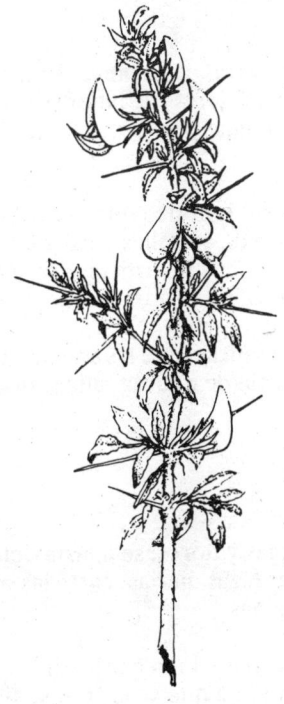

Nombre latino: *Ononis spinosa* (Leguminosas)

Nombres populares: Asnillo, balomaga, detienebuey, gateña, gatilla, gatillos, gatosa, gatuna, gatuña, hierba de la estranguria, hierba toro, peine de asno, quiebraarados, rémora, uña de gata

Historia: Desde el siglo IV (a. de C.) que vienen preconizándose las virtudes diuréticas de la gatuña, a la que se refieren Teofrasto, Dioscórides, Plinio y Galeno, entre los autores antiguos.

Mattiolo la declaraba «única para romper la piedra y hacerla salir, principalmente cuando los conductos por donde pasa la orina están obstruidos». Laguna dice que se la llama *onónide* porque en griego *Onos* significa asno, y dichos animales la usan con profusión, tanto para comerla como para rascarse con ella; y también *remora aratri* por la dureza de sus raíces, que a veces llegan a detener el arado; y cómo no, también la alaba como diurético.

En parecidos términos elogiosos se han manifestado todos los autores posteriores, hasta nuestros días, en que sigue usándose como un poderosos diurético.

Descripción: Dos son las especies de *Ononis* que se crían en España: *O. aragonensis*, de pequeñas matas de unos dos palmos de altura y flores amarillas, y *O. spinosa*, que alcanza fácilmente los 60 cm, y es de flores rosadas; la primera crece en los terrenos altos, preferentemente entre los 1.000 y 2.000 m; la segunda, en ribazos, tierras incultas e incluso en los campos de labor.

La más usada —aunque ello no supone que deba despreciarse la otra— es la *spinosa*, que será la que describiremos someramente.

Lo más característico son sus raíces, del grosor de un dedo, grises por fuera y blanquecinas por dentro, y tan duras y resistentes que a ello deben sus nombres populares. Los tallos también son duros, a menudo tumbados y más o menos rojizos; de ellos nacen las ramas, con unas ramillas casi siempre terminadas en una aguja espina; las hojas se componen de tres hojuelas elípticas de bordes aserrados.

Las flores, amariposadas y de color rosado, se reúnen en pequeños racimos axilares, y cuando maduran se transforman en una vaina alargada que contiene las semillas.

Recolección: Las hojas y las flores se recolectan en verano, en plena floración, y las raíces en cualquier época del año, aun cuando en algunas tierras de labor se suele aprovechar la labor de arado para efectuar con éste el trabajo más penoso.

Virtudes: Las hojas y las flores constituyen un buen diurético que actúa como calmante en las inflamaciones de las vías urinarias, en caso de arenillas o cálculos renales, en los estados catarrales crónicos de la vejiga, en el reumatismo articular y en la ictericia; también procuran buenos resultados en gargarismos, en el tratamiento de las anginas.

Pero lo más apreciado son las raíces, mucho más enérgicas, que las hacen muy valiosas en el tratamiento de los casos graves, hasta el extremo de que actualmente casi es la única parte de la planta que se sigue utilizando.

Preparaciones
Infusión de hojas y flores
En un litro de agua hirviendo se añaden 30 g de hojas y flores; se aparta del fuego y se deja reposar 5 min. Se filtra el líquido y se toman tres tazas diarias, entre las comidas. También puede aplicarse en gargarismos contra las anginas.

Decocción de raíces
A un litro de agua se le añaden 50 g de raíces desecadas y bien contundidas o cortadas a trozos pequeños; se hierve durante 2 min, se espera a que se enfríe, se filtra y se toman tres tazas diarias, lejos de las comidas.

El doctor Leclerc recomienda añadir a la decocción de raíces una infusión de semillas de hinojo, y procede de la siguiente forma:

Hace hervir 20 g de raíces trituradas en un litro de agua —a fuego lento— hasta que se reduzca en una cuarta parte; se aparta del fuego y se añaden 5 g de semillas de hinojo; se deja reposar el conjunto durante 5 min, se filtra y se endulza con miel. El líquido se bebe en varias tomas durante el día alejadas de las comidas.

Gordolobo

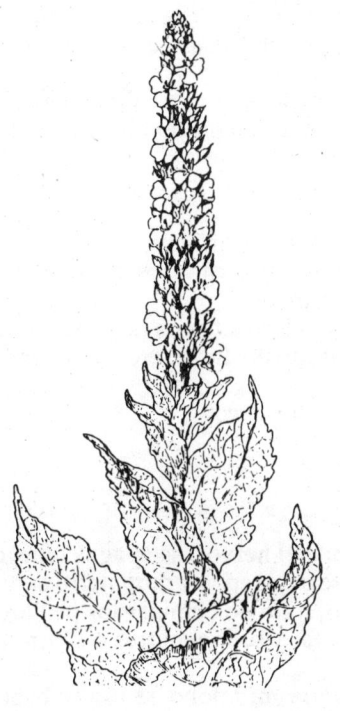

Nombre latino: *Verbascum thapsus* (Escrofulariáceas)

Nombres populares: Candela regia, candelaria, candelero, cardo blanco, cirio de Nuestra Señora, engordalobo, friegaplatos, gordolobo, gordolobo blanco macho, guardalobo, hopo de zorra, turciburci, verbasco

Historia: He aquí otra planta cuyas propiedades han sido reconocidas desde siempre, pues ya Hipócrates afirmaba que era capaz de sanar la mayor parte de las heridas y Dioscórides y Plinio recomendaban sus hojas y raíces para las afecciones pulmonares.

También santa Hildegarda lo consideraba un remedio infalible contra la ronquera, cosa que no dudamos experimentaría con las monjitas a las que iniciaba en el esplendor del canto gregoriano; y Schroeder, en su célebre farmacopea, lo considera un remedio soberano en las afecciones pulmonares, los cólicos y, en uso externo, para curar las hemorroides. Lémery insiste en esta última apreciación, precisando lo mucho que alivia los dolores.

Descripción: El gordolobo crece casi por doquier, y por lo general se encuentra en las proximidades de las casas de campo, en los barbechos y lugares incultos; sin embargo, a veces invade las tierras cultivadas, en las que su tallo erecto destaca como un enorme cirio de casi un metro de alto. En la antigüedad lo untaban con grasa o pez para hacer hachas con que alumbrarse.

Sus hojas son de un intenso color verde amarillento, largas, grandes, blandas y a veces festoneadas, y tan llenas de borra que parecen de franela. Las flores, amarillas y agrupadas en el largo ramillete terminal, asimismo grueso y velludo, florecen en verano.

En España es más frecuente la especie *V. sinuatum* menos robusto y mucho más ramificado, cuyas cualidades son exactamente las mismas del *V. thapsus*.

Recolección: Las flores deben recolectarse a medida que se abren, y se procurará hacerlo en días secos y calurosos. Su desecación debe ser muy rápida, razón por la que incluso se efectúa a pleno sol, extendiéndolas en una capa para que sequen antes y no pierdan su hermoso color y, con él, gran parte de sus propiedades. Luego, se conservan en frascos bien tapados y resguardados de la luz.

Las hojas se recolectan a poco de terminar la floración, que es cuando han alcanzado la plenitud. Se secan también rápidamente y se guardan preservándolas de la humedad.

Virtudes: Las flores poseen propiedades pectorales, sudoríficas, emolientes y sedantes, por lo que se usan para combatir la tos y toda clase de catarros de las vías respiratorias, así como el asma, el reuma, y los dolores intestinales.

Las hojas, que son cicatrizantes, se aplican, en cataplasmas, para la curación de heridas, y también en las almorranas, los panadizos, las quemaduras, etc. y, en forma de tisana o decocción, para combatir las diarreas.

La raíz, cortada a rodajas y secada, es un excelente diurético.

Preparaciones
Infusión
Se pone a calentar un litro de agua; cuando rompe el hervor, se apaga el fuego, se echan 15-20 g de flores secas, se tapa y el recipiente se deja reposar durante 10 min; luego, se filtra con un lienzo muy fino o papel de filtro, a fin de eliminar los pelillos que siempre acompañan a las flores e irritarían la garganta, y se toman tres o cuatro tazas diarias.

Esta misma infusión, pero duplicando la cantidad de gordolobo, se usa en baños de asiento y otras aplicaciones externas.
Decocción para gargarismos
Se hechan 40 g de flores de gordolobo en un litro de agua y se hierve durante 10 min; se retira del fuego y, cuando el líquido está templado se filtra con un lienzo fino o con papel de filtro. Se emplea en gargarismos varias veces al día.
Cataplasmas
Durante 5 min, se hierven 50 g de hojas frescas en un litro de leche. Se cuela con un lienzo fino. Las hojas se aplican en cataplasmas sobre forúnculos, ántrax, etc., y la leche puede beberse como depurativo.
Aceite
Durante 15 días se dejan macerar 20 g de flores frescas en un cuarto de litro de aceite de oliva, de buena calidad, removiendo el frasco a menudo. Se cuela a través de un lienzo fino, exprimiendo los residuos, y se conserva en un frasco bien cerrado y al abrigo de la luz.

Se aplica sobre las hemorroides dos o tres veces al día.

Grama

Nombre latino: *Agropyrum repens* (Gramíneas) *Cynodon dactylon* (Gramíneas)

Nombres populares: Agramen, canaria, grama, grama canina, grama común, grama de las boticas, grama del norte, gramen, pie de gallina

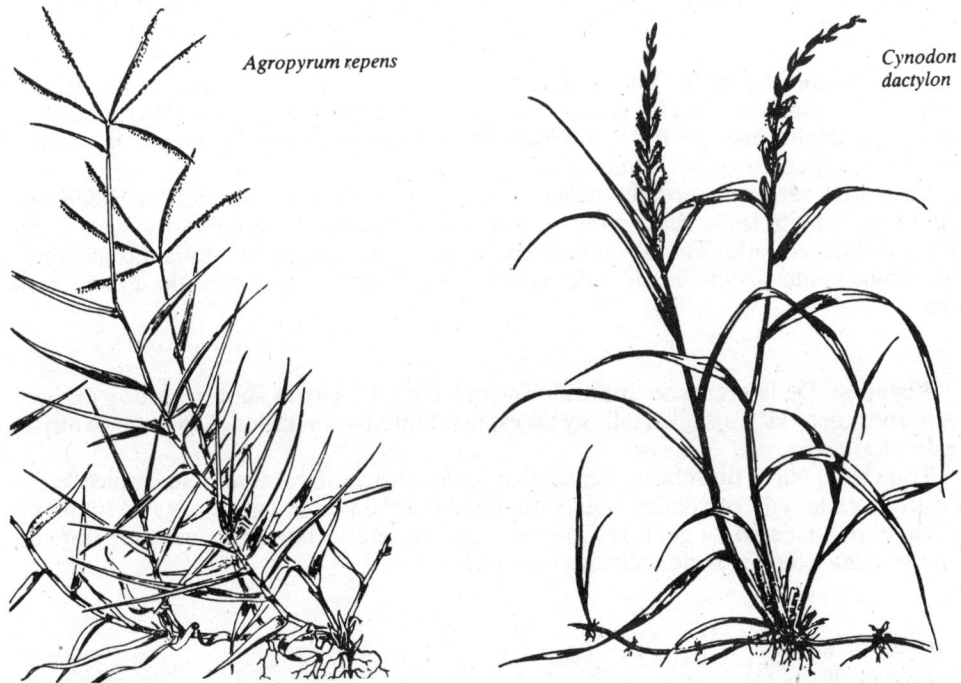

Agropyrum repens

Cynodon dactylon

Historia: A veces, envidio la simplicidad de los antiguos, que sin hilar tan fino como nosotros englobaban bajo un mismo nombre especies distintas de características botánicas similares con idénticas cualidades curativas.

Porque, al igual que sucede con otras plantas descritas anteriormente, en el término grama debemos incluir como mínimo dos especies: *Agropyrum repens* y *Cynodon dactylon*, que si desde el punto de vista botánico son distintas, en el curativo son una misma cosa, e incluso popularmente no se hace distinción entre ellas, al igual que hacían los antiguos, que bajo el nombre de *agrostis* primero, *gramen* después y *grama* o *Rhizoma graminis* por último, englobaban estas dos especies además de alguna otra, como *Stellaria graminea*, que ni siquiera pertenece a las gramíneas.

Si nos atenemos a las descripciones de los clásicos, es muy posible que la grama que conocieron fuese el *Cynodon dactylon*, al que parecen referirse Dioscórides, Plinio, Mattiolo, Laguna y Lémery, todos los cuales recomiendan la grama como ideal para limpiar los riñones y expulsar la orina.

Hasta 1731 no hallamos una descripción claramente asociable al *Agropyrum repens*, y la debemos a Tabernaemontanus y Bauhin; a partir de entonces, a éste se refieren casi todas las farmacopeas, pero nosotros aludiremos indistintamente a ambas especies.

Descripción: Es una hierbecilla vivaz cuyos rizomas o tallos rastreros se extienden a poca profundidad del suelo, aunque están enormemente ramificados (en muchos terrenos constituyen una verdadera plaga que crece con increíble rapidez); de ellos surgen las ramillas, que presentan las características hojas de las gramíneas, largas, estrechas y puntiagudas.

De las dos especies, *Agropyrum* se reconoce porque sus tallos terminan en una espiga terminal conformada, a su vez, por numerosas espiguillas laterales, mientras que la espiga del *Cynodon* remata en una especie de paraguas floral cuya forma recuerda la de una mano o la pata de ciertas aves.

Recolección: Al ser las partes subterráneas las más activas, lo mejor es recolectarlas en otoño, cuando todas las energías se hallan concentradas en ellas. No obstante, y para evitar confusiones, es necesario localizar con anterioridad las plantas que se quieren arrancar, pues luego sería imposible.

Las partes aéreas se recolectan en cualquier época, aunque es preferible hacerlo en primavera, y tanto las «raíces» como el resto deben secarse a la sombra y guardarse en un frasco bien cerrado. También debe tenerse en cuenta que es de las plantas que pierden rápidamente sus cualidades, de modo que no pueden guardarse de un año para otro.

Virtudes: De la grama se utilizan principalmente las partes subterráneas y los brotes tiernos, pero las hojas, los tallos y las espigas también son útiles cuando no se dispone de las «raíces».

Toda la planta es diurética y depurativa, sudorífica y refrescante, y su empleo se recomienda en las enfermedades infecciosas con fiebre, en las inflamaciones de riñones y vejiga, el reumatismo, la gota, los cólicos nefríticos, etc., y también cuando se trata de combatir una ictericia o unos cálculos biliares rebeldes.

Preparaciones
Decocción
Se hechan 30 g de raíces en un litro de agua y se deja hervir durante 1 min; se desecha esta agua, cuyo sabor resultaría insoportable, se descorteza la raíz así reblandecida y se hierve de nuevo con 1.250 ml de agua hasta que quede reducida a un litro. Al finalizar la ebullición se añaden 8 g de regaliz y una cáscara de limón. Se retira del fuego, se deja reposar hasta que el líquido esté frío y se cuela. La dosis es de dos tazas diarias.

Decocción de la planta
Cuando no se dispone de las raíces, cabe preparar una decocción con lo que se consiga de las partes aéreas de la planta, y para ello se echan 30 g de las mismas en un litro de agua, se deja hervir durante 10 min y se cuela.

De esta decocción, bien azucarada, se toman de dos a cuatro tazas al día.

Helenio

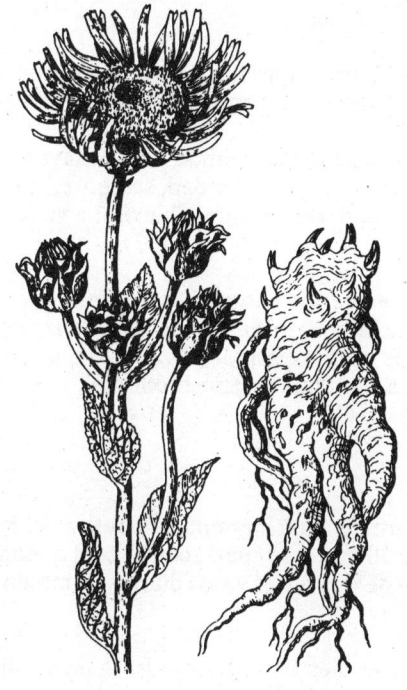

Nombre latino: *Inula helenium* (Compuestas)

Nombres populares: Alá, alaní, énula, énula campana, hierba de Alá, hierba del moro, ínula, ojo de caballo

Historia: Según una antigua fábula griega, el helenio nació de las lágrimas de la bella Helena, esposa de Menelao y amante de Paris, y por ello causa de la destrucción de Troya. Poesía aparte, lo cierto es que su nombre le viene del griego *helena*, término que significa cesto pequeño y alude a sus cabezuelas florales, semejantes a canastitas.

En cuanto a sus virtudes, el primero en mencionarlas fue Teofrasto, tres siglos antes de Cristo; posteriormente, Hipócrates, Dioscórides, Galeno y Plinio loaron sus cualidades curativas en las enfermedades del corazón, y también en las de las vías respiratorias.

El mismo Plinio transcribe la receta para preparar un vino cuyo uso ha perdurado, que en Alemania se llamaba «vino de san Pablo» y del cual se afirmaba que incluso era capaz de curar la peste. Actualmente hemos reducido sus cualidades a su justo punto, pero no por ello hemos dejado de usarlo, pues se considera como un cordial y un pectoral excelente.

Descripción: Se trata de una hierba que puede alcanzar casi dos metros de altura y es común en los lugares umbríos, los barrancos, las orillas de los ríos y las praderas húmedas.

Su raíz, vivaz, gruesa y carnosa, amarillenta por fuera y blanca por dentro, tiene un sabor picante, aromático y ligeramente amargo, con un olor penetrante muy agradable.

El tallo es herbáceo y ramoso, con grandes hojas dentadas, suaves y ligeramente algodonosas en su parte inferior, de color verde claro o algo pajizo en el anverso y más blanquecino en el reverso a causa de la tupida pelusilla que las recubre.

En su parte superior, el tallo se ramifica y forma grandes cabezuelas florales amarillas de hasta 10 cm de diámetro, protegidas por brácteas. Los frutos, de unos 5 mm, son lampiños; poseen diminutas estrías y un penacho de pelos rubios que les sirven para desplazarse por el aire.

Recolección: Hay que elegir las plantas mayores, que tengan ya dos o tres años. Una vez arrancadas se utilizan la raíz (rizoma), gruesa y corta, y las numerosas raíces anexas.

Se recolecta en otoño y primavera, si bien en otoño es cuando posee mayores propiedades curativas; una vez arrancadas las raíces, se cepillan cuidadosamente, se cortan en rodajas y se desecan en seguida, con lo que adquieren un agradable olor a violeta.

Virtudes: Dejando aparte las exageraciones de los antiguos, se estima que es de gran utilidad en las afecciones bronquiales y de las vías urinarias. Se caracteriza por sus fuertes propiedades antisépticas, expectorantes y antiespasmódicas, por lo que, cuando la fuerza de los ataques remite, es muy útil para combatir el asma bronquial.

Preparaciones
Infusión
Se echan 30 g de raíces desecadas en un litro de agua hirviendo, se retira del fuego el recipiente, se tapa, se deja reposar durante 10 min y se cuela, con lo cual queda lista para su uso, bien endulzada con miel, a razón de dos o tres vasos diarios; también puede consumirse como bebida durante las comidas.
Tintura
Se dejan macerar durante 5 días 10 g de raíces bien trituradas en 100 g de alcohol de 60°; agitar a diario un par de veces y por fin filtrar el líquido. La dosis es de 6 g diarios de esta tintura, distribuidos en tres tomas.
Inhalaciones
En el asma y las afecciones de las vías respiratorias es muy bueno realizar inhalaciones dejando hervir 50 g de raíces en un litro de agua y respirando los vapores; también pueden efectuarse añadiendo al agua hirviendo una cucharadita de tintura.
Polvos
En las afecciones respiratorias en que la respiración resulta difícil a consecuencia de la acumulación de mucosidades, es aconsejable tomar una cucharadita, tres veces al día, de raíces desecadas y pulverizadas mezcladas con miel.
Jarabe
Se prepara con 30 g de jugo de cebolla, 200 g de infusión de helenio y la cantidad de miel o jarabe de azúcar que se juzgue necesaria para suavizar su sabor.
Vino
Se dejan en maceración durante 8 días 50 g de raíces trituradas en un litro de buen vino. Se filtra y se endulza con la cantidad de miel o jarabe de azúcar que apetezca.

Hipérico

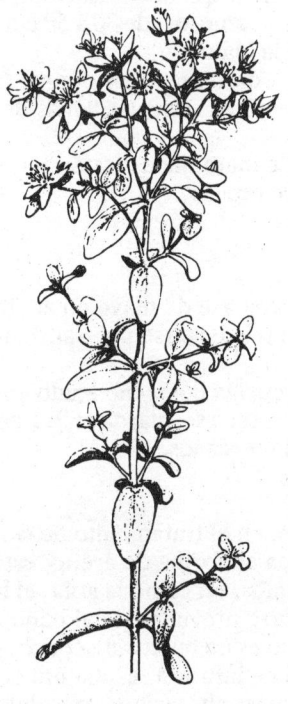

Nombre latino: *Hypericum perforatum* (Gutíferas)

Nombres populares: Cazadiablo, corazoncillo, hierba de las heridas, hierba militar, hierba de San Juan, hipérico, hipericón, perforada, perforata, pericón, sanjuanera, sanjuanes, trascalán.

Historia: Existen dos etimologías del nombre de esta planta; la primera lo hace derivar de las palabras griegas *hypo* = debajo y *ereike* = brezo; la segunda, más plausible, la debemos a Boehmer, para quien se origina de *hyper* = sobre y *eikon* = imagen, lo cual vendría a decir que su imagen (o lo que es lo mismo, su reputación) está por encima de todo; es máxima.

Los griegos, que lo tenían en gran estima, lo consideraban capaz de expulsar a los diablos, pues cuando se estruja una mata desprende un olor vagamente parecido al del incienso, el cual ha sido desde siempre el perfume de los dioses.

No obstante, ni Dioscórides ni Galeno se dejan impresionar por esta fama y se limitan a resaltar sus propiedades contra heridas, úlceras y quemaduras; opinión que perdurará hasta nuestros días.

Ya en el Renacimiento, Paracelso explica estas virtudes por la teoría de las signaturas: por su jugo rojizo, parecido a la sangre, y las señales de sus hojas, que pese a estar perforadas se hallan perfectamente cicatrizadas. Poco a poco, sus virtudes se fueron exagerando, hasta alcanzar el punto máximo en tiempos de Luis XIV de Francia, en que Chomel llega a decir que él «administra el hiperico interiormente para sanar las obstrucciones de las vísceras, hacer salir las arenillas y la orina, matar los gusanos, disolver la sangre cuajada por golpes y caídas, alejar los vapores de la hipocondría y aliviar a los pretendidos posesos o maníacos».

Con el tiempo, las cosas han vuelto a su justo nivel, y hoy el hipérico continúa siendo apreciado, pero casi exclusivamente para el tratamiento de heridas, llagas y quemaduras.

Descripción: Es una hierba vivaz que prolifera en los lugares incultos, al lado de setos y vallados, en colinas y ribazos frescos, a condición de que sean relativamente secos. Es fácil reconocerlo por sus tallos redondos, rígidos y ramosos, de 30 a 50 cm de altura, y casi deshojados en su parte inferior apenas florece la planta.

Sus hojas son opuestas, alargadas, sin rabillo y con numerosos puntos traslúcidos sólo visibles a contraluz, y que en realidad son diminutas vesículas llenas de un aceite volátil.

Las flores, de cinco pétalos, pequeñas y amarilloanaranjadas, están reunidas en la extremidad de las ramas constituyendo un ramo poco espeso.

Las raíces son duras, leñosas y pardoamarillentas.

Recolección: Las sumidades floridas pueden recogerse de mayo en adelante, pero es una de las plantas que, según la tradición, deben recolectarse por San Juan, cuando la floración se halla en su punto máximo.

El hipérico se extiende en lonas o cañizos, o se cuelga del techo atado en manojos, pero siempre en lugar umbrío y bien aireado; una vez seco se guarda en frascos bien cerrados, forma en la que conserva sus cualidades bastantes años.

Virtudes: Como se ha dicho, se usa, sobre todo, en el tratamiento de contusiones, heridas, llagas y quemaduras, para lo cual se emplea en forma de aceite; éste también puede emplearse para aliviar todo tipo de reumatismos, así como la gota, el lumbago y las ciáticas, aun cuando en estos casos debe templarse previamente al baño de María.

Aparte de ello, no hay que olvidar que el hipérico es un buen antiséptico, pectoral y descongestionador de las vías respiratorias, así que en infusión resulta útil en los casos de asma y bronquitis crónica, e incluso se dice que en las alteraciones circulatorias y hepáticas.

Preparaciones
Aceite
La receta más antigua es la que todavía aplican los campesinos, y que consiste en poner dos o tres onzas de sumidades secas de hipérico en un litro de aceite y dejarlo macerar en un frasco herméticamente cerrado, día y noche, durante un mes o mes y medio removiendo suavemente el frasco cada día. Transcurrido dicho tiempo se filtra con un lienzo y se guarda en lugar fresco y oscuro.

El doctor Leclerc recomienda otra fórmula más complicada pero mucho más rápida; es la siguiente:

Se dejan macerar durante tres días 500 g de sumidades floridas frescas y cortadas a trocitos, en una mezcla de un litro de aceite de oliva y medio litro de vino blanco; a continuación se hierve al baño de María hasta que se consuma todo el vino. El líquido se filtra con un lienzo fino y se exprimen los residuos; se reúnen todos los líquidos, que presentarán un hermoso color rojo carmesí, y se guardan en frascos pequeños de 10-20 g para que al usarlo baste con uno solo de ellos, cuyos restos se tirarán, con lo cual se evitará que con los sucesivos trasvases y los movimientos el líquido pierda su poder curativo.

Para usarlo se vierten sobre el punto lastimado unas gotas, se extienden friccionando suavemente con el dedo, se cubre con un papel de estraza o un lienzo y finalmente se venda. Cuando hay herida, se recubre el lugar con hilas empapadas, que se humedecen dos veces al día.

Infusión

En un litro de agua hirviendo se echan 30 g de sumidades floridas; se retira del fuego y se deja reposar 10 min. Se filtra y aromatiza con miel. Se toman tres tazas diarias, entre las comidas.

Hisopo

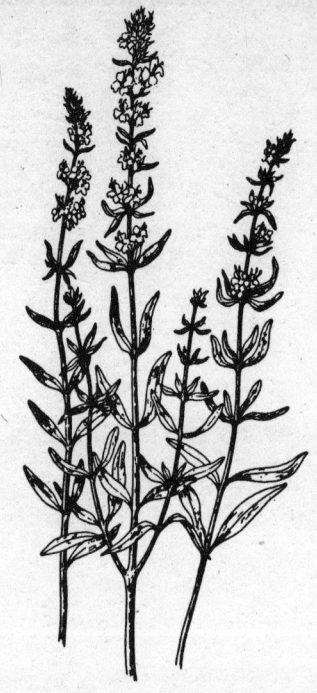

Nombre latino: *Hyssopus officinalis* (Labiadas)

Nombres populares: Albasch, asiala, hisopo, rabillo, rabillo de gato

Historia: He aquí una planta cuya historia, pese a que existen referencias en textos muy antiguos, casi podemos decir que nos es desconocida, o al menos, dudosa. En efecto, los clásicos, y en especial Dioscórides, nos facilitan una descripción del hisopo que no coincide en nada con el que nosotros conocemos; por otra parte, nuestro hisopo no existe en Israel, de modo que no puede tratarse de la planta sagrada de la que repetidamente nos habla la Biblia.

Así pues, más vale olvidar el viejo refrán que dice «quien supiera del hisopo las virtudes, sabría demasiadas», y atenernos a las modernas investigaciones que han demostrado sus excelentes efectos en las afecciones pulmonares y asmáticas, en especial la bronquitis crónica, y sus propiedades de buen estimulante y estomacal.

Descripción: Se trata de una planta vivaz que suele crecer en terrenos secos y pedregosos en compañía de la salvia y el espliego. Su tallo ramoso, de 20-60 cm de altura, es recto y leñoso, y está guarnecido de hojas lanceoladas y estrechas, en las que examinadas a contraluz con una lupa se aprecian multitud de pequeños huecos; en ellos se almacena su esencia, altamente aromática.

Las flores, que forman un apretado ramiliete en las sumidades del tallo y las ramas, se abren a lo largo de toda la primavera, y son blancas, rosadas, purpúreas o intensamente azules; desprenden un fuerte aroma, que recuerda algo al del alcanfor. Su sabor, al igual que el de las hojas, es algo amargo pero muy agradable, por lo que la planta se usa en algunos lugares como condimento.

Recolección: Las sumidades floridas deben recolectarse y secarse rápidamente a la sombra, al aire libre, y conservarse en frascos de cristal y en lugar seco.

Virtudes: Como se ha dicho, más vale olvidarse de los clásicos en lo que se refiere a las propiedades del hisopo y quedarse con los resultados de los investigadores modernos, en especial Cadéac, Meunier, Caujolle, Franc y Leclerc; y nada mejor que citar a este último cuando dice: «Se pueden conseguir buenos resultados con el hisopo en las afecciones de los bronquios que se caracterizan por la exageración o por el estasis de las secreciones; el aceite esencial de hisopo, que se elimina por las mucosas, fluidifica las secreciones al tiempo que su acción estimulante favorece la expectoración, pero como es algo irritante, debe reservarse este medicamento para cuando hayan disminuido los fenómenos congestivos e inflamatorios del principio».

A esto debemos añadir la observación de Cajoulle y Franc de que «debe administrarse con prudencia, principalmente en aquellos pacientes cuyo sistema nervioso es muy impresionable»; es decir, que no hay que abusar del hisopo, si bien ello no es óbice para que forme parte de numerosas fórmulas compuestas, en las cuales es donde presta sus mejores servicios.

Preparaciones: A pesar de lo anteriormente dicho, puede usarse con gran provecho en el tratamiento de los catarros de garganta, tráquea y bronquios, siempre que se trate de afecciones crónicas, en las que resulta de mayor ayuda, en especial si existe retención de mucosidades; y para ello se emplea en infusión y en jarabe.

Infusión
Se pone a calentar un litro de agua y cuando rompe al hervor se le añaden 20 g de sumidades floridas bien secas y desmenuzadas. Se retira del fuego, se deja reposar 10 min y se cuela con un lienzo fino. Se toman de dos a tres tazas diarias, teniendo siempre la precaución de calentar la infusión a temperatura moderada y sin que vuelva a hervir.

Jarabe
Se calienta un litro de agua y cuando hierve se le agregan 100 g de sumidades floridas, bien secas y troceadas; se deja reposar unos 10 minutos y se cuela. Una vez fría la infusión, se le añade kilo y medio de azúcar y se remueve varias veces al día, hasta que quede hecho el jarabe.

Se toma una cucharada cada 2-3 h, pero sin llegar a rebasar los 100 g diarios.

Lampazo mayor

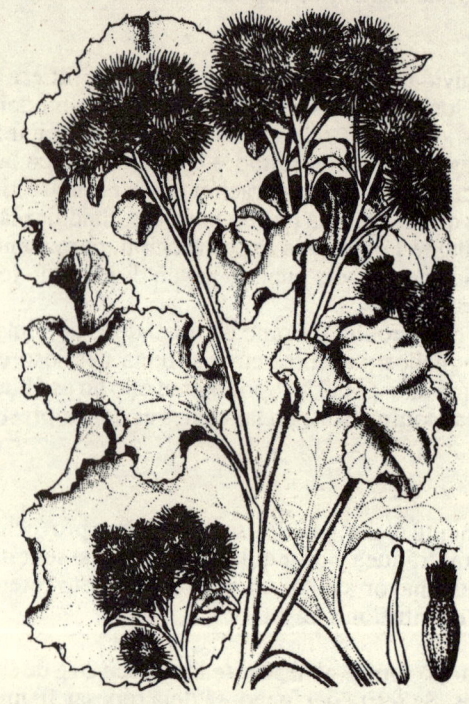

Nombre latino: *Arctium lappa* (Compuestas)

Nombres populares: Aguipegotes, amores, bardana, bardara, bardo, cachurrera, cardinches, dardana, hierba de los piojos, hierba de los tiñosos, lamparaza, lampazo, lampazo mayor, lapa, lapaiza, pegadillo, sanalotodo

Historia: El lampazo es otra de las plantas conocidas desde siempre, y tanto Discórides como Plinio alaban sus cualidades en el tratamiento de los dolores articulares, las llagas rebeldes y los problemas de la piel.

Pero su mayor fama la adquiere en el Renacimiento, cuando —según cuentan— Pena curó a base de tisanas y lociones de lampazo a Enrique III de Francia de una sífilis que le impedía contraer matrimonio con Luisa de Vaudemont. Gracias a este éxito, su empleo se extiende al asma, los cálculos renales, la gota, la sífilis, la lepra e infinidad de otros males, entre los que incluso se cuentan las mordeduras de serpiente.

Como suele suceder cuando las cosas se sacan de quicio, ante los fracasos que fueron sucediéndose el lampazo perdió prestigio, hasta el punto de que en 1924 Zellner y Scherr calificaran de ilusorias las cualidades de esta planta, e incluso un fitoterapeuta tan reputado como Messegué se burló de las exageraciones de los antiguos, pese a reconocer sus verdaderas cualidades.

Pero en 1927 Bascompte demuestra que el lampazo posee una acción electiva sobre los estafilococos, y luego Chester y sus colaboradores hallan en sus hojas un principio bactericida que, a finales de los cuarenta, Osborn en Inglaterra, Cavalliro en Estados Unidos y Vicent y Segonzac en Francia demuestran que tiene un poder bactericida comparable al de la penicilina, en especial contra los estreptococos, los estafilococos y los neumococos.

Descripción: Ante todo debemos aclarar que existen dos lampazos, el mayor y el menor, ambos con las mismas cualidades y que casi se diferencian solamente por el tamaño, hasta el punto de que ni el mismo Linneo las consideró especies distintas, y cuando acudimos al herbolario nunca sabremos qué especie nos sirve, extremo que no debe preocuparnos en absoluto.

Es una planta bianual que crece espontánea cerca de los escombros, cerca de caminos y barrancos, en lugares incultos y en terrenos cultivados, donde a veces se multiplica desmesuradamente.

Se reconoce fácilmente por sus tallos estriados, robustos, de uno a dos metros de alto, por sus hojas grandes y suaves, dentadas y en forma de corazón, verdes por la parte superior y blanquecinas y como algodonosas por la inferior; por sus flores globulosas, de color purpúreo, guarnecidas de pelos duros y encorvados, y dispuestas en panículos irregulares y foliados; y por último, por su raíz gruesa a manera de eje, negruzca, inodora y de sabor amargo.

Recolección: Las raíces se recolectan en primavera, apenas empieza a apuntar el tallo, y preferentemente se recogen las que entran en el segundo año de vida. Se lavan a fondo y se cortan en rodajas para desecarlas lo antes posible, incluso exponiéndolas al sol o al calor moderado de un horno o una estufa. Las hojas pueden recolectarse en cualquier época.

Virtudes: La raíz del lampazo constituye uno de los mejores depurativos que se conocen, y como además es diurética y sudorífica, puede emplearse con éxito contra la gota, los reumatismos, la artritis, los cálculos renales y en todas las enfermedades infecciosas de la piel, como forunculosis, acné juvenil, herpes, etc., y aquellas otras, asimismo infecciosas, que se acompañan de erupciones, como pueden ser la viruela, la escarlatina y el sarampión. Para todos estos menesteres se usa en forma de infusión o decocción.

Las hojas poseen, aunque en menor grado, las mismas propiedades, pero por lo general suelen emplearse al exterior, en baños, lociones o cataplasmas, contra la tiña, las costras de la leche, todo tipo de erupciones, las excoriaciones superficiales, para apresurar la cicatrización de llagas y heridas y para contener la caída del cabello y tonificar el cuero cabelludo.

Las hojas frescas, aplicadas sobre la piel, son de gran utilidad en las afecciones crónicas del pecho y del pulmón, proporcionando un alivio notable en los dolores articulares y hemorroidales. Por último, el jugo de lampazo mezclado con aceite de oliva es un remedio excelente contra las heridas fagedénicas, los tumores escrofulosos y las úlceras varicosas.

Preparaciones
Infusión de raíces
En un litro de agua hirviendo se echan 50 g de raíces trituradas; se retira del fuego, se deja en reposo hasta que el líquido se enfríe y luego se cuela. Se consume en dos veces, la mitad en ayunas y la otra mitad antes de acostarse.

La forma más usada es la decocción.

Decocción de raíces
Se hierven 40 g de raíces en un litro de agua durante 10 min y se cuela.
En la erisipela y el sarampión, se toma una cucharada de las de café cada 5 min.
En las afecciones renales, 2-3 tazas al día.
En la gota, la dosis debe ser de 60 g de raíces, y se consumirán dos litros diarios, entre comidas.
Como diurético general se emplea con 100 g de raíces y tomando un tazón grande por la mañana.
Decocción de hojas
Se hierven 150 g de hojas en un litro de agua durante media hora; se filtra y se usa externamente en todas las afecciones de la piel ya reseñadas.
Cataplasmas
Las hojas frescas pueden aplicarse directamente sobre la piel, enteras o trituradas, pero el doctor Leclerc recomienda en los reumatismos, la gota y la artritis, envolver la parte dolorida con hojas frescas que hayan permanecido toda una noche en maceración en vinagre salado al 8 ‰, tratamiento que provoca una reacción urticante tan enérgica como saludable.
También cabe proceder, sobre todo en el tratamiento de las hemorroides, a hervir las hojas frescas en un poco de leche, hasta su evaporación.
En todos estos casos, las cataplasmas se aplicarán dos veces al día.

Llantén mayor

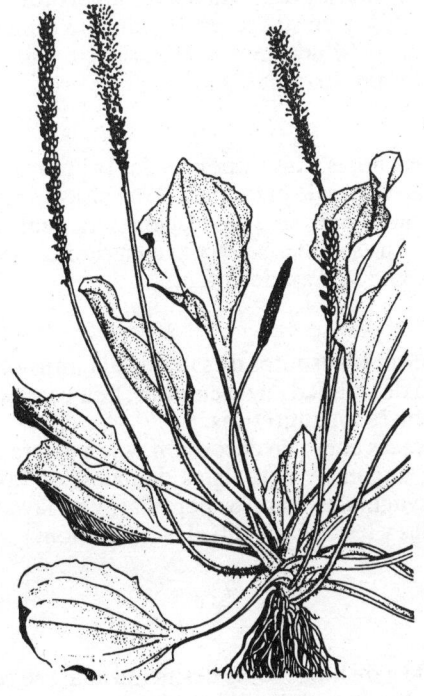

Nombre latino: *Plantago major* (Plantagináceas)

Nombres populares: Lengua de carnero, llantén, llantén común, llantén de hoja ancha, llantén mayor, plantaina

Historia: Yo creo que las propiedades de las tres especies de llantén que crecen en nuestros campos son conocidas desde los orígenes de la humanidad; y aun cuando no fuera así, lo cierto es que griegos y romanos lo usaban y Dioscórides, Plinio y Apuleyo ya lo consideraban como uno de sus medicamentos favoritos, y llegaron a sostener que era capaz de sanar veinticuatro enfermedades distintas.

También los druidas lo tenían por una planta sagrada que usaban en sus ceremonias religiosas, y en el siglo XII una mujer de gran reputación médica, llamada Trotula, escribió un tratado titulado *Las enfermedades de las mujeres antes y después del parto*, en el que preconizaba el llantén como remedio específico contra las hemorragias uterinas y sostenía que su jugo era capaz de devolver la apariencia de virginidad. Su nieto Platearius, también médico de renombre, creía que vencía las fiebres e incluso las mordeduras de las víboras; Shakespeare, menos optimista se contenta con aludir a su acción cicatrizante en algunas de sus obras.

Y como curiosidad, terminaremos la historia del llantén transcribiendo unos versos de la famosa Escuela de Salerno:

Al esputo de sangre, el llantén, consagrado
por su virtud estíptica, apaga un fuego sagrado.

Descripción: En primer lugar debemos aclarar que en España abundan las tres especies de llantén a que hemos hecho referencia, el mayor, el mediano y el menor, que tan sólo se diferencian, por sus hojas, anchas y pedunculadas las del mayor, anchas y sin pedúnculo las del mediano y estrechas y alargadas las del menor. Pero no hay por qué preocuparse; a pesar de que casi todos los tratadistas se refieren al mayor, cualquiera de las tres variedades sirve para nuestros fines.

Crece en las huertas, en los terrenos húmedos o de regadío, los prados y los ribazos, y es de destacar la fruición con que lo devoran vacas, ovejas, cerdos y demás animales. Sus hojas forman una roseta más o menos rastrera que nace directamente de la cepa, formada por raíces cortas y fibrosas. A partir de abril y hasta bien entrado el otoño aparecen los bohordos floridos, cuyas flores se recogen en su extremo formando espigas de estambres muy salientes que les dan un aspecto peludo muy característico. Las semillas, pequeñas y numerosas, son muy estimadas por los pájaros.

Recolección: La medicina actual utiliza las hojas y las simientes; las primeras se recolectan a comienzos del verano, cuando están llenas de jugo. Para desecarlas se extienden a la sombra en un lugar seco y bien ventilado, pues si la desecación dura demasiado se estropean y adquieren un color parduzco. Las semillas se recogen en otoño, cuando estén bien maduras; atención a que los pájaros no se nos adelanten.

Virtudes: El jugo fresco es muy eficaz contra los esputos de sangre; y la infusión y la decocción de las hojas, muy astringentes, son de utilidad en disenterías, hemorragias de todo tipo y en la bronquitis crónica. Las simientes son diuréticas.

En uso externo, las hojas se usan tanto frescas como en decocción, y son de gran utilidad en buches y gargarismos en laringitis, anginas y neuralgias dentales, en lavajes oculares, en las conjuntivitis; en irrigaciones vaginales, para las pérdidas; y en lavados y fomentos, en llagas, úlceras varicosas y heridas y lesiones de difícil cicatrización.

Preparaciones
Infusión
En un litro de agua hirviendo se echan 100 g de hojas secas desmenuzadas; se retira del fuego y se deja reposar media hora; se cuela y se endulza el líquido. Se toman de dos a cuatro tazas al día.
Decocción
En un litro de agua se añaden 100 g de hojas y se llevan a ebullición, dejando hervir 3-4 min; se retira del fuego y se deja reposar hasta que se enfríe. Se cuela y se toman tres tazas entre las comidas y otra al acostarse.

Si se desea para el cuidado de los ojos, la dosis debe ser de 40-50 g por litro de agua, y se aplicará tibia.
Decocción de semillas
La decocción de las semillas es un buen diurético, especialmente indicado cuando existe retención de cloruros; se prepara como la decocción de hojas, pero con 10 g de semillas.
Hojas frescas
Las hojas frescas, después de quitarles los nervios cuando éstos son salientes, y una vez bien limpias, se escaldan con agua hirviente y se aplican directamente.

También pueden usarse después del mismo tratamiento con agua hirviente, machacadas y aplicadas en cataplasmas.

Maíz

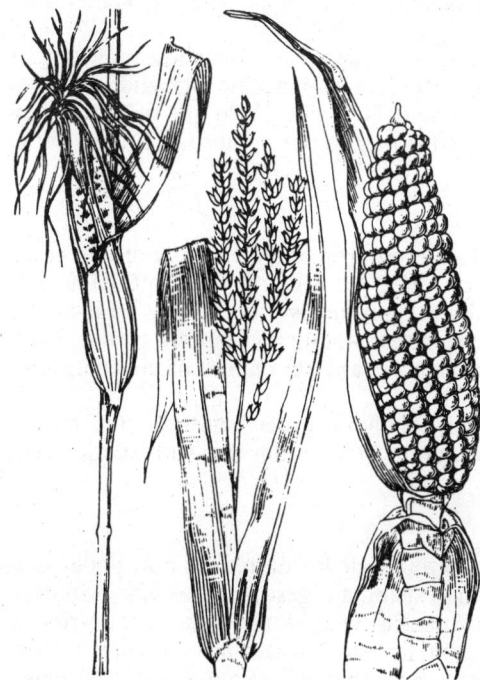

Nombre latino: *Zea mays* (Gramíneas)

Nombres populares: Borona, daza, maíz, maíz de Indias, mijo turquesco, panizo americano, panizo de Indias, trigo de India, trigo de Turquía

Historia: Procedente del Nuevo Mundo, el maíz se introdujo hacia 1520 en España, de donde pasó al resto de Europa, así que su historia es tan corta que para comentarla nada mejor que un extracto de lo que dice Faustino Miranda en su *La vegetación de Chiapas*, editado en México en 1953:

«Cuando los españoles desembarcaron por primera vez en América, encontraron el maíz cultivado por los indios antillanos, y a medida que penetraron en el continente pudieron cerciorarse de que uno de los alimentos básicos de los indios americanos era el maíz. Este cultivo es muy antiguo en América, pues se han encontrado granos de maíz de diversas variedades en antiguas tumbas del Perú, y se extrajeron recientemente mazorcas bastante bien conservadas de cuevas de Arizona cuya edad se calcula en más de 4.000 años.»

Por ello, el primero en mencionar el maíz es Laguna, aunque no se refiere a sus propiedades curativas; en 1712, su acción diurética es citada por Lémery como un comentario a la afirmación de los indios americanos de que con el uso del maíz jamás conocieron el mal de la piedra.

La siguiente mención, ya claramente dirigida a las propiedades diuréticas de los estigmas, data de 1788 y la debemos a los doctores Salvador Soliva y Joaquín Rodríguez;

luego, el maíz tardaría casi un siglo en entrar en la farmacopea oficial como uno de los mejores diuréticos de que disponemos.

Descripción: El maíz es una planta anual que se cultiva por sus semillas, uno de los principales alimentos para hombres y animales, de modo que casi no vale la pena describirlo, al no hallarse en estado silvestre.

No obstante, diremos que su tallo, nudoso y recio, suele alcanzar más de dos metros de altura, y hasta cuatro en condiciones muy favorables; sus hojas son largas, membranosas y ásperas al tacto.

Las flores masculinas se juntan en penachos en la cúspide de los tallos, mientras las femeninas aparecen a los lados, recubiertas por brácteas foliáceas, formando una mazorca por cuyo extremo surgen los estigmas en madeja, formando lo que se llama la cabellera del maíz. Los frutos, alargados, están constituidos por numerosas hileras de semillas doradas.

Recolección: La cabellera del maíz, a la que impropiamente se denomina como «estigmas», ya que en realidad son los estilos, debe recolectarse cuando todavía está tierna y presenta color claro o rubio; para ello, se apartan las brácteas y se arrancan los filamentos, con lo cual de hecho se destruye la mazorca, que no llegará a granar. Estas cabelleras deben secarse rápidamente a la sombra y guardarse en frascos bien cerrados, resguardados de la luz y la humedad.

En el comercio, muchas veces se expenden cabelleras procedentes de mazorcas ya granadas, de color muy oscuro; en este caso, no es de extrañar que su resultado deje mucho que desear.

Virtudes: Los estigmas del maíz constituyen uno de los diuréticos más poderosos, que además tiene la cualidad de no irritar ni el sistema digestivo ni las vías urinarias, por lo que pueden usarse sin ningún peligro. Su infusión es idónea en cólicos nefríticos, cálculos vesiculares, cistitis, reumatismos y gota; limpia el organismo y alivia el trabajo del hígado, de forma que también resultan útiles en la mayoría de enfermedades, aspecto que justifica su inclusión en gran número de fórmulas compuestas.

La harina de maíz es emoliente y tiene utilidad en el tratamiento de panadizos, catarros y ronqueras, así como en las inflamaciones de riñones y vejiga, en las que coadyuvan al tratamiento interno.

Preparaciones
Infusión
Sobre 30 g de estigmas de maíz se vierte un litro de agua hirviente y se deja enfriar. Una vez fría, se cuela y se toman tres tazas diarias.
Jarabe
En dos litros de agua se echan dos o tres puñados de granos de maíz bien triturados y se hierve hasta que el líquido quede reducido a la mitad, removiéndolo con una espátula de madera mientras dure la ebullición. Se deja enfriar y se cuela con un lienzo, exprimiendo bien los residuos; luego se vierte el líquido resultante en una cacerola con 750 g de azúcar y se mantiene a fuego lento hasta que adquiere el punto de jarabe.

Dicho jarabe, muy útil en las afecciones de las vías respiratorias, se toma a razón de tres o cuatro cucharadas al día.

Malva

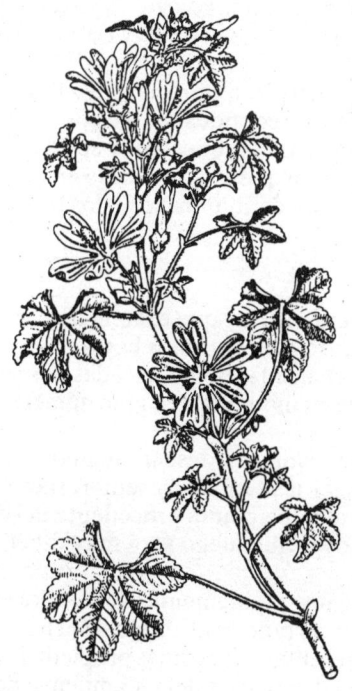

Nombre latino: *Malva silvestris* (Malváceas)

Nombres populares: Alboheza, malva, olhobeza

Historia: En el siglo VIII a. de C. ya se conocía la malva y se utilizaba como alimento, costumbre que aún perdura en algunos países árabes.

Pitágoras la calificaba de planta sagrada porque sus flores siempre se orientan hacia el Sol, y le atribuía el poder de calmar las pasiones «al dejar el vientre y el espíritu tranquilos»; Hesiodo, autor de *Los trabajos y los días*, se burlaba de los necios que ignoran la riqueza que se encierra en las malvas; Horacio decía que sólo se alimentaba de aceitunas, achicoria y malvas; Cicerón se daba verdaderos atracones de malvas, a las que atribuía la claridad de su voz; Marcial aconsejó a Febo, cuya triste expresión traducía un irreductible estreñimiento, que comiera mucha malva y lechuga; Dioscórides dice que, además de modificar el vientre, es útil para las tripas y la vejiga.

Carlomagno impuso su cultivo en todos los huertos imperiales; santa Hildegarda la recomendaba contra el dolor de cabeza y las afecciones renales y de las vías urinarias; y por lo que se refiere a los médicos del siglo XVI, tenían tanta confianza en la malva que la consideraban como una panacea universal.

Y dejaremos aquí las referencias a la malva, pues incluso tan comprimidas como las hacemos precisaría todo un volumen para exponerlas; nos limitamos a recordar, para terminar, aquel refrán que dice:

Con un huerto y un malvar,
hay medicinas para un hogar.

Descripción: Tampoco nos extenderemos en describirla, ya que existen más de quince especies de malva, desde la *silvestre* (la que hemos reproducido por ser la más enérgica) hasta la *rotundifolia*, la más abundante, de hojas redondeadas y flores de color desvaído, pasando por la *crispa*, la *miniata* y tantas otras, todas ellas con las mismas cualidades. Pese a que no todas las especies son igual de activas, pueden emplearse indistintamente en las preparaciones, incluyendo también a las *alteas* o malvas gigantes, como la malva real, que por su gran altura y porte majestuoso se cultiva como planta ornamental en muchos jardines.

Nos limitaremos a decir que todas ellas se caracterizan por sus tallos largos, unas veces erguidos y otras rastreros, sus hojas de lóbulos redondeados, sus flores de cinco pétalos bien diferenciados y de color violado, malva o blanquecino, y sus frutos agrupados en rueda, formando un conjunto que parece un quesito, un queso en porciones, por cuyo motivo en nuestra infancia les dábamos esta denominación y los buscábamos para comerlos.

Recolección: Se recolectan en primavera y verano. Hay que examinarlas antes cuidadosamente porque muchas veces se hallan parasitadas por unos hongos microscópicos de la familia de las royas; si es así deben desecharse las hojas atacadas, las cuales se reconocen por sus manchitas rojizas o pardas, que cuando están en gran número confieren a la hoja un aspecto seco y arrugado.

Por este mismo motivo, debemos aconsejar a quienes deseen plantar malvas en el huerto familiar que procedan siempre a recoger las semillas y sembrarlas a finales del invierno, pero que en ningún caso transplanten una planta procedente del campo, ya que puede propagar a las demás plantas la roya, que luego será muy difícil de eliminar.

Una vez recolectadas, hojas y flores deben secarse rápidamente a la sombra en lugar con buena ventilación y guardarlas en frascos bien cerrados y al abrigo de la luz.

Las raíces, que generalmente se desechan, presentan las mismas propiedades que el resto de la planta, aunque en menor grado; antes de secarlas deben limpiarse de la tierra que tengan cepillándolas bien, pero sin lavarlas, pues de hacerlo perderían gran parte de sus propiedades.

Virtudes: Toda la planta es emoliente y calmante; la infusión de las flores (o, en su defecto, las hojas, aunque en doble cantidad) es de uso diario contra la tos, la bronquitis, las irritaciones pulmonares y, en general, todas las afecciones del pecho.

La raíz fresca y machacada aplicada sobre los tumores inflamados y los herpes, suprime el dolor; la aplicación de una cataplasma muy caliente con esta raíz hervida, proporciona un considerable alivio en los accesos de gota, gracias a sus propiedades emolientes. Y la tisana preparada asimismo con raíces, favorece la expectoración y combate la inflamación de las vías respiratorias.

Las hojas poseen todas las propiedades emolientes y suavizantes de la raíz y las flores; en tisana son recomendables en forma de enemas en los cólicos y las irritaciones viscerales, así como también en lavajes para calmar tanto los escozores como las erupciones cutáneas.

Preparaciones
Infusión de flores
Se pone a calentar un litro de agua con 15 g de flores secas y cuando rompe a hervir se retira del fuego, se deja reposar 10 min bien tapado y se cuela. Puede tomarse una taza caliente siempre que se quiera, pues en razón de su inocuidad y benéficos efectos no ponemos límite a la cantidad de tomas (incluso puede tomarse en lugar de agua siempre que se tenga sed).

Decocción de hojas
En las afecciones de la garganta y para su uso en gargarismos, lavajes oculares, inyecciones vaginales y lavaje de llagas enconadas y dolorosas, se prepara una decocción con 60 g de hojas y un litro de agua; para ello se hierve todo durante 10-15 min, se deja atemperar y se cuela.

Decocción de raíces
Se prepara exactamente igual que la de hojas, tanto en los tiempos como en las proporciones.

Cataplasmas
En caso de abscesos o panadizos, se calientan hojas y raíces frescas y se extienden sobre un trozo de tela, se machacan y se aplican sobre la zona dolorida, renovándola cada hora.

En la gota, da buenos resultados disponer unas cuantas hojas frescas sobre una superficie muy caliente hasta que expulsen su humor; luego, se colocan en un trozo de tela y se aplican calientes sobre la parte dolorida.

Manzanilla

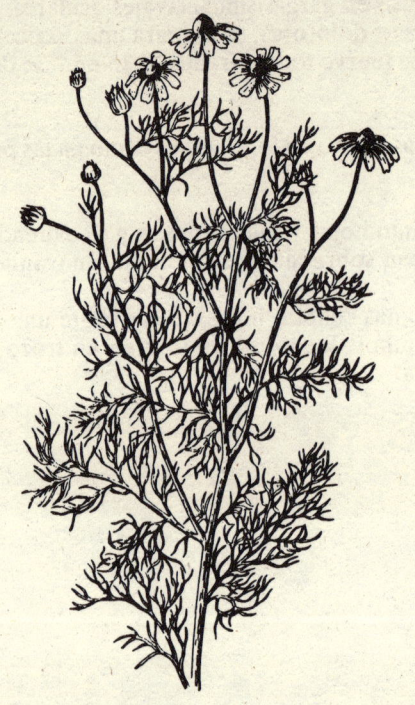

Nombre latino: *Matricaria chamomilla* (Compuestas)

Nombres populares: Bonina, camomila, manzanilla común, manzanilla de Aragón, manzanilla de Urgel

Historia: Otra vez nos hallamos ante una planta cuyas cualidades han sido reconocidas desde la más remota antigüedad. Galeno, el gran médico griego, decía que los sabios de Egipto la dedicaban al dios del Sol, Ra, por su eficacia para combatir las fiebres y las calenturas.

En la misma Grecia, tanto Hipócrates como Galeno y Dioscórides la prescribían, con el nombre de *Parthenion*, contra las fiebres intermitentes, la ictericia, los cálculos y las afecciones oculares. Tras ellos, los romanos siguieron su ejemplo y la emplearon profusamente con el nombre de *Chamaemelon*, que en el latín tardío degeneraría en *Chamomilla*.

Y también en este caso, un mismo nombre engloba varias especies diferentes, tal como reconoce el propio Dioscórides al hablarnos de tres clases de manzanillas, lo que nos confirmarán tanto su comentarista Laguna como Mattiolo. Lo más seguro es que la manzanilla tan alabada por los antiguos era la manzanilla común (*Matricaria chamomilla*), porque la manzanilla romana (*Anthemis nobilis*) no era romana, sino inglesa, y desde Inglaterra fue importada por Roma, donde también adoptó el nombre genérico de manzanilla.

Esto nos lo confirma el hecho de que en todo el litoral mediterráneo, incluyendo España e Italia, la manzanilla romana sólo existe cultivada o, como máximo, asilvestrada en aquellos lugares en que se salió de huertas y jardines.

Más próximo a nosotros, en 1766, Lieutaud la alaba como antiespasmódica y la recomienda para calmar los dolores de la gota y los reumatismos. En la actualidad, la manzanilla —prescindiendo de especies— se clasifica entre los mejores febrífugos, calmantes, tónicos y digestivos, así como un elemento imprescindible en muchísimas preparaciones compuestas por su poder armonizador y potenciador de las propiedades de las demás plantas medicinales que las componen.

Recolección: La única diferencia que puede establecerse entre la manzanilla común y la romana reside precisamente en su recolección, pues mientras ésta ha de recogerse apenas se abren sus flores, para la común debe esperarse a la plena expansión y desarrollo de las mismas.

Debe elegirse un día soleado, a poder ser a mediodía o a primeras horas de la tarde, y las cabezuelas han de arrancarse con el menor cabillo posible, pues éste a veces da un sabor desagradable a las infusiones, y además carece de las beneficiosas cualidades de los capítulos florales.

Una vez recolectadas deben extenderse a la sombra en un lugar ventilado para su rápida desecación, tras la cual los colores amarillo y blanco tienen que mantenerse intactos.

Virtudes: En la actualidad, la manzanilla se considera como antiespasmódica y sedante, y se utiliza principalmente en los trastornos nerviosos de las mujeres y los niños; en el caso de las primeras, su empleo es indicado en las molestias menstruales. También es un buen digestivo y tiene propiedades desensibilizadoras, lo cual la hace especialmente útil en los estados alérgicos. Hay que recomendar que la manzanilla se tome siempre muy caliente en cuanto se sienta la menor molestia; en caso de que se tome para ayudar a la digestión, ha de consumirse en el mismo momento de finalizar la comida.

Preparaciones
Infusión
La forma tradicional de preparar las infusiones de manzanilla es la siguiente:
Se hierve el agua suficiente para una taza y cuando hierva se le echa una cucharadita de las de café —más bien rasa— llena de flores de manzanilla; se retira del fuego, se deja reposar unos cinco minutos, se cuela y se bebe caliente.

Según Leclerc, en los casos serios, como los trastornos nerviosos, las neuralgias, los espasmos dolorosos, y especialmente las gripes, en las cuales no debe impedirse la eliminación de los desechos tóxicos del organismo mediante drogas, la infusión tradicional resulta insuficiente para producir efectos satisfactorios, y recomienda prepararla como sigue:

En 100 ml de agua hirviendo se echa una cucharada sopera de flores de manzanilla; se retira del fuego, se deja reposar 1 h y se filtra con un lienzo exprimiendo los residuos; se endulza el líquido y se toma entre comidas.

El mismo Leclerc reconoce que mucha gente es incapaz de beber esta infusión a causa de su sabor, por lo que puede sustituirse por el polvo de manzanilla que prepara triturando las flores con azúcar y suministrándolo tal cual o en sellos. La dosis debe ser de cuatro gramos de flores repartidas en seis sellos que se tomarán en 24 h, lejos de las comidas.

Aceite de manzanilla
Durante un par de horas se calienta al baño de María medio litro de aceite con 60 g de flores. Luego, se filtra y se añaden 10 g de alcanfor.
Se utiliza en los dolores reumáticos y similares para masajear lenta y prolongadamente las regiones doloridas.

Maravilla

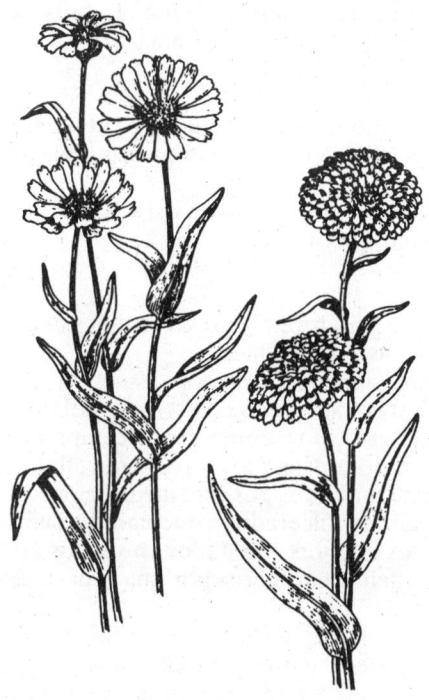

Nombre latino: *Calendula officinalis* (Compuestas)

Nombres populares: Caléndula, caléndula de jardín, flor de difunto, flor de muerto, flor de todos los meses, flamenquilla, maravilla, maravilla mexicana, maravilla tudesca, mexicanas, mercadela, reinita, rosa de muertos, tudescas

Historia: También en este caso con un mismo nombre se conocen dos plantas, pero aquí originariamente eran una sola; me explicaré: la maravilla de nuestros jardines, la *Calendula officinalis*, es, como si dijéramos, la hija de la maravilla silvestre, la *Calendula arvensis*; es decir, se trata de una especie creada por el hombre a partir de la silvestre, de la cual se diferencia por sus flores dobles y más hermosas, y en que sus cualidades medicinales quizá sean algo menores.

Por otra parte, tampoco podemos estar seguros de cuándo empezó a ser conocida, pues, al parecer, con el nombre de *Caltha*, Virgilio, Plinio, Columela y demás autores de la antigüedad clásica engloban plantas tan diferentes como la maravilla y el diente de león.

Las primeras referencias fidedignas de que disponemos datan de la Edad Media, cuando santa Hildegarda la recomienda para curar las costras de la leche y el impétigo de los niños, y san Alberto Magno, para solventar las obstrucciones intestinales y los atascos del hígado. Posteriormente, Mattiolo —ya con mayor claridad, porque adjunta una buena descripción de la planta— la recomienda en colirios contra la conjuntivitis y las inflamaciones palpebrales, a la vez que expone que hay quien la usa para regular la menstruación (lo que todavía se hace hoy en ciertas regiones campesinas y se recoge en las farmacopeas).

Descripción: Es una planta anual de uno a dos palmos de altura cultivada como ornamental en nuestros balcones, jardines, parques y cementerios, y que en su forma silvestre crece espontánea en los campos, viñedos, ribazos y terrenos incultos de casi toda España.

Se reconoce fácilmente por sus flores grandes y anaranjadas, que se abren apenas sale el sol y se cierran con su ocaso; y por sus frutos, con una característica forma de barquilla y que se curvan sobre sí mismos, como gusanitos, los más interiores.

Las hojas inferiores son largas y espatuladas y se van atenuando hasta formar como un rabillo en su unión al tallo —siempre cubierto por una áspera pelusilla—, mientras que las superiores carecen de dicho rabillo y lo abrazan directamente. Toda la planta exhala un olor fuerte y penetrante al frotarla y tiene un sabor acre y amargo.

Recolección: La maravilla florece todo el año, lo cual es una verdadera suerte, pues una vez seca pierde todas sus cualidades, de modo que es imprescindible usarla fresca.

Las flores deben recolectarse por la mañana, apenas se abren, y si se desea, puede aprovecharse la ocasión para recolectar igualmente las hojas.

Virtudes: Nadie mejor que el doctor Leclerc para resumirnos las virtudes de la maravilla, por lo que nos limitaremos a reproducir sus conclusiones:

«El frecuente uso que he hecho de la maravilla me ha demostrado su eficacia como emenagogo, sobre todo tratándose de neurópatas y anémicas. Prescribiéndola una semana antes de la supuesta aparición de las reglas, se ve como éstas reemprenden a menudo su curso normal; además, los síntomas dolorosos y los trastornos reflejos que engendra la dismenorrea se ven favorablemente influidos por esta medicación. Al exterior, es un excelente tópico para llagas, sabañones ulcerados y quemaduras, cuya cicatrización acelera; he obtenido igualmente los mejores resultados en sujetos afectados por estafilococia cutánea, cuyo rostro se hallaba cubierto por una gruesa costra dorada.

»Como emenagogo se prescribirá la tintura; como diaforético, la infusión; como tópico, la tintura diluida en agua en la proporción de 10 partes por 100; y una pasta (a la que más adelante nos referiremos) en el tratamiento del impétigo miliar y los eccemas escamosos y liqueniformes.»

Preparaciones
Infusión
En un litro de agua hirviente se echan 10 g de flores machacadas; se retira del fuego, se cuela y se toma una taza antes de las comidas.

En los problemas menstruales, el tratamiento debe empezarse una semana antes de la fecha prevista.

Decocción
En un litro de agua se echan 50 g de flores machacadas y se hierve 10 min; se cuela el líquido y se usa en baños o compresas.

Tintura
En una botella bien tapada se dejan en maceración durante una semana 100 g de flores y medio litro de alcohol de 60º. Se cuela el líquido a través de un lienzo, exprimiendo bien los residuos, y luego se cuela de nuevo a través de papel de filtro.

La dosis es de 10 g de tintura diarios diluidos en agua azucarada y repartidos en dos o tres tomas.

Cataplasmas
Se trituran hojas frescas de maravilla y se aplican en forma de cataplasma sobre callos, verrugas, acné y demás impurezas de la piel, dos veces al día.
Pomada
Se prepara con 5 g de tintura a la que se añaden 10 g de óxido de cinc, 10 g de lanolina y 10 g de vaselina. Se mezcla bien hasta que tenga consistencia de pomada y se usa en las afecciones cutáneas.

Marrubio

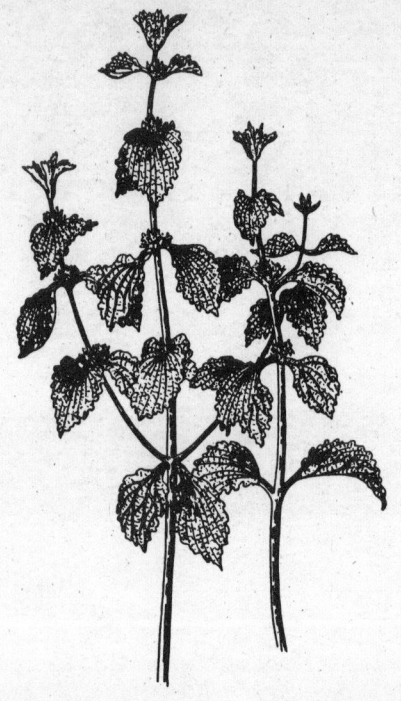

Nombre latino: *Marrubium vulgare* (Labiadas)

Nombres populares: Juanrubio, malva de sapo, malvarrubia, marrubio, marrubio blanco, matico, yerba del sapo, yerba virgen

Historia: El marrubio es conocido desde tiempo inmemorial, pues Hipócrates, Galeno y Dioscórides ya lo usaban como febrífugo y expectorante en el tratamiento de las enfermedades del aparato respiratorio, así como en las del hígado y el bazo, especialmente en la ictericia.

Tralliano, célebre médico y filósofo del siglo VI, hacía amplio uso de su polvo mezclado con miel contra las úlceras pulmonares. Laguna usaba el cocimiento de hojas y semillas, o el jugo mezclado con miel para tratar el asma, la tisis y demás afecciones pulmonares; para regular los menstruos y ayudar a las parturientas; para purificar las llagas, e incluso en casos de envenenamiento; no obstante, advierte que el marrubio puede perjudicar a los riñones y la vejiga. Forest nos lega observaciones similares, pero centradas en el tratamiento de las enfermedades hepáticas.

Así pues, no es de extrañar que el marrubio sea una de las plantas que intervienen en preparaciones tan antiguas y famosas como la triaca de Andrómaco, el jarabe de Prassio, los polvos de Nicolás de Alejandría, etc.

Descripción: Se trata de una planta vivaz que puede alcanzar hasta 80 cm de altura y prefiere los lugares estériles, las ruinas y los alrededores de las viviendas campesinas, donde crece y se propaga con facilidad.

El tallo, cuadrado, erecto y robusto, está recubierto por una densa y blanda pelusilla blanquecina, lo mismo que las hojas, gruesas, ovaladas y surcadas por una red de espesas y marcadas nerviaciones, lo que da a la planta un aspecto ligeramente afelpado y blanquecino. Toda la planta despide un olor característico.

De las axilas de las hojas, que son opuestas, nacen, aglomeradas, multitud de flores pequeñitas y blancas, que se abren desde abril hasta finales de agosto.

Recolección: Las sumidades floridas se recolectan cuando se hallen en plena floración, y se extienden sobre tela o papeles en un lugar aireado y a la sombra. Si es necesario pueden secarse a la estufa, pero sin sobrepasar los 40 °C de temperatura.

Virtudes: Su aplicación se considera específica en todas las afecciones de las vías respiratorias, en las que fluidifica y desinfecta las secreciones, lo cual facilita su expulsión y calma la tos. Por los mismos motivos se utiliza con éxito en el asma bronquial.

Como se trata de un buen tónico, actúa también sobre el estómago y las funciones digestivas, excitando el apetito e incidiendo favorablemente en el hígado y la vesícula biliar.

Además, fluidifica la sangre, lo que hace aconsejable su aplicación en muchas cardiopatías, así como en la corrección de la arritmia. Por último, parece tener un ligero poder adelgazante, lo cual no deja de ser interesante en muchos casos.

Preparaciones
Infusión
Para las afecciones de las vías respiratorias:

Se hierve un litro de agua y se le agregan 30 g de sumidades floridas; se retira del fuego, se deja reposar 10 min y se filtra.

Se toman dos tazas al día, una después de cada comida, endulzadas con miel para mitigar algo su mal sabor.

Decocción
Para las afecciones hepáticas:

Se dejan macerar durante 15 min 30 g de sumidades en un litro de agua; se hierve el líquido durante 20 min y se filtra. Se toman tres tazas al día, entre las comidas.

Esta misma decocción se emplea en uso externo en lavados y fomentos contra llagas y heridas.

Vino
Dado lo amargo de las preparaciones de marrubio y la solubilidad de sus principios activos en el alcohol, el doctor Leclerc recomienda que en su lugar se utilice el vino o la tintura.

Se deja en maceración durante 8 días 60 g de marrubio en un litro de vino de Jerez. Una vez filtrado se embotella, y puede tomarse un vasito antes o después de cada comida.

Tintura
Se dejan en maceración durante 10 días 100 g de marrubio en medio litro de alcohol de 60°. Una vez filtrado, se toman 20-25 gotas en un poco de agua antes de cada comida.

Marrubio negro

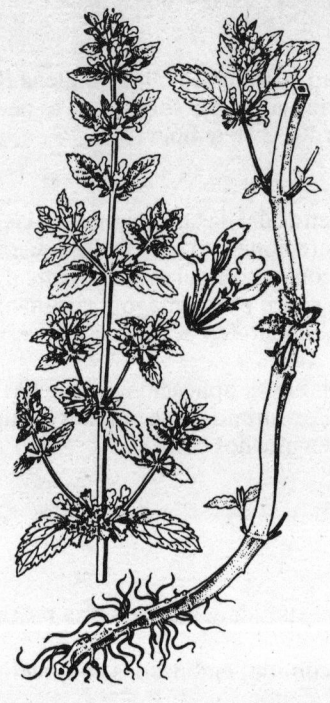

Nombre latino: *Ballota nigra* (Labiadas)

Nombres populares: Balota, marrubio bastardo, marrubio fétido, marrubio hediondo, marrubio negro

Historia: Los griegos ya conocieron el marrubio negro, al que llamaban *melan prasion*, nombre que Plinio —gran teórico y recopilador, pero sin experiencia práctica— tomó erróneamente por el de *melan prason*, que significa puerro negro, con la consiguiente confusión.

Dioscórides —como nos recuerda Laguna— también hace referencia al marrubio negro y lo considera un gran remedio contra las llagas sucias y la mordedura de los perros. Pero hasta mucho más tarde no se descubrieron sus cualidades en el tratamiento del histerismo y los estados hipocondríacos, virtudes que tanto Ray como Leclerc investigan y corroboran, aun cuando este último reconoce que se trata de una planta que, por su mal olor y sabor, sólo es útil externamente, y que en uso interno debe tomarse en forma de tintura o alcoholaturo.

De hecho, actualmente la usamos así o en preparaciones compuestas, en las que estos defectos quedan disimulados.

Descripción: Es una hierba que puede alcanzar el metro de altura y se cría en setos y ribazos, al borde de campos y caminos y en lugares ocultos de casi toda España.

Se reconoce por sus tallos cuadrados y fistulosos de cantos redondeados y con dos caras acanaladas que se van alterando en los entrenudos. Las hojas, enfrentadas entre sí, son redondeadas y dentadas, tienen un sabor muy amargo y despiden un olor desagradable y repugnante, lo mismo que el resto de la planta.

Las flores, muy numerosas, nacen aglomeradas en la axila de las hojas superiores, son de color rosado violáceo y dan lugar a cuatro frutitos negros de base blanquecina.

Recolección: Las sumidades floridas se recolectan durante todo el verano, a partir del mes de mayo, y deben secarse a la sombra, en un lugar bien ventilado.

Virtudes: El marrubio negro es un buen sedante y antiespasmódico, especialmente en lo que se refiere a los órganos digestivos y reproductores, y está muy indicado en los estados histéricos, de postración psíquica, los espasmos digestivos, la irritabilidad y la melancolía. También se usa como sedante en la tos ferina, la incontinencia de orina y los trastornos nerviosos de origen menopáusico. Para todas estas afecciones se usa en forma de alcoholaturo.

La decocción se emplea para baños, lavados y fomentos en el tratamiento de llagas rebeldes y úlceras viejas, en especial las varicosas.

Preparaciones
Decocción
Se hierven 30 g de la planta en un litro de agua durante 5 min; se filtra y se lavan las úlceras con este líquido mientras está tibio, y luego se aplica sobre ellas una gasa empapada en el mismo líquido. El tratamiento debe repetirse dos veces al día.

Esta misma decocción, en lavativas, constituye un excelente vermífugo.

Alcoholaturo
En un frasco se ponen 500 g de sumidades floridas recien recolectadas y bien machacadas en un mortero, y 600 g de alcohol de 96°. Se deja en maceración una semana, se cuela a través de un lienzo exprimiendo los residuos, se filtra con papel de filtro y se conserva en un frasco bien tapado.

Cuando se trate de niños, se administrarán 20 gotas diarias por año de edad (así, a los seis años se administrarán 120 gotas) en la tos ferina; en los adultos, una o dos cucharaditas al día.

Mayorana

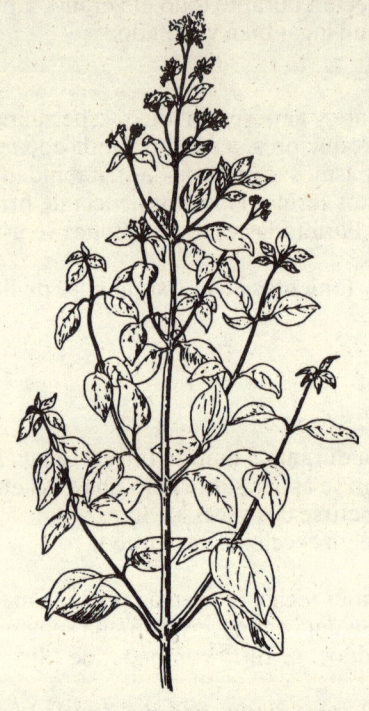

Nombre latino: *Origanum majorana* (Labiadas)

Nombres populares: Almoradijo, almoradux, almoraduz, amáraco, amoradux, mayorana, mejorana, orégano mayor

Historia: Dice la mitología griega que Amáraco, príncipe de Chipre, era el más eminente creador de perfumes, pero un día, al lograr uno que sobresalía de entre todos los conocidos, cayó herido de mortal embriaguez. Entonces los dioses lo metamorfosearon en una planta de suavísimo perfume. Y así nació la mayorana.

Pero el verdadero origen de la mayorana debemos buscarlo en el Egipto de los faraones, que la dedicaban a Osiris, dios de los muertos, y con ella trenzaban coronas para las ceremonias funerarias.

Luego, los griegos plantaron mayorana sobre las tumbas de sus allegados para que su perfume les aportara la paz del alma; pero pronto se dieron cuenta de que podía ser más útil a los vivos que a los muertos, y Dioscórides ya la incluye entre los componentes de un ungüento que «calienta, adelgaza, penetra, es útil a las opilaciones y desvíos de la madre, provoca el menstruo, atrae a la criatura y las pares, vale contra la sofocación de la madre y mitiga el dolor de los lomos y las ingles...». Su comentarista —Laguna— nos aclara que este ungüento recibe el nombre de samsuchino porque se hace principalmente de la mayorana, la cual en griego tiene por nombre *sampsuco* y también *amáraco*.

Los médicos árabes la recomendaban contra la migraña, los tics faciales, el hipo y la embriaguez, y en la Edad Media y el Renacimiento formaba parte de los medicamentos que con las mismas finalidades se introducían por la nariz.

Esta acción de la mayorana sobre el cerebro a través de la mucosa nasal hizo que se la clasificara entre los medicamentos cefálicos y estimulantes, pero las modernas investigaciones han demostrado que, por el contrario, más bien es antiespasmódica y sedante.

Descripción: La mayorana es originaria de Asia Menor, y en España sólo puede hallarse cultivada, por lo que casi no valdría la pena describirla, pues si la hemos plantado nosotros, sabremos sobradamente dónde buscarla; no obstante, facilitaremos una somera descripción.

Es una matita de 40-60 cm de altura, de tallos ramosos, cuadrados y de color blanquecino a causa del fino vello que los cubre. Las hojas, sostenidas por un corto rabillo, son asimismo blanquecinas, opuestas, muy pequeñas y de forma ovalada y bordes enteros. Las flores, que aparecen dispuestas en cortas espigas terminales distribuidas por toda la mitad superior de la planta, son también muy pequeñas, blancas o rosadas, y exhalan un delicado olor.

Recolección: Por tratarse de una planta cuyo cultivo no presenta dificultades e incluso puede hacerse en tiestos, diremos que se siembra en junio, y que en septiembre-octubre se trasplantan las matitas a tiestos individuales o, como máximo —si los tiestos son grandes—, se dejan dos o tres matitas en cada uno. En climas duros, y dado que es una planta muy sensible al frío, es necesario mantenerla en el interior.

Apenas se inicia la floración se corta, respetando las raíces y unos 10 cm de mata, para que pueda volver a renovarse.

Las partes recolectadas se secan a la sombra.

Virtudes: Es expectorante, carminativa y antiespasmódica; facilita la digestión y calma los nervios, y está indicada en casos de ansiedad, digestiones difíciles, aerofagia e insomnio, y al mismo tiempo, como fluidificadora de las mucosidades, en resfriados y sinusitis.

Preparaciones
Infusión suave
En un litro de agua hirviente se echan 10 g de mayorana, se apaga el fuego, se deja reposar cinco minutos, se cuela y se toma una taza siempre que se desee calmar la excitación nerviosa o conciliar el sueño. Si sólo se desea una taza, puede prepararse de la misma forma, pero con dos o tres gramos de mayorana.
Infusión fuerte
La misma infusión, pero con 50 g de planta, se prepara para tonificar el estómago, favorecer la digestión y resolver las ventosidades; tomada bien caliente al acostarse, es sudorífica.

En casos de asma, enfisema, bronquitis y demás afecciones de las vías respiratorias, es conveniente tomar tres tazas al día, entre las comidas.
Polvo
Desecada y finamente pulverizada y aspirada por la nariz, como rapé, la mayorana es ideal como estornutatoria para despejar la nariz y la cabeza en los estados catarrales y la sinusitis.

Milenrama

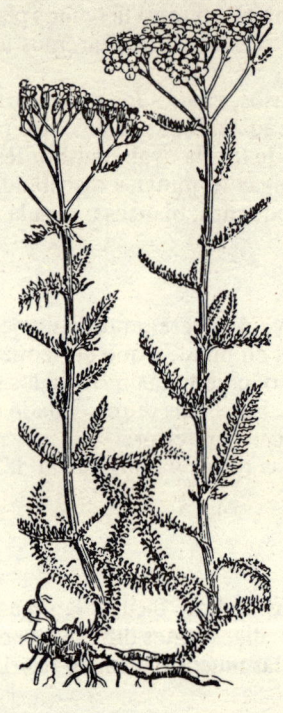

Nombre latino: *Achillea millefolium* (Compuestas)

Nombres populares: Altarreina, aquilea, artemisa bastarda, cientoenrama, flor de la pluma, hierba de Aquiles, hierba de las cortaduras, hierba de los carpinteros, hierba de las heridas, hierba meona, milefolio, milenrama, mil hojas.

Historia: Durante el asedio de Troya, compadecida la diosa Venus del sufrimiento de los griegos, facilitó a Aquiles una planta con la que curar sus heridas. Esta planta es la que luego se llamó *aquilea*, en honor de Aquiles, el primero en usarla.

Y aun cuando esto no pasa de ser una leyenda, la verdad es que en la antigua Grecia la milenrama tenía fama de ser un poderoso vulnerario (que acelera la curación de las heridas); era la hierba de las heridas, fácil de hallar y aplicar en cualquier campo de batalla.

Dioscórides dice de ella que «es muy útil contra las efusiones de sangre, las llagas recientes, las enconadas y las enfistuladas». Y tanto Laguna como Mattiolo se reafirman en los mismos términos.

En su farmacopea publicada en 1665, Schroder también la mencionaba por sus virtudes vulnerarias y hemostáticas, capaces de dominar todo tipo de flujos sanguíneos: hemorragias, hemorroides, llagas, tumores, etc.; y éste es uno de los muchos usos en que actualmente la seguimos empleando.

Descripción: Es una hierba vivaz que crece espontánea en los lugares estériles, las ruinas, los collados roqueños y a lo largo de las hondonadas de toda la mitad septentrional de la península ibérica, para hacerse progresivamente más rara a medida que se desciende hacia el sur.

Es de cepa rastrera de la que se alzan tallos de 40-60 cm de altura, duros, rollizos y cubiertos de vello. Se hallan guarnecidos de hojas alargadas, pubescentes y subdivididas en infinidad de segmentos rectilíneos, muy estrechos y festoneados, que les dan apariencia de plumas. De mayo a septiembre en la extremidad de los tallos, aparecen los capítulos florales, compuestos por infinidad de pequeñas flores blancas o rosadas, todas ellas situadas a la misma altura.

Toda la planta, y de modo especial las raíces y las flores, exhala un olor alcanforado muy aromático y agradable.

Recolección: Las sumidades floridas se recolectan cuando se hallan en plena expansión, y se desecan a la sombra lo más rápidamente posible.

Virtudes: Sus propiedades más importantes son las hemostáticas y cicatrizantes, y se emplea en el tratamiento de hemorragias internas o externas, hemorroides, úlceras, panadizos, sabañones, grietas y toda clase de heridas y excoriaciones.

Pero, además, es un tónico del sistema digestivo, un antiespasmódico y un calmante, de uso especialmente indicado para los calambres de estómago, la evacuación de gases intestinales, para regular las funciones de las mujeres, tanto en la pubertad como en la menopausia, y en el tratamiento de las afecciones nerviosas.

Preparaciones
Infusión

En un litro de agua se echan 30 g de milenrama y se lleva a ebullición, momento en que se retira del fuego, se deja enfriar y se cuela. Como es una infusión que se deteriora y se ennegrece rápidamente, lo mejor es prepararla por tazas, para lo cual se emplearán 6-7 g de milenrama por taza.

La dosis es de tres tazas diarias como tónico, calmante o depurativo; se tomará una por la mañana y otra después de cada una de las dos comidas principales. Si hay que tratar una afección nerviosa, los resultados mejorarán si se añaden a la infusión una hojas de melisa.

Decocción

A un litro de agua se le añaden 50 g de milenrama, se hierve durante 20 min, se cuela el líquido y se usa en forma de lavados, fomentos y compresas en llagas, heridas y demás tratamientos externos.

Zumo fresco

Se machaca la milenrama y se cuela a presión a través de un lienzo para que exprima el jugo.

Dicho jugo puede aplicarse directamente en los tratamientos externos, ya sea solo o, mejor aún, mezclado con su mismo peso de manteca de cerdo, con lo que se obtiene una pomada que se guardará en un frasco de boca ancha bien tapado y resguardado de la luz.

Cuando se use el zumo o la pomada hay que observar si aparecen rojeces o erupciones en la zona tratada, pues algunas personas son alérgicas a este zumo; de ser así, deberá suspenderse el tratamiento y limitarse a emplear la decocción.

Naranjo dulce

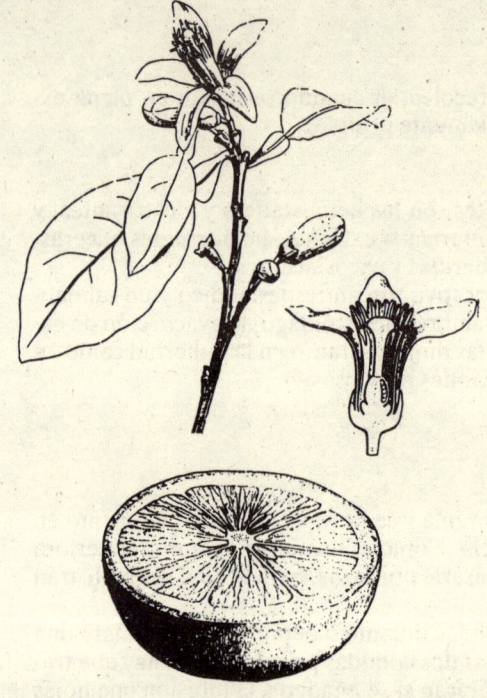

Nombre latino: *Citrus sinensis* (Rutáceas)

Nombres populares: Naranjo de la China, naranjo dulce, naranjo portugués

Historia: A pesar de que las famosas manzanas de oro del jardín de las Hespérides, guardadas por un dragón de cien cabezas al que Hércules tuvo que matar para cumplir su undécimo trabajo, no eran tales manzanas, sino naranjas, la verdad es que no podemos estar seguros de que los antiguos conocieran las virtudes curativas del naranjo.

En efecto, Dioscórides se refiere a los agrios en general y los engloba con el nombre de *citris*, de modo que cuando nos dice que «su semilla, bebida con vino, resiste contra el veneno y relaja el vientre», no sabemos a qué cítrico se refiere, por más que Laguna afirme que se refiere al cidro.

Y es que el género *citrus* comprende alrededor de una docena de especies, todas ellas oriundas de Oriente, y como ya hemos dicho más de una vez, los antiguos solían englobar con un mismo nombre especies similares.

Mucho más adelante, ya en la Edad Media, el naranjo es importado y aclimatado en todos los países mediterráneos, y pese a que su primera utilidad la prestará en perfumería, no tardará en emplearse también en medicina. Dice Mattiolo: «El agua de naranjo, tan preciada por su olor, es muy útil contra las fiebres pestilentes que llenan el rostro de pústulas, pues dado a beber al peso de seis onzas hará sudar tanto al paciente que expulsará todos los malos humores de la piel. Además de hacer sudar, es cordial».

En 1620, Borel dice que el vino a base de corteza de naranja es eficaz contra las lombrices, la histeria, los espasmos, la dispepsia y el dolor de estómago, al mismo tiempo que febrífugo y calmante. Luego, Lémery, Chomel y muchos otros autores se expresarán en parecidos términos respecto a las cualidades del naranjo; cualidades que durante siglos lo han convertido en un remedio privilegiado que no puede faltar en la farmacia familiar.

Descripción: Ya hemos dicho que dentro del género *Citrus* existen varias especies, y una de ellas, el *Citrus aurantium*, es nuestro naranjo, del cual también existen dos variedades: el amargo (var. *vulgaris*) y el dulce (var. *sinensis*). De hecho, el más activo es el amargo, pero dado que ya casi no se cultiva y es muy difícil de encontrar, nos referiremos aquí al naranjo dulce, tan conocido por todos que ni nos detendremos en describir.

Recolección: Las hojas pueden recolectarse en cualquier estación del año, lo único imprescindible es elegir las más verdes, firmes y olorosas.

En cuanto a las flores, se recogerán por la mañana temprano cuando empiezan a abrirse o aún están encapulladas; lo primero que debe hacerse es eliminar todas sus partes verdes.

Tanto las hojas como las flores deben secarse a la sombra y con la mayor rapidez posible para evitar que pierdan la esencia que contienen, que es muy volátil. Una vez secas, se guardarán en frascos bien cerrados y al abrigo de la luz y la humedad.

La corteza de las naranjas debe secarse con lo mínimo posible de parte blanca, y también se secará tan de prisa como sea posible y a la sombra.

Virtudes: Hojas y flores poseen propiedades febrífugas, sudoríficas, somníferas y antiespasmódicas, y la corteza de los frutos es tónica y estimulante.

Las hojas se usan en infusión para el tratamiento de depresiones, insomnio, histerismo, epilepsia e incluso en el asma y las jaquecas de carácter nervioso; así como en aquellas circunstancias en que se requieran sus cualidades sudoríficas y febrífugas, como es el caso de gripes y afecciones similares.

Las flores, de las que se obtiene la esencia y el agua de azahar, son un magnífico calmante y antiespasmódico, apto para los mismos usos, pero con mayor comodidad de utilización.

La corteza es tónica, estimulante y muy apropiada cuando se desee ayudar al estómago en sus funciones, expulsar los gases intestinales y liberar el cuerpo de las molestas lombrices.

Preparaciones
Infusión de hojas

En un litro de agua hirviendo se echan 20 g de hojas, se deja reposar 15 min, se cuela el líquido y se toman dos o tres tazas al día, antes de las comidas.

Si sólo se desea preparar una taza se procede de la misma forma, pero echando en el agua tres o cuatro hojas.

En caso de ataques de nervios, epilepsia, histerismo y similares, la infusión se prepara con 100 g de hojas en un litro de agua.

Infusión de flores

En una taza de agua hirviendo se echa una cucharada de flores, se deja reposar 10 min y se cuela. Se toman dos o tres tazas al día.

Tintura de flores
Se puede preparar un sucedáneo del agua de azahar poniendo a macerar 20 g de flores en 100 ml de alcohol de 96º durante 10 días, pasados los cuales se cuela con papel de filtro y se envasa. Para tomarlo se echan 3-4 g (una cucharadita de las de café) en un vaso de agua azucarada.

Tintura de corteza
Se dejan macerar durante una semana 100 g de cáscaras en medio litro de aguardiente. Se filtra y puede tomarse una cucharadita antes de las comidas.

Nogal

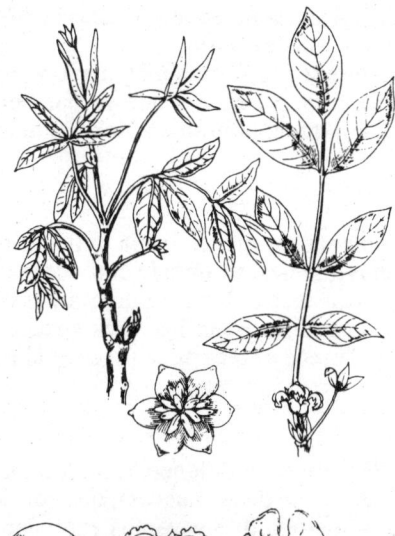

Nombre latino: *Juglans regia* **(Juglandáceas)**

Nombre popular: Nogal

Historia: Originario de Asia Menor, el nogal ya fue conocido por los antiguos griegos, quienes lo llevaron a su país, de donde pasó a Roma y al resto de Europa.

Desde los primeros tiempos fue parte integrante de numerosas preparaciones, y los romanos lo tenían en tanta estima que lo dedicaron a Júpiter, rey de los dioses del Olimpo, y de aquí su nombre latino *juglans*, abreviatura de *Jovis glans*, que significa nuez de Júpiter.

Con todo, y a pesar de reconocerle muchas cualidades, Dioscórides considera que sus frutos no son recomendables, por no decir peligrosos, al ser de difícil digestión, así que sólo recomienda el nogal en uso externo en las inflamaciones de los pechos, en la dislocación de miembros, las mordeduras de perros y de hombres, para sanar gangrenas y cosas semejantes. Plinio es de la misma opinión, e incluso añade que las emanaciones del árbol son muy perjudiciales y se suben a la cabeza, opinión que posteriormente recogerá Laguna.

Galeno asegura que sus hojas son astringentes, tónicas y excelentes para eliminar la mala sangre, y ya mucho más tarde, en la Edad Media, y gracias a la teoría de las signaturas, se consideró la nuez como adecuada para curar las enfermedades de la cabeza y el cerebro. En efecto, la envoltura verde representaría el cuero cabelludo; la cáscara dura, los huesos del cráneo; y el fruto interior, los hemisferios cerebrales, con los cuales guarda un curioso parecido.

Descripción: Todo el mundo conoce el nogal, ese hermoso árbol que puede alcanzar fácilmente los 15 m de altura y que, por su imponente aspecto y la frondosidad de su follaje, se cultiva en muchos parques y jardines, al mismo tiempo que industrialmente se aprovechan sus frutos —las nueces— y la madera, muy estimada en ebanistería.

El robusto tronco está cubierto por una corteza grisácea que exhala un olor agradable, y se halla provisto de ramas largas y abiertas y grandes hojas compuestas por 7-9 hojuelas, también grandes, ovales, coriáceas y de color verde oscuro.

Presenta dos clases de flores, las masculinas, que se abren en abril y mayo y cuelgan en forma de amentos, y las femeninas, solitarias o en parejas, y que ya parecen una nuez en miniatura cubierta de pelusilla. Los frutos, que maduran en otoño, son las conocidas y sabrosas nueces.

Recolección: En primavera, justo en el momento en que se inicia la floración, es cuando hay que desprender la corteza de las ramas jóvenes; y también entonces se recogen amentos y yemas. Las hojas se recolectan más tarde, en pleno verano y antes de que las nueces estén plenamente formadas, que es cuando poseen mayores virtudes. En cuanto a la corteza verde de los frutos, que se oscurece al secarse, se recoge al mismo tiempo que las nueces.

Virtudes: Son tantas las cualidades y las aplicaciones que tienen la corteza, las hojas, los amentos, las yemas y el pericarpio (corteza verde de las nueces), que consideramos que lo más práctico será irlas enunciando a medida que vayamos exponiendo la forma de prepararlas, ya que cada preparación puede destinarse a diversos usos, que siempre es mejor conocer con detalle.

Preparaciones
Infusión de amentos
En un litro de agua hirviente se echan 30 g de amentos, se retira del fuego y se deja reposar hasta que el líquido esté templado; se filtra y se toman tres tazas diarias convenientemente distribuidas.

Esta infusión es útil contra diarreas, disenterías, hemorragias, flujos menstruales excesivos y hemorroides. Para complementar el tratamiento con lociones, compresas, duchas vaginales o enemas, se prepara otra infusión semejante, pero ésta con 70-80 g de amentos.

Infusión de hojas
Se prepara como la anterior, pero con 20 g de hojas, y se toman tres tazas diarias para combatir el escrofulismo y la pobreza de sangre, sobre todo en los niños.

En este caso el tratamiento se completa con un baño que se preparará escaldando 300 g de hojas y dejando que el agua se entibie; luego, mientras el niño está en el baño, se le fricciona el cuerpo con las hojas usadas.

Decocción de hojas
Se prepara hirviendo durante 15 min 30 g de hojas en un litro de agua. Se toma medio vaso por la mañana y otro medio por la tarde, y es de utilidad en el raquitismo, la diabetes, el linfatismo, etc.; para uso externo, la decocción se prepara con 60 g de hojas, y se usa para los flujos blancos y todos los demás usos indicados para la infusión.

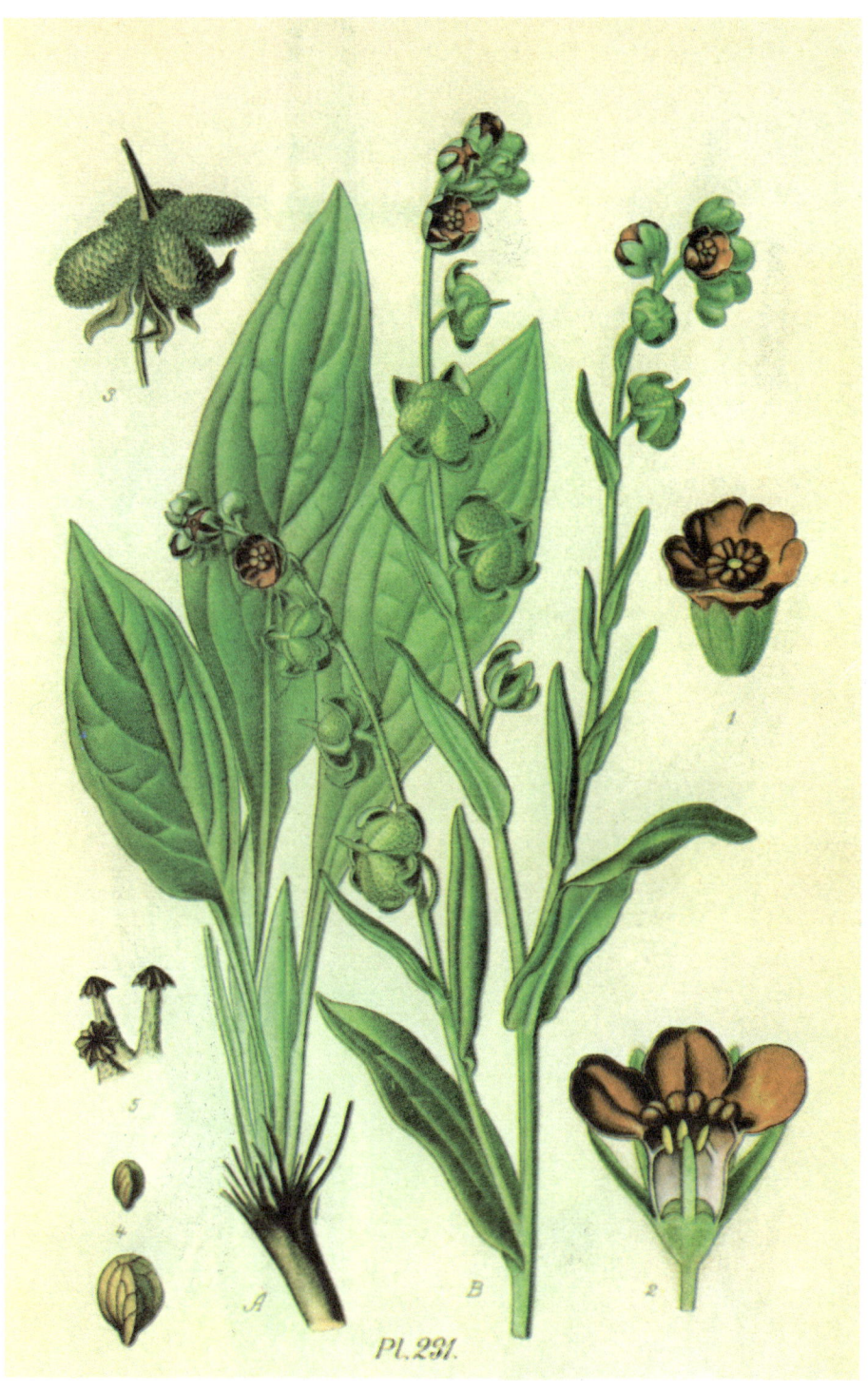

Cinoglosa (*Cynoglossum officinale*) 128-A

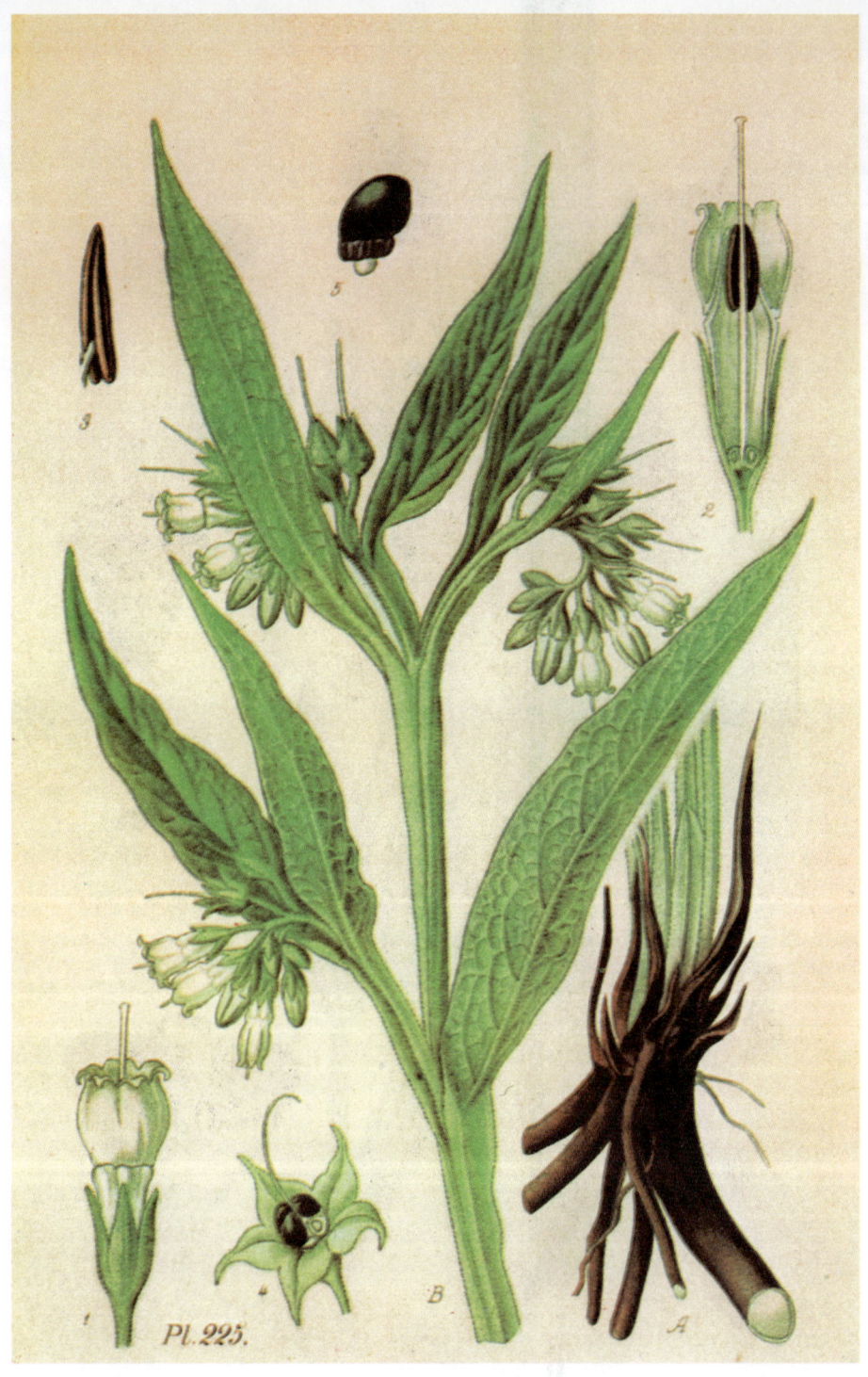

Consuelda (*Symphtum officinale*)

Decocción de cortezas
Se prepara hirviendo durante 15 min 20 g de cortezas contundidas en un litro de agua y dejando enfriar el líquido antes de filtrarlo; se toman tres o cuatro tacitas diarias en caso de ictericia, duplicando la dosis de corteza y tomando dos tazas al día como vermífugo.

Decocción de pericarpios
Se prepara según las mismas proporciones que la de hojas y se toman dos tazas al día para combatir las mismas afecciones que la de hojas, y además, los vermes intestinales, la apoplejía, la parálisis y las atonías intestinales.

Olmo

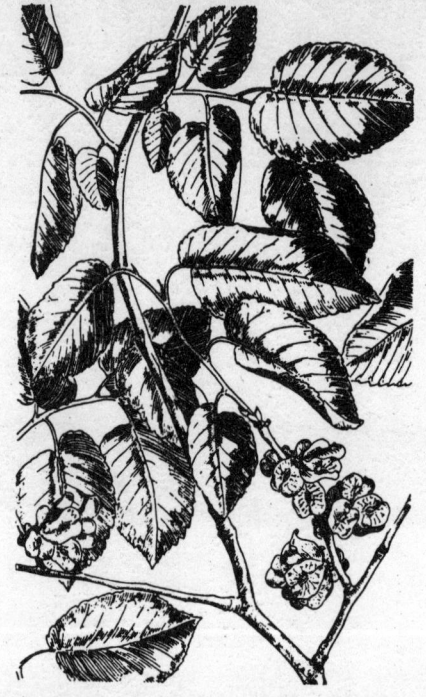

Nombre latino: *Ulmus campestris* (Ulmáceas)

Nombres populares: Álamo negro, almudela, llameda, llamera, negrillo, olmillo, olmo campestre, olmo común, olmo piramidal, ormo

Historia: Desde siempre se han conocido las virtudes astringentes y dermatológicas del olmo; Dioscórides nos las expresa con maestría cuando dice:

«Las hojas, majadas con vinagre y puestas son muy útiles en la sarna y sueldan cualquier herida, empero mucho más la corteza interior fajada, porque se deja tratar a manera de una correa. Bebida una onza de la corteza más gruesa, con vino o con agua fría, purga la flema. El cocimiento de las hojas o de las cortezas de sus raíces, aplicado a manera de fomento, suelda los huesos quebrados con cierto callo que engendra. El humor que al apuntar las hojas se halla en unas vejigas suyas, da claro lustre al rostro si se unta con él.»

También Laguna se hace eco de lo dicho por Dioscórides, y añade que el licor de las vejigas aplicado en la parte inferior del braguerito en un poco de lienzo es buen remedio contra las quebraduras de los niños.

Descripción: Es un árbol que alcanza dimensiones respetables y vive en todo tipo de terrenos, aun cuando prefiere las tierras frescas y profundas en las que se multiplica formando olmedos o arboledas mixtas con otras especies forestales.

Su tronco es recto, robusto y cubierto por una corteza acorchada; las hojas son alternas, brillantes y aovadas, de bordes aserrados, y están surcadas por nerviaciones muy marcadas.

Las flores, menudas y agrupadas en racimos, aparecen antes que las hojas, en general por febrero y marzo; el fruto que producen tiene forma de hojita con el extremo superior redondeado, está dividido en dos lóbulos y en su centro se halla una única semilla.

Por último, y como curiosidad, aclararemos que las vejiguitas a que aluden Dioscórides y Laguna son una especie de excrecencias que se forman en el envés de las hojas a consecuencia de la picadura de un insecto que deposita los huevos en su interior.

Recolección: La corteza de las ramas jóvenes se recolecta en el mes de febrero, antes de que broten las hojas; debe separarse su parte interna, blanca y húmeda, que se secará a la sombra en lugar aireado.

En cuanto a las vejiguitas, deben recolectarse en el mes de mayo, antes de que las abandonen los insectos que moran en ellas; el líquido que contienen se usaba en otro tiempo como vulnerario, en fricciones sobre las contusiones que se producen los niños; hoy ha caído totalmente en desuso.

Virtudes: La corteza es depurativa, tónica, diurética, sudorífica y astringente, y se emplea en decocción para el tratamiento de dermatosis, reumatismos, hidropesía y pérdidas blancas.

Preparaciones
Infusión
En un litro de agua se echan 60-70 g de corteza finamente troceada, o mejor aún, pulverizada, y se deja hervir durante 20 min. Luego, se espera a que se enfríe y se filtra.

De estas decocción se toman cuatro o cinco tazas diarias; también puede usarse externamente para completar el tratamiento, cuando sea preciso, en inyecciones vaginales, lavados y fomentos.

Decocción de Lysons
Una decocción mucho más enérgica, recomendada por Leclerc, es la siguiente:

En dos litros de agua se hacen hervir a fuego lento 128 g de corteza triturada hasta que el agua se reduzca a un litro. De esta decocción se tomará un cuarto de litro, mañana y tarde.

Aceite para eccemas secos
Se tienen al baño de María durante un par de horas 30 g de corteza finamente triturada en 100 g de aceite de almendras dulces. Se deja reposar unas horas y se cuela. Se usa en aplicaciones locales.

Ungüento
Se mezclan cuidadosamente partes iguales de vaselina y de corteza pulverizada, y el ungüento así obtenido se aplica sobre las partes enfermas.

Orégano

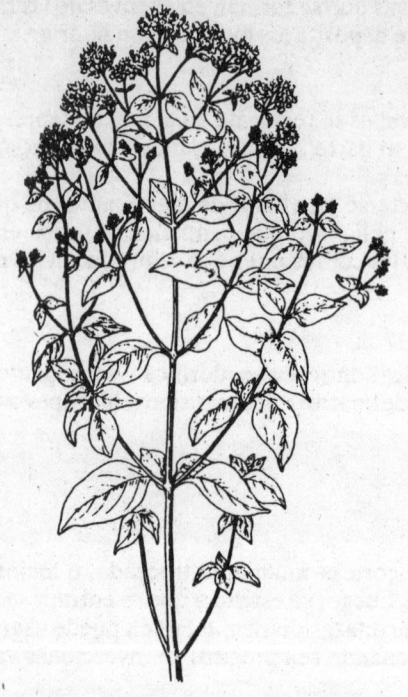

Nombre latino: *Origanum vulgare* (Labiadas)

Nombres populares: Fluriéngano, mejorana bastarda, orégano, oriegano, oriéngano

Historia: Orégano es un nombre derivado del griego *origanos*, palabra compuesta de *oros* = montaña y *ganos* = brillar o relucir, y que podríamos traducir por brillo o esplendor de la montaña; y la verdad es que una extensión de orégano florido constituye un espectáculo realmente esplendoroso.

No obstante, bueno es recordar que bajo el nombre de *origanos* los griegos englobaban numerosas labiadas, y si bien tanto Hipócrates como Sócrates hablan del *origano*, no podemos saber a cuál de ellas se refieren; más aún, es muy dudoso que se trate de nuetro orégano, dado que es muy raro en el Ática. Incluso en la actualidad es muy común la confusión entre el orégano silvestre, el verdadero orégano, y el cultivado, que en realidad es la mayorana; y si bien ambas especies presentan algunas propiedades similares, también hay entre ellas notables diferencias.

Quizá la primera referencia que tiene visos de verisimilitud es la de Dioscórides, que al tratar de los oréganos describe uno de ellos, el orégano silvestre que —según Laguna— se ajusta totalmente a nuestro orégano, incluso en sus cualidades culinarias y medicinales, y lo declara «útil para quienes han perdido el apetito, tienen el estómago débil y hacen eructos desagradables».

Luego, los romanos se olvidaron de las cualidades curativas de esta planta para centrarse en las culinarias, e incluso uno de los primeros libros de cocina que se conocen, *De re coquinaria*, escrito por Apicius allá por el año 25 a. de C., menciona continuamente el orégano como condimento; y los descendientes de los romanos, los italianos, consideran el orégano imprescindible en la condimentación de sus pizzas.

Mucho más tarde se vuelven a reconocer sus cualidades, y así Mattiolo lo recomienda para aliviar los dolores de cabeza, y san Alberto Magno, para estimular los riñones. Desde entonces, lo único que ha cambiado es su empleo actual en afecciones de las vías respiratorias.

Descripción: El orégano es una hierba que abunda en la linde de los bosques, a lo largo de zanjas y fosos y en los setos y altozanos calizos de toda España septentrional, más rara hacia el Mediodía y en los lugares excesivamente secos.

Es una mata de 40-60 cm de altura, que en condiciones muy favorables puede alcanzar el metro, de tallos ramosos, duros y rojizos, guarnecidos de hojas opuestas, ovales, velludas, verdes y pecioladas. Las flores, muy pequeñas, se abren de junio a septiembre, se agrupan en apretados ramilletes en el extremo de los tallos y son de brácteas rojizas y corolas labiadas, blanquecinas o rosadas.

Recolección: Las sumidades se recolectan conforme van floreciendo y se secan en un lugar aireado, sea extendidas sobre telas o cañizos o colgadas del techo, atadas en manojos. Es muy importante que no les dé el sol en ningún momento, ya que éste destruiría rápidamente su esencia.

Virtudes: Es tónico y carminativo, lo que lo hace muy útil en la atonía de estómago, las digestiones difíciles, la pobreza de sangre y la clorosis; pero, al propio tiempo, sus cualidades expectorantes y antisépticas lo convierten en una gran ayuda en los catarros bronquiales y el asma, beneficios que proporcionan tanto la tisana como el vaho que desprende cuando se hierve.

Por otra parte, como antiespasmódico presta buenos servicios en uso externo contra los dolores musculares y reumáticos, ya sean crónicos o agudos, como por ejemplo el lumbago y el tortícolis, para lo cual se usa el vino de orégano o simplemente la planta fresca machacada y aplicada muy caliente en forma de cataplasma sobre la parte dolorida.

Preparaciones
Infusión
En un litro de agua hirviendo se echan 20 g de orégano triturado; se apaga el fuego, se deja reposar cinco minutos y se cuela. Se toman tres tazas diarias, antes o después de las comidas.
Decocción
Aun cuando nosotros consideramos suficiente la infusión y los vahos, algunos autores recomiendan para los catarros y el asma la decocción, que se prepara hirviendo durante 5-10 min 30 g de orégano en un litro de agua.

En los catarros aconsejan tomar tres tazas diarias, y en el asma, todo el litro en varias tomas distribuidas durante el día.
Vahos
Mientras hierve la decocción, puede aprovecharse el vapor que se desprende para

hacer vahos, respirándolo con ayuda de un embudo, sobre todo para combatir los catarros sofocantes.

Vino

Se dejan macerar durante doce días 50 g de sumidades floridas en un litro de vino.

Este vino puede tomarse a dosis de dos o tres vasitos como digestivo y reconstituyente, o aplicarlo en uso externo en fricciones y fomentos.

Retama negra

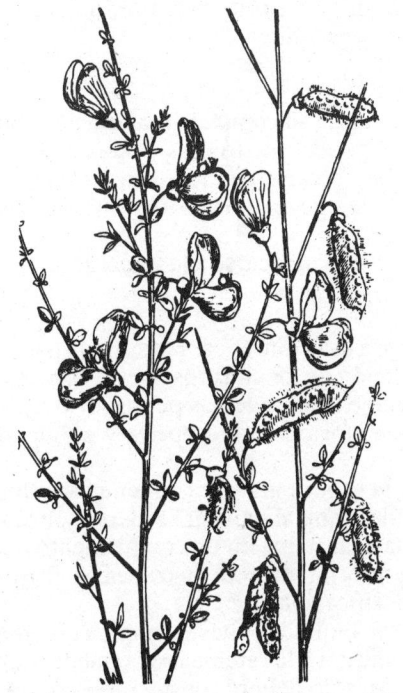

Nombre latino: *Sarothamus scoparius* (Leguminosas)

Nombres populares: Escoba, escoba negra, hiniesta blanca, hiniesta de escobas, hiniesta escobar, retama de escobas, retama negra

Historia: Con el nombre latino de *genista*, los antiguos englobaban diversas leguminosas de aspecto semejante, flores amarillas y carentes de espinas que se solían usar —y en muchos lugares aún se emplean— para confeccionar escobas.

Por dicho motivo, y a pesar de que la gran mayoría de tratados medicinales reproduce cuanto dijeron de la *genista* Dioscórides, Plinio, Arnau de Vilanova, Cardán y muchos otros, nosotros preferimos no hacerlo, pues en realidad no podemos saber si dichos autores diferenciaron la retama negra de las otras especies similares; y esta duda se amplía a todos los tratadistas anteriores a 1586, fecha en que Camerarius publicó un grabado inconfundible en la retama negra.

Fournier, que es quien recoge dicho grabado en su obra *Plantes médicinales et vénéneuses de France*, afirma que la tradición terapéutica de la retama negra no empieza hasta Cullen en 1789, aunque a mediados del siglo XVIII ya se había usado, por sus virtudes diuréticas, para combatir la hidropesía.

Pero como muy bien dice Font Quer, hasta mediados del siglo pasado, con el descubrimiento de sus principios activos, no entró definitivamente en la terapéutica.

Descripción: Es un arbusto que nunca sobrepasa los 2 m de altura y que crece en los montes de toda la península ibérica, descendiendo hasta menos de 100 m de altitud, a condición de que el terreno no sea calcáreo.

Se distingue por sus tallos duros y leñosos, de los que nacen ramas tiernas y herbáceas de cinco ángulos muy salientes y provistas de escasas hojas, de las cuales las inferiores guardan cierto parecido con las del trébol, mientras que las superiores son sencillas, lanceoladas y sin rabillo.

Las flores son grandes, amariposadas y de un hermoso color amarillo dorado; se abren desde abril a julio, y son solitarias, axilares y reunidas en racimos terminales. Los frutos son unas legumbres de bordes velludos de unos 5 cm de longitud, que cuando maduran contienen una decena de semillas oscuras y brillantes.

Recolección: Las flores deben recolectarse antes de su completa maduración, pues apenas se inicia la formación de la legumbre son ligeramente tóxicas y pueden ocasionar molestias gástricas. Una vez recolectadas deben secarse con rapidez, a ser posible en una estufa o un horno a baja temperatura a fin de que conserven todo su color y sus cualidades.

Los brotes tiernos se recolectan en primavera, y deben secarse a la sombra.

Virtudes: La virtud principal de la retama negra es la diurética, pero con la particularidad de que intensifica notablemente la eliminación de los cloruros, factor éste de extraordinaria importancia en aquellos casos en que existen edemas de mayor o menor importancia, como ocurre en los trastornos circulatorios, la hidropesía y en algunas afecciones agudas de las vías respiratorias.

Otra de sus virtudes consiste en la acción de la esparteína que contienen sus flores sobre el corazón; acción que ha sido muy discutida y que al parecer se ejerce sobre sus nervios y no sobre sus músculos; esto convierte la esparteína en un complemento de la digital y demás drogas similares, lo que si bien es muy importante, la coloca en el grupo de las drogas cuyo principal peligro reside en su dosificación.

Ahora bien, como el contenido en esparteína es limitado, pues se emplea la retama y no la droga pura, los riesgos de dosificación no existen y la retama negra puede usarse sin peligro a las dosis y para los usos que indicamos; sólo deberá considerarse contraindicada cuando exista hipertensión o quien deba tomarla sufra palpitaciones.

Preparaciones
Infusión
En un litro de agua hirviendo se echan 25 g de flores y se retira del fuego. Se deja reposar 10 min y se cuela.

Esta infusión se usa como diurética en las hinchazones producidas por trastornos circulatorios, en la hidropesía, el reumatismo, la albuminuria, la hipotensión, las infecciones pulmonares agudas, las hemorragias uterinas y la insuficiencia de las glándulas endocrinas (especialmente del tiroides). Se debe empezar tomando una taza al día; si se soporta bien, se pasa a tomar dos o tres diarias.

Mességue se inclina por emplear la retama negra únicamente en aplicaciones externas, y lo hace a base de baños, lociones, compresas, maniluvios y pediluvios; usa para ello la misma infusión anterior. También utiliza cataplasmas de flores frescas o humedecidas aplicadas sobre las inflamaciones o edemas, o sobre la zona de la vejiga en caso de retención de orina.

Romero

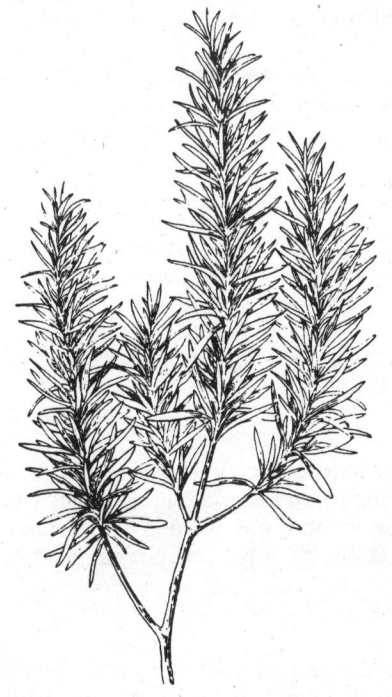

Nombre latino: *Rosmarinus officinalis* (Labiadas)

Nombres populares: Hierba de las coronas, romeo, romero, rosmarino

Historia: Hacia mediados del siglo XIV, la reina Isabel de Hungría estaba desesperada. Tenía 72 años, había enviudado y deseaba contraer segundas nupcias. Pero ¿quién podía ser capaz de amar a una mujer marchita, arrugada, enferma de gota y semiparalítica?
　Cuenta la leyenda que entonces se le presentó un ermitaño, portador de una receta maravillosa capaz de curar todos sus males y devolverle la belleza y la juventud perdidas. La reina confió en él, siguió el tratamiento prescrito y, unos meses más tarde, aliviada de su gota y sus resfriados, reducidas las arrugas y recuperada la juventud, se casó con un noble vecino.
　Desde entonces, la maravillosa poción lleva el nombre de «agua de la reina de Hungría», y existen de ella múltiples recetas, de las cuales se considera la más acertada la que recomienda y expone el famoso grimorio conocido como «El pequeño Alberto».
　Por supuesto, se trata de una leyenda y jamás poción alguna logrará tales maravillas. Pero el romero, que constituye la base de esta agua, es una planta extraordinaria cuyos beneficios son conocidos universalmente y desde siempre.
　Se han encontrado ramitas de romero en tumbas egipcias; en Atenas, al igual que en Roma, era una planta sagrada, y el mismo Horacio alaba sus propiedades mágicas. Mu-

cho más prácticos y prosaicos, Galeno y Dioscórides lo recetan en las enfermedades del hígado y del estómago; tras ellos, los árabes lo usaron abundantemente, y descubrieron el modo de extraer su aceite esencial por destilación.

Mucho más tarde, en los siglos XVI y XVII, y en razón de su suave perfume, su agua hizo furor en la corte de Francia; también entraba en la composición del «vinagre de los cuatro ladrones», de gran reputación en la prevención de las enfermedades infecciosas, llamado así (y aquí vuelve a surgir la leyenda) porque lo descubrió un grupo de cuatro ladrones, quienes, protegidos por el vinagre, se dedicaron a expoliar los cadáveres de las víctimas de la epidemia de peste que asoló Tolosa en 1628. Capturados y condenados a morir en la hoguera, a cambio del secreto de su fórmula se les suavizó la pena y «sólo» fueron ahorcados.

Para finalizar con el anecdotario del romero, que por sí solo bastaría para llenar un libro, citaremos que también entraba en la composición del famoso *opodeldoch* de Paracelso, con el que lo curaba todo.

Descripción: El romero es un arbusto de 1-2 m de altura que crece abundantemente en las regiones mediterráneas, formando matas muy ramificadas y espesas. Tiene hojas lineales y pequeñas, de color verde brillante por encima y blanquecinas por debajo a causa de una pelusilla que las recubre, lo mismo que a las ramas jóvenes, aunque éstas luego las van perdiendo y se vuelven leñosas.

En la unión de las hojas con las ramas nacen unos pequeños ramilletes de florecillas azul pálido, muy aromáticas, lo mismo que toda la planta.

Recolección: Se recolectan las sumidades floridas, que en los lugares cálidos o resguardados de vientos fríos florecen casi todo el año, para hacerlo en junio y julio en los lugares menos propicios. También se usan las hojas solas, que pueden recolectarse durante todo el año. Tanto las sumidades floridas como las hojas deben secarse a la sombra o colgadas del techo en manojos.

Virtudes: Sin que sea una panacea como se ha pretendido tantas veces, no puede negarse que el romero posee muchas virtudes, y tiene aplicación en el tratamiento de multitud de dolencias.

Las sumidades floridas, e incluso las hojas solas, se utilizan como estomacales para combatir la dispepsia, la atonía estomacal, las digestiones lentas y dolorosas. Se usan asimismo para calmar las palpitaciones, los vértigos, etc. También poseen una clara y reconocida acción colerética y diurética, de modo que son beneficiosas en las afecciones hepáticas, la ictericia y los tratornos renales, así como en todas las molestias derivadas de un exceso de ácido úrico, como el reumatismo y la gota.

En uso externo se emplea como vulnerario para la desinfección y la cicatrización de llagas y heridas, así como para combatir los dolores articulares y tonificar el cuerpo fatigado.

Preparaciones
Infusión

Se pone a calentar un litro de agua y cuando rompe el hervor se le añaden 40-50 g de romero; se retira del fuego, se tapa el recipiente y se deja reposar durante 15 min, tras lo cual se cuela el líquido.

De esta infusión se toma una taza en ayunas y otra antes de cada una de las dos comidas principales, pero nunca inmediatamente antes de acostarse, ya que, al ser estimulante, ahuyenta el sueño.

Para uso interno está indicada en todas las afecciones citadas, y en uso externo, para el lavado de llagas. Lo mejor es hacerlo dos veces diarias, preparándola de nuevo cada vez (para ello se reducen las proporciones a 4-5 g de romero por 100 ml de agua); luego se cubre la llaga con una gasa estéril y se protege.

Decocción

Se prepara en las mismas proporciones, pero dejando hervir durante 10 min. Se usa en compresas contra el reumatismo y en lavados vaginales contra las pérdidas blancas. Un litro de decocción vertido en el agua del baño es de efectos sorprendentes.

Vino

Durante 24 h se deja macerar en la oscuridad un litro de buen vino blanco al que se han añadido 50 g de romero. Se toma una tacita de vino por la mañana y otra por la tarde, como diurético.

Tintura

Durante 10 días se dejan macerar 250 g de romero en un litro de alcohol de 70°, removiendo a diario el líquido. Se cuela con un lienzo, exprimiendo los residuos, y por último se pasa por papel de filtro.

Se toman 20-30 gotas en un poco de agua antes de las comidas; también se usa en fricciones contra el cansancio, los músculos doloridos y el reumatismo. Su único inconveniente es que mancha los tejidos.

Aceite

Durante media hora se tienen al baño de María 100 g de romero en un litro de aceite de girasol; se filtra el líquido y se añaden 10-15 g de alcanfor, agitando hasta la disolución completa.

Se emplea en masajes contra el reumatismo y para tonificar los músculos de los deportistas.

Salvia

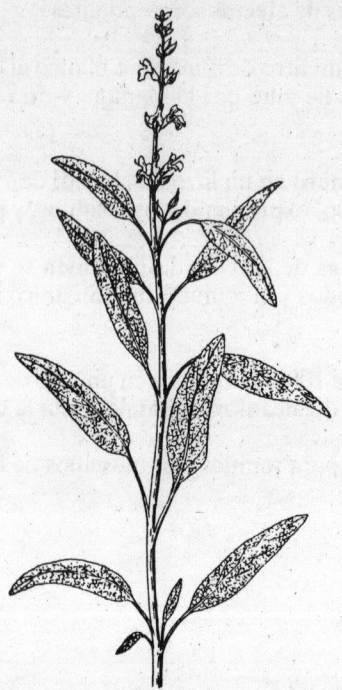

Nombre latino: *Salvia officinalis* (Labiadas)

Nombres populares: Hierba sagrada, salima fina, salvia, salvia de Aragón, salvia de la Alcarria, salvia de jardín, salvia del Moncayo, salvia real, savia, selima fina, té indígena.

Historia: Cuentan las crónicas que en tiempos del gran Ramsés una epidemia devastó una ciudad de Egipto diezmando a su población. Entonces, los sacerdotes ordenaron a las mujeres supervivientes que por un tiempo, mientras hacían una cura intensiva a base de salvia, se abstuvieran de todo acto carnal, y que una vez finalizada la cura reemprendieran su vida conyugal.

Y siguen narrando las crónicas que el resultado fue que hubo tal cantidad de natalicios que la urbe quedó repoblada, superándose con mucho el número de habitantes desaparecidos durante la epidemia.

Nunca sabremos qué hay de cierto en esta historia, pero no cabe la menor duda de que la salvia es una de las plantas cuya utilidad se reconoce con mayor antigüedad y universalidad, hasta el punto de que los egipcios la divinizaron, en la creencia —como hemos visto— de que era capaz de volver fecundas a las mujeres estériles y de impedir los abortos.

También los griegos la divinizaron y la ofrecían a sus dioses para predisponerlos en su favor y que atendiesen sus peticiones. Y ya en el terreno práctico, Hipócrates la usa contra las diarreas, y Dioscórides y Galeno, como diurética, tónica, emenagoga y astringente, contra la retención de orina, la fatiga y las irregularidades menstruales.

Los romanos la siguieron considerando una panacea, lo que se refleja en el propio nombre latino de la salvia, derivado de *salvare* = salvar. En este mismo estilo, en el siglo XIII, la célebre Escuela de Salerno la considera la salvia salvadora, con sus célebres aforismos:

Salvia salvatrix natura conciliatrix

que no necesita traducción, y

Cur muriatur homo cui salvia crescit in horto?
Contra vim morte non est medicamen in hortis,

que a la pregunta de ¿Cómo puede morir un hombre que tenga salvia en el jardín?, se contesta que contra la muerte no hay plantas que valgan, ni la salvia.

Para no hacer esta relación interminable, nos limitaremos a añadir que santa Hildegarda la considera una verdadera panacea universal, y que también la citan Agrippa, Boccacio, Mattiolo, Laguna, Estrabón y muchos otros, que le atribuyeron infinidad de cualidades, entre las cuales destacan las ya tradicionales desde los griegos.

Descripción: La salvia es una planta de 30-60 cm de altura que crece espontánea en las laderas y collados del noroeste, el centro y el noreste de la península ibérica, sólo en los terrenos calcáreos, y no dudamos de que quien la haya visto una vez la reconocerá siempre.

Los tallos, herbáceos, cuadrangulares, pubescentes y de color grisáceo, están reunidos por la base en una mata leñosa. Se hallan guarnecidos de hojas opuestas, gruesas y sedosas, asimismo grisáceas y de forma entre ovalada y lanceolada, sostenidas por un largo rabillo.

Durante la primavera y gran parte del verano, la extremidad de los tallos se adorna con espigas de flores rosadas, blancas, azules o violáceas, cuyos dos únicos estambres se hacen visibles al abatirse sobre cualquier objeto delgado que introduzcamos en la corola.

Por último, debemos advertir que existen numerosas variedades de salvia, que presentan pequeñas diferencias entre sí pero tienen idénticas propiedades.

Recolección: El momento más favorable para la recolección de las hojas y las sumidades floridas es cuando se inicia la floración, circunstancia en que el olor penetrante y aromático de la salvia es muy intenso. Como de costumbre, se deja secar a la sombra.

Virtudes: Se emplea con éxito en fiebres reumáticas, catarros crónicos, bronquitis, diarreas de los niños de pecho, espasmos, accidentes nerviosos, sudores nocturnos y cólicos, y externamente en las hemorragias, la leucorrea y la galactorrea, pero sus principales cualidades, aquellas que la hacen inapreciable, podemos resumirlas en las antisudoríficas contra los sudores nocturnos; su capacidad de regular las funciones femeninas; sus propiedades antiglucemiantes, que la hacen preciosa en la diabetes; y su poder vulnerario, por el que es indicada en llagas y úlceras rebeldes.

Preparaciones
Infusión
A un litro de agua hirviendo se le añaden 30 g de salvia fresca (15 g si es seca) y se deja reposar hasta que se enfríe, momento en que se cuela.

En uso interno, se toman de esta infusión tres tazas diarias, una después de cada comida; en uso externo se emplea en el lavado de llagas y úlceras, así como en gargarismos para combatir las aftas bucales y las irritaciones faríngeas.

Vino

Se dejan macerar durante 10 días 100 g de salvia en un litro de buen vino blanco; se cuela y se toma una cucharada sopera antes de cada una de las tres comidas principales en los tratamientos generales, y un vasito diario como antidiabético.

Tintura

Se dejan macerar 100 g de salvia desecada en un litro de alcohol de 60° durante 10 días, removiendo de vez en cuando. Se toman 50 gotas unas dos horas antes del momento en que se espera que se presenten los sudores nocturnos.

Saúco

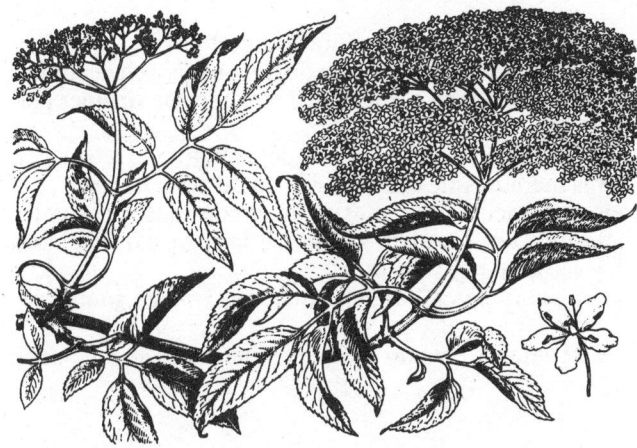

Nombre latino: *Sambucus nigra* (Caprifoliáceas)

Nombres populares: Canillero, cañilero, sabuco, sabugo, saúco, saúco común, saúco mayor, saúco negro, sayugo

Historia: En excavaciones efectuadas en Suiza e Italia sobre emplazamientos de ciudades lacustres del Neolítico y la Edad del Bronce, se encontró una gran cantidad de semillas de saúco, lo cual demuestra que en aquellos remotos tiempos el hombre ya conocía esta planta.

Sin ir más lejos —pues suponemos que en la prehistoria se limitaban a comer sus bayas, igual como consumían muchas otras—, sabemos que los griegos también lo conocían, y así, por ejemplo, Hipócrates usaba sus bayas contra la hidropesía y Galeno sus flores para mitigar la fiebre, en tanto que Plinio lo tenía por diurético.

En cuanto a los romanos —o, mejor dicho, las romanas—, además de todo ello lo usaban para teñir sus cabellos, aunque no ignoraban su empleo en la cocina, como demuestra el hecho de que Aspicius facilite en su *De re coquinaria* una receta a base de pescado, huevos, uvas pasas, vino, aceite, pimienta y bayas de saúco.

Avanzando en el tiempo, vemos que el saúco continuó siendo apreciado, tanto por sus propiedades curativas como por las mágicas. Sin apartarnos del tema curativo, diremos que santa Hildegarda recomienda baños de hojas de saúco contra la ictericia; san Alberto Magno afirma que sus hojas, su corteza y sus frutos son purgantes y vomitivos; Dodoens y Forestus lo usaban como diurético, sudorífico y purgante, y tras ellos, Laguna y Mattiolo facilitan una amplia lista de cualidades y recetas, aun cuando ambos hermanan el saúco con el yezgo (*Sambucus ebulus*), sin tener en cuenta que este último debe ser manejado con gran prudencia a causa de su mayor toxicidad.

Descripción: Es un arbusto o arbolillo de 2-4 m de altura, muy común en las orillas de los riachuelos, el borde de los caminos y en los setos y ribazos de toda España; también lo planta el hombre para formar cercados muy sólidos que tienen la ventaja de no ser atacados por los animales domésticos.

Se le reconoce por su tronco corto y rugoso y las ramas derechas, estriadas, de varios metros de longitud y recubiertas de una corteza grisácea; por sus hojas compuestas, de dos o tres pares de hojuelas opuestas y otra terminal, todas ellas ovales, agudas y dentadas; y sobre todo, por sus flores diminutas, blancas y dispuestas en nutridos corimbos que terminan al mismo nivel y luego fructifican en unas bayas esféricas del tamaño de un guisante, que al madurar son de color negro.

Recolección: Las flores se recolectarán cuando la floración no haya alcanzado todavía su máximo desarrollo; está muy extendida la creencia de que si se cogen la víspera de San Juan y se dejan al sereno toda la noche se potencian al máximo sus virtudes mágicas y curativas.

Las hojas se cortan a finales de la primavera de los brotes del año, que se reconocen por la corteza todavía verdosa por la médula, que ocupa casi la mitad de su interior.

La corteza se arranca en otoño, escogiendo las ramas de un par de años, ya de color ceniciento y con verruguitas. Ante todo se procederá a eliminar la parte externa hasta que sólo quede la interior, tierna y verdosa, que es la útil.

Debe tenerse mucho cuidado en secar bien todas estas materias y luego guardarlas al abrigo de la humedad.

Las bayas se recogen a finales de verano, cuando están bien maduras; su jugo debe exprimirse de inmediato.

Virtudes: Las bayas son purgantes, calmantes de los dolores de origen nervioso (neuralgias) y reumático; las flores son diuréticas, sudoríficas, depurativas, incrementadoras de la secreción láctica de las mujeres; y la corteza es diurética, laxante, eliminadora del ácido úrico y antiepiléptica.

Preparaciones
Infusión de flores
En un litro de agua hirviendo se echan 20 g de flores secas, se deja reposar 10 min y se cuela.

Como sudorífico se toma una taza grande al acostarse, y luego cinco o seis vasitos repartidos durante el día, calentados al baño de María.

Está indicada en bronquitis, gripes, resfriados, fiebres eruptivas, etc.; externamente se usa en lavados, en las afecciones oculares, y en compresas y lavados, contra los sabañones.

Infusión de corteza
Contra la epilepsia se prepara otra infusión vertiendo 150 g de agua muy caliente, pero no hirviente, sobre 50 g de corteza triturada y dejando reposar durante 48 horas.

Se toma el líquido por la mañana, en ayunas y en dos tomas separadas una de otra 15 min, una vez a la semana durante un par de meses.

Vino de cortezas
Se prepara de idéntica forma que la infusión anterior, pero con 100 g de corteza y un litro de vino, también prácticamente a punto de hervir.

Se toma un vasito como aperitivo mañana y tarde durante una semana, o bien en el curso de las crisis, en los casos de retención de orina, gota y reumatismo.

Decocción de hojas
Se machacan 15 g de hojas frescas y se hierven 10 min en un litro de agua. Se toma

media taza por las mañanas como depurativo, siendo muy conveniente una cura de tres semanas en la primavera.

Jugo de bayas
En el estreñimiento y las neuralgias es muy útil tomar 20-30 g de jugo de bayas maduras por la mañana en ayunas.

Arrope de bayas
Se ponen al baño de María 200 g de jugo de bayas y 400 g de miel hasta que la mezcla adquiera consistencia de jarabe, tras lo cual se cuela y envasa.

Se toman 20-30 g contra la ictericia, la hidropesía, los dolores reumáticos, el estreñimiento y las neuralgias.

Observaciones: Cuando se trata de preparar una máscara de arcilla para embellecer el rostro, hágala con infusión de flores de saúco en vez de agua, verá qué diferencia.

No consumir nunca bayas de saúco que no estén bien maduras: podrían ocasionar algún disgusto.

Tomillo

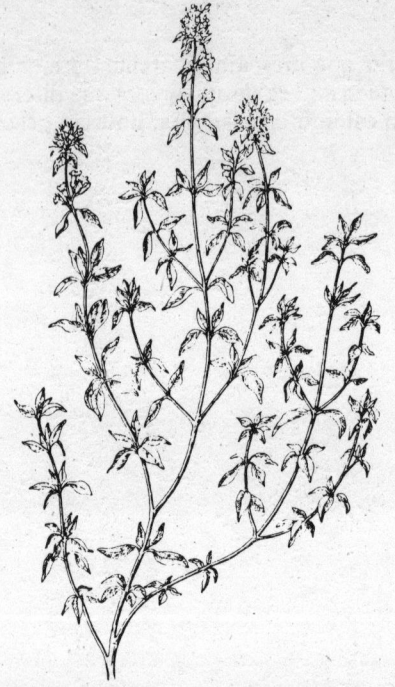

Nombre latino: *Thymus vulgaris* (Labiadas)

Nombres populares: Tomello, tomillo

Historia: No creo que pueda haber la menor duda de que el tomillo es conocido desde siempre, pues ya en el Egipto faraónico se menciona una planta, el *tham*, que entraba en la composición de los preparados usados en los embalsamamientos, y que muy bien pudiera ser el tomillo.

Luego, los griegos, tan acostumbrados a dar el mismo nombre a las plantas semejantes, y que incurrieron en no pocos errores con las labiadas —tal como se ha mencionado en el caso del orégano— parece ser que distinguieron bien el tomillo, pues tanto Teofrasto como Dioscórides nos hablan de dos plantas, una hortense y la otra silvestre, que son una misma. De la primera de ellas dice Dioscórides que «va serpiendo, quiero decir trepando por el haz de la tierra»; y de la otra, que «encarama hacia arriba sus ramos, los cuales son sutiles como sarmientos y muy poblados de hojas»... «y es más caliente y más eficaz que la hortense, y para el uso médico, más apta».

Creo que no se puede dudar de que se refiere al serpol (*Thymus serphyllum*) y al tomillo, tan semejantes en sus propiedades que también nosotros los unimos en fitoterapia, ya que su única diferencia sustancial reside en que el primero es más fino y adecuado para la cocina, y más basto e indicado para la medicina el segundo; pero como el serpol puede preferir climas más frescos que el tomillo, sea por la altura o la latitud, es lógico que en cada lugar concreto sea más abundante, conocido y apreciado uno que el otro. Por ello, en las fórmulas aquí descritas y en las que se pueden hallar en cualquier tratado de fitoterapia, se puede sustituir el serpol por el tomillo y viceversa sin temor a cometer ningún desaguisado.

Descripción: El tomillo y el serpol —su primo hermano— se parecen muchísimo, pero mientras este último crece rastrero, el tomillo forma arbustos en miniatura de uno a dos palmos de altura, tallo leñoso y numerosas ramitas finas y delicadas de color verde amarillento guarnecidas de hojas pequeñas, aovadas, lanceoladas o lineales de bordes ligeramente doblados hacia el reverso, más blanquecino por el ligero vello que lo recubre. Las flores, que se agrupan en forma de cabezuelas al extremo de las ramas, son rosadas o blanquecinas con tintes violáceos.

Toda la planta exhala un intenso olor a timol, y crece en collados y laderas, y en las tierras bajas calcáreas y arcillosas de casi toda España, a poder ser ligeras y pedregosas.

Recolección: Aun cuando el tomillo se encuentra fresco en todo tiempo y con las mismas cualidades curativas, las sumidades floridas suelen recolectarse al iniciar su floración y en un día soleado a partir del mediodía. Su secado a la sombra es tan fácil que no requiere precauciones especiales. Desecado y guardado en frascos bien cerrados, conserva sus cualidades casi indefinidamente.

Virtudes: El tomillo (y el serpol) es otra planta que no debe faltar en la farmacia familiar por sus innumerables cualidades, que intentaremos resumir:

Es tónico y estimulante en cualquier tipo de debilidad, tanto del sistema nervioso (neurastenias, depresiones, desinterés) como del circulatorio (vértigos, jaquecas, zumbidos de oído, anemias) o del digestivo, extremo este último que justifica su uso en atonías digestivas, flatulencias y desgana, así como su empleo en la cocina, en la que, además de servir de condimento, aporta sus virtudes digestivas.

Como antiespasmódico es útil en todas las toses convulsivas, desde el simple catarro a la tos ferina, los calambres estomacales y las palpitaciones; como diurético se usa en la debilidad de riñones y vejiga, en la gota y los reumatismos, así como en la retención de orina; y también es un vermífugo suave, muy indicado en la infancia.

Pero destaca, sobre todo, por su poder antiséptico, y no debemos olvidar que su principio activo, el timol, es cinco veces más poderoso que el fenol y carece de todos sus inconvenientes. Y así como el simple aroma del tomillo basta para desinfectar el ambiente de una habitación, en uso interno no existe enfermedad microbiana que no pueda aliviarse o curarse y en externo, herida o problema que no desinfecte y alivie.

Preparaciones
Infusión
En un litro de agua hirviendo se echan 15 g de tomillo, se tapa el recipiente, se deja reposar durante 10 min y se cuela.

En las afecciones de las vías respiratorias se toma una taza en ayunas y otra después de cada una de las tres comidas principales. En las digestiones difíciles y demás afecciones digestivas, una taza después de las comidas. En fiebres, debilidad general, anemias, cansancio excesivo y similares, tres tazas diarias: una al levantarse, otra al mediodía y la tercera al acostarse. Para las lombrices intestinales se toma cada día una taza, en ayunas, hasta lograr su expulsión, y cuando se trata de oxiuros (esas lombrices pequeñas

tan molestas que habitan en el recto y son frecuentes en los niños) la infusión se administra en lavativas.
Infusión concentrada
Se prepara como la anterior, pero con 60 g de tomillo, y se usa para el lavado de llagas, quemaduras y heridas; se emplea asimismo en baños generales o locales y en inyecciones vaginales.
Decocción
Se prepara con 125 g de tomillo por litro de agua y en la cantidad que se precise (por lo general unos cuatro litros, que se agregan al agua de una bañera), dejándolo hervir durante 5 minutos.
Se usa contra el reumatismo, las enfermedades de la piel y el cansancio general, y también como complemento externo de los tratamientos internos.
Para mayor facilidad es aconsejable guardar el tomillo en un saquito de tela atado o cosido, que luego es muy fácil de sacar y evita tener que colar gran cantidad de líquido.
Cataplasmas
En el reumatismo es muy útil calentar unos puñados de tomillo y aplicarlos muy calientes sobre la parte dolorida, en forma de cataplasma. El mismo tratamiento resulta eficaz en las bronquitis y el asma, aplicado sobre el pecho.

Trébol de agua

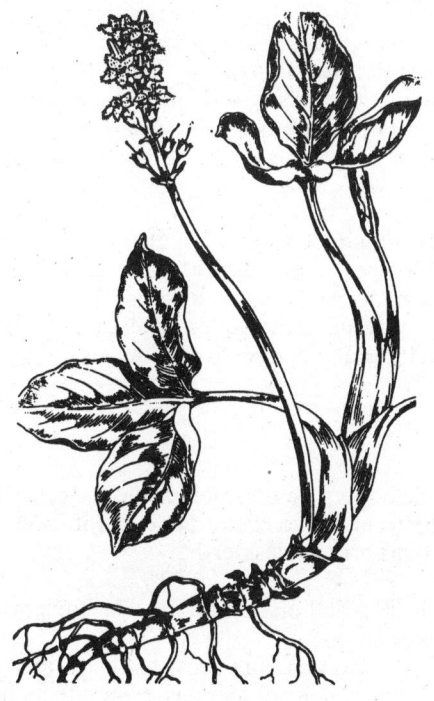

Nombre latino: *Menyanthes trifoliata* (Meniantáceas)

Nombres populares: Trébol acuático, trébol de agua, trébol de las lagunas, trébol fibrino, trébol palustre, trifolio fibrino

Historia: Los clásicos de la antigüedad no conocieron el trébol de agua porque no es de origen mediterráneo, y por ello no lo encontramos mencionado hasta el siglo XVI. Una de las primeras citas interesantes es la de Simón Paulus, que en su *Cuatripartitum botanicum* cuenta cómo consiguió curar de escorbuto a tres personas, una de ellas su propia esposa. Luego, J. F. Francus —ya a inicios del siglo XVIII— lo considera una panacea capaz de aliviar desde el asma a las molestias que ocasionan los piojos.

En España, Quer, en su obra *Flora española*, afirma haberlo encontrado en el Pirineo catalán y en Galicia, y añade que «es apreciado por antiescorbútico y remedio admirable para la gota, reumatismo e hidropesía, para las cuales enfermedades le ordenan en cocimiento. Es también estomacal, y le emplean para las calenturas intermitentes».

En 1838, Nativelle encontró en el trébol de agua una materia blanca, cristalina y amarga a la que denominó *meniantina*, que investigaciones posteriores han confirmado como un excelente remedio para el escorbuto y las cefaleas originadas por las digestiones imperfectas.

Descripción: Es una planta vivaz bastante común en los lugares húmedos y cenagosos, así como en las orillas de los ríos, estanques y pantanos del norte de España, Europa, Asia Menor y América del Norte.

De un rizoma horizontal cilíndrico, rollizo y articulado, arranca un tallo delgado y desnudo de 30-40 cm de altura, en cuya cima se abre un racimo simple de pequeñas flores blancas o rosadas. Las hojas, radicales y pecioladas, se componen de tres foliolos ovalados, característica que las asemeja un tanto a las del trébol, lo cual ha dado origen a su denominación de trébol de agua.

Recolección: En abril y mayo, cuando florece la planta, es el mejor momento para proceder a la recolección de las hojas, que deben secarse a la sombra y en un lugar muy aireado; se disponen en capas finas y se remueven con frecuencia, pues su secado es bastante lento y hay que evitar que se estropeen. Por tal motivo, lo idóneo es su secado en estufa a calor suave.

Virtudes: El trébol de agua está dotado de propiedades tónicas, febrífugas, emenagogas, vermífugas y antiescorbúticas muy activas, por lo que produce una acción muy enérgica en los casos de debilidad general ocasionada por malas condiciones higiénicas, dispepsia, gota, escrofulismo, fiebres intermitentes, menstruaciones insuficientes y parásitos intestinales; externamente, se aplica en el tratamiento de las dermatosis.

Preparaciones
Infusión
En un litro de agua hirviendo se echan 50 g de hojas secas desmenuzadas; se retira el recipiente del fuego, se deja reposar el líquido 10 min y se cuela. De esta infusión se toma una taza antes de cada una de las tres comidas principales del día.
Vino
Se prepara dejando macerar durante 10 días 50 g de hojas en un litro de buen vino blanco. Se toma un vasito antes o después de las comidas.
El doctor Robin recomienda otra forma de preparación, que consiste en verter medio litro de vino hirviendo sobre 50 g de trébol de agua y dejándolo reposar durante media hora. De este vino recomienda tomar una o dos cucharadas soperas antes de las comidas.
Tintura
Se dejan macerar durante 10 días 125 g de hojas secas y trituradas en medio litro de alcohol de 60°. Se cuela con un lienzo, exprimiendo bien los residuos y finalmente se pasa por papel de filtro y se envasa. Se toman 30-40 gotas antes de las comidas con un poco de agua o cualquier otro líquido.

Trinitaria

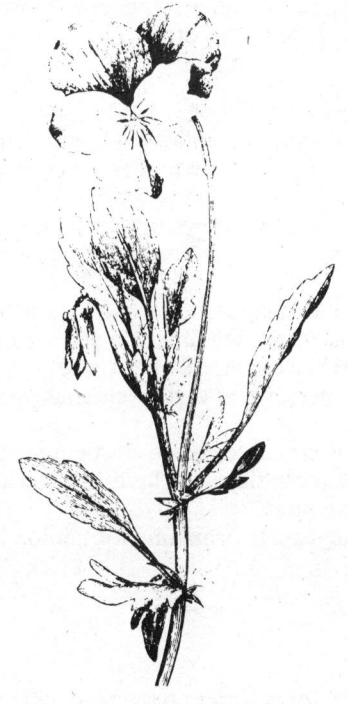

Nombre latino: *Viola tricolor* **(Violáceas)**

Nombres populares: Flor de la trinidad, pensamiento silvestre, pensi, pinceles, suegras y nueras, trinitaria, violeta tricolor

Historia: Una gran mayoría de autores, en especial franceses (incluido Mességue), engloban en un solo apartado a la violeta (*Viola odorata*) y la trinitaria (*Viola tricolor*), atribuyéndoles las mismas cualidades e incluso la misma historia, lo cual constituye un grave error, pues la planta que nos describen los antiguos y cuyas cualidades ponderan es la violeta; y en cambio, la trinitaria no la emplearon, pues no empezó a utilizarse hastas el siglo XVI, cuando Fuchsius preconizó su uso contra las enfermedades de la piel y Camerarius contra la sífilis; y si bien luego esta planta fue cayendo en desuso, quizá porque se esperaba demasiado de ella. Strack y Dillenius, ya mucho más próximos a nosotros, reintrodujeron su uso, que se ha revelado como realmente eficaz como depurativo y en ciertas formas de dermatosis, como veremos al analizar sus virtudes.

Descripción: Es una hierba anual o bianual que se cría en la alta y media montaña, así como en los pastos, prados y bosques de casi toda la península ibérica, con tal de que haya suficiente humedad y el clima sea más bien fresco, en cuyo caso florece casi sin interrupción todo el año; si no se dan las dos condiciones citadas, sólo florece en invierno y primavera.
Existen numerosas variedades que oscilan desde las de flores tan diminutas que su

corola apenas sobresale del cáliz, hasta los pensamientos cultivados de enormes y bellísimas flores; desde las que apenas alcanzan medio palmo de altura a las que crecen oprimidas entre otras plantas y se estiran hasta llegar casi al medio metro. Pero todas ellas presentan las mismas flores de cinco pétalos de uno o varios colores, tan conocidas e inconfundibles que no es necesario describirlas, y las hojas oblongas y recortadas en forma de dientes con grandes estípulas a los lados del peciolo.

Recolección: Se recolecta la planta entera, respetando las raíces, y se deseca lo más rápidamente posible, a la sombra y en un lugar aireado. Debe extenderse sobre telas o cañizos, sin que las plantas lleguen a tocarse ni cubrirse unas a otras.

Virtudes: La trinitaria es depurativa, diurética y fluidificadora de la sangre, lo cual, unido a su alto contenido en vitamina C, la hace muy eficaz en los problemas circulatorios —especialmente los venosos—, y en todo tipo de enfermedades de la piel, sobre todo las eruptivas y todas aquellas que suelen aparecer cuando existen problemas neurológicos y artríticos. Por ello se emplea en el tratamiento de costras de la leche de los niños, eccemas, herpes, tiña, urticaria y escrofulismo, así como en el reumatismo, la arteriosclerosis y los espasmos nerviosos.

No tiene otro inconveniente que su acción relativamente lenta, pues no suelen empezar a percibirse los resultados hasta 10 o 15 días después de iniciado el tratamiento, y las dosis no pueden aumentarse porque de hacerlo se convierte en laxante, y si la dosis es excesiva, en vomitivo. Con todo, vale la pena perseverar varias semanas porque los resultados suelen ser espectaculares.

También por dicho motivo, y en los problemas circulatorios de cierta urgencia —en las flebitis, por ejemplo— suele usarse en fórmulas complejas, en las que su acción se ve acelerada y complementada por los demás componentes.

Otra particularidad curiosa es la de que comunica a la orina un olor hediondo parecido al que tiene la de gato.

Preparaciones
Infusión
En un litro de agua hirviendo se echan 60 g de flores frescas o secas, se deja reposar el líquido 10 min y se cuela.

De esta infusión se toman tres tazas al día repartidas entre las comidas, y en las enfermedades de la piel se lava además la parte dañada con la misma infusión o con la decocción que describimos más adelante.

Para los niños, en el uso interno es mejor preparar otra infusión mucho más suave en la que el agua se sustituye por leche.

Infusión en leche
Se prepara como la anterior, pero con 1-3 g de flores (según la edad) y medio litro de leche, que se administrará en varias tomas a lo largo del día.

Decocción
En un litro de agua se añaden 50 g de una mezcla de hojas y flores bien trituradas y se hierve durante 10 min; se retira del fuego, se deja reposar otros 10 min y se cuela. Se toman dos o tres tacitas al día, repartidas entre las comidas.

Observación: Las personas que tienen predisposición a sufrir problemas artríticos y dermatológicos, es muy conveniente que realicen una cura depurativa en primavera, tomando una taza de la infusión por la mañana en ayunas y otra por la noche; dicha cura debe tener una duración de tres semanas.

Ulmaria

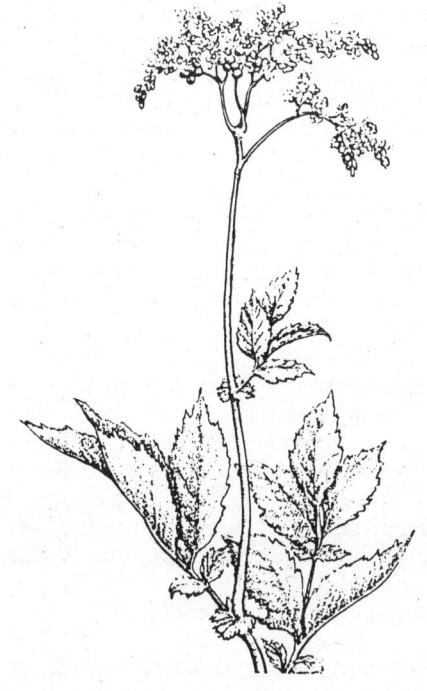

Nombre latino: *Filipendula ulmaria* (Rosáceas)

Nombres populares: Altarreina, hierba de las abejas, reina de los prados, ulmaria

Historia: Al tratarse de una planta que no crece espontánea en la cuenca mediterránea, no fue conocida por los antiguos, y las primeras menciones no aparecen hasta el siglo XVI, cuando J. de Gaddesden la introduce en la composición de fomentos contra la hidropesía; mucho más tarde, Stockers la consideraba un remedio milagroso en los dolores articulares.

Pero de hecho, sus propiedades diuréticas y antirreumáticas no obtuvieron un claro reconocimiento hasta 1850, en que el abate Obriot empezó a divulgar sus éxitos en el tratamiento de la hidropesía, lo cual dio origen a que a partir del año siguiente Tessier iniciara en Lyon una serie de experiencias clínicas que corroboraron las afirmaciones del abate e hicieron entrar de pleno derecho a la ulmaria en las farmacopeas.

Descripción: La ulmaria, planta que hace honor al nombre de reina de los prados con que también se la conoce, abunda en los bosques, los prados húmedos, en el borde de los ríos y en los sitios frescos y umbríos de la mitad norte de la península ibérica, desde el Pirineo de Olot hasta Galicia.

Es una planta alta y elegante, cuyo tallo recto, firme y ramificado, de color verde o rojizo, puede superar fácilmente el metro de altura; sus hojas son grandes y están divididas en segmentos desiguales, los mayores de los cuales guardan cierto parecido con las hojas del olmo, de donde proviene el nombre de *ulmaria*. Son dentadas, muy verdes por encima y blanquecinas por debajo.

En cuanto a las flores, blancas o de color amarillo pálido, son pequeñas y numerosas, se agrupan en ramilletes en la extremidad de los tallos y desprenden un agradable olor a miel. El fruto se compone de cinco a nueve frutitos juntos, alargados y retorcidos, con una sola semilla cada uno.

Recolección: Aun cuando parece que toda la planta es activa, suelen utilizarse sólo las sumidades floridas; ahora bien, estas sumidades son muy frágiles y las flores pueden desprenderse del tallo cuando están demasiado avanzadas. Por eso hay que recolectarlas pronto, cuando se han abierto las más precoces y el resto se halla a medio abrir.

Los tallos se cortan a media altura y se dejan secar extendidos sobre cañizos o colgados del techo atados en haces, en un lugar fresco y bien aireado.

Virtudes: Por su rápida acción diurética y eliminadora es de efectos muy satisfactorios en todos los casos en que se debe reducir una sobrecarga toxémica, como ocurre en la gota, los reumatismos articulares, la celulitis, la arteriosclerosis; es igualmente útil en los trastornos renales y urinarios, y muchos autores la consideran como el mejor auxiliar que se conoce de los tejidos conjuntivo y adiposo.

Preparaciones: Ante todo debemos advertir que la ulmaria nunca debe someterse a ebullición o a temperaturas excesivamente altas —nunca a más de 90 °C—, pues en tal caso pierde todo su valor curativo. Esta advertencia debe tenerse en cuenta incluso en las fórmulas compuestas, en las que debe incluirse cuando ya haya cesado la ebullición.
Infusión
Se calienta un litro de agua y se retira del fuego apenas empiece a burbujear, momento en que se le agregan 40 g de ulmaria. Se cubre y se deja reposar durante 10 min; se filtra el líquido y se endulza con miel.

De esta infusión se tomarán tres o cuatro tazas al día, entre las comidas.
Cataplasmas
Al preparar la infusión no debe desecharse la ulmaria usada, sino que con ella deben prepararse cataplasmas que se aplicarán calientes sobre las partes doloridas, ya se trate de articulaciones inflamadas o simplemente de acumulaciones celulíticas.
Vino
Se dejan en maceración durante 8-10 días 50 g de ulmaria en un litro de vino blanco, removiendo de vez en cuando. Se filtra el líquido y se endulza a gusto de cada uno.

De este vino se tomará un vasito antes de las comidas; está indicado especialmente en el tratamiento de las neuralgias y en el de las inflamaciones del aparato digestivo.
Jarabe
Se pone a calentar un litro de agua y cuando empieza a agitarse se retira del fuego y se le añaden 125 g de sumidades floridas de ulmaria; se tapa el recipiente y se deja reposar 12 h. Se cuela el líquido, exprimiendo bien los residuos, y se disuelve en el líquido obtenido el doble de su peso en azúcar.

De este jarabe se toman 100-200 g diarios.

El médico y el boticario, grabado medieval.

Tercera parte

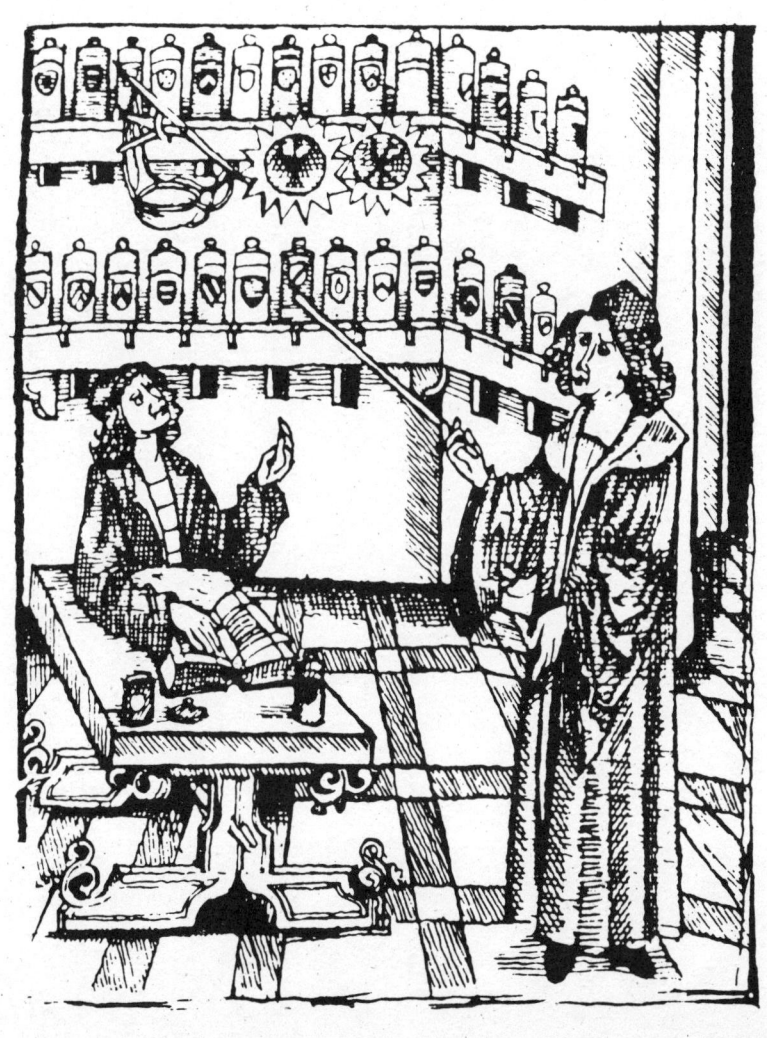

«Las enfermedades nacen en la sombra», reza un proverbio persa.

Los microbios actúan no sólo por su presencia, sino por las toxinas que secretan en el interior del organismo, y el concepto de enfermedad se compara a menudo con un estado de intoxicación.

Considerada como entidad patológica, la enfermedad no siempre constituye una afección estrictamente local, sino que muy a menudo es la expresión de una enfermedad general del organismo: se trata de afecciones cuyo origen está ligado a una predisposición del terreno como resultado de un profundo desequilibrio.

Cada enfermo lo es a su manera.

Existen diferencias individuales importantes entre una persona y otra, y los distintos tratamientos no tendrán la misma acción en todos los casos. En efecto, el ser humano no se ve perturbado de la misma manera por un mismo hecho, y la noción del factor humano, tan difícil de definir, no tiene sentido sino en relación a un individuo dado a través de las correctas consideraciones a que se llega a través del discernimiento junto con el estudio de los antecedentes y los estados conflictivos.

La deducción resultante justifica este esfuerzo de individualización y profundización.

El interrogatorio habitual basado en el conjunto de explicaciones facilitadas por el interesado y en consideraciones relativas al medio familiar y la condición social y profesional, contribuye naturalmente a que nos demos cuenta de los aspectos más particulares a nivel individual. Es preciso preguntarse por multitud de datos precisos que es importante investigar.

El examen del enfermo relaciona la observación clínica, ya sea directa o indirecta, con la exploración biológica por medio de pruebas de laboratorio.

Al buscar un tratamiento etiológico, no puede olvidarse el conocimiento del proceso causal si no se quiere que sea inoperante.

Sin querer entrar en todos los detalles observados en estos balances del examen clínico, completado por las investigaciones complementarias —recomendaciones impuestas por el contexto del diagnóstico clínico diferencial—, el considerar la existencia de un terreno especial, las resonancias neuropsíquicas de cada caso particular, la multiplicidad de etiologías que muy a menudo se interrelacionan, complican no poco los problemas diagnósticos.

Si a partir de un diagnóstico etiológico basado en criterios precisos se está capacitado para tomar una decisión terapéutica, es preciso, sin embargo, extraer conclusiones con prudencia a través de los distintos factores individuales que pueden presentarse. Así, cuando se trata de elegir conviene atenerse a la alternativa que mejor corresponda, a la mejor condición, adaptada constantemente a las necesidades particulares de los casos más diversos, para obtener el fin deseado.

El diagnóstico, que depende de disciplinas muy diferentes y se cimenta en un examen metódico general, es la base de toda medicina.

La decisión terapéutica presenta múltiples problemas y pueden proponerse numerosas medidas para una misma afección.

La puesta a punto de estas medidas, susceptibles de modificación, adquiere pleno sentido en función de la naturaleza de los imperativos clínicos considerados y del análisis facilitado por las indicaciones precisas que se desprenden según distintos aspectos en cada caso en particular. La decisión a tomar se determina de forma diferente en presencia de elementos que se han observado durante el análisis de diversos hechos, realizado para afecciones distintas, según las relaciones causales.

A través del determinismo fundamental de los datos racionales analizados coherentemente y el dominio de las necesidades de cumplimiento, es preciso saber desligarse de todo lo que parece evidente y conforme. Es aquí donde primero se mide la extrema importancia del interés que el médico —antes que nada servidor de su arte— debe necesariamente dirigir a quien se confía a sus cuidados y que sólo tiene sentido si es eficaz. Cualquier sufrimiento es detestable y, sean cuales fueren los motivos de su estado y los hechos patológicos debidamente establecidos según el conocimiento clínico, basado en criterios analíticos bien definidos, se tratará de restituir enteramente al individuo, según su naturaleza, en todo lo que sea posible. Hacerlo bien implica hacer renacer el dinamismo de su disposición y, en su único interés, la liberación alentadora que, al abordar los hechos con precisión, se esfuerza en conseguir regulaciones incluso en el ámbito de la misma conciencia, para su apreciación. Con este espíritu, el vínculo físico, en este camino bien hecho para sí mismo, le permite reemprender su ruta.

El cuerpo cuenta con sus propios recursos incluso con posibilidades de regeneración, cuando se le sabe *dirigir* de manera precisa por las vías del retorno a sí mismo y al funcionamiento en que todo se retransmite favorablemente en numerosos planos, conduciendo al individuo al estado de salud de forma clara y valiosa.

El notable progreso de las ciencias médicas se identifica a menudo con la última adquisición terapéutica. En el estado actual de los conocimientos adquiridos en todos los ámbitos, el conocimiento relativo a la medicina vegetal (o herbal) permite encontrar a menudo el fundamento de muchas afirmaciones, y, a través de ellas, colocar de nuevo el progreso en el contexto de la evolución de los conocimientos médicos.

¿Tenemos derecho a rechazar las demostraciones que prueban resultados tangibles? Tenemos el deber de informar acerca de nuestra experiencia para llevar a cabo ininterrumpidamente mejoras en las condiciones de tratamiento.

Si se ha aprendido a conocer cómo actúan las sustancias de origen vegetal, a qué funciones van dirigidas de forma particular y en qué condiciones pueden ser consideradas como tóxicas y/o en qué otras beneficiosas, uno no se enfrentará sin desconfianza a los tratamientos excesivos de los que se temen, justificadamente, riesgos poco previsibles. Sin embargo, y como regla general, las propiedades químicas de los productos específicos y los productos sintomáticos pueden hacer que la enfermedad pase inadvertida.

La ingesta de tisanas utilizada juiciosamente a menudo permite evitar muchos inconvenientes que pueden presentarse y, al cabo de cierto tiempo, disminuir las dosis. Pero cada fitoterapeuta guarda celosamente el secreto de sus fórmulas.

Dentro de la libertad de conciencia y de expresión, el fin de esta información, fruto de una larga práctica, es el proporcionar una especie de justificación a estas prácticas abandonadas después de mucho tiempo, en las que la acción beneficiosa del elemento natural sobre el psiquismo y la salud del hombre es incontestable.

Como mínimo permite ver una fitoterapia seria.

Debe quedar bien claro que esta lista, no es en absoluto limitativa, sino que el fin perseguido es el permitir destacar estas formas de acción terapéutica. Está simplemente destinada a proporcionar amplios ejemplos concretos de uso para finalidades precisas, con plantas que han proporcionado resultados realmente satisfactorios, sin exagerar por otro lado su alcance, ni ignorar los límites previsibles de sus acciones.

Para simplificar la exposición que sigue, prescindiremos voluntariamente de todas las descripciones de orden técnico que quedan reservadas al campo médico y que no presentan más que un interés relativo para el usuario.

Fitohepatología

El hígado era para los asirios el órgano vital por excelencia. En el adulto, pesa alrededor de 1.500 g y es la más voluminosa de todas las vísceras.

Es de consistencia firme y está situado en el hipocondrio derecho, el cual rellena por completo, y ocupa también una parte del epigastrio y llega hasta el hipocondrio izquierdo. Está separado de los pulmones y el corazón por el diafragma y reposa directamente sobre el estómago y la masa intestinal. Al ser el centro del sistema de la vena porta, recibe la sangre venosa procedente de los órganos abdominales y la lleva hasta la vena cava inferior.

El hígado es una glándula de secreción externa e interna. Efectúa numerosas funciones, todas muy importantes: secreta bilis, sobre todo durante la digestión, vierte azúcar a la sangre, desempeña un papel en la formación de la urea y el ácido úrico y posee funciones antitóxicas. El hígado es una auténtica fábrica química. En realidad, la función hepática es resultado de la actividad de numerosos sistemas enzimáticos complejos, cuyo funcionamiento depende de factores extrahepáticos: el metabolismo general, la oxigenación y factores extrínsecos que favorecen o inhiben la actividad enzimática.

El hígado se halla en el centro de la patología, y para darse cuenta de ello basta con contar a nuestro alrededor a todos aquellos que le atribuyen sus vómitos porque éstos contienen bilis. La bilis se secreta por el hígado, y de aquí la deducción: vómitos biliares = trastorno hepático.

La vesícula biliar es un saco membranoso similar a una pequeña vejiga que contiene bilis.

La secreción hepática de bilis corrige los trastornos funcionales del árbol biliar. La salida defectuosa de bilis al duodeno y al intestino delgado provoca una relajación de las fibras musculares de la vesícula y las vías biliares, así como del esfínter de Oddi —el cual regula el acceso de la bilis al duodeno—, con lo que regula la secreción y el débito biliar y normaliza la coleresis.

Las insuficiencias hepatobiliares de origen diverso y las manifestaciones digestivas asociadas, anomalías funcionales, trastornos de la contractilidad vesical, espasmo del esfínter de Oddi, tienen causas diversas que van desde una simple atonía vesical, o un espasmo de sus músculos lisos o de sus esfínteres, hasta la obstrucción mecánica del colédoco cuando existe un cálculo.

El tono de las vías biliares es acrecentado por el parasimpático. El vago estimula la contracción vesical y, de forma menos clara, inhibe el tono del esfínter de Oddi, mientras que el simpático ejerce una acción inversa-antagonista.

El sistema nervioso autónomo, cuyas ramificaciones son muy numerosas alrededor del árbol biliar, tiene un papel determinante en estos fenómenos de secreción o coleresis. La excreción de bilirrubina y la secreción de jugos pancreáticos aseguran el desarrollo normal de la coleresis, y el jugo pancreático sólo es eficaz en presencia de bilis.

La formación de los cálculos biliares corresponde a un cambio en la composición de la bilis, la cual se concentra por precipitación, sales biliares y colesterol de entre otras sustancias. La radiografía permite, por visualización de contrastes, la verificación de la presencia de cálculos o depósitos biliares.

Deben tenerse en cuenta dos tipos de cálculos: los blandos situados por encima de un obstáculo, de causa metabólica (litiasis pigmentaria de las ictericias hemolíticas), y los cristalinos con un núcleo de colesterol.

Los cálculos pueden aparecer bruscamente.

Por lo general, el diagnóstico de litiasis biliar se establece cuando se produce una crisis de cólico hepático.

Parece ser que el factor responsable de la litiasis resulta de un aumento de las calorías procedentes de la alimentación, que da lugar a una concentración del colesterol en la bilis, una de las causas de litiasis. Sin embargo, las grasas tienen la ventaja de producir la secreción de bilis y facilitar la apertura del esfínter de Oddi, la principal vía de excreción biliar al final del colédoco, cuyo estrechamiento implica, por su estenosis, un mecanismo patogenético de litiasis biliar de evolución imprevisible.

Las modificaciones de los constituyentes de la bilis pueden ser el origen de la cristalización del colesterol y de la formación de los cálculos, variables en tamaño y número, así como de las localizaciones, la más frecuente de las cuales es el lecho vesical.

Muchas enfermedades proceden, pues, del hígado: los cólicos hepáticos, los cálculos, las litiasis biliares, la ictericia, así como determinados tipos de diabetes, etc. Si el tejido hepático está directamente lesionado, da lugar a distintas formas de hepatitis más o menos agudas, pero puede también estar parasitado o verse afectado por un cáncer.

La técnica médica se basa generalmente en la observación y estudio de los síntomas y signos. Un síndrome puede ser un indicador pero en ningún caso es totalmente específico.

En los sujetos aquejados de distintas afecciones hepatobiliares, uno no debe atenerse a la imprecisión, ni subestimar la importancia de los métodos de investigación y diagnóstico, con el fin de no actuar sin conocimiento. Ante todo es importante poner en marcha investigaciones metódicas, precisar los datos patológicos iniciales, sin los cuales no se estaría en disposición de sacar una conclusión sistemática que permitiera resolver tales problemas patológicos.

Al efectuar descubrimientos clínicos, el deber impone buscar consejo médico y seguirlo a rajatabla. Sin embargo, aplicando tratamientos totalmente diferentes, los médicos pueden tratar con idéntica eficacia a pacientes que sufren idénticas enfermedades. Pero cuando la utilización de distintos tratamientos se muestra insuficiente, el problema sólo se ha resuelto parcialmente. Existen remedios excelentes, inofensivos, a menudo ignorados o casi siempre desdeñados por los procedimientos ordinarios y la medicina oficial.

Para el paciente que ha intentado encontrar una solución auténticamente eficaz, esta terapéutica —diferente por su método y su realización, adaptada según el origen de los problemas y cuyo principio básico consiste únicamente en el empleo de plantas— puede llevar al organismo humano a su funcionamiento normal.

Por esta razón ofrecemos algunas explicaciones relativas a los aspectos esenciales de estas características aparentes, definibles fisiológicamente dándoles un enfoque práctico de uso.

Angiocolitis

Inflamación de las vías biliares.

La elasticidad de las paredes de los canales biliares desempeña un papel nada despreciable, pues si se esclerosan, su ritmo de evacuación resulta afectado.

Aparte de las normas de higiene alimentaria y de determinadas modalidades de dieta, es posible seguir una cura vegetal según su acción específica o como complemento de otros usos diferentes, para potenciar la eficacia de la receta.

El aceite vegetal es necesario. Aporta al organismo, a través de la alimentación coti-

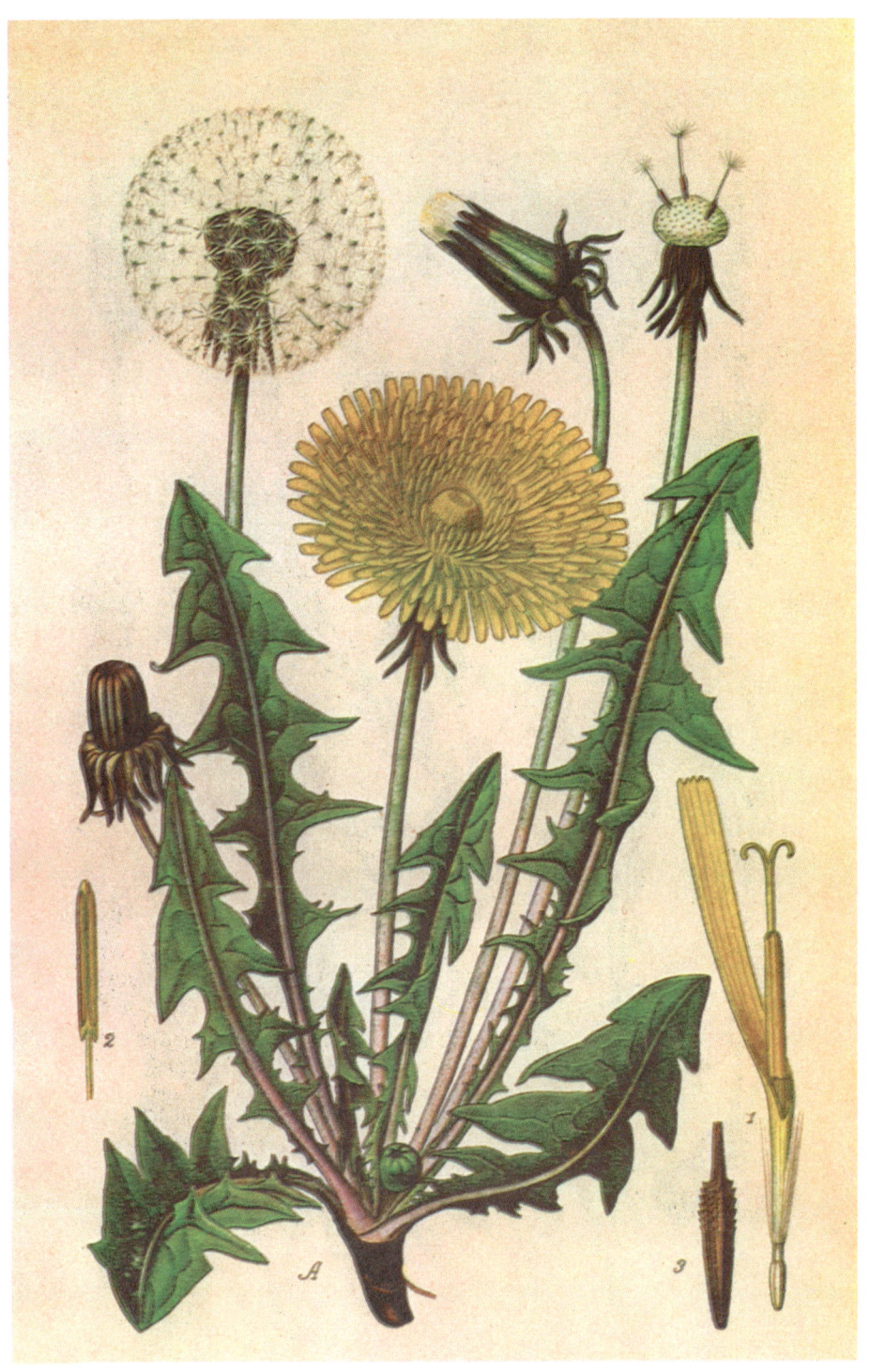

Diente de león (*Taraxacum officinale*)

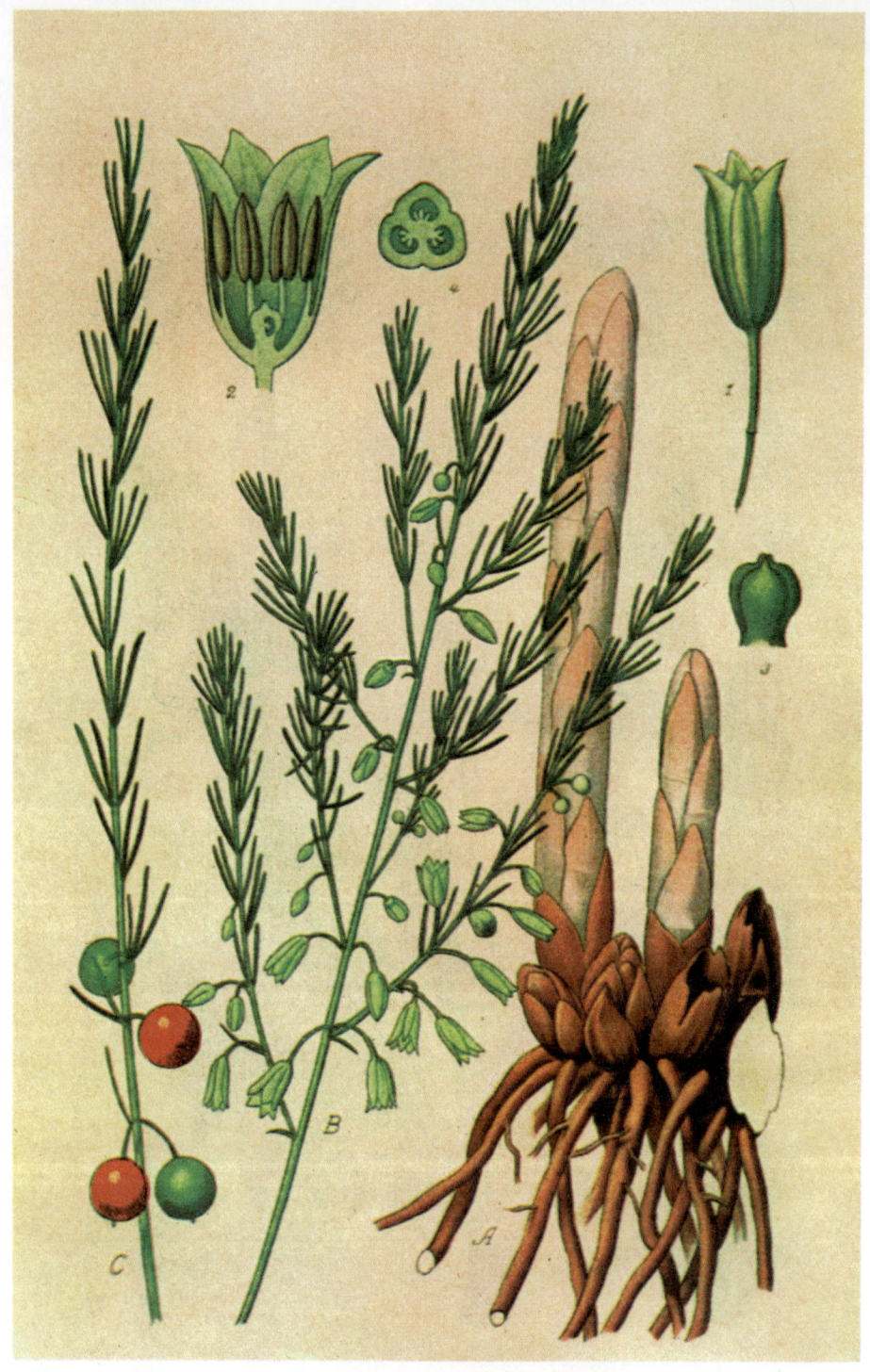

160-B Esparraguera (*Asparagus officinalis*)

diana, los llamados ácidos grasos esenciales, pero no todos los ácidos grasos tienen la misma composición, y sus proporciones varían de un aceite a otro.

- El *aceite de oliva* contiene cantidades apreciables de vitamina A (en forma de carotenos) y de vitamina E (tocoferoles alfa y beta). Una cucharada sopera de este aceite diluido en zumo de limón (que ayuda a vencer la frecuente repugnancia de los interesados en este aceite), tomada cada mañana en ayunas, media hora antes del desayuno, es un remedio simple y realmente eficaz en lo que se refiere a las vías biliares, que favorece las secreciones y estimula el flujo de la bilis.

Se aconsejará diariamente, a menudo durante largos períodos, o en curas cortas de 4 o 5 días, seguidos de un reposo de igual duración, o solamente un día cada dos.

En general se asocia a esta cura un tratamiento con extractos vegetales, por lo común en forma de extractos fluidos:

20 ml de E. F. de agrimonia	o, si existe tendencia a la infección intestinal:
20 ml de E. F. de arándano	15 ml de E. F. de agrimonia
10 ml de E. F. de fresno	15 ml de E. F. de nogal
10 ml de E. F. de *Combretum*	15 ml de E. F. arándano
15 ml de E. F. de pasionaria	15 ml de E. F. de romero
15 ml de E. F. de espino albar	15 ml de E. F. de milenrama

Una u otra de estas dos fórmulas se toman a razón de 50 gotas de preparado, diluidas en un poco de agua 2 veces al día, 10 minutos antes de dos de las tres comidas principales (es decir, 100 gotas diarias), durante 5 días consecutivos cada semana, hasta finalizar el frasco.

Aquellas personas que prefieran el método de curación por las plantas, en lugar de extractos pueden tomar:
- 60 g de raíz de gatuña (obstrucción del hígado y de los vasos)

60 g de flor de saúco (trastornos hepáticos).

Hervirlo todo en 2 litros de agua hasta que se reduzca a 1 litro, colar para retirar las plantas y añadir al líquido obtenido:
- 30 g de hoja de *Combretum* (estimula las secreciones).

Hervir nuevamente durante 3 min, colar, añadir un poco de miel, conservar el líquido obtenido en el refrigerador, en un recipiente no metálico, y tomar el líquido durante 3 días, repartiéndolo en 6 partes: cada parte se tomará tibia, un poco caliente, 10 min antes de cada una de las comidas del mediodía y a la noche. Esta cura está aconsejada en períodos de 6 días consecutivos, con períodos de descanso de 3-4 días, hasta haber efectuado de 3 a 5 períodos según las necesidades.

O también:
- 60 g de *Curcuma xanthorriza* (desinfección de las vías hepatobiliares)

60 g de hojas de boj (inflamación de los canales biliares).

Hervir durante 10 min en 1 litro 1/4 de agua, colar y verter el líquido obtenido sobre:

25 g de romero (dispepsia, colecistitis).

Tapar y dejar en infusión 1/2 hora, colar, tomar el líquido obtenido durante 3 días, a razón de 2 veces diarias, durante 6 días semanales durante 3 semanas, de forma que se completen 18 días.

Uso externo: para completar de forma eficaz estos tratamientos, es aconsejable efectuar una cura con aplicación de compresas calientes, renovadas, en la región del hemitórax derecho, con flores de heno.

Sin embargo, en el repertorio de tratamientos existen otros medios de proceder que producen asimismo resultados importantes.

Este modo de administración, que supone una auténtica innovación, determina una serie de efectos saludables que a menudo tendrán valiosas repercusiones sobre la mayoría de los signos de la afección.

Tal tratamiento, analizado en muchos planos del conocimiento y avalado por la experiencia adquirida acerca de las propiedades de determinadas plantas, es un complemento terapéutico valioso. La obtención de los resultados o de mejoras valiosas aconseja seguir este consejo.

El principio aceite/vino/azúcar es un procedimiento eficaz, capaz de igualar numerosos tratamientos sin ningún perjuicio, y que asocia muchos principios activos que actúan sinérgicamente.

a) el *ACEITE DE OLIVA*, utilizado desde muy antiguo, continúa siendo actualmente uno de los colagogos más enérgicos. Además es colerético.

Se recetará un aceite de oliva muy purificado (aceite de oliva virgen) sin sabor.

Al ejercer sobre el hígado una acción biliosecretora continuada y sobre la vesícula un efecto evacuador, disminuye claramente los dolores vesicales y puede llevar a la expulsión de pequeños cálculos de los conductos hepáticos en los casos en que el hígado esté estimulado y la vesícula atónica, llena de bilis que no se puede evacuar.

b) el *VINO:* sus beneficios no tienen ya ni que describirse, a condición de que sea de buena calidad y en cantidades moderadas.

Favorece la circulación periférica y constituye un agente psicoterapéutico. Se utilizaba ya antaño para la cicatrización de las heridas.

Además, empleado en lugar de agua en la preparación de un concentrado medicinal, sirve como disolvente de los principios activos de las plantas utilizadas para este fin y se carga con todas las propiedades destacadas de los distintos vegetales.

Su acción suave relaja los espasmos de la vesícula y de las vías biliares.

c) el *AZÚCAR:* al quedar el parénquima hepático descargado por la cura, restablece el equilibrio del azúcar y evita un descenso de su tasa en sangre.

Este tratamiento tiene una importancia particular por su acción indiscutible sobre las vías biliares.

Cabe aumentar su eficaz acción modificando, según el tipo de afección, la composición de las plantas. Pero el modo de preparación es siempre idéntico, de modo que expondremos aquí una sola vez la forma habitual de proceder y a continuación nos limitaremos a citar el nombre de las plantas aconsejadas y cómo deberán ser utilizadas según cada preparado en función de las distintas situaciones patológicas.

Preparación del procedimiento aceite/vino/azúcar

Hervir la planta —o la mezcla de plantas— en 1 litro de buen vino tinto, hasta la reducción del líquido a un vaso (de los de vino). Colar el líquido para retirar las plantas. Verter el vino medicinal obtenido en un recipiente no metálico y añadir:
— el mismo vaso de aceite de oliva virgen y
— el mismo vaso de azúcar en polvo
y dejar calentar todo a fuego lento hasta la ebullición; retirar al primer hervor, dejar enfriar y conservar el preparado obtenido en un recipiente de cristal (por ejemplo, una botella).

Se aconseja agitar la mezcla antes de su empleo y tomar el equivalente a 3 cucharadas soperas del preparado 2 veces al día, 10 min antes de la comida del mediodía y de la noche (es decir, 6 cucharadas soperas diarias), cada día hasta finalizar el preparado.

Según las necesidades, se puede elevar la dosis a 3 veces por día, tomando en este caso 2 cucharadas soperas cada vez, en lugar de 3; también se puede disminuir a 2 veces, con 2 cucharadas soperas al día. Para seguir este tratamiento se suele tomar un preparado por semana durante 3 semanas consecutivas.

Después de un período de descanso de 10 días puede comenzarse de nuevo.

De forma preventiva, o en curas de mantenimiento, cabe seguir una serie de tres semanas de esta cura cada 3 o 4 meses.

Este método terapéutico, por esencial que sea, no sustituirá el consejo médico, ni se le deberá dar un valor absoluto. Efectivamente, existen afecciones que presentan carácter de urgencia o de gravedad y exigen una rigurosa vigilancia médica.

Las personas bajo control clínico deben seguir la decisión terapéutica del médico. A éste incumbe el tomar las decisiones oportunas y asumir la responsabilidad.

Plantas aconsejadas para este tipo de preparado cuando hay angiocolitis (inflamación de las vías biliares):

- 70 g de raíz de gatuña (obstrucción del hígado y de los vasos)
  70 g de *Curcuma xanthorriza* (desinfección de las vías hepatobiliares)
  70 g de flor de maravilla (trastornos hepáticos).
  O también:
- 60 g de raíz de gatuña
  60 g de *Curcuma xanthorriza*
  60 g de flores de gordolobo (sedante; necesidad de filtrar).
  O bien:
- 40 g de flores de maravilla
  40 g de flores de gordolobo (filtrar).
  O si no:
- 60 g de *Curcuma xanthorriza*
  60 g de raíz de gatuña
  30 g de *Combretum* (estimula las secreciones biliares).

Este método terapéutico no excluye las curas externas.

Cáncer

El cáncer se produce cuando el proceso de división celular se altera y se forman células malignas que se multiplican con independencia de los mecanismos habituales de crecimiento celular, formando un tumor.

Estos pacientes, tras recorrer las distintas especialidades médicas, por lo general sólo se dirigen a la medicina herbal cuando han perdido toda esperanza.

Nos permitimos mencionar aquí el caso de un enfermo operado de un neurinoma en localización C5-C6, cuyo tratamiento fue el siguiente:

- 100 g de rizoma de grama de las boticas
  hervir para reducir de 2 litros a 1 litro, colar y añadir:
  30 g de flores de maravilla
  30 g de saponaria

Hervir de nuevo durante 10 min en un recipiente esmaltado, colar inmediatamente y distribuir en 8 partes a tomar 4 días consecutivos cada semana, durante 4 semanas. Descansar 2 semanas y volver a las tomas de 4 días a la semana durante otras 4 semanas.

Observaciones: Kunkel-fenol 87 unidades Vernes, luego 80, luego 33. Kunkel cinc 58, luego 36, luego 21.

Los cuidados externos fueron: compresas sobre el hemitórax derecho con flores de heno, durante 16 días; compresas sobre la frente y los ojos: trébol de agua/marrubio negro, 2 semanas; cardo mariano/espliego, 2 semanas. Por último, compresas de concentrado sobre la garganta con encina/romero, 4 días a la semana durante 6 semanas seguidas.

Cirrosis hepática

Es la modificación de las células hepáticas, provocada por causas de diversa índole.

Las lesiones histológicas a nivel del hepatocito, en la degeneración etílica en la ascitis cirrótica, imponen la cura con aceite de oliva y limón durante 30 días consecutivos.

Esta medicación determina una acción diurética retardada pero prolongada, así como una detención con enlentecimiento del proceso ascítico y la reabsorción progresiva del derrame peritoneal.

Asimismo, estas lesiones precisan:
— un aporte diario de potasio (consumo de un pomelo, por ejemplo);
— una cura de cebolla. Diurético natural, inofensivo, la cebolla actúa favorablemente (favorece la diuresis clorúrica) y ejerce al mismo tiempo efectos demostrados sobre la función hepática. Está recomendada en las afecciones cirróticas (incluso las de origen alcohólico), la ascitis cirrótica, las afecciones hepatorrenales y la poliglobulia.

Esta cura consiste en consumir a diario 300, 400 o 500 g de cebollas, cocidas o guisadas, según el grado de gravedad de la afección.

Cabe también preparar un potaje, cuyo caldo se tomará durante 2 días, además de consumir cebollas.

La duración de la cura es de 20 a 30 días.

Para mayor eficacia se añadirá una de las curas siguientes:
- 100 g de vainas de judías secas (edema, hidropesía).

Hervir en 2 litros de agua para reducir a 1 litro, colar y añadir:
- 80 g de bayas de alquequenje (retención de orina, afecciones inflamatorias)

30 g de bayas de enebro (hidropesía, cirrosis).

Dejar hervir de nuevo durante 3 min, colar y distribuir en 6 partes que se tomarán durante 3 días, a razón de 2 veces diarias, durante 6 días consecutivos; descansar 4 días y tomar 6 días más, hasta completar una cura de 3 a 5 períodos de 6 días.

O bien:
- 80 g de equiseto menor (detiene las hemorragias)

60 g de cardo mariano (afecciones hepáticas).

Hervir para reducir de 2 litros a 1 litro, colar y verter sobre:
- 40 g de ulmaria (hidropesía, ascitis)

10 g de flores de retama negra (hidropesía, ascitis).

Tapar y dejar en infusión durante 1/2 hora, colar y distribuir en 6 partes, que se tomarán en 3 días, a razón de 2 veces diarias, durante 3 días consecutivos; descansar 1 o 2 días, y seguir 3 días más, 8 veces seguidas, es decir, 24 días en total.

Estos tratamientos particulares de la ascitis cirrótica deben completarse con una primera cura externa en el hemitórax derecho, con corteza de encina, cardo mariano, romero y hojas de naranjo dulce. Luego, a continuación de esta primera fase, un tratamiento de baños de manos con: cardo mariano, trébol de agua y espliego.

Además, una cura que se ha mostrado muy eficaz en los casos de hidropesía es la siguiente:
- 60 g de rizoma de grama de las boticas (activa la función urinaria; inflamaciones)

40 g de raíz de regaliz (estados inflamatorios, ulceraciones).

Hervir en 1 litro 1/2 de agua hasta reducirlo a 3/4 de litro, colar y distribuir en 6 partes a tomar durante 3 días, a razón de 2 veces diarias, durante 30 días consecutivos.

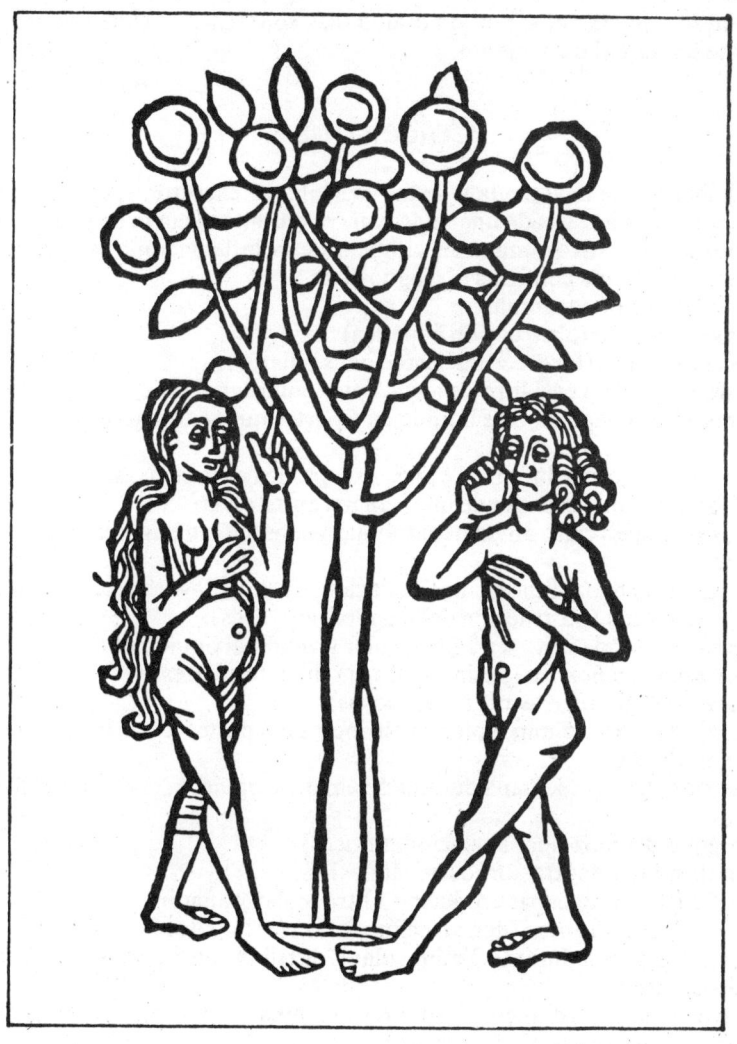

Xilografía medieval: inducido por su compañera Eva, Adán come el fruto prohibido, acto que fue origen de todos los males que afligen al ser humano, entre ellos la enfermedad.

Uso externo: aplicación de compresas lumbares con flores de heno, serpol y hamamelis en 3 períodos de 8 días consecutivos separados por un descanso de 3 días, es decir, 24 días en total.

A continuación, 1 semana de reposo y proseguir con:
- 60 g de rizoma de grama de las boticas

  30 g de raíz de regaliz

  20 g de corteza de condurango (afecciones del tubo digestivo).

Hervir 1 litro 1/2 de agua hasta reducir a 3/4 de litro, colar, repartir en 6 partes a tomar durante 3 días, 2 veces diarias, en 5 períodos de 6 días consecutivos, con un descanso de 4 días entre cada período, es decir, 30 días.

Uso externo: compresas sobre la garganta, con concentrado de corteza de encina, espliego, romero y hamamelis, por vía oral, 5 días consecutivos cada semana, durante las 4 últimas semanas del tratamiento.

Colecistitis

Es la inflamación de la vesícula y de las vías biliares excretoras, colédoco y cístico, que se presenta ya sea a causa de una infección, ya durante el curso de una litiasis biliar.

Los trastornos digestivos anuncian el inicio de la inflamación; posteriormente, el dolor a nivel de la vesícula confirma el diagnóstico.

En cura vegetal se puede tomar:
- 60 g de hojas de fresno (obstrucción hepática)

30 g de hojas de boldo (favorece las secreciones biliares).

Hervir durante 10 min en 1 litro de agua, colar, guardar el líquido obtenido en un recipiente no metálico y repartir este líquido en 6 partes que se tomarán en 3 días, 2 veces diarias.

Esta cura debe seguirse durante 12 días, excepto los domingos; seguir dos o tres períodos de 12 días, con un descanso de una semana entre ellos.

Esto proporciona un claro alivio hepatobiliar y sensación de ligereza.

O también:
- 60 g de estigmas de maíz (litiasis, manifestaciones úricas; favorece la eliminación)

60 g de raíz de gatuña (obstrucción del hígado y los vasos).

Hervir para reducir de 2 litros a 1 litro, colar y añadir al líquido obtenido:
- 60 g de *Curcuma zanthorriza* (desinfección vías hepatobiliares)

60 g de marrubio (fiebre, trastornos nerviosos).

Dejar hervir de nuevo 5 min, colar y distribuir en 6 partes a tomar durante 3 días, a razón de 2 veces diarias.

La cura es de 6 días a la semana durante 5 semanas seguidas, es decir, 30 días.

O bien:
- 60 g de estigmas de maíz (manifestaciones úricas)

60 g de flor de maravilla (trastornos hepáticos).

Hervir en 2 litros de agua para reducir a 1 litro, colar y añadir:
- 60 g de *Curcuma xanthorriza* (desinfección de las vías hepatobiliares).

Dejar hervir de nuevo durante 3 min, colar y distribuir en 8 partes, a tomar durante 4 días, 2 veces diarias.

La cura debe seguirse 4 días consecutivos cada semana, durante 6 semanas.

O también, si existe un terreno artrítico:
- 40 g de *Curcuma xanthorriza* (desinfección vías hepatobiliares)

40 g de hojas de fresno (obstrucción hepática, artritis)

30 g de hojas de casís (eliminación urinaria, reumatismo)

20 g de pasionaria (sedante del sistema nervioso).

Hervir todo durante 5 minutos en 1 litro de agua, colar, distribuir en 8 partes a tomar durante 4 días, 2 veces al día antes de las 2 o 3 comidas principales, en una cura de 4 días semanales, durante 6 semanas consecutivas, o sea, durante 24 días.

O bien:
- 80 g de equiseto menor (remineralización: detiene las hemorragias).

Hervir en 2 litros de agua hasta reducir a 1 litro, colar y añadir:
- 40 g de hojas de fresno (obstrucción hepática, artritis)

40 g de milenrama (seca las secreciones de las mucosas)

40 g de flor de espino albar (dispepsia, angustia).

Dejar hervir de nuevo durante 3 min, colar, hacer 6 partes y tomarlas en 3 días, 2 veces diarias durante 6 días consecutivos a la semana, durante 5 semanas, es decir 30 días.

Plantas aconsejadas en la colecistitis, para la preparación del procedimiento aceite/vino/azúcar:
- 70 g de bayas de alquequenje (afecciones e inflamaciones del hígado y vías urinarias)
70 g de agrimonia (litiasis biliar)
50 g de *Curcuma xanthorriza* (desinfección de las vías hepatobiliares).
O bien:
- 60 g de estigmas de maíz (litiasis, manifestaciones úricas)
60 g de raíz de gatuña (obstrucción del hígado y los vasos)
60 g de *Curcuma xanthorriza* (desinfección de las vías hepatobiliares).
O también:
- 60 g de bayas de alquequenje (afección e inflamación del hígado y vías urinarias)
60 g de hojas de cincoenrama (espasmos)
60 g de romero (dispepsia, atonía del tubo digestivo).

Fórmulas para extractos fluidos:

20 ml de E. F. de fresno 20 ml de E. F. de achicoria 20 ml de E. F. de milenrama 20 ml de E. F. de enebro 50 gotas en un poco de agua, 2 veces al día, hasta finalizar el frasco.	30 ml de E. F. de cardo mariano 20 ml de E. F. de maíz 20 ml de E. F. de equiseto menor 20 ml de E. F. de achicoria 50 gotas en un poco de agua, 3 veces al día, 5 días a la semana, hasta acabar el frasco.

O:

20 ml de E. F. de espino albar
20 ml de E. F. de maíz
15 ml de E. F. de alcachofa
15 ml de E. F. de *Combretum*
10 ml de E. F. de buchú.
30 gotas en un poco de agua, 3 veces al día, 5 días consecutivos cada semana hasta acabar el frasco.

Uso externo: para completar cada uno de estos tratamientos, aplicación de compresas renovadas, calientes, sobre el hemitórax derecho con equiseto menor y cardo mariano.

Colédoco: litiasis del colédoco

En una colecistitis, si existe un obstáculo secretor más o menos importante de la vía biliar principal, si los cálculos vesicales son numerosos y pequeños y el cístico está poco dilatado, debe temerse una litiasis del colédoco.
La cura vegetal con plantas colagogas favorece la eliminación y el vaciado de la bilis desde las vías biliares hacia el duodeno, donde la bilis se mezcla con el jugo pancreático, al cual convierte en eficaz.
- 60 g de hojas de boj (inflamación de los canales biliares)
30 g de rizoma de polipodio (activa las secreciones biliares).
Hervir durante 10 min en 1 litro de agua, colar y verter sobre:
- 30 g de romero (atonía del tubo digestivo).
Cubrir y dejar en infusión durante 20 min, colar y distribuir en 6 partes, que deberán tomarse durante 3 días, a razón de 2 veces diarias, 6 días a la semana durante 2 sema-

nas, es decir, 12 días. Completar 3 series de 12 días de tratamiento, con un descanso de una semana entre cada serie.

O bien:
- 60 g de flores de maravilla (trastornos hepáticos).

Hervir para reducir de 2 litros a 1 litro, colar y añadir:
- 50 g de trébol de agua (insuficiencia hepática).

Dejar hervir de nuevo durante 3 min, colar, distribuir en 8 partes a tomar en 4 días, a razón de 2 veces al día, durante 16 días consecutivos, descansar de 8 a 10 días y tomar de nuevo durante 16 días.

O también:
- 70 g de hipérico (estómago, cólicos hepáticos).

Dejar hervir durante 10 minutos en 1 buen litro de agua, colar y verter sobre:
- 30 g de centaurea (trastornos hepáticos)
  30 g de marrubio (obstrucción hepática).

Tapar y dejar en infusión durante 20 min, colar y distribuir en 8 partes que se tomarán durante 4 días, a razón de 2 veces diarias, durante 12 días consecutivos, descansar luego 6 días y repetir 3 veces más, es decir, 36 días en total.

Plantas aconsejadas para la cura con el procedimiento aceite/vino/azúcar:
- 60 g de flores de maravilla (trastornos hepáticos)
  60 g de arraclán (afectación hepatobiliar).

O bien:
- 80 g de flores de maravilla sola (trastornos hepáticos).

O también:
- 70 g de trébol de agua solo (insuficiencia hepática).

Uso externo: aplicación de compresas sobre el hemitórax derecho, con cardo mariano y espliego.

Colelitiasis

Es la presencia de cálculos (concreción de sustancias orgánicas o inorgánicas) en la vesícula o en las vías biliares.

En los trastornos digestivos de origen hepatobiliar, la hinchazón postprandial, los dolores digestivos, la dispepsia, las migrañas y las cefaleas vasculares son los principales síntomas.

Cura vegetal con:
- 40 g de raíz de gatuña (obstrucción hepática y de los vasos)
  30 g de marrubio negro (calma los espasmos nerviosos)
  15 g de milenrama (seca las secreciones de las mucosas)
  15 g de romero (dispepsia)
  15 g de tomillo (inflamación hepatobiliar, agotamiento nervioso).

Hervirlo todo durante 15 min en 1 litro de agua, colar y distribuir en 6 partes a tomar durante 3 días, a razón de 2 veces al día. La cura es de 6 días por semana durante 5 semanas, es decir, 30 días en total.

O bien:
- 100 g de rizoma de grama de las boticas (dolores digestivos)
  50 g de flores de maravilla (trastornos hepáticos).

Hervir para reducir de 2 litros a 1 litro, colar y añadir:
- 50 g de hojas de fresno (obstrucción hepática)
  25 g de *Combretum* (estimula las secreciones biliares).

Dejar hervir de nuevo durante 5 min, colar, distribuir en 8 partes a tomar durante 4 días, a razón de 2 veces diarias; la cura es de 4 días semanales, durante 6 semanas consecutivas, es decir, 24 días.

O también:
- 60 g de hojas y flores frescas de maravilla (trastornos hepáticos).

Hervir para reducir de 2 litros a 1 litro, colar y añadir:
- 40 g de hojas de fresno (obstrucción hepática)
  15 g de *Combretum* (estimula las secreciones biliares)
  15 g de boldo (favorece las secreciones).

Dejar hervir de nuevo durante 5 min, colar y distribuir en 8 partes a tomar durante 4 días, a razón de 2 veces diarias; la cura es de 4 días semanales durante 6 semanas, es decir, 24 días.

Estos distintos tratamientos deben completarse, además, con la toma diaria de una cucharada sopera de aceite de oliva, diluida en el zumo de un limón pequeño, ya sea por la mañana en ayunas, o media hora antes del almuerzo.

Plantas que se aconsejan para la preparación del preparado aceite/vino/azúcar:
- 60 g de flor de maravilla (trastornos hepáticos)
  40 g de albahaca (migraña, atonía digestiva).

O bien:
- 50 g de cardo santo (atonía, dispepsia)
  50 g de marrubio (obstrucción hepática).

O bien:
- 60 g de fumaria sola (insuficiencia hepática).

Fórmulas de extractos fluidos:

20 ml de E. F. de milenrama 20 ml de E. F. de fresno 10 ml de E. F. de *Combretum* 10 ml de E. F. de fumaria 40 gotas en un poco de agua, 2 veces al día, 5 días semanales hasta acabarlo.	25 ml de E. F. de *Orthosiphon stamineus* 25 ml de E. F. de espino albar 25 ml de E. F. de fresno 15 ml de E. F. de *Combretum* 50 gotas en un poco de agua, 2 veces por día, 5 días semanales hasta acabarlo.

O también:

30 ml de E. F. de ulmaria 25 ml de E. F. de alcachofa 25 ml de E. F. de espino albar 15 ml de E. F. de *Combretum* 40 gotas en un poco de agua, 3 veces al día.	30 ml de E. F. de maíz 20 ml de E. F. de espino albar 20 ml de E. F. achicoria 15 ml de E. F. de *Orthosiphon stamineus* 15 ml de E. F. de fumaria 50 gotas en un poco de agua, 3 veces al día.

Ambas fórmulas cada día, menos los domingos, hasta finalizar el frasco.

Uso externo: cada uno de estos tratamientos se completa con la aplicación de compresas sobre el hemitórax derecho con equiseto menor y cardo mariano.

Desintoxicación del hígado y calidad de la bilis

La insuficiencia de la función antitóxica del hígado ocasiona muchas de las intolerancias alimentarias relacionadas con trastornos gastroenteríticos.

Ciertas plantas de uso frecuente en terapéutica, que tienen en común propiedades coleréticas y colagogas, contienen sustancias activas que estimulan la secreción biliar del hepatocito y favorece la eliminación de las toxinas del hígado.

Su efecto corrector suprime los espasmos. La motilidad biliar aumenta el volumen de excreción biliar y la concentración de sus constituyentes.

Como antiséptico natural, la bilis recobra el valor intrínseco de su capacidad disolvente. Su circulación implica la regulación funcional del sistema y favorece el tránsito intestinal.

Los resultados terapéuticos son muy apreciados por su acción descongestiva que comporta un alivio:
- 80 g de agrimonia (insuficiencia hepática).

Hervir para reducir de 2 litros a 1 litro, colar y verter sobre:
- 50 g de milenrama (obstrucción hepática)

30 g de centaurea (insuficiencia hepática).

Tapar y dejar en infusión durante 20 min, colar y distribuir en 6 partes a tomar en 3 días, a razón de 2 veces diarias, 6 días a la semana durante 3 semanas, descansar 2 semanas y comenzar de nuevo 6 días semanales durante 3 semanas, es decir, 36 días en total.

O bien:
- 100 g de cardo mariano (afecciones hepatobiliares).

Hervir para reducir de 2 litros a 1 litro, colar y verter sobre:
- 30 g de romero (activa las secreciones)

30 g de rizoma de polipodio (repleción hepática, constipación).

Tapar y dejar en infusión durante 1/2 hora, colar y distribuir en 8 partes a tomar durante 4 días, a razón de 2 veces diarias, 4 días consecutivos cada semana, durante 8 semanas seguidas, es decir, 32 días en total.

O también:
- 30 g de hojas de alcachofa (insuficiencia hepática unida a una insuficiencia renal)

30 g de agripalma (limpieza de las flemas)

30 g de centaurea (insuficiencia hepática).

Dejar en infusión durante 20 minutos en 1 litro de agua hirviendo y en un recipiente tapado, colar, distribuir en 6 partes a tomar en 3 días, a razón de 2 veces diarias, durante 15 días consecutivos, descansar 10 días y volver a empezar 15 días más, es decir 30 días en total.

Plantas aconsejadas para la preparación del procedimiento aceite/vino/azúcar:
- 60 g de *Curcuma xanthorriza* (desinfección de las vías hepatobiliares)

60 g de raíz de gatuña (obstrucción del hígado y de los vasos)

60 g de agripalma (limpieza de las flemas).

O bien:
- 60 g de *Curcuma xanthorriza*

60 g de raíz de gatuña.

60 g de rizoma de polipodio (repleción hepática, estreñimiento).

O también:
- 60 g de corteza de arraclán utilizada sola, como regulador del hígado y de la digestión, y para el estreñimiento.

Fórmulas de extractos fluidos:

30 ml de E. F. de agrimonia	30 ml de E. F. de cardo mariano
30 ml de E. F. de flor de maravilla	20 ml de E. F. de romero
20 ml de E. F. de centaurea	20 ml de E. F. de retama negra
20 ml de E. F. de milenrama	20 ml de E. F. de *Combretum*
50 gotas en un poco de agua, 2 veces al día.	50 gotas en un poco de agua, 2 veces al día.

O bien:

$30\ cm^3$ de E. F. de milenrama
$20\ cm^3$ de E. F. de alcachofa
$20\ cm^3$ de E. F. de achicoria
$40\ cm^3$ de E. F. de romero
40 gotas de este preparado en un poco de agua, 2 veces al día.

De uno o de otro preparado, cada día menos los domingos, hasta finalizar el frasco.
Uso externo: cada uno de estos tratamientos debe completarse con compresas sobre el hemitórax derecho con cardo mariano y sanícula.

Dispepsia

Véase esta palabra en el apartado *Estómago*, capítulo **Fitogastroenterología**.

Hepatitis

Son afecciones inflamatorias del hígado, por lo general debidas a un virus, en las cuales las zonas de atrofia hepática son reemplazadas progresivamente por tejido cicatricial.

Inapetencia, fiebre, cefaleas y después la ictericia es la sintomatología que se produce en determinadas hepatitis víricas.

Se habla asimismo de hepatitis por virus y de hepatitis epidémicas, de las que derivan perturbaciones proteicas con pruebas hepáticas positivas y una elevación anómala de las gammaglobulinas, que desempeñarían un papel protector determinado frente a la hepatitis epidémica (según Brooks y cols., New England, Med..., EE.UU.).

- 40 g de raíz de gatuña (obstrucción del hígado y los vasos)
  40 g de flores de maravilla (trastornos hepáticos)
  40 g de *Combretum* (favorece las secreciones).

Hervirlo todo durante 10 min en 1 litro de agua, colar y distribuir en 6 raciones que se tomarán durante 3 días, a razón de 2 veces diarias, 6 días a la semana, durante 4 semanas, es decir, 24 días en total.

O también:
- 100 g de rizoma de grama de las boticas (estado inflamatorio).

Hervirlo en 2 litros de agua para reducir a 1 litro, colar y añadir:
- 60 g de bayas de alquequenje (afecciones inflamatorias del hígado)
  30 g de segunda corteza de agracejo (fiebres de origen biliar).

Dejar hervir de nuevo durante 3 min, colar y distribuir en 6 partes a tomar durante 3 días, a razón de 2 veces diarias, durante 6 días consecutivos, descansar 4 días y tomar de nuevo 6 días, 5 veces seguidas, es decir, 30 días en total.

O bien:
- 50 g de boj (inflamación hepatobiliar)
  40 g de cardo santo (atonía, falta de apetito)
  20 g de bayas de enebro (migrañas de origen hepático).

Hervir durante 10 min en 1 litro de agua, colar y distribuir en 6 raciones a tomar durante 3 días, a razón de 2 veces diarias, 6 días a la semana durante 2 semanas seguidas, descansar una semana, y repetir 3 series consecutivas, es decir, 36 días en total.

Plantas a utilizar en la preparación del método aceite/vino/azúcar:
- 60 g de flores de maravilla (trastornos hepáticos)
  60 g de *Curcuma xanthorriza* (desinfección de las vías hepatobiliares)
  60 g de raíz de gatuña (obstrucción del hígado y los vasos).

O bien:
- 60 g de hojas de fresno (obstrucción hepática, terreno artrítico)
  60 g de *Curcuma xanthorriza* (desinfección de las vías hepatobiliares)
  40 g de *Cobretum* (favorece las secreciones).

O bien, para recuperar fuerzas y auténtica resistencia y estabilidad:
- 80 g de bayas de alquequenje (solas).

Uso externo: aplicaciones calientes en el hemitórax derecho con agua de magnesio (150 g de cloruro de magnesio, en 6 litros de agua).

Ictericia

El canal que lleva la bilis al intestino finaliza con un músculo anular: el esfínter de Oddi. Si no se abre, la bilis se estanca en la vesícula y se acumula en el hígado, que queda congestionado. Si persiste la oclusión del esfínter, la bilis, que continúa siendo secretada por el hígado, es rechazada a los vasos sanguíneos: es la ictericia, el signo principal de los obstáculos de la vía biliar. El hígado y el bazo aparecen agrandados, existe una coloración amarilla más o menos intensa de la piel y las mucosas determinada por el exceso de bilirrubina que ha pasado a la sangre, la orina es oscura y las heces, claras.

La bilirrubina es un pigmento biliar que resulta de la destrucción fisiológica de los glóbulos rojos y la metabolización de la hemoglobina liberada. Una vez en el torrente sanguíneo, la bilirrubina se une a la globulina, con la cual da lugar a la bilirrubina conjugada.

El exceso de bilirrubina sanguínea da lugar a la ictericia.
- 60 g de saponaria (sola) (obstrucción visceral, obstrucción del bazo).

Hervir durante 10 min en 1 litro de agua y en un recipiente esmaltado, colar inmediatamente y conservar en un recipiente no metálico, distribuir en 6 partes a tomar en 2 días, a razón de 3 veces diarias, durante 16 días consecutivos.

O bien:
- 60 g de cardo mariano (trastornos hepatobiliares)
 60 g de flores de maravilla (trastornos hepatobiliares).

Hervir en 2 litros de agua para reducir a 1 litro, colar y añadir:
- 50 g de milenrama (obstrucción hepatobiliar)
 15 g de hisopo (ictericia, postemas indurados).

Dejar hervir de nuevo durante 3 min, colar, distribuir en 8 partes que se tomarán en 4 días, a razón de 2 diarias, 4 días consecutivos cada semana, durante 7 semanas, es decir, 28 días en total.

O también:
- 70 g de cardo santo (ictericia, inapetencia).

Hervir durante 10 min en 1 litro de agua, colar y verter sobre:
- 30 g de agracejo (fiebres de origen biliar)
 30 g de tomillo (inflamación hepatobiliar, agotamiento nervioso).

Tapar y dejar en infusión durante 1/2 hora, colar y distribuir en 6 partes a tomar durante 3 días, a razón de 2 veces diarias, 6 días a la semana, durante 4 semanas seguidas, es decir, 24 días en total.

Plantas a utilizar para la preparación del método aceite/vino/azúcar:
- 100 g de hojas de llantén mayor (sola) (afección hepática, ictericia).
 O bien:
- 100 g de cardo mariano (afección hepática, ictericia)
 50 g de flores de maravilla (trastornos hepáticos).
 O bien:
- 80 g de cardo santo (atonía, inapetencia, ictericia)
 40 g de alcachofa (ataques de hígado, ictericia, estreñimiento).

Fórmula de extractos fluidos:

30 ml de E. F. de saponaria
30 ml de E. F. de cardo santo
15 ml de E. F. de *Combretum*
15 ml de E. F. de fresno
50 gotas de este preparado en un poco de agua, 2 veces al día.

30 ml de E. F. de cardo mariano
20 ml de E. F. de alcachofa
20 ml de E. F. de achicoria
20 ml de E. F. de boldo
40 gotas de este preparado en un poco de agua, 2 veces al día.

O bien:
En terreno artrítico:

30 ml de E. F. de ulmaria
30 ml de E. F. de cardo santo
20 ml de E. F. de fresno
20 ml de E. F. de *Combretum*
20 ml de E. F. de pasionaria
50 gotas de este preparado en un poco de agua, 2 veces al día.

Uso externo: compresas sobre el hemitórax derecho con cardo mariano y trébol de agua.

Infección hepatobiliar

Toxiinfección de origen alimentario; según la capacidad de las células del sistema reticuloendotelial (hígado-bazo) para controlar las bacterias, éstas se multiplican, y esta tendencia al aumento cíclico va acompañada de una bacteriemia en la que determinados agentes desempeñan un papel agravante sobre la ictericia preexistente.

- 50 g de raíz de lampazo mayor (trastornos hepáticos)
  30 g de raíz de espino albar (calma las náuseas, los vómitos y el ardor de estómago).
  Hervir durante 12 minutos en 1 litro de agua, colar y verter sobre:
- 30 g de hojas de cincoenrama (calma los espasmos)
  30 g de alcachofa (trastornos hepáticos).
  Tapar y dejar en infusión durante 20 min, colar, distribuir en 6 partes a tomar durante 3 días, a razón de 2 veces diarias, 6 días a la semana, durante 3 semanas, es decir, 18 días en total.

O bien:
- 100 g de hojas de llantén mayor (manifestaciones infecciosas)
  50 g de flores de maravilla (trastornos hepáticos).
  Hervir para reducir de 2 litros a 1 litro, colar y verter sobre:
- 30 g de corteza de arraclán (afecciones hepatobiliares).
  Tapar y dejar en infusión durante 1/2 hora, colar y distribuir en 8 partes que se tomarán durante 4 días, a razón de 2 veces diarias, 4 días a la semana, durante 5 semanas seguidas, es decir, 20 en total.

O también:
- 30 g de flores de manzanilla romana (sola) (dispepsia, trastornos intestinales).
  Dejar en infusión durante 1 hora en 1 litro de agua hirviendo y en un recipiente tapado, colar y tomar en 6 partes durante 2 días, a razón de 3 veces diarias, durante 10 o 12 días.

Plantas para la preparación del método aceite/vino/azúcar:
- 80 g de hojas de llantén mayor (solas) (manifestaciones infecciosas).
  O bien:

- 60 g de flores de maravilla (trastornos hepáticos)
  30 g de hojas de nogal (infección, supuración).
  O también:
- 60 g de *Curcuma xanthorriza* (desinfección de las vías hepatobiliares)
  30 g de flores de gordolobo (sedante; se tiene que filtrar).
  Fórmulas de extractos fluidos:

20 ml de E. F. de nogal	30 ml de E. F. de nogal
20 ml de E. F. de maravilla	30 ml de E. F. de lampazo mayor
20 ml de E. F. de achicoria	15 ml de E. F. de achicoria
20 ml de E. F. de espino albar	15 ml de E. F. de pasionaria

De cada una de estas dos fórmulas, 40 gotas en un poco de agua, 3 veces al día.
O bien:

> 40 ml de E. F. de nogal
> 20 ml de E. F. de espino albar
> 15 ml de E. F. de fresno
> 10 ml de E. F. de boldo

De esta preparación, 50 gotas en un poco de agua, 2 veces al día.
Uso externo: compresas sobre el hemitórax derecho, con flores de heno.

Insuficiencia de la depuración hepática

Por disminución del caudal sanguíneo hepático.
El hígado tiene la particularidad de recibir sangre de dos fuentes vasculares a la vez, la arteria hepática, que es una rama del tronco celíaco, y de la vena porta, que asegura el 75 % del hepático.
El flujo de la vena porta, que representa la mitad del flujo de la vena cava, drena a través del hígado en dos territorios sanguíneos diferentes: el del bazo (1/4) y el del tubo digestivo (los 3/4 restantes).
La particularidad de este territorio venoso es la ausencia de válvulas.
El bazo es una glándula vascular sanguínea de la región abdominal situada detrás del estómago y recubierta de una cápsula fibrosa; desempeña un papel destacado tanto en la defensa antimicrobiana, pues constituye una enorme reserva de células sanguíneas, como en la elaboración de anticuerpos, que son los agentes de la inmunidad. Está integrado por aréolas rellenas de parénquima y por folículos cerrados, recibe la sangre arterial de ramas de la arteria esplénica y retorna la sangre venosa a la vena esplénica.
Fabrica los glóbulos blancos y los rojos, y destruye los que han envejecido.
Puede sufrir inflamaciones, tumores y cáncer. Puede asimismo hipertrofiarse o sufrir roturas, por lo general de causa traumática.
- 80 g de cardo mariano (tónico vascular, aumenta la presión sanguínea).
  Hervir para reducir de 2 litros a 1 litro, colar y verter sobre:
- 30 g de fumaria (coagulabilidad de la sangre)
  20 g de hojas de salvia (activa la circulación).
  Tapar y dejar en infusión 20 min, colar y distribuir en 8 partes a tomar en 4 días consecutivos semanales, durante 6 semanas seguidas, es decir, 24 días en total.
  O bien:
- 50 g de hojas de fresno (obstrucción hepática)
  30 g de fumaria (coagulabilidad de la sangre).
  Hervir durante 10 min en 1 litro de agua, colar y distribuir en 8 partes a tomar du-

rante 4 días, a razón de 2 veces diarias, 4 días consecutivos cada semana, durante 5 semanas seguidas, es decir, 20 días en total.
O bien:
- 60 g de trébol de agua (aumenta el número de hematíes).

Hervir durante 5 min en 1 litro de agua, colar y verter sobre:
- 30 g de romero (estimulante)
20 g de flores de espino albar (equilibra la tensión sanguínea).

Tapar y dejar en infusión 20 min, colar, distribuir en 8 partes a tomar durante 4 días, a razón de 2 veces diarias, 4 días a la semana durante 5 semanas seguidas, es decir, 20 días en total.

Plantas para la preparación del método aceite/vino/azúcar:
- 50 g de fumaria (sola) (poliglobulia).
O bien:
- 70 g de trébol de agua (solo) (aumenta el número de hematíes).
O sino:
- 30 g de hipérico (trastornos digestivos, pérdida de apetito)
30 g de *Combretum* (estimula las secreciones)
20 g de fumaria (licua la sangre).
O también:
- 50 g de raíces de gatuña (obstrucción del hígado y los vasos)
50 g de trébol de agua (aumenta el número de hematíes).

Fórmulas de extractos fluidos:

30 ml de E. F. de cardo mariano 30 ml de E. F. de hamamelis 20 ml de E. F. de achicoria 20 ml de E. F. de milenrama	30 ml de E. F. de cardo mariano 20 ml de E. F. de saponaria 20 ml de E. F. de fumaria 20 ml de E. F. de agallas de ciprés

Para cada una de estas fórmulas: 50 gotas del preparado en un poco de agua, 2 veces al día.
O también:

30 ml de E. F. de cardo santo
20 ml de E. F. de romero
20 ml de E. F. de salvia
20 ml de E. F. de espino albar

40 gotas de este preparado en un poco de agua, 3 veces al día.

Uso externo: compresas renovadas sobre el hemitórax izquierdo con cardo mariano y hamamelis.

Litiasis biliar

Es la formación de arenillas o cálculos en distintas zonas.

Un cálculo es una concreción de piedras en número y tamaño variables, formadas por sustancias orgánicas o inorgánicas, que suele originarse en las reservas glandulares o en los canales excretores, de lo que se deriva la reacción siempre brutal de un órgano tan sensible como es el hígado. La presencia de cálculos es lo que desencadena el cólico hepático. Una vesícula llena de cálculos no puede desempeñar su papel, que es el almacenar la bilis y suministrarla a los órganos digestivos cuando la necesitan.

La disolución de los cálculos depende de su tipo. Los radiotransparentes pueden disolverse, por lo general.

Si la litiasis es reversible gracias a tratamientos disolventes, lo que debe tratarse, sobre todo, es la colecistitis litiásica, es decir, la persistencia de lesiones vasculares.

Clínicamente, se debe distinguir entre las formas agudas y las crónicas. En ausencia de litiasis, la vesícula biliar puede verse afectada por colecistitis tóxicas, parasitarias o inflamatorio-infecciosas.

Las diferentes litiasis biliares plantean la cuestión de la espontaneidad de su formación, con problemas diversos:
— el de la relación, en las mujeres, entre el ciclo ovárico y el ciclo vesical.
— el de la cadena simpática en el principio de unilateralidad a la derecha, con predominio del contexto cervical (apófisis odontoides derecha en tensión, que produce las migrañas) y las consecuentes dorsalgias.
— la de los conflictos afectivos.

La costumbre de tomar cada mañana en ayunas una tisana caliente es primordial.

Por los médicos de los balnearios se sabe que un vaso grande de agua termal caliente, tomado por la mañana en ayunas, provoca la apertura del esfínter de Oddi y libera la bilis. La bilis es un antiséptico natural del intestino que combate los microbios de la putrefacción, regula las heces y descongestiona el hígado.

En estas condiciones, ¿por qué no reemplazar ese vaso de agua por una infusión caliente que aúne las propiedades vegetales de las plantas adecuadas y la del agua termal?

Para este uso, las plantas recomendables son: romero, milenrama y fresno, a razón de 10 g de una u otra (o 5 g de cada una de ellas), en el equivalente de un vaso grande de agua hirviendo y dejadas en infusión toda la noche. Por la mañana se cuela el líquido y se recalienta antes de tomarlo.

Estas tomas regulares son una auténtica cura de mantenimiento, aumentan la resistencia del organismo y retardan el proceso de envejecimiento. Además, este tratamiento vegetal seguido a diario, de forma habitual, es un medio de prevenir numerosos problemas cardiovasculares.

Además, en el tratamiento curativo y preventivo de la litiasis se aconsejan en patología hepatobiliar y biliar y sus secuelas:
- 30 g de agrimonia (cólicos hepáticos, obstrucciones hepáticas)
  30 g de hojas de fresno (obstrucción hepática)
  20 g de boldo (favorece las secreciones biliares).

Hervir durante 5 minutos en 1 litro de agua, dejar enfriar, colar y distribuir en 8 partes a tomar durante 4 días, a razón de 2 veces diarias, durante 16 días consecutivos, descansar una semana y comenzar de nuevo con 16 días.

O bien:
- 80 g de rizoma de grama de las boticas (cólicos hepáticos)
  40 g de flores de maravilla (trastornos hepáticos).

Hervir en 2 litros de agua para reducir a 1 litro, colar y añadir:
- 40 g de hojas de fresno (obstrucción).
  30 g de milenrama (insuficiencia hepática)
  30 g de *Curcuma xanthorriza* (desinfección de las vías hepatobiliares).

Dejar hervir de nuevo 5 min, colar, distribuir en 8 partes a tomar en 4 días, a razón de 2 veces diarias, durante 16 días consecutivos, descansar 10 días y tomar otros 16 días, o instaurar incluso un tercer período de 16 días, según las necesidades, después de un nuevo lapso de descanso.

O también:
- 100 g de agrimonia (cólicos hepáticos, obstrucción hepática).

Hervir en 2 litros de agua para reducir a 1 litro, colar y añadir:
- 40 g de hojas de fresno (obstrucción hepática)
  15 g de boldo (favorece las secreciones)
  15 g de *Combretum* (favorece las secreciones).

Dejar hervir de nuevo 5 min, colar y tomar en 8 partes en 4 días, a razón de 2 veces diarias, 4 días seguidos cada semana, durante 6 semanas seguidas, es decir, 24 días en total.

Plantas para la preparación del método aceite/vino/azúcar:
- 100 g de agrimonia (sola) (obstrucción del hígado, cólicos hepáticos).

O bien:
- 60 g de *Curcuma xantohorriza* (desinfección de las vías hepatobiliares)
60 g de hipérico (cólicos hepáticos, dolores de estómago).

O también:
- 50 g de hojas de fresno (obstrucción hepática)
30 g de *Curcuma xanthorriza* (desinfección hepatobiliar)
30 g de milenrama (insuficiencia hepática).

Pese a que en apariencia estas fórmulas difieren mucho entre sí, se han mostrado eficaces al responder a los criterios de calidad en el tratamiento. La elección de una u otra no resta calidad a las demás.

En ciertos casos de lesiones inflamatorias de la vesícula, determinados tratamientos deben seguirse durante largas temporadas. Sea cual fuere el tratamiento elegido, éste sólo tendrá eficacia real si va asociado a medidas de higiene dietética comunes.

En nuestra preocupación por la exactitud y la eficacia de los tratamientos citados, debemos añadir que cuando hay presencia de cálculos, su disolución se favorece si se añade a la cura vegetal una de las siguientes composiciones:
- 30 g de éter oficinal
15 g de esencia de trementina.

Tomar 20 gotas de este preparado en un terrón de azúcar 2 veces al día.

O bien:
- 0,30 g de esencia de trementina
0,10 g de esencia de serpol
0,10 g de esencia de espliego (todo ello en cápsulas)

Tomar 4 cápsulas al día, durante 2 semanas seguidas, luego 2 cápsulas al día durante 2-4 semanas, a determinar.

Recordemos asimismo que la aplicación de una compresa caliente en la región dolorosa provoca una dilatación vascular que generalmente detiene el espasmo, de ahí la ventaja de éste:

Uso externo: con cardo mariano, hojas de naranjo dulce y sanícula, sobre el hemitórax derecho.

Fórmulas de extractos fluidos:

20 ml de E. F. de flores de maravilla 20 ml de E. F. de milenrama 15 ml de E. F. de fresno 15 ml de E. F. de boldo 15 ml de E. F. de hamamelis 50 gotas de este preparado en un poco de agua, 2 veces al día	20 ml de E.F. de agrimonia 20 ml de E. F. de *Combretum* 15 ml de E. F. de romero 15 ml de E. F. de achicoria 15 ml de E. F. de milenrama 30 gotas de esta preparación en un poco de agua, 3 veces al día

O bien:

20 ml de E. F. de fumaria
20 ml de E. F. de achicoria
10 ml de E. F. de arraclán
10 ml de E. F. de *Viburnum opulus*
10 ml de E. F. de agallas de ciprés
10 ml de E. F. de cardo santo

La toma de 40 gotas de este preparado, en un poco de agua, 3 veces al día, estimula la secreción biliar, favorece el vaciado de la bilis y estimula la motilidad y el tono de la vesícula biliar.

Según Leriche, el hígado tiene también su importancia en cardiología.

Cabe regular su función y equilibrar sus propiedades físicas con:
- 80 g de rizoma de grama de las boticas (cólicos hepáticos, inflamación)

  40 g de flores de maravilla (trastornos hepáticos)

  Hervir para reducir de 2 litros a 1 litro, colar y añadir:
- 50 g de centaura menor (insuficiencia hepática)

  50 g de agripalma (palpitaciones).

Dejar hervir de nuevo 5 min, colar y distribuir en 8 partes a tomar durante 4 días, a razón de 2 veces diarias, durante 16 días consecutivos, descansar 10 días y tomar de nuevo 16 días.

O bien:
- 60 g de raíz de cariofilada (digestión, asimilación).

  Hervir 5 min en 1 litro de agua, colar y verter sobre:
- 20 g de flores de espino albar (equilibra la tensión sanguínea)

  30 g de marrubio (trastornos nerviosos, obstrucción hepática).

Dejar en infusión durante 1/2 hora en un recipiente tapado, colar y distribuir en 6 partes, durante 3 días, a razón de 2 veces diarias, 3 días consecutivos, descansar 2 días; proceder de este modo 8 veces seguidas, es decir 24 días en total.

O tambien:
- 10 g de meliloto (cólicos hepáticos)

  30 g de milenrama (circulación, insuficiencia hepática)

  20 g de flores de espino albar (equilibra la tensión sanguínea)

  15 g de pasionaria (sedante nervioso).

Dejar en infusión en 1 litro de agua hirviendo durante 15 min en un recipiente tapado, colar y tomar en 4 partes durante 2 días, a razón de 2 veces diarias, durante 20 días consecutivos.

Para la preparación del método aceite/vino/azúcar:
- 60 g de flores de gordolobo (sedante)

  20 g de pasionaria (sedante nervioso).

Fórmulas de extractos fluidos:

30 ml de E. F. de nogal	30 ml de E. F. de cardo mariano
30 ml de E. F. de marrubio	20 ml de E. F. de pasionaria
20 ml de E. F. de espino albar	20 ml de E. F. de milenrama
15 ml de E. F. de boldo	15 ml de E. F. de *Combretum*

O bien:

30 ml de E. F. de romero
20 ml de E. F. de retama negra
20 ml de E. F. de pasionaria
20 ml de E. F. de *Combretum*

Para cualquiera de estas 3 fórmulas, tomar 40 gotas del preparado en un poco de agua, 3 veces al día, 5 días semanales, hasta terminar el frasco.

Fitogastroenterología

Es la fitoterapia para las enfermedades del estómago y los intestinos.

Esófago

Es un tubo músculo membranoso, que conduce los alimentos desde la boca al estómago. Discurre por el cuello y el tórax por delante de la columna vertebral, y a menudo sufre espasmos que por lo general denotan lesiones superficiales, pero que pueden ser asimismo funcionales. Puede también sufrir retracciones debidas a una cicatriz o a una compresión causada por un absceso o un tumor.

Su obstrucción puede ser provocada por una detención de alimentos o de sustancias deglutidas, en cuyo caso se observa salivación abundante y dificultad de deglución.

Los espamos esofágicos suelen ser secundarios a un estado de angustia y a una dilatación de las venas esofágicas. Acarrean la formación de divertículos que asientan casi invariablemente en la parte posterior, en el espacio visceral de Henke, con tendencia a evolucionar hacia la izquierda.

La causa de esta evolución puede ser únicamente anatómica: al estar el nervio recurrente y la arteria tiroidea más adelante y a la izquierda, no constituyen ningún obstáculo al crecimiento lateral. Clásicamente, el divertículo cervical es el más frecuente de los divertículos esofágicos.

El marrubio negro, un medicamento nervioso muy eficaz, es el tratamiento específico de esta afección: a razón de 60 g por litro de agua, dejar hervir durante 10 min, colar, tomar el líquido obtenido en 2 o 3 días, según las necesidades, a razón de 3 o 4 veces diarias durante 20 días.

O bien:
- 60 g de marrubio negro (espasmos nerviosos)
  40 g de cardo mariano (ectasias venosas).

Hervir durante 10 min en 1 litro de agua, colar y distribuir en 6 raciones a tomar en 3 días, a razón de 2 veces diarias, 6 días a la semana, durante 4 semanas seguidas, es decir, 24 días en total.

Cualquiera de estas dos fórmulas puede ser utilizada por igual para el método aceite/vino/azúcar descrito en el capítulo anterior, completando esta forma de medicación la cura por su acción hepatobiliar.

O bien, en esofagitis, espasmos del esófago, estenosis:
- 60 g de marrubio negro (espasmos nerviosos)
  40 g de hojas de cincoenrama (espasmos, ansiedad)
  40 g de flores de maravilla (cicatrizante, estado inflamatorio).

Hervir durante 10 min en 1 litro y 1/4 de agua, colar y distribuir en 8 partes a tomar en 4 días, a razón de 2 diarias, durante 16 días consecutivos, descansar una semana y empezar una serie de 16 días más.

Asimismo cabe tomar, en forma de extractos:
- extracto alcohólico de marrubio negro (solo) a razón de 50 gotas en un poco de agua, 4 veces al día, incluso al acostarse, durante 10 días consecutivos, a continuación dis-

minuir las tomas a 3 diarias, durante 10 días más, y finalmente a 2 veces diarias durante 20 días.

O bien:
40 ml de extracto alcohólico de marrubio negro
30 ml de T. M. de *Silybum marianum*

Se toman 30 gotas de este preparado en un poco de agua, 3 veces diarias, cada día hasta finalizar el preparado.

Uso externo: estas diferentes curas se completan con la aplicación sobre la región dorsal de compresas con marrubio negro y hojas de naranjo dulce, o también equiseto menor y cardo mariano.

Estómago

Es una víscera en forma de saco, en la cual se inicia la digestión de los alimentos.

Está situada en la parte superior del abdomen y se sostiene por numerosos repliegues del peritoneo y por su continuidad con el esófago por una parte y con el intestino por otra. Se distinguen dos polos: la curvatura menor en la parte superior derecha, y la curvatura mayor en la parte inferior izquierda, así como dos extremidades: la superior o cardias, que comunica con el esófago, y la inferior o píloro, que se abre al duodeno. El extremo pilórico tiene un anillo muscular o esfínter que regula el paso de los alimentos al intestino.

Las enfermedades del estómago son numerosas, y se deben a un defecto en la secreción del jugo gástrico (hiper o hipoclorhidria), que son las dispepsias propiamente dichas, o bien a una enfermedad del propio órgano: gastritis, úlcera o cáncer.

Finalmente, el estómago puede dilatarse por un fallo en su contractilidad o por ptosis causada por la lasitud de los ligamentos que lo sujetan.

Abscesos en la pared gástrica

- 600 g de raíz fresca de lampazo mayor (dificulta la formación de abscesos, suprime el dolor).

Lavar bien la raíz con un cepillo, cortarla a rodajas y hervirla en 2 litros de agua hasta reducir a 1 litro, colar y distribuir en 9 partes a tomar en 3 días, a razón de 3 veces diarias durante 30 días consecutivos.

O bien:
- 100 g de raíz roja de zarzaparrilla (depuración de la sangre)
50 g de flor de maravilla (cicatrizante del tubo digestivo).

Hervir en 2 litros de agua hasta reducir a 1 litro, colar y verter sobre:
- 40 g de trinitaria (antieruptiva, depurativa).

Tapar y dejar en infusión durante 1 h, colar y distribuir en 8 partes a tomar durante 4 días a razón de 2 veces diarias durante 16 días consecutivos; descansar 10 días y tomar de nuevo 16 días.

O bien, en forma de extracto:
- Extracto húmedo de lampazo mayor estabilizado . . . . 30 g
Jarabe de cinco raíces . . . . 500 g

Tomar 2 cucharadas soperas de este preparado 3 o 4 veces al día, según la urgencia o la necesidad, hasta acabar el frasco. Por lo general se toman dos preparados consecutivos; además, después de un descanso de 10 días, se pueden tomar 2 preparados más si es preciso.

Es absolutamente indispensable conservar este preparado en el refrigerador para evitar el riesgo de fermentación.

En determinados casos, el azúcar está desaconsejado; si es así, en este preparado se puede sustituir el jarabe por la misma cantidad de agua destilada.

Aerofagia y aerogastritis

Generalmente son lesiones de poca extensión. Consisten en la presencia de aire en el estómago, aunque la exageración de este fenómeno puede originar su dilatación, vómitos y dispepsia.

Las plantas carminativas son las empleadas más a menudo como tratamiento de elección del meteorismo, en infusión caliente tomada antes de las comidas:
- 5 g de semillas de eneldo (calma el dolor de estómago y los vómitos)
  5 g de semillas de alcaravea (aerofagia, atonía digestiva, pérdida de apetito)
  5 g de semillas de anís verde (calma los espasmos, estimula el aparato digestivo).

Dejar todo en infusión durante 15 min en 3/4 de litro de agua hirviendo y en un recipiente cerrado, colar, separar en 4 partes a tomar durante 2 días, a razón de 2 veces diarias, durante 4 días consecutivos, descansar 2 días y tomar de nuevo 4 días, 5 veces, es decir, 20 días en total.

O bien:
- semillas de anís verde (calma los espasmos, estimula el aparato digestivo)
  semillas de alcaravea (aerofagia, atonía digestiva, pérdida de apetito)
  semillas de hinojo (estimula energéticamente la digestión).

Colocar una cucharadita de las de café de cada semilla en infusión durante 10 min en un vaso de agua hirviendo, colar, tomar el líquido algo caliente al acostarse durante 30 días; previene la aerofagia, la hinchazón y las flatulencias.

Anorexia

Es la pérdida o la disminución del apetito, que puede llegar incluso hasta rehusar alimentarse.
- 60 g de cardo mariano (tónico vascular).

Hervir durante 10 min en 1 litro de agua, colar y añadir:

50 g de hojas frescas de brotes tiernos de ortiga menor [antianémico (hematopoyesis, anemias ferropénicas, hemoglobina)].

Dejar hervir de nuevo durante 5 min, colar, distribuir en 6 partes a tomar en 3 días, a razón de 3 veces diarias, 6 días a la semana durante 4 semanas, es decir, 24 días en total.

O bien:
- 60 g de cardo santo (falta de apetito, debilidad digestiva).

Hervir durante 10 min en 1 litro de agua, colar y verter sobre:
- 30 g de raíz de genciana (estimula las funciones digestivas, leucocitógeno).

Tapar y dejar en infusión 1 hora, colar y distribuir en 8 partes a tomar durante 4 días, a razón de 2 veces diarias, durante 20 días.

Asimismo: adelgazamiento, desnutrición carencial, inapetencia:
- 30 g de raíz de genciana (estimula el apetito, favorece la digestión)
  30 g de centaurea menor (dolor de estómago; cada vez que el cuerpo tenga necesidad de rehacerse)
  30 g de trébol de agua (atonía, trastornos digestivos).

Dejar todo en infusión durante 1 hora en 1 litro de agua hirviendo, en un recipiente tapado, colar y distribuir en 8 partes a tomar durante 4 días, a razón de 2 veces diarias, durante 20 días.

Plantas a utilizar en la preparación del método aceite/vino/azúcar:
- 70 g de cardo santo (solo) (falta de apetito, debilidad digestiva).

O bien:
- 70 g de trébol de agua (solo) (atonía y trastornos digestivos).

O también:
- 40 g de cardo santo
  30 g de trébol de agua

Fórmulas de los extractos fluidos:

40 ml de E. F. de cardo santo	40 ml de E. F. de genciana
30 ml de E. F. de centaurea menor	30 ml de E. F. de cardo santo
30 ml de E. F. de equiseto menor	30 ml de E. F. de equiseto menor

Se toman 50 gotas de uno u otro de estos preparados, en un poco de agua, 2 veces al día, hasta terminar el frasco.

O bien:

30 ml de E. F. de cardo mariano
30 ml de E. F. de equiseto menor
30 ml de E. F. de marrubio negro

Se toman 30 gotas de este preparado, en un poco de agua, 3 veces al día.

Uso externo: compresas en la región dorsal, con trébol de agua, o bien, con cardo mariano y marrubio negro.

Atonía estomacal

Es la disminución del tono normal del estómago, con insuficiencia digestiva y secretomotriz:
- 50 g de milenrama (activa las funciones secretomotoras)
  30 g de centaurea menor (dolor de estómago; tónico)
  30 g de raíces de cariofilada (trastornos digestivos, asimilación).

Dejar todo en infusión durante 20 min en 3/4 de litro de agua hirviendo y en un recipiente tapado, colar, tomar en 6 raciones durante 3 días, a razón de 2 veces diarias, 6 días a la semana durante 2 semanas, descansar una semana y empezar de nuevo con 6 días semanales durante 2 semanas más, es decir, 24 días en total.

O bien:
- 100 g de rizoma de grama de las boticas (inflamación del tubo digestivo)
  60 g de flores de maravilla (cicatrizante del tubo digestivo).

Hervir en 2 litros de agua hasta reducir a 1 litro, colar y añadir:
- 70 g de trébol de agua (atonía y trastornos digestivos).

Dejar hervir de nuevo 10 min, colar y distribuir en 8 partes a tomar durante 4 días, a razón de 2 veces diarias, 4 días consecutivos cada semana, durante 6-8 semanas.

O también:
- 80 g de trébol de agua (atonía y trastornos digestivos).

Hervir durante 10 min en 1 litro de vino tinto con miel, colar y conservar en el frigorífico. Se toman 4 cucharadas soperas de este vino 2 veces al día, hasta finalizar el preparado. Tomar 2 preparados consecutivos, descansar una semana, tomar 2 preparados más, descansar 10 días y tomar otros 2 preparados.

Plantas para utilizar en la preparación del método aceite/vino/azúcar:
- 60 g de rizoma de grama de las boticas (inflamación del tubo digestivo)
  40 g de flores de maravilla (cicatrizante del tubo digestivo).
  O bien:
- 60 g de rizoma de grama de las boticas (inflamación del tubo digestivo)
  40 g de trébol de agua (atonía, trastornos digestivos).
  O también:
- 100 g de milenrama (sola) (activa las funciones secretomotrices).
  Fórmulas de extractos fluidos:

40 ml de E. F. de milenrama	30 ml de E. F. de maravilla
20 ml de E. F. de romero	30 ml de E. F. de milenrama
20 ml de E. F. de cardo santo	30 ml de E. F. de condurango

O también:

40 ml de E. F. de milenrama
20 ml de E. F. de centaurea menor
20 ml de E. F. de romero

Para cualquiera de estos preparados: 50 gotas en un poco de agua, 2 veces al día, 5 días a la semana, hasta terminar el preparado.

Uso externo: compresas dorsolumbares con cardo mariano, marrubio negro y mayorama, o también marrubio negro y trébol de agua.

Dispepsia

Conjunto de trastornos funcionales que afectan la digestión: pesadez de estómago, fermentación, hiperclorhidria y dilatación.

Estos trastornos se deben a menudo a una insuficiencia hepática, pero pueden deberse asimismo a una mala masticación de los alimentos.
- 50 g de fumaria (insuficiencia hepática, atonía del tubo digestivo).
  Hervir durante 3 min en 1 litro de agua, colar y verter sobre:
- 30 g de centaurea menor (insuficiencia hepática)
  30 g de milenrama (descongestivo)
  30 g de raíz de cariofilada (digestión, asimilación).
  Tapar y dejar en infusión durante 20 min, colar y distribuir en 6 partes a tomar en 3 días, 2 veces diarias, 6 días a la semana, durante 4 semanas seguidas, es decir, 24 días en total.
  O bien:
- 25 g de romero (solo) (atonía de las vías digestivas, hipertrofia del hígado).
  Hervir durante 3 min en 3 vasos de agua, dejar enfriar y colar, tomar el líquido obtenido durante el día, en 3 tomas, 5 días consecutivos a la semana, durante 3 semanas seguidas, descansar 2 semanas y tomar de nuevo 5 días a la semana, durante 3 semanas más, es decir, 30 días en total.

Puede igualmente prepararse el romero de la siguiente manera:
Hervir 70 g durante 10 min en 1 litro de vino tinto con miel, colar y conservar en el frigorífico, distribuir el líquido obtenido en 10 partes a tomar durante 5 días, a razón de 2 veces diarias, durante 10 días consecutivos, es decir, 2 preparados.

Pero la dispepsia es en ocasiones de origen nervioso. En este caso, se puede tomar:
- 100 g de hojas de cincoenrama (espasmos, ansiedad, inflamación)
  100 g de hipérico (desórdenes de tipo nervioso, pesadez de estómago, pérdida de apetito).

Hervir en 2 litros de agua para reducir a 1 litro, colar y añadir:
- 50 g de raíz de helenio (calma las náuseas, el ardor de estómago y los vómitos).

Dejar hervir de nuevo durante 5 min. A continuación verter sobre:
- 25 g de romero (atonía del tubo digestivo)

30 g de cardo santo (debilidad digestiva, falta de apetito).

Tapar y dejar en infusión durante 20 min, colar, distribuir el líquido obtenido en 8 partes a tomar durante 4 días, a razón de 2 veces diarias, durante 8 días consecutivos; descansar 4 días y empezar de nuevo 8 días, de forma que se efectúen 3 o 4 períodos de 8 días, es decir, 24 o 32 días en total.

O también:
- 100 g de hojas de cincoenrama (espasmos, ansiedad, inflamación).

Hervir en 2 litros de agua para reducir a 1 litro, colar y añadir:
- 60 g de raíz de regaliz (estado inflamatorio)

60 g de trébol de agua (dispepsia nerviosa, trastornos digestivos).

Dejar hervir de nuevo durante 5 min, colar y distribuir el líquido en 8 partes a tomar en 4 días, a razón de 2 veces diarias, durante 16 días consecutivos, descansar una semana y tomar de nuevo durante 16 días más.

Plantas a utilizar para la preparación del método aceite/vino/azúcar:
- 60 g de raíz de cariofilada (digestión, asimilación)

60 g de romero (atonía de las vías digestivas).

O bien
- 80 g de corteza de condurango (acidez)

80 g de flores de maravilla (cicatrizante del tubo digestivo).

Dispepsia de origen nervioso:
- 80 g de hojas de cincoenrama (espasmos, inflamación)

60 g de hipérico (trastornos nerviosos, pesadez de estómago, pérdida de apetito).

O bien:
- 100 g de hojas de cincoenrama (calma los espasmos menos penosos; mejora el tránsito intestinal)

60 g de raíz de regaliz (estado inflamatorio).

En forma de extractos fluidos:
Dispepsia de origen funcional:

25 ml de E. F. de fumaria	25 ml de E. F. de maravilla
25 ml de E. F. de cardo santo	25 ml de E. F. de milenrama
20 ml de E. F. de romero	20 ml de E. F. de condurango
20 ml de E. F. de pasionaria	20 ml de E. F. de espino albar

Tomar 60 gotas de uno u otro de estos preparados en un poco de agua 2 veces al día, hasta terminar el frasco.

Dispepsia de origen nervioso:

30 ml de E. F. de cariofilada	30 ml de E. F. de cariofilada
25 ml de E. F. de milenrama	30 ml de E. F. de regaliz
20 de E. F. de helenio	20 ml de E. F. de trébol de agua
20 ml de cardo santo	20 ml de E. F. de gordolobo

Tomar 50 gotas de uno u otro de estos preparados en un poco de agua, 2 veces al día, hasta terminar el frasco.

Uso externo: en la dispepsia de origen funcional, compresas sobre el hemitórax derecho con cardo mariano y agrimonia; en la de origen nervioso, compresas sobre la región dorsal con cardo santo, o bien con espliego y ajedrea.

Espasmos digestivos

Son contracciones involuntarias y bruscas que a menudo se acompañan de trastornos viscerales que van desde la dispepsia a las neurosis cardiorrespiratorias.

Todas estas afecciones son provocadas o agravadas por el proceso propio de la fatiga.
- 70 g de hipérico (destacado medicamento sedante de las vías digestivas)
  50 g de hojas de cincoenrama (espasmos, ansiedad).

Hervir durante 10 min en 1 litro y 1/4 de agua y después añadir:
- 30 g de flores de gordolobo (calmante de las vías digestivas, narcótico).

Dejar hervir 5 min más, colar y filtrar bien, distribuir en 6 partes a tomar en 3 días, a razón de 2 veces diarias, durante 3 períodos de 12 días consecutivos, con un descanso de 5 a 6 días entre cada período, es decir, 36 días en total.

O bien:
- 100 g de hipérico (destacado medicamento sedante de las vías digestivas).

Hervir en 2 litros de agua para reducir a 1 litro, colar y añadir:
- 40 g de marrubio negro (espasmos nerviosos)
  30 g de flores de gordolobo (sedante, ligeramente narcótico).

Dejar hervir 3 min más, colar y filtrar, distribuir en 6 partes a tomar en 3 días, a razón de 2 veces diarias, 6 días a la semana, 3 semanas seguidas; descansar 1 semana y comenzar de nuevo otra tanda de 3 semanas.

O también:
- 60 g de marrubio negro (espasmos nerviosos).

Hervir durante 10 min en 1 litro de agua, colar y verter sobre:
- 30 g de mayorama (dolores de estómago de origen nervioso, atonía digestiva)
  30 g de albahaca (dolor de cabeza de origen nervioso)
  10 g de hisopo (debilidad del estómago, inapetencia, gastralgia).

Tapar y dejar en infusión 20 min, colar y distribuir en 6 partes a tomar en 3 días, a razón de 2 veces diarias, durante 6 días consecutivos y descansar 4 días; repetir 5 veces, es decir, 30 días en total.

Plantas aconsejadas para la preparación del método aceite/vino/azúcar:
- 100 g de marrubio negro (solo) (espasmos nerviosos)

O bien:
- 80 g de hipérico (medicamento sedante del tubo digestivo)
  30 g de flores de gordolobo (sedante, ligeramente narcótico).

O también:
- 60 g de hojas de cincoenrama (espasmos nerviosos, ansiedad)
  40 g de albahaca (dolores de cabeza de origen nervioso)

Fórmulas en forma de extractos:

40 ml de T. M. de *Verbascum thapsus* 20 ml de T. M. de *Potentilla anserina* 30 ml de extracto alcohólico de marrubio negro	40 ml de T. M. de *Hypericum perforatum* 30 ml de T. M. de *Verbascum thapsus* 20 ml de T. M. de *Potentilla anserina*

Tomar 30 gotas de uno de estos preparados en un poco de agua, 3 veces diarias, 5 días a la semana, hasta terminar el frasco.

O también en extractos fluidos:

> 40 ml de E. F. de marrubio negro
> 30 ml de E. F. de condurango
> 30 ml de E. F. de *Viburnum opulus*

Tomar 50 gotas de este preparado en un poco de agua 3 veces al día.

Uso externo: compresas en la región dorsal con marrubio negro y mayorana.

Gastritis

Es la inflamación aguda o crónica de la mucosa del estómago.
Como calmante general del tubo digestivo, del ardor y la acidez, cabe tomar:
- 60 g de hipérico (pesadez de estómago, pérdida de apetito).

Hervir durante 12 min en 1 litro y 1/4 de agua, y después añadir:
- 40 g de flores de gordolobo (sedante)

40 g de milenrama (activa las funciones secretoras y motrices)

30 g de *Curcuma xanthorriza* (desinfección de las vías hepáticas).

Hervir durante 3 min, dejar en infusión 20 min, colar con cuidado al filtrar y distribuir en 8 partes a tomar en 4 días, a razón de 2 veces diarias, 16 días consecutivos por mes, durante 3 meses seguidos.

O bien:
- 80 g de rizoma de grama de botica (estado inflamatorio)

80 g de hojas de llantén mayor (catarros digestivos, dolor de estómago).

Hervir para reducir de 2 litros a 1, colar y añadir:
- 50 g de milenrama (activa las funciones secretoras y motrices)

30 g de flor de gordolobo (sedante).

Dejar hervir de nuevo durante 5 min, colar filtrando bien y distribuir en 6 partes a tomar en 3 días, a razón de 2 veces diarias, durante 21 días consecutivos; descansar 10 días y empezar de nuevo 21 días más.

O también, en los cólicos gastrointestinales con patología broncorrespiratoria:
- 30 g de flor de gordolobo (sedante)

8 g de hisopo (gastralgia, debilidad estomacal, atonía)

8 g de orégano (atonía digestiva, aerofagia, dilatación de estómago)

5 g de semillas de anís verde (calma los espasmos, estimula el aparato digestivo).

Dejar todo en infusión durante 1 hora en 600 g de agua hirviendo en un recipiente tapado, colar y filtrar y distribuir en 9 partes, a tomar en 3 días, a razón de 3 veces diarias durante 12 días; descansar 5 días y empezar de nuevo 12 días más.

Plantas a utilizar en la preparación del método aceite/vino/azúcar:
- 70 g de flor de gordolobo (sola) (sedante).

O bien:
- 60 g de hipérico (pesadez de estómago, pérdida de apetito)

40 g de toronjil (digestión difícil, dolor de origen nervioso)

30 g de *Curcuma xanthorriza* (desinfección de las vías hepáticas).

O también:
- 100 g de rizoma de grama de las boticas (estado inflamatorio)

50 g de flor de maravilla (cicatrizante del tubo digestivo)

40 g de trébol de agua (atonía en trastornos digestivos).

Fórmulas de extractos fluidos:

Para la vesícula biliar (trastornos digestivos: gastroaerofagia, enterocolitis):

25 ml de E. F. de hipérico	30 ml de E. F. de equiseto menor
25 ml de E. F. de flores de maravilla	20 ml de E. F. de gordolobo
20 ml de E. F. de *Curcuma xanthorriza*	20 ml de E. F. de cincoenrama
20 ml de E. F. de gatuña	20 ml de E. F. de centaurea menor
50 gotas de este preparado en un poco de agua 2 veces al día.	15 ml de E. F. de milenrama
	15 ml de E. F. de cariofilada
	50 gotas de este preparado en un poco de agua, 3 veces al día.

O bien:

> 20 ml de E. F. de gordolobo
> 20 ml de E. F. de cincoenrama
> 20 ml de E. F. de flores de maravilla
> 20 ml de E. F. de condurango
> 50 gotas de este preparado en un poco de agua, 2 veces al día.

Uso externo: baño de manos, con equiseto menor, mayorana, espliego o bien espliego y marrubio negro.

Trastornos venosos

Dilatación de las venas: en la pared del estómago pueden formarse varices.
- 100 g de cardo mariano (ectasia venosa).

Hervir para reducir de 2 litros a 1 litro, colar y añadir:
- 40 g de milenrama (disminuye la tensión sanguínea)

30 g de hojas de hamamelis (sistema venoso).

Dejar hervir de nuevo durante 3 min, colar y distribuir en 8 partes a tomar en 4 días, a razón de 2 veces diarias, durante 8 días consecutivos; descansar 4 días y repetir 3 veces seguidas, es decir, 24 días en total.

O en forma de extractos fluidos:

40 ml de E. F. de cardo mariano 20 ml de E. F. de agallas de ciprés 20 ml de E. F. de marrubio negro	40 ml de E. F. de cardo mariano 30 ml de E. F. de equiseto menor 20 ml de E. F. de marrubio negro

O también:

> 40 ml de E. F. de cardo mariano
> 30 ml de E. F. de milenrama
> 20 ml de E. F. de marrubio negro

Tomar 60 gotas de cualquiera de estos preparados en un poco de agua, 2 veces al día, hasta terminar el frasco.

Uso externo: compresas en la región epigástrica con cardo mariano, hamamelis y marrubio negro.

Úlcera

Puede ser de la curvatura mayor o menor, pilórica, duodenal o de cardias.

Por lo general es provocada por la acción del ácido clorhídrico y de la pepsina del estómago sobre la mucosa gástrica.

El estudio experimental de la úlcera de contención realizado por S. Bonfils, G. Liefooghe, G. Rossi y A. Lambling ha demostrado la importancia del factor secretor: el volumen y la concentración ácida de la secreción gástrica aumentan, y lo propio sucede con la del factor vascular; la histología muestra perturbaciones vasomotoras difusas a nivel de la mucosa gástrica.

El dolor es el síntoma más frecuente —del tipo cólico epigástrico con irradiación dorsal derecha—, al principio sin una periodicidad clara, pero después se hace permanente.

Es innegable que ciertas enfermedades del tubo digestivo manifiestan una predisposición hereditaria. La úlcera es una de ellas.

Se observa a menudo en gemelos univitelinos, y tampoco es raro encontrar muchos casos en la misma familia. El carácter hereditario de la enfermedad no es, desde luego, absoluto, y la localización de la úlcera no parece seguir una predisposición hereditaria: un miembro de la familia puede presentar úlcera gástrica y otro úlcera duodenal. Esta última se presenta con mayor frecuencia en individuos del grupo sanguíneo O. De todas formas, se trata antes que nada de intentar evitar las causas desencadenantes, como los alimentos ácidos y con muchas especias, los medicamentos que se diluyen en el estómago, etc.

Asimismo cabe también ayudar a la acción terapéutica utilizando determinados principios dietéticos. Por ejemplo, en caso de úlcera, se obtendrán beneficios completando el tratamiento con una cura de *zumo de patata* (cruda) fresco, que elimina rápidamente el dolor, estimula el apetito y favorece la recuperación de peso, o bien con *zumo fresco de col* (cruda), rica en vitamina B9 (o U), que es un agente protector de las mucosas digestivas.

Uno u otro se toman a razón de 4 o 5 cucharadas soperas de zumo fresco (puro o diluido en un poco de agua), 2 o 3 veces al día, por la mañana en ayunas, hacia las 13 y las 20 horas; la cura es de 20 a 30 días.

Se preparan con ayuda de una licuadora de cocina de las utilizadas habitualmente para la preparación de zumos de frutas o de legumbres.

Si no se dispone de uno de estos electrodomésticos, cabe rallar finamente la patata, o pasar las hojas de col por un picador de carne, y prensarlas a continuación en un paño para extraer el jugo fresco.

Debe señalarse asimismo la importancia del potaje de conejo, del cual se tomará únicamente el caldo.

Existen muchos medicamentos que actúan sobre la úlcera: belladona, atropina, peptona de caseína, vitamina C a dosis elevadas, extractos de placenta, gammaglobulinas humanas, etc. No todos los individuos son sensibles por igual a los efectos de estos medicamentos (a menudo sustancias no desprovistas de toxicidad), sean cuales fueren los datos obtenidos que obligan a tenerlos en cuenta.

En la mayoría de los casos, un tratamiento eficaz y simple que se adapte a otros tratamientos, puede producir —sobre todo en la mayoría de enfermedades del tubo digestivo— una acción particular capaz de curar, y que, por lo mismo, no deben negligirse.

Las personas con úlcera gástrica, pueden recurrir a una de las siguientes fórmulas:
- 100 g de rizoma de grama de las boticas (estado inflamatorio).

Hervir para reducir de 2 litros a 1 litro, colar y añadir:
- 60 g de corteza de condurango (gastritis, acidez, aerofagia)

400 g de raíz de regaliz (acción antálgica clara sobre las úlceras gastroduodenales).

Dejar hervir de nuevo durante 10 min, colar y distribuir en 6 partes a tomar en 3 días, a razón de 2 veces diarias, 6 días a la semana, durante 5 semanas, es decir, 30 días en total.

O bien:
- 60 g de hierba de San Roberto (ulceración y sangrado)

60 g de hojas de llantén mayor (catarro de las vías digestivas, hemorragias).

Hervir para reducir de 2 litros a 1 litro, colar y añadir:
- 40 g de corteza de condurango (acidez, aerofagia, gastritis)

40 g de raíz de regaliz (acción antálgica muy clara).

Dejar hervir de nuevo durante 10 min, colar y distribuir en 6 partes a tomar en 3 días, a razón de 2 veces diarias, 6 días a la semana, durante 4 semanas, es decir, 24 días en total.

O tambien:

- 60 g de flores de maravilla (cicatrizante del tubo digestivo)
  50 g de flores de espliego (dispepsia, fermentación, trastornos digestivos).
  Hervir durante 12 min en 1 litro y 1/4 de agua, y después añadir:
- 40 g de corteza de condurango (acidez, aerofagia, gastritis)
  30 g de *Curcuma xanthorriza* (desinfección de las vías hepatobiliares)
  30 g de fumaria (debilidad de las vías digestivas).

Dejar hervir de nuevo durante 3 min, colar y distribuir en 8 partes a tomar en 4 días, a razón de 2 veces diarias, 4 días a la semana, durante 6-8 semanas.

O bien, si hay hipertensión:
- 60 g de corteza de condurango (acidez, aerofagia, gastritis)
  40 g de raíz de gatuña (corroe el borde de las úlceras induradas)
  40 g de corteza de abedul (estimula la digestión).

Hervirlo todo durante 10 min en 1 litro largo de agua, colar y distribuir en 6 partes a tomar en 3 días, a razón de 2 veces diarias, durante 12 días; descansar 8 días y tomar de nuevo 12 días, es decir, 24 días en total.

Plantas a utilizar para la preparación del método aceite/vino/azúcar:
- 70 g de rizoma de grama de las boticas (estado inflamatorio)
  40 g de hojas de cincoenrama (espasmos, ansiedad)
  40 g de hierba de San Roberto (ulceración, hemorragia).

O bien:
- 70 g de rizoma de grama de las boticas (estado inflamatorio)
  30 g de raíz de regaliz (acción antálgica muy clara)
  30 g de trébol de agua (atonía, trastornos digestivos).

O también:
- 50 g de hipérico (pesadez de estómago, pérdida del apetito)
  50 g de corteza de cordurango (acidez, aerofagia, gastritis)
  50 g de raíz de regaliz (acción antálgica).

También puede tomarse como cura de mantenimiento, que se repite cada 2,3 o 4 meses:
- 60 g de corteza de condurango (acidez, aerofagia, gastritis)
  60 g de raíz de regaliz (acción antálgica).

Hervir durante 10 min en 1 litro de vino tinto al que se habrá añadido un poco de miel, colar y conservar en el frigorífico en un recipiente no metálico, tomar el equivalente a 4 cucharadas soperas de este vino 2 veces al día, hasta terminar el preparado; tomar dos preparados consecutivos.

En los casos en que sea preciso reponer fuerzas, cabe añadir a las dos plantas anteriores:
- 40 g de trébol de agua (atonía, trastornos digestivos).

O bien, tomar también:
- 70 g de hierba de San Roberto (úlceras, sangrado).

Hervir en 1 litro y 1/2 de agua para reducir a 3/4 de litro, colar y distribuir en 6 partes a tomar durante 3 días, a razón de 2 veces diarias, 6 días a la semana, durante 4 semanas seguidas, es decir, 24 días en total.

Por otra parte, cada vez que haya úlcera gástrica, sea cual fuere el tratamiento elegido, será útil completarlo con:
- 100 g de extracto de regaliz en polvo
  50 g de agua destilada.

Tomar una cucharadita de café rasa de esta pasta 2 veces al día, hacia las 13 y las 20 horas (o por la mañana en ayunas y hacia las 20 horas), a diario, hasta terminar el preparado.

Dejar transcurrir 6 días y seguir con un segundo preparado.

Uso externo: compresas sobre la región epigástrica, con raíz de aristoloquia (lesión inflamatoria, úlcera grave) seguidas, para la recuperación general, de compresas sobre la garganta, con corteza de encina y romero, en forma de concentrado.

Vómitos

Consisten en la expulsión por la boca, con esfuerzo, a menudo **violentamente**, del contenido del estómago.

En la mujer gestante, de los vómitos incoercibles del embarazo (intolerancia completa a los alimentos sólidos o líquidos, con inapetencia), en particular **durante el primer trimestre** de la gestación, deriva una desnutrición rápida.

El *cardo mariano*, en forma de tintura, es el medicamento específico. **Tomar 50 gotas** de esta tintura diluidas en un poco de agua, 4 veces al día, durante 10 días consecutivos; a continuación, bajar la dosis a 3 veces al día, durante 10 días más y, por último, continuar tomándola 2 veces al día, durante 1 mes.

Aparte de esta situación particular, a las personas aquejadas de vómitos causados por un desarreglo en el aparato digestivo les resultará muy beneficioso **un tratamiento a base de marrubio negro**, indicado tanto en los trastornos del tracto digestivo como en los del esófago: 60 g de esta planta para 1 litro de agua, hervir durante 10 min, colar, distribuir en 8 partes a tomar en 4 días, a razón de 2 veces diarias, durante 8 días seguidos; descansar 4 días y repetir 3 veces seguidas, es decir, 24 días en total.

O bien:
- 60 g de cardo santo (debilidad del aparato digestivo).

Hervir durante 10 min en 1 litro de agua, colar y verter sobre:
- 40 g de marrubio negro (espasmos, trastornos digestivos)
  10 g de semillas de eneldo (calma el dolor de estómago y los vómitos).

Tapar y dejar en infusión durante 20 min, colar y separar en 6 partes y tomar en 3 días, a razón de 2 veces diarias, 6 días a la semana, durante 3 semanas, descansar una semana y empezar de nuevo 6 días por semana, durante 3 semanas.

O bien, en forma de extractos:

20 ml de E. F. de cardo santo	25 ml de T. M. de *Verbascum thapsus*
20 ml de E. F. de helenio	25 ml de T. M. de *Silybum marianum*
20 ml de E. F. de marrubio negro	25 ml de T. M. de *Ballota nigra*
20 ml de E. F. de espino albar	15 ml de T. M. de *Cratoegus oxycantha*

Tomar 50 gotas del primer preparado o 30 del segundo, diluidas en un poco de agua, 2 veces al día.

Además, debe tenerse en cuenta, que en determinados casos de vómitos, es posible administrar dosis más altas, que son más inmediatas en su acción, pero de duración más corta: es el principio del antídoto.

Duodeno

Es la porción del tubo digestivo con la que se continúa el estómago y donde desembocan los canales pancreáticos y el colédoco. La bilis y las enzimas pancreáticas desempeñan un importante papel en la digestión.

Se denomina «ampulomas de Vater» a todos los tumores de la ampolla de Vater, sean benignos o malignos. Estos ampulomas de Vater se localizan en una zona muy limitada del tubo digestivo. Comprenden las proliferaciones tumorales desarrolladas a expensas de la mucosa duodenal de la carúncula mayor, las originadas en la extremidad distal intramural de los canales biliares y pancreáticos, y finalmente las formadas a expensas de las formaciones glandulares, conjuntivas, musculares y nerviosas de la ampolla.

A causa de su localización en el cruce funcional básico bilioduodeno-pancreático, son, de todos los tumores digestivos, los que se manifiestan más precozmente, en un estadio en el que a menudo son muy pequeños anatómicamente, y por tanto fáciles de tratar por medios quirúrgicos.

La mayoría de los ampulomas de Vater son malignos (de cada diez ampulomas de Vater detectados, sólo uno es benigno). Suele asociarse a una litiasis biliar. Los síntomas clínicos más frecuentes son la obstrucción del duodeno y la colecistitis.

La *úlcera duodenal* o *pilórica*, se beneficiará, desde el punto de vista dietético, de una cura con zumo fresco de zanahorias (crudas), a razón de un vaso, si es posible 2 veces al día: por la mañana en ayunas y hacia las 20 horas, durante 20 días (preparado según métodos habituales de preparación de zumos de verduras).

Además, hacia las 13 horas, una cucharadita de las de café rasa del preparado siguiente, permitirá calmar el dolor:
- 100 g de extracto de regaliz en polvo
  50 g de agua destilada
  El tratamiento se completará con:
- 60 g de flores de maravilla (cicatrizante del tubo digestivo).
  Hervir en 2 litros de agua para reducir a 1 litro, colar y añadir:
- 40 g de hojas de cincoenrama (espasmos, ansiedad)
  30 g de corteza de condurango (acidez, aerofagia, gastritis)
  30 g de raíz de regaliz (acción antálgica clara).

Dejar hervir de nuevo durante 5 min, colar y distribuir en 6 partes a tomar en 3 días a razón de 2 veces diarias, o bien, si es necesario, en 2 días, a razón de 3 veces diarias, durante 6 días consecutivos; descansar 3 días, y repetir el proceso 5 veces seguidas, es decir, 30 días en total.

O bien:
- 100 g de hierba de San Roberto (ulceración, hemorragia).
  Hervir en 2 litros de agua para reducir a 1 litro, colar y añadir:
- 40 g de marrubio negro (espasmos nerviosos)
  40 g de corteza de condurango (acidez, aerofagia, gastritis)
  30 g de raíz de regaliz (acción antálgica).

Dejar hervir de nuevo durante 10 min, colar y tomar en 6 partes durante 3 días, a razón de 2 veces diarias, durante 12 días; descansar una semana y tomar durante 12 días más, es decir, 24 días en total. Si no hay contraindicaciones, se puede proseguir con un tercer período de 12 días para consolidar lo adquirido en el tratamiento.

O también:
- 60 g de flores de maravilla (cicatrizante del tubo digestivo)
  60 g de rizoma de grama de las boticas (estado inflamatorio).
  Reducir, por ebullición, de 2 litros a 1 litro, colar y añadir:
- 50 g de raíz de regaliz (acción antálgica)
  50 g de romero (atonía del tubo digestivo, colecistitis).

Dejar hervir de nuevo durante 5 min, colar y distribuir en 8 partes a tomar en 4 días, a razón de 2 veces diarias, 4 días a la semana, durante 6-8 semanas.

Uso externo: varía a tenor de la gravedad de la afección y de su localización.

Cuando exista riesgo de hemorragia: compresas en la región epigástrica, con un concentrado a base de hierba de San Roberto y llantén mayor.

Cuando haya varices o abscesos de la pared gástrica: repetidas aplicaciones de compresas frontooculares con cardo mariano, espliego y maravilla.

Cuando la ulceración se localice en los pliegues mucosos: baños de pies con llantén mayor, maravilla, regaliz y condurango.

O bien, en todos los casos: compresas dorsolumbares, con cardo mariano, espliego e hipérico.

Páncreas

Está situado en la parte superior del abdomen, entre el duodeno y el estómago; es un órgano en forma de martillo, alargado, formado por una cabeza casi enclavada en el duodeno, un cuerpo y una cola.

Casi nunca pesa más de 70 g, pero se trata de uno de los órganos más complejos y más indispensables para la vida del organismo.

El páncreas es un conjunto de glándulas en forma de racimo con una función exocrina: secretar el jugo pancreático (unos 350 g en 24 horas), que se vierte al duodeno por el conducto de Wirsung. Esta secreción viene determinada por el contacto ácido de los alimentos provenientes del estómago sobre la mucosa duodenal.

El jugo pancreático contiene sales de sodio y cuatro fermentos digestivos o diastasas: la tripsina, que ataca los alimentos nitrogenados, las albúminas y las peptonas del quimo (sólo actúa mezclado con el contenido intestinal), una amilasa que actúa sobre el resto de féculas no digeridas por el estómago, una maltasa que actúa sobre el azúcar de maltosa y una lipasa que emulsiona casi todas las grasas y saponifica el resto.

El jugo pancreático pasa directamente al intestino y sólo es activo si se mezcla con bilis, de donde se desprende la importancia paralela que tienen las secreciones biliares.

Además existe una secreción interna o endocrina, generada por unas zonas determinadas del páncreas llamadas islotes de Langerhans, constituidos por dos tipos de células:
— las *células beta*, que segregan insulina que pasa directamente a la sangre y cuya acción sobre los tejidos permite a éstos asimilar el azúcar (glucosa) contenido en la sangre. La ausencia de insulina impide la asimilación del azúcar y origina la diabetes, por lo que se usa en medicina para determinados tratamientos;
— las *células alfa*, que secretan el glucagón, una hormona hiperglucemiante cuya síntesis se obtiene a partir de páncreas de cerdo.

La insulina y el glucagón son dos hormonas antagonistas de la glucemia.

El páncreas puede verse afectado por inflamaciones (pancreatitis), por tumores y por cálculos (éstos localizados principalmente a nivel del canal excretor). Algunas de sus alteraciones se hallan en el origen de la diabetes.

La gravedad de los síntomas pancreáticos es un hecho comprobado, y sean cuales fueren los tratamientos en curso, no deben hacernos olvidar las investigaciones clásicas que se consideren necesarias, según las distintas disciplinas médicas que se completan e interconexionan.

Según cuál sea la situación causal, cabe aplicar uno u otro de los tratamientos que se citan a continuación, compatibles con otras indicaciones apropiadas.

Absceso

● 500 g de raíz fresca de lampazo mayor (forunculosis)

Lavar bien, cortarla en rodajas, hervir en 2 litros de agua para reducir a 1 litro, colar y verter sobre:
● 40 g de trinitaria (sangre viciada, erupciones).

Tapar y dejar en infusión 20 min, colar y tomar en 8 partes, durante 4 días, a razón de 2 veces diarias, durante 8 días consecutivos; descansar 4 días y repetir 3 veces más, es decir, 24 en total.

O bien:
● 50 g de segunda corteza de olmo (catarro de las mucosas, atonía digestiva).

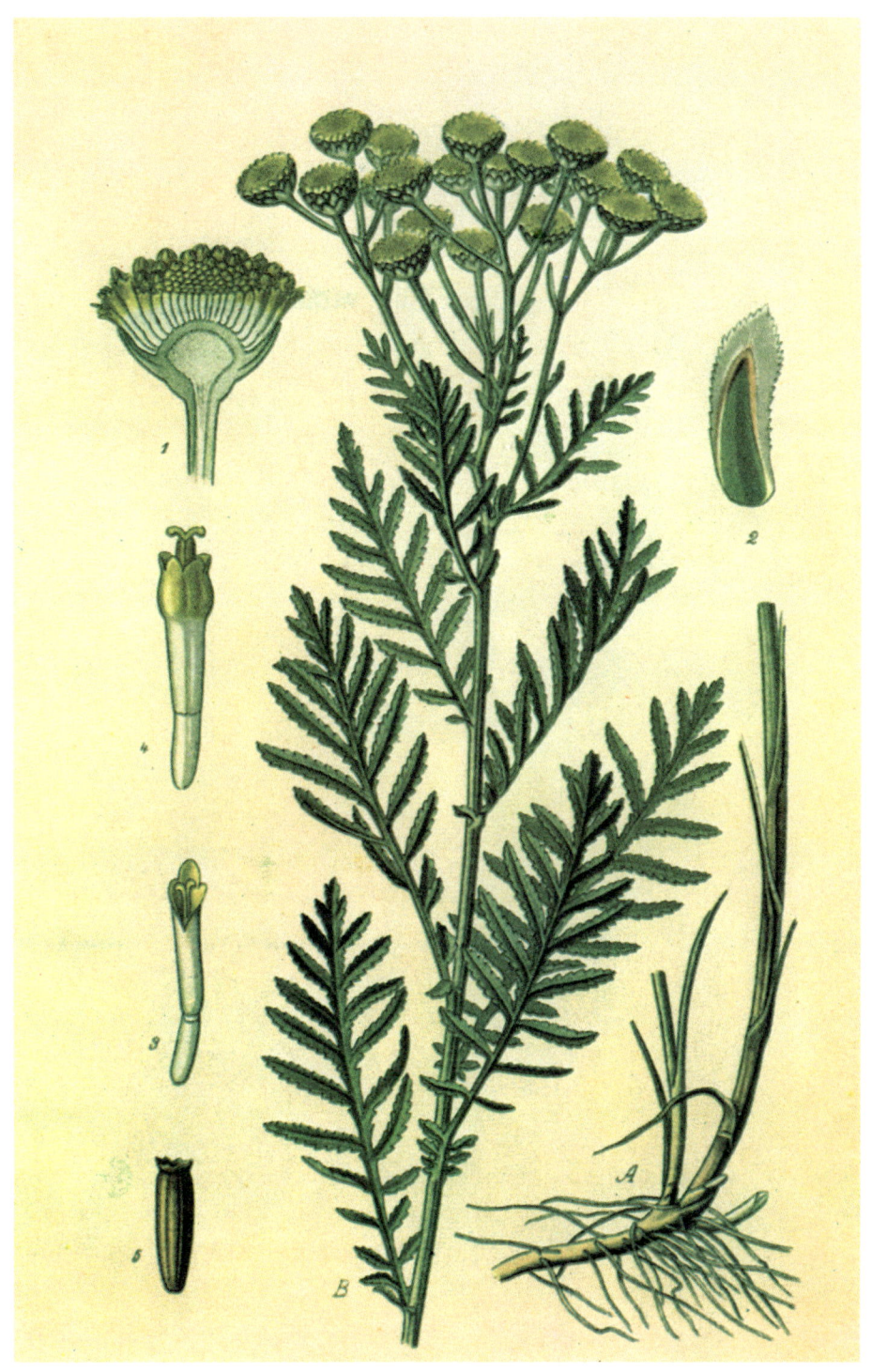

Tanaceto (*Tanacetum vulgare*)

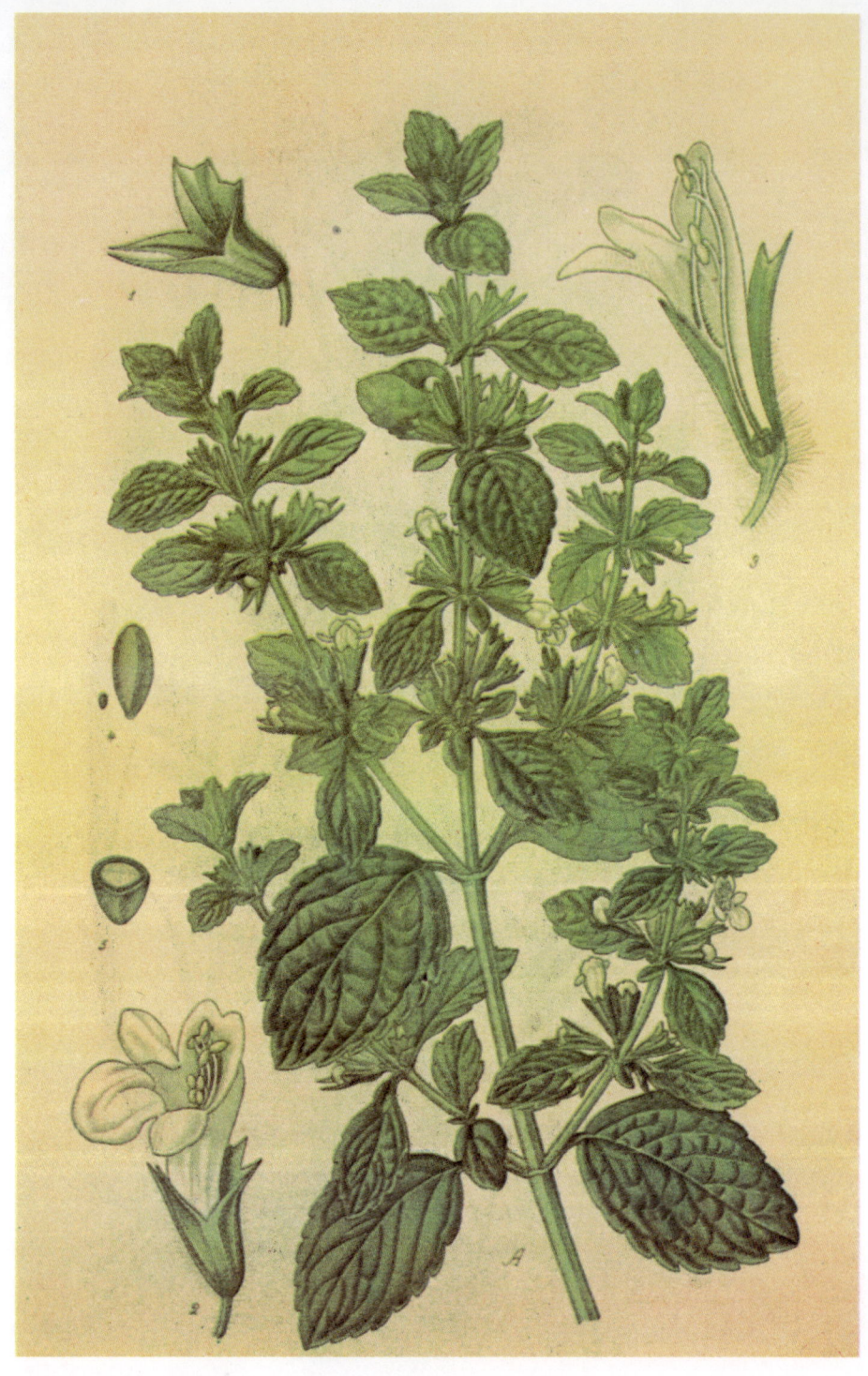

192-B   Toronjil (*Melissa Officinalis*)

Hervir durante 10 min en 1 litro de agua, colar y verter sobre:
- 50 g de hojas de nogal (absceso, supuraciones)
  30 g de fumaria (sangre viciada, atonía digestiva).

Tapar y dejar en infusión 20 min, colar y distribuir en 8 partes a tomar en 4 días, a razón de 2 tomas diarias, 4 días seguidos por semana, durante 6-8 semanas.

O también:
- 30 g de raíz de helenio (cicatrización de las mucosas, náuseas, vómitos)
  50 g de hojas de llantén mayor (cicatrización de llagas, hemorragias).

Hervir para reducir de 2 litros a 1 litro, colar y verter sobre:
- 40 g de hojas de nogal (abscesos, supuraciones).

Tapar y dejar en infusión durante 1/2 hora, colar y tomar en 6 partes en 3 días, a razón de 2 veces diarias, 6 días por semana, durante 5 semanas seguidas, es decir, 30 días en total.

Plantas que pueden utilizarse para la preparación del método aceite/vino/azúcar:
- 60 g de hojas de nogal (solas) (abscesos, supuraciones).

O bien:
- 60 g de flores de maravilla (antiséptico, cicatrizante)
  30 g de hojas de nogal (abscesos, supuraciones).

O también:
- 60 g de flores de maravilla (antiséptico, cicatrizante)
  60 g de *Curcuma xanthorriza* (desinfección hepatobiliar)
  60 g de raíz de gatuña (obstrucción, calma la inflamación).

Cálculos

Los trastornos funcionales de la vesícula están a menudo relacionados con la función pancreática, en la cual aparecen sus consecuencias.

El conducto de Wirsung lleva la bilis hacia el duodeno por un orificio y un esfínter común con el canal del colédoco. La bilis a menudo tiende a coagularse obstruyendo las vías biliares y/o pancreáticas, y representa un frecuente punto de entrada para la infección. Pueden formarse cálculos.

Un cálculo en el conducto de Wirsung puede ocasionar episodios sucesivos de ictericia por retención, dolores epigástricos violentos, vómitos y estreñimiento pertinaz. Con frecuencia se manifiesta por la existencia de un punto doloroso en la zona subcostal izquierda, prurito intenso y adelgazamiento importante, mientras que la vesícula biliar (no palpable) no muestra imagen radiográfica de cálculos.

Para tratar de resolver este problema, cabe instaurar un tratamiento a base de plantas cuya acción se extienda tanto a las vías biliares como al páncreas:
- 100 g de cardo mariano (trastornos hepatobiliares, cálculos).

Hervir en 2 litros de agua para reducir a 1 litro, colar y añadir:
- 60 g de saponaria (obstrucción visceral, sangre viciada).

Dejar hervir de nuevo durante 10 min en un recipiente esmaltado, colar inmediatamente y conservar en un recipiente no metálico; tomar el líquido obtenido en 3 días, repartido en 6 o 9 partes, es decir, 2 o 3 veces diarias, durante 12 días consecutivos, descansar 6 días y tomar de nuevo otros 12 días, es decir, 24 días en total.

O bien:
- 60 g de saponaria (obstrucción visceral, sangre viciada)
  30 g de *Combretum* (estimula las secreciones).

Hervir durante 5 min en 1 litro de agua, en un recipiente esmaltado, colar inmediatamente, conservar en un recipiente no metálico y distribuir en 6 partes a tomar en 3 días, a razón de 2 veces diarias, 6 días por semana durante 4 semanas, es decir, 24 días en total.

O también:
- 80 g de rizoma de grama de las boticas (estado inflamatorio)
  50 g de raíz de gatuña (obstrucción)
  40 g de corteza de abedul (litiasis, estimula el tubo digestivo).

Hervir en 1 litro y 1/2 de agua, hasta que se reduzca a 3/4 de litro, o sea, 6 vasos, a tomar en 3 días, a razón de 2 veces diarias, 6 días por semana, durante 4 semanas, es decir, 24 días en total.

Plantas para utilizar en la preparación del método aceite/vino/azúcar:
- 80 g de cardo mariano (trastornos hepatobiliares, cálculos)
  30 g de arraclán (lesiones hepatobiliares, inflamación).
  O bien:
- 60 g de cardo mariano (trastornos hepatobiliares, cálculos)
  60 g de equiseto menor (detiene cualquier hemorragia).
  O bien:
- 70 g de saponaria (sola) (obstrucción visceral, sangre viciada).

Diabetes

En lenguaje común, este término se refiere a la diabetes sacarina, llamada también diabetes melitus.

Existe otro tipo de diabetes, la diabetes insípida, que se puede provocar experimentalmente por la lesión bilateral de los núcleos supraópticos o por la interrupción total del fascículo supraopticohipofisario. La hipófisis posterior está comunicada con el núcleo supraóptico por un fascículo ventral.

La diabetes sacarina se caracteriza por el aumento de la tasa de glucosa en sangre (la llamada hiperglucemia) y por la presencia anormal de glucosa en la orina (la llamada glucosuria).

La tasa normal de glucemia oscila entre 0,80 y 1,10 g, según el método de análisis.

La tasa de glucosa sanguínea (glucemia) se mantiene por un mecanismo regulador preciso que depende del páncreas endocrino, el cual secreta insulina.

La diabetes se manifiesta y se cronifica por un agotamiento progresivo de los islotes de Langerhans fatigados, sin la intervención de ningún mecanismo primitivamente endocrino.

La reserva energética fundamental es proporcionada por azúcares tales como la glucosa y la fructosa. Los azúcares del organismo pueden provenir de fuentes muy variadas, pero cada una de tales fuentes ha de permitir la formación de glucosa ya que sólo ésta es utilizable en el ciclo normal del catabolismo glucídico.

La asimilación de los azúcares constituye uno de los elementos esenciales del funcionamiento del sistema nervioso central y, por tanto, del organismo.

Entre los síntomas de la diabetes, cabe destacar las tres «polis»: *polifagia* (necesidad exagerada de comer y carencia de sensación de saciedad); *polidipsia* (sed excesiva) y *poliuria* (producción de orina muy abundante).

Es importante frenar la pérdida de agua; en efecto, al disminuir la poliuria, se reduce la glucosuria, así como la glucemia.

Señalemos que, además, suele encontrarse hiperglucemia en presencia de insuficiencia respiratoria, la cual equivale a una combustión insuficiente por falta de oxigenación.

Numerosas plantas son capaces de hacer descender la tasa de azúcar en sangre, ya activando la secreción de insulina, ya sustituyéndola, o también haciendo más permeable al azúcar la membrana celular: alcachofa, lampazo mayor, grosella, grama de las boticas, centaurea menor, eucalipto, enebro, hierba de San Roberto, vainas de judía, moral, hojas de arándano, nogal, pelargonium, equiseto menor, ratania, (*Krameria triandra*), centinodia, salvia, vid, etc., a las cuales se pueden añadir en el aspecto dietético, las cebollas crudas o cocidas y lechuga.

En la regulación de la glucemia, la aplicación de compresas lumbares en uso externo tiene especial importancia.

Se puede, pues, preparar el líquido para las compresas y, antes de su empleo, separar cierta cantidad, sea para servir como líquido de base para otra preparación, sea para tomarlo tal cual.

Por ejemplo:
- 300 g de equiseto menor (actúa sobre la glucosuria)
  200 g de rizoma de grama de las boticas (estado inflamatorio, obstrucción hepática)
  150 g de hierba de San Roberto (obstrucción glandular, agotamiento nervioso)
  150 g de marrubio negro (antiespasmódico).

Hervir todo durante 20 min en 10 litros de agua, colar y separar 1 litro del líquido obtenido antes de utilizar el resto para las compresas. Distribuir en 8 partes el litro de líquido separado y tomarlo en 4 días a razón de un vaso 2 veces al día, durante 16 días consecutivos; al cabo de 16 días de esta cura, la glucemia puede pasar de 3 g a 1,30/1,50 g, y la glucosuria a 0.

O bien:
- 300 g de equiseto menor (actúa sobre la glucosuria)
  300 g de cardo mariano (tónico vascular).

Hervir durante 20 min en 8 litros de agua, colar y, antes de utilizar para las compresas, retirar 1 litro del líquido obtenido, calentar de nuevo y añadir:
- 60 g de hierba de San Roberto (clara disminución de la glucosuria)
  50 g de raíz de lampazo mayor (hipoglucemiante)
  30 g de hojas de arándano (antidiabético)
  20 g de hojas de salvia (hipoglucemiante).

Dejar hervir de nuevo durante 5 min, colar y distribuir el líquido restante en 8 partes a tomar en 4 días, a razón de 2 veces diarias, durante 20 días consecutivos.

O también:
- 300 g de equiseto menor (actúa sobre la glucosuria)
  150 g de romero (ictericia por obstrucción, atonía digestiva).

Hervir durante 20 min en 8 litros de agua, colar y retirar 1 litro del líquido obtenido, calentar de nuevo y añadir:
- 50 g de flores de maravilla (obstrucción de los órganos secretorios, inflamación)
  50 g de *Curcuma xanthorriza* (desinfección de las vías hepatobiliares)
  50 g de corteza de abedul (dolores de cabeza, vértigos; estimula el aparato digestivo).

Dejarlo hervir todo de nuevo durante 10 min, colar y repartir en 8 partes a tomar en 4 días, a razón de 2 veces diarias, 4 días consecutivos por semana, durante 6 semanas, es decir, 24 días en total.

Las personas cuyo medio familiar no es demasiado propicio (sino desfavorable) para un tratamiento vegetal y que por ello se vean en la imposibilidad de efectuar curas externas, pueden intentar el tratamiento de forma diferente.

La administración de un tratamiento por vía oral puede ser también muy eficaz con:
- 50 g de vainas secas de judía (antidiabético)
  60 g de hierba de San Roberto (clara disminución de la glucosuria).

Hervir en 2 litros de agua para reducir a 1 litro, colar y añadir:
- 20 g de hojas de arándano (antidiabético)
  20 g de hojas de salvia (hipoglucemiante)
  20 g de mayorana (atonía digestiva de origen nervioso).

Dejar hervir de nuevo durante 3 min, colar y repartir en 8 partes a tomar en 4 días, a razón de 2 veces diarias, durante 16 días consecutivos; descansar 10 días y empezar de nuevo 16 días más, es decir, 32 días en total.

O bien:
- 60 g de hierba de San Roberto (clara disminución de la glucosuria)
  40 g de hojas de nogal (antiglucémico)
  40 g de hojas de arándano (antidiabético).

Hervir en 2 litros de agua para reducir a 1 litro, colar y distribuir en 8 partes a tomar en 4 días, a razón de 2 veces diarias, 4 días consecutivos por semana, durante 5 semanas, es decir, 20 días en total.

O también:
- 200 g de vainas secas de judía (antidiabético).

Hervir para reducir de 2 litros a 1 litro, colar y añadir:
- 40 g de hojas de fresno (obstrucción hepática y esplénica)
  30 g de hojas de nogal (antiglucémico)
  30 g de *Combretum* (estimula las secreciones biliares).

Dejar hervir de nuevo durante 5 min, colar y distribuir en 8 partes a tomar en 4 días, a razón de 2 veces diarias, durante 16 días consecutivos; descansar de 8 a 10 días y empezar de nuevo 16 días.

Pancreatitis

Es la inflamación aguda o crónica del páncreas.

Entre los diagnósticos abdominales de urgencia, el de la pancreatitis aguda se considera como uno de los más difíciles.

La pancreatitis aguda reúne cuatro síntomas, presentes los cuatro desde el principio del cuadro abdominal. Son: dolor epigástrico (con estado de *shock*), hinchazón y meteorismo abdominal, disnea por angustia e hipertensión arterial; este último síntoma, en particular, es bastante frecuente pero no constante.

Evidentemente, este cuadro sintomático puede no presentarse de forma completa, pero, cuando se da, debe conducir al diagnóstico de pancreatitis aguda. En efecto, en ningún otro episodio de abdomen agudo se encuentran agrupados desde el comienzo estos cuatro síntomas.

La búsqueda de trastornos vasculares y los datos facilitados por los exámenes radiológicos y bioquímicos aportarán información complementaria.

Una vez superada la fase aguda, que debe combatirse iniciando una reanimación por perfusión, pueden sobrevivir tres tipos de complicaciones: la formación de un *quiste pancreático* (que por lo común debe ser extirpado quirúrgicamente), la aparición de un *absceso del páncreas* o una *pancreatitis crónica*. Esta última se manifiesta por trastornos digestivos y dolores abdominales.

Cuando exista este problema, puede abordarse su resolución con:
- 80 g de hojas de llantén mayor (relación cinc-páncreas, según Lasus)
  40 g de raíz de regaliz (clara acción antálgica).

Hervir en 2 litros de agua para reducir a 1 litro, colar y verter sobre:
- 40 g de romero (atonía, obstrucción)
  30 g de hojas de salvia (activa la circulación, hipoglucemiante).

Tapar y dejar en infusión 20 min, colar y distribuir en 8 partes a tomar en 4 días, a razón de 2 veces diarias, durante 16 días consecutivos; descansar 10 días y empezar de nuevo otros 16 días más, es decir, 32 días en total.

O bien:
- 60 g de hojas de cincoenrama (espasmos, ansiedad)
  60 g de hierba de San Roberto (disminuye la glucosuria).

Hervir para reducir de 2 litros a 1 litro, colar y añadir:
- 50 g de milenrama (seca las secreciones, disuelve las obstrucciones)
  60 g de bayas de alquequenje (lesiones inflamatorias).

Dejar hervir de nuevo 3 min, colar y distribuir en 8 partes a tomar en 4 días, a razón de 2 veces diarias, durante 20 días.

O bien, para mejorar los lípidos y los triglicéridos:
- 100 g de rizoma de grama de las boticas (estado inflamatorio)
  60 g de flores de maravilla (obstrucción de los órganos secretores).

Hervir en 2 litros de agua para reducir a 1 litro, colar y añadir:
- 50 g de saponaria (sangre viciada)
  25 g de corteza de agracejo (trastornos de origen hepático)
  20 g de bayas de enebro (obstrucción).

Dejar hervir de nuevo durante 5 min, colar y repartir en 8 partes a tomar en 4 días, a razón de 2 veces diarias, 4 días consecutivos a la semana, durante 8 semanas seguidas, es decir, 32 días en total.

Plantas a utilizar para la preparación del método aceite/vino/azúcar:
- 40 g de raíz de helenio (vómitos, cicatrización de las mucosas)
  40 g de raíz de cariofilada (digestión, asimilación)
  40 g de bayas de alquequenje (afecciones inflamatorias).
  O bien:
- 50 g de bayas de alquequenje (afecciones inflamatorias)
  25 g de corteza de abedul (estimula el tubo digestivo).
  O bien:
- 60 g de rizoma de grama de las boticas (estado inflamatorio)
  40 g de flores de maravilla (obstrucción de los órganos secretores)
  40 g de trébol de agua (insuficiencia hepática; aumenta el número de hematíes).

Un desarreglo en la función pancreática puede acarrear trastornos gastrointestinales diversos.

Intestino

Comienza a nivel del píloro, a la salida del estómago, y acaba en el ano. Se divide en dos partes: intestino delgado e intestino grueso. Se aloja en la cavidad abdominal y recibe los alimentos procedentes del estómago. En la parte superior del intestino delgado se realiza la absorción más activa de los alimentos que sufren la acción del jugo pancreático y de la bilis y después la del jugo intestinal.

Es un canal musculomembranoso cuya mucosa se caracteriza por presentar numerosos pliegues que aumentan su superficie y por células epiteliales que ejercen una acción electiva sobre cada alimento.

El intestino grueso, situado a continuación del delgado, se distingue de éste por presentar un calibre considerablemente mayor, por ser más corto pero, sobre todo, por la presencia de bandas musculares longitudinales que le confieren su peculiar aspecto. Se divide en tres partes: el ciego, el colon y el recto.

En el intestino grueso es donde los restos de la digestión experimentan un proceso de fermentación antes de ser eliminados.

El intestino puede sufrir enfermedades que le son propias, como la enteritis y la disentería. Asimismo, puede verse afectado por otros fenómenos patológicos (tifoidea, gastritis, etc.), amén del estreñimiento y la diarrea, además de dolores abdominales (cólicos intestinales), hernias, obstrucciones, parasitosis, tumores y cáncer.

Una alteración casi permanente del estado intestinal acarrea modificaciones y trastornos generalizados a todos los tramos del intestino.

Aerocolia

Es la acumulación de aire en el colon, principalmente en el ángulo esplénico.
- 60 g de flores de maravilla (cicatrizante del tubo digestivo).

Hervir en 2 litros de agua para reducir a 1 litro, colar y añadir:
- 30 g de *Curcuma xanthorriza* (desinfección de las vías hepatobiliares)

8 g de hisopo (atonía digestiva y gastralgia)

8 g de orégano (dilatación, aerofagia, atonía).

Dejar hervir de nuevo durante 3 min, colar y repartir en 8 partes a tomar en 4 días, a razón de 2 veces diarias durante 16 días consecutivos; descansar 10 días y volver a tomar otros 16 días, es decir, 32 días en total.

O bien:
- 60 g de raíz de gatuña (calma las inflamaciones).

Hervir en 2 litros de agua para reducir a 1 litro, colar y añadir:
- 60 g de marrubio (obstrucción hepática, trastornos nerviosos)

40 g de albahaca (atonía digestiva, migraña de origen nervioso).

Dejar hervir de nuevo durante 5 min, colar y distribuir en 6 partes a tomar en 3 días, a razón de 2 veces diarias, 6 días por semana, durante 5 semanas seguidas, es decir, 30 días en total.

O bien:
- 40 g de milenrama (activa las funciones secretomotrices)

20 g de mayorana (calambres de origen nervioso, debilidad digestiva)

10 g de semillas de anís (calma los espasmos, estimula el aparato digestivo).

Tapar y dejar en infusión durante 1/2 hora, en 1 litro de agua hirviendo, colar y distribuir en 6 partes a tomar en 3 días, a razón de 2 veces diarias, 6 días a la semana, durante 4 semanas, es decir, 24 días en total.

Apendicitis

Es la inflamación aguda o crónica del apéndice vermiforme del ciego.
- 60 g de flores de maravilla (antiséptico, obstrucción de los órganos secretores).

Hervir en 2 litros de agua para reducir a 1 litro, colar y añadir:
- 50 g de hojas de fresno (obstrucción)

20 g de fumaria (insuficiencia hepática, debilidad del sistema digestivo).

Dejar hervir de nuevo durante 5 min, colar y repartir en 8 partes a tomar en 4 días, a razón de 2 veces diarias, 4 días consecutivos por semana, durante 6 semanas seguidas, es decir, 24 días en total.

O bien:
- 80 g de salicaria (inflamación por atonía).

Hervir para reducir de 2 litros a 1 litro, colar y añadir:
- 60 g de hojas de fresno (obstrucción)

40 g de raíz de cariofilada (gastralgia, digestión-asimilación).

Dejar hervir de nuevo durante 10 min, colar y separar en 8 partes a tomar en 4 días, a razón de 2 veces diarias, 4 días consecutivos por semana, durante 6 semanas, es decir, 24 días en total.

O también:
- 60 g de salicaria (inflamación por atonía)

40 g de flores de maravilla (obstrucción de los órganos secretores; antiséptico)

40 g de hojas de fresno (obstrucción).

Hervir durante 10 min en 1 litro y 1/2 de agua, colar y verter sobre:
- 40 g de raíz de cariofilada (gastralgia, digestión-asimilación)

20 g de fumaria (insuficiencia hepática, debilidad digestiva).

Tapar y dejar en infusión durante 20 min, colar y separar en 8 partes, a tomar en 4 días, a razón de 2 veces diarias, 4 días consecutivos cada semana, durante 6 semanas seguidas, es decir, 24 días en total.

Uso externo: cualquiera de estos tratamientos se completa con la aplicación de compresas abdominales, ya con flores de manzanilla romana, o bien raíz de helenio y agrimonia, ya con cloruro de magnesio (100 g por 4 litros de agua).

Colitis espasmódica

Inflamación del colon que se acompaña de contracciones.
- 80 g de salicaria (inflamación intestinal)
  60 g de cincoenrama (espasmos, ansiedad).

Hervir en 2 litros de agua para reducir a 1 litro, colar y distribuir en 8 partes a tomar en 4 días, a razón de 2 veces diarias, durante 12 días consecutivos; descansar 5 días y tomar de nuevo 12 días.

O bien:
- 100 g de salicaria (inflamación intestinal).

Hervir en 2 litros de agua para reducir a 1 litro, colar y añadir:
- 60 g de marrubio negro (espasmos nerviosos)
  40 g de raíz de gatuña (calma las inflamaciones digestivas)
  30 g de *Curcuma xanthorriza* (desinfección de las vías hepatobiliares).

Dejar hervir de nuevo durante 10 min, colar y distribuir en 6 partes a tomar en 3 días, a razón de 2 veces diarias, 6 días a la semana, durante 5 semanas seguidas, es decir, 30 días en total.

O también:
- 60 g de centinodia (normaliza la función secretora)
  60 g de bayas de arándano (enfermedades infecciosas del intestino).

Hervir en 2 litros de agua para reducir a 1 litro, colar y añadir:
- 40 g de flores de gordolobo (tónico nervioso, calmante)
  40 g de milenrama (activa las funciones secretomotrices).

Dejar hervir 5 min, colar, filtrar, distribuir en 6 partes, a tomar en 3 días a razón de 2 veces diarias, 6 días por semana, durante 4 semanas seguidas, es decir, 24 días en total.

Plantas que pueden utilizarse en la preparación del método aceite/vino/azúcar.
- 60 g de salicaria (inflamación intestinal)
  40 g de hojas de cincoenrama (espasmos).

O bien:
- 40 g de marrubio negro (espasmos)
  60 g de raíz de gatuña (inflamación).

O también:
- 100 g de flores de gordolobo (sedante, tónico nervioso; calma la contractura de la musculatura lisa del colon y los trastornos simultáneos de tensión emocional).

Uso externo: pediluvios con marrubio negro y cincoenrama.

Diarrea

Es la frecuencia de heces no consistentes, a menudo líquidas.

Puede ser accidental, a consecuencia de una intoxicación por ingesta de alimentos en mal estado o de productos tóxicos.

La diarrea prandial es la que tiene lugar inmediatamente a continuación de la comida, después de la ingestión de los alimentos. Se da sólo en individuos que son a la vez colémicos y nerviosos. La precede, a mitad de la comida, un dolor violento a nivel de la vesícula. A continuación se produce un cólico intestinal seguido de una evacuación abundante de bilis, pura o mezclada con otros materiales.

En un niño, la diarrea puede ser un síntoma grave de neurotoxiinfección, llamada asimismo toxicosis o diarrea verde. Implica una deshidratación más o menos acentuada y necesita aporte de sal (cloruro magnésico, plasma de Quinton).

Algunos tratamientos ejercen efectos favorables en las afecciones gastrointestinales:
- 60 g de salicaria (inflamación intestinal de origen bacteriano)
  60 g de vara de oro (enterocolitis, diarrea).
  Hervir en 2 litros de agua para reducir a 1 litro, colar y añadir:
- 50 g de flores de gordolobo (sedante, tónico nervioso).

Dejar hervir de nuevo durante 5 min, colar, filtrar cuidadosamente y distribuir en 6 partes a tomar en 2 días, a razón de 3 veces diarias, durante 6 días consecutivos.

O bien:
- 25 g de salicaria (inflamación intestinal de origen bacteriano)
  25 g de hojas de llantén mayor (cicatrización de llagas)
  25 g de mayorana (junto con el llantén, cura las diarreas más rebeldes).

Hervir todo junto durante 5 min en 1 litro de vino tinto al que se habrá añadido un poco de miel, colar y conservar en el frigorífico, en un recipiente no metálico; se toman 2 cucharadas soperas de este vino, 3 o 4 veces al día, según las necesidades, hasta acabar el preparado. Puede tomarse un segundo preparado.

O también:
- 30 g de raíz de bistorta (seca los tejidos y las mucosas).

Hervir durante 5 min en 1 litro de vino tinto, colar, añadir miel y conservar en el refrigerador; se toman 2 cucharadas soperas de este vino 2 o 3 veces al día, durante unos días, según la rapidez de acción. La bistorta produce un secado pronunciado de los tejidos y las mucosas, por lo que se recomienda no abusar de este tratamiento, pues entonces produciría el efecto contrario.

Uso externo: para mejorar estos tratamientos, se aconseja aplicar en la región abdominal compresas calientes, con una solución de corteza de encina y mayorana, cuyo líquido puede utilizarse 4 o 5 días seguidos.

Disentería

Enfermedad infecciosa, a menudo epidémica y contagiosa, que se caracteriza por una inflamación ulcerosa del intestino grueso que produce evacuaciones repetidas de heces sanguinolentas acompañadas de cólicos frecuentes. Se distinguen dos variedades: la *disentería amebiana*, causada por un parásito intestinal del género de las amebas, que tiene un curso recidivante y a veces produce abscesos hepáticos, y la *disentería bacilar*, producida por una bacteria intestinal, que no recidiva.
- 60 g de centinodia (normaliza las funciones secretoras alteradas)
  60 g de salicaria (diarrea crónica de origen bacteriano).

Hervir en 2 litros para reducir a 1 litro, colar y conservar en el frigorífico y distribuir en 8 partes a tomar en 4 días, a razón de 2 veces diarias, durante 20 días consecutivos.

O bien:
- 100 g de bayas de arándano (su poder esterilizante hace maravillas en todas las afecciones intestinales, incluidas las amebianas).

Reducir por ebullición de 2 litros a 1 litro, colar y añadir:

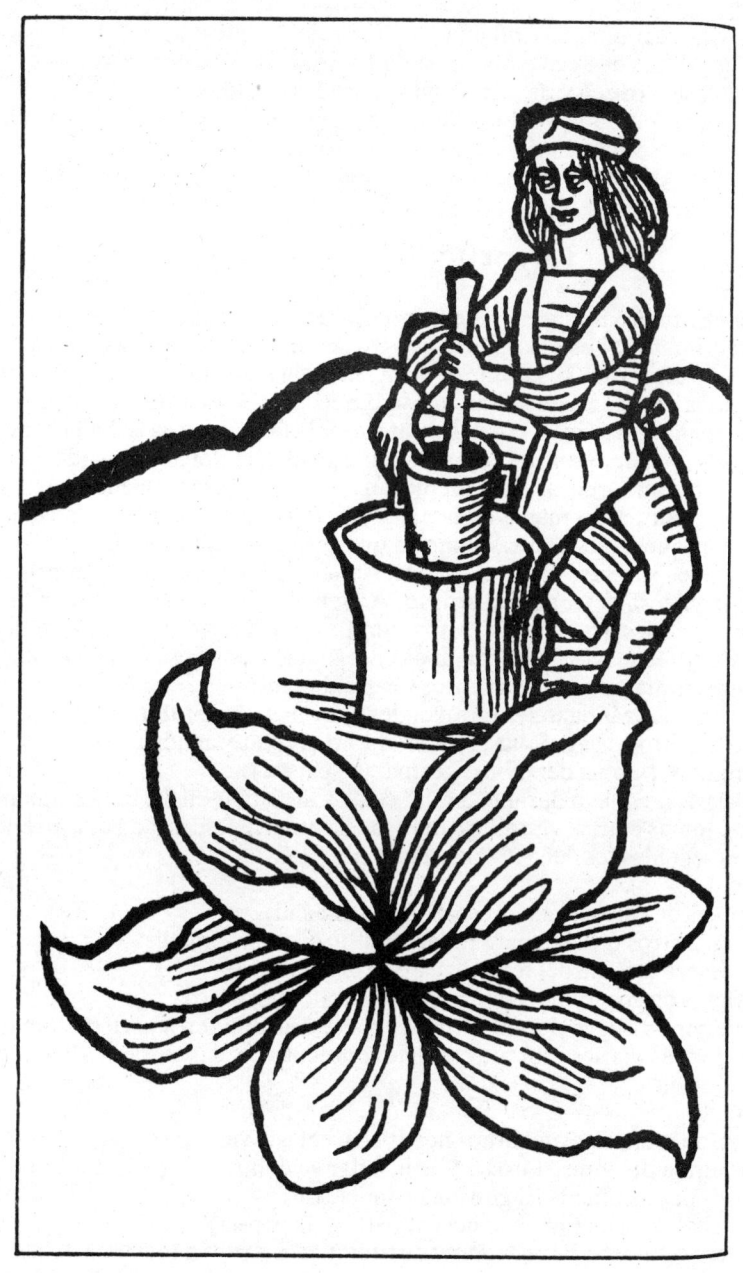

Preparación de remedios medicinales: xilografía de un incunable del siglo XV.

- 30 g de *Plygala amara* (indicadísima contra la diarrea con pérdida de mucosidades).
Dejar hervir de nuevo durante 3 min, colar y distribuir en 8 partes a tomar en 4 días, a razón de 2 veces diarias, durante 20 días consecutivos.
O también:

- 80 g de bayas de arándano (inflamación, infecciones intestinales).

Hervir en 2 litros de agua para reducir a 1 litro, colar y verter sobre:
- 40 g de vellosilla (disentería, afecciones causadas por lombrices).

Tapar y dejar en infusión durante 1 hora, colar y distribuir en 8 partes a tomar en 4 días, a razón de 2 veces diarias, durante 16-20 días.

Uso externo: Enema con centinodia y vellosilla.

Divertículos intestinales

Están constituidos por hernias de la mucosa a través de la capa musculosa.

La pared intestinal está formada por tres elementos superpuestos y concéntricos. En la parte exterior está la serosa, es decir, la membrana peritoneal que recubre el intestino. Bajo la serosa existe la musculosa, un lecho muscular más o menos importante según el segmento intestinal de que se trate; y bajo la musculosa se halla la mucosa, que es una especie de membrana de color rosado a nivel del intestino delgado y blanquecino a nivel del intestino grueso. Esta membrana mucosa presenta pequeñas depresiones, más o menos profundas, más o menos delgadas, y penetra a través de las fibras de la capa muscular que la envuelve, de modo que forma un número mayor o menor de divertículos. Éstos son raros a nivel del intestino delgado, y se localizan principalmente en la parte izquierda del intestino grueso. A menudo son múltiples, a veces incluso muy numerosos, y su desarrollo sería provocado por el esfuerzo de expulsión del bolo alimenticio. Con frecuencia provocan una regurgitación dolorosa a nivel esofágico, dolores abdominales más o menos violentos y estreñimiento.
- 80 g de bayas de arándano (enfermedades infecciosas del intestino).

Hervir en 2 litros de agua para reducir a 1 litro, colar y añadir:
- 60 g de romero (atonía del tubo digestivo, dispepsia).

Dejar hervir de nuevo durante 5 min, colar y distribuir en 8 partes a tomar en 4 días, a razón de 2 tomas diarias, durante 8 días consecutivos; descansar 4 días y repetir el proceso 3 veces seguidas, es decir, 24 días en total.

O bien:
- 60 g de hojas de cincoenrama (espasmos, ansiedad).

Hervir en 2 litros de agua para reducir a 1 litro, colar y añadir:
- 40 g de romero (atonía del tubo digestivo, dispepsia)
  40 g de flores de gordolobo (sedante del aparato digestivo).

Dejar hervir de nuevo durante 5 min, colar y distribuir en 8 partes a tomar en 4 días, a razón de 2 veces diarias, durante 16 días consecutivos; descansar 8-10 días y tomar de nuevo otros 16 días.

O bien:
- 60 g de cardo mariano (trastornos hepáticos, ectasia venosa).

Hervir para reducir de 2 litros a 1 litro, colar y añadir:
- 40 g de raíz de cariofilada (digestión, asimilación)
  30 g de trébol de agua (insuficiencia hepática, dispepsia).

Dejar hervir durante 3 min, colar y distribuir en 8 partes a tomar en 4 días, a razón de 2 veces diarias, 4 días por semana, durante 6 semanas seguidas, es decir, 24 días en total.

Plantas a utilizar en la preparación del método aceite/vino/azúcar:
- 60 g de flores de maravilla (cicatrizante del tubo digestivo)
  60 g de *Curcuma xanthorriza* (desinfección de las vías hepatobiliares)
  60 g de raíz de gatuña (obstrucción, inflamación).

O bien:
- 60 g de hojas de cincoenrama (espasmos, ansiedad)
  40 g de flores de gordolobo (sedante del aparato digestivo).

O también:
- 60 g de cardo mariano (hígado, circulación venosa)
  40 g de raíz de cariofilada (digestión-asimilación).
  Uso externo: compresas abdominales con manzanilla.

Enfermedades del colon (colopatías)

Este término no presupone la naturaleza inflamatoria de las afecciones del colon, por lo que se prefiere para designar determinados casos de *colitis mucomembranosa o enterocolitis* en los cuales el elemento neuropático desempeña un papel mayor, y en los que se produce la inflamación simultánea del intestino delgado y del colon.

Se caracteriza por la expulsión de mucomembranas o de mucosidades, estreñimiento habitual y dolores abdominales. Puede asimismo presentar fenómenos de intoxicación. Este síndrome se observa, sobre todo, en pacientes neuroartríticos.

Una talalgia (dolor de los talones), aparentemente aislada, debe hacernos sospechar el diagnóstico de colitis. El dolor en el talón parece un dolor relacionado que traduce la dolencia del colon.
- 100 g de salicaria (inflamación intestinal de origen bacteriano o atónico).

Hervir en 2 litros de agua para reducir a 1 litro, colar y añadir:
- 40 g de sumidades floridas de vara de oro (enterocolitis, diarrea de los tuberculosos)
  40 g de bayas de arándano (bactericida, enfermedades infecciosas de los intestinos).

Dejar hervir de nuevo durante 5 min, colar y repartir en 8 partes a tomar en 4 días, a razón de 2 veces diarias, durante 16 días consecutivos; descansar 10 días y tomar de nuevo otros 16 días, es decir, 32 días en total.

O bien:
- 80 g de centinodia (normaliza las funciones secretoras alteradas)
  50 g de bayas de arándano (bactericida, enfermedades infecciosas del intestino).

Hervir en 2 litros de agua para reducir a 1 litro, colar y añadir:
- 40 g de milenrama (seca las secreciones mucosas)
  30 g de raíz de cariofilada (digestión, asimilación)
  15 g de *Polygala amara* (excelente contra la diarrea con pérdida de moco y los trastornos de la digestión: acción pectoral [cordial]).

Dejar hervir de nuevo durante 3 min, colar y repartir en 8 partes a tomar en 4 días, a razón de 2 veces diarias, durante 16 días consecutivos; descansar 10 días y volver a tomar otros 16 días, es decir, 32 días en total.

O también: en los catarros gastrointestinales, para detener las heces mucosas, así como las fermentaciones y meteorismos:
- 60 g de flores de maravilla (cicatrizante de los órganos secretores)
  60 g de raíz de gatuña (obstrucción: calma la inflamación).

Hervir en 2 litros de agua para reducir a 1 litro, colar y añadir:
- 30 g de *Curcuma xanthorriza* (desinfección de las vías hepatobiliares)
  30 g de globularia mayor (purgante suave, autointoxicación, reumatismo).

Dejar hervir de nuevo durante 10 min, colar y distribuir en 6 partes a tomar en 3 días, a razón de 2 veces diarias, 6 días por semana, durante 4 semanas, es decir, 24 días en total.

O bien:
- 30 g de globularia mayor (autointoxicación, hiperacidez, reumatismo).

Hervir durante 6 min en 1 litro y 1/2 de agua, y dejar en infusión durante 15 min, colar y distribuir en 4 partes, que se tomarán en 2 días, a razón de 2 veces diarias, durante 8 días consecutivos; descansar 4 días y repetir el proceso tres veces seguidas, es decir, 24 días en total.

Plantas que pueden utilizarse para la preparación del método aceite/vino/azúcar, el cual hace que la secreción biliar sea adecuada:
- 60 g de globularia mayor (sola) (autointoxicación, hiperacidez)
  O bien:
- 60 g de centinodia (normaliza las funciones secretoras)
  40 g de salicaria (inflamación intestinal).
  O también:
- 60 g de centinodia (normaliza las funciones secretoras)
  40 g de bayas de arándano (enfermedades infecciosas del intestino).
  Uso externo: baños de pies con corteza de sauce blanco y serpol.

Enteritis

Es un estado inflamatorio generalizado de la pared intestinal, que se acompaña de diarrea y a menudo de fiebre.

Gracias al uso de leche acidificada, se pueden prevenir e incluso yugular las enteritis específicas y obtener la negativización de los gérmenes crónicos, en particular colibacilos.

Ahora bien, cuando existe un déficit general del funcionamiento intestinal que comporta de forma paralela una degradación de la asimilación fosfocálcica, es preciso, además de un aporte de vitamina D, instaurar un tratamiento que restablezca el equilibrio del tránsito intestinal.
- 30 g de raíz de ratanhia (*Krameria triandra*) (potente antidiarreico).

Dejar en infusión durante 1 hora en 1 litro de agua hirviendo, en un recipiente tapado, colar y distribuir en 9 partes a tomar en 3 días, a razón de 3 veces diarias, durante 9-12 días.

Señalemos que, además, esta infusión puede utilizarse en enemas a razón de 1/2 litro cada vez.

O bien:
- 100 g de hojas de malva (elimina cualquier inflamación o irritación).

Hervir en 2 litros de agua para reducir a 1 litro, colar y verter sobre:
- 30 g de raíz de cariofilada (fiebre, digestión, asimilación)
  30 g de centaurea menor (siempre que deba recuperarse el cuerpo).

Tapar y dejar en infusión 20 min, colar y distribuir en 8 partes a tomar en 4 días, a razón de 2 veces diarias, durante 16 días consecutivos.

O tambien:
- 60 g de centinodia (normaliza las funciones secretoras)
  50 g de hojas frescas de brotes tiernos de ortiga menor (aporte natural de hierro a nivel intestinal).

Hervir durante 10 min en 1 litro de agua, colar y verter sobre:
- 5 g de raíz de bistorta (seca tejidos y mucosas)

Tapar y dejar en infusión durante 10 min, colar y distribuir en 8 partes a tomar en 4 días, a razón de 2 veces diarias, durante 8 días consecutivos.

O bien, para niños de corta edad:

> 10 ml de T. M. de *Matricaria discoidea*
> 10 ml de T. M. de *Chrysanthemum tanacetum*

Tomar 10 gotas de este preparado en un poco de agua, antes del almuerzo y de la cena, es decir, 20 gotas diarias, durante 10 días.

El tratamiento específico de la *fiebre de malta*, denominada también fiebre ondulante o brucelosis, caracterizada por una fiebre de intermitencia irregular, con sudoración

profusa, algias diversas y recaídas frecuentes de las que el enfermo queda profundamente anémico, consiste en:
- 100 g de salicaria (inflamación intestinal)

Hervir para reducir de 2 litros a 1 litro, colar y verter sobre:
- 50 g de vellosilla (específica de los estados febriles)

40 g de cardo santo (fiebres intermitentes, atonía general).

Tapar y dejar en infusión 20 min, colar y distribuir en 8 partes a tomar en 4 días, a razón de 2 veces diarias, durante 20 días.

La *enteritis intersticial crónica* es la inflamación del tejido de sostén (tejido conectivo y vascular) que rodea el elemento noble de un órgano.
- 60 g de agrimonia (derrames mucosos del aparato digestivo)

60 g de salicaria (inflamación intestinal).

Hervir en 2 litros de agua para reducir a 1 litro, colar y añadir:
- 50 g de milenrama (seca las obstrucciones y las secreciones mucosas)

20 g de bayas de enebro (obstrucción, dolores de cabeza de origen digestivo).

Dejar hervir de nuevo durante 5 min, colar y distribuir en 8 partes a tomar en 4 días, a razón de 2 veces diarias, durante 20 días, descansar 2 semanas y tomar de nuevo 20 días.

O bien:
- 100 g de rizoma de grama de las boticas (inflamación)

50 g de bayas de mirtilo (enfermedades infecciosas del intestino).

Dejar hervir en 2 litros de agua para reducir a 1 litro, colar y añadir:
- 20 g de mayorana (debilidad de los órganos digestivos)

10 g de orégano (atonía digestiva, aerofagia)

10 g de hisopo (debilidad, atonía, inapetencia, gastralgia).

Dejar hervir 3 minutos más, colar y distribuir en 8 partes a tomar en 4 días, a razón de 2 veces diarias, durante 16 días consecutivos, descansar 8 días y empezar de nuevo otros 16 días.

O también:
- 40 g de bayas de arándano (enfermedades infecciosas del intestino)

40 g de salicaria (inflamación intestinal)

40 g de vara de oro (enterocolitis y diarrea).

Reducir por ebullición de 2 litros a 1 litro, colar y verter sobre:
- 60 g de milenrama (seca las obstrucciones y las secreciones mucosas).

Tapar y dejar en infusión durante 1/2 hora, colar y distribuir en 8 partes a tomar en 4 días, a razón de 2 veces diarias, 4 días consecutivos cada semana, durante 6 semanas, es decir, 24 días en total.

Este tratamiento puede repetirse después de un descanso de 3 meses.

Enteroneuritis

Es la inflamación de la mucosa intestinal, asociada a la de las terminaciones nerviosas del intestino.
- 80 g de rizoma de grama de las boticas (estado inflamatorio)

40 g de raíz de gatuña (inflamación del hígado y de los vasos).

Hervir en 2 litros de agua para reducir a 1 litro, colar y añadir:
- 30 g de marrubio (fiebre, trastornos nerviosos).

30 g de milenrama (activa las funciones secretomotrices).

Dejar hervir de nuevo durante 3 min, colar y distribuir en 8 partes a tomar en 4 días, a razón de 2 veces diarias, durante 16 días consecutivos, descansar 2 semanas y empezar de nuevo 16 días.

O bien:

- 80 g de bayas de arándano (enfermedades infecciosas del intestino).

Hervir durante 15 min en 1 litro de agua, colar y verter sobre:
- 50 g de ulmaria (afecciones inflamatorias con diarrea)

20 g de flores de espino albar (desequilibrio neurovegetativo).

Tapar y dejar en infusión toda la noche, colar y distribuir en 8 partes a tomar en 4 días consecutivos por semana, durante 6 semanas, es decir, 24 días en total.

O también:
- 40 g de flores de gordolobo (sedante de las vías digestivas, tónico nervioso).

Hervir durante 5 min en 1 litro de agua, colar y verter sobre:
- 30 g de albahaca (atonía digestiva de origen nervioso)

20 g de flores de espino albar (desequilibrio neurovegetativo).

Tapar y dejar en infusión durante 20 min, colar, filtrar bien, distribuir en 6 partes, a tomar en 3 días, a razón de 2 veces diarias, durante 12 días, descansar 8 días y empezar de nuevo 12 días más, es decir, 24 días en total.

O en forma de extractos:

20 ml de T. M. de *Potentilla anserina*	40 ml de E. F. de arándano
20 ml de T. M. de *Verbascum thapsus*	40 ml de E. F. de agrimonia
20 ml de T. M. de *Ononis spinosa*	30 ml de E. F. de espino albar
20 ml de T. M. de *Achillea millefolium*	30 ml de E. F. de milenrama

30 gotas del primer preparado en un poco de agua 3 veces al día o 40 gotas del segundo, asimismo en un poco de agua, 3 veces diarias.

O también:

30 ml de T. M. de *Verbascum thapsus*
25 ml de T. M. de *Cratoegus oxycantha*
25 ml de T. M. de *Leonurus cardiaca*

25 gotas de este preparado en un poco de agua, 3 veces al día.

Uso externo: compresas lumbares con espliego, naranjo dulce y marrubio negro.

Estreñimiento

Es la incapacidad o el retraso en la eliminación de heces a menudo demasiado duras.

El estreñimiento supone un problema cotidiano para muchas personas. Es un padecimiento muy molesto que no debe dejarse de lado ya que puede desembocar en complicaciones más o menos graves. Precisa un estudio atento y particular de cada caso.

El estreñimiento depende en gran parte de un estado de colitis y de atonía funcional del intestino grueso (motilidad insuficiente), o de trastornos hepatobiliares. Puede tener como causa, asimismo, factores psicológicos: tendencias obsesivas, conflictos familiares o profesionales, tensiones profundas, mecanismos de compensación con tendencia a la agresividad, etc., a los cuales se añade casi siempre determinados «errores» alimenticios.

La alimentación moderna se caracteriza por la disminución en la dieta, o la casi desaparición, de la celulosa, destacado integrante de los vegetales que presenta la particularidad de no ser digerible. Al embeberse de agua, las fibras de celulosa se hinchan y constituyen de forma natural la parte principal de las heces. Este volumen adquirido es, desde el punto de vista mecánico, indispensable para asegurar un mejor tránsito intestinal así como la regularidad de éste.

El incremento de la ingesta de fibras vegetales en la alimentación implica una mayor secreción de ácidos biliares y una disminución de la tasa de colesterol sanguíneo, razón por la cual cada vez tiene más importancia en la lucha contra el estreñimiento relacionado con los hábitos dietéticos.

Como decía Aristóteles: «La Naturaleza no hace nada en vano».

Los modos de tratamiento del estreñimiento funcional crónico pasan no sólo por el conocimiento de las causas esenciales sino también por una auténtica reeducación intestinal en la que el desencadenamiento del peristaltismo rectosigmoideo para la defecación depende, sobre todo, del condicionamiento del reflejo de descarga. Las condiciones de vida de nuestra época contribuyen mucho a inhibir las solicitudes normales de este reflejo, de lo cual deriva la atonía abdominal por falta de ejercicio físico y por la vida sedentaria, a lo que se añaden a menudo fenómenos espasmódicos, colíticos y de neuropatías entéricas.

El estreñimiento es una afección muy extendida en los países civilizados, y parece cómodo luchar contra ella con el uso habitual de laxantes. Todos los laxantes son más o menos nocivos para el intestino. Solamente el aceite de parafina, los mucílagos de goma, los derivados de las algas marinas (el agar-agar y la espuma de Irlanda o carragaheen), las semillas de lino y las fibras vegetales no lo irritan.

Señalemos, sin embargo, que el aceite de parafina no se asimila por el organismo. Resbala por las paredes del aparato gastrointestinal, captando las vitaminas liposolubles. Este aceite laxante debe tomarse siempre con supervisión médica y por tiempo limitado.

Determinados vegetales son laxantes suaves, de uso indicado para estreñimientos «leves» cuyo intestino, algo atónico, precisa ser estimulado. Entre ellos:

El *espantalobos*, originario de Francia, donde se cultiva en el este y el sur. Se hacen infusiones a razón de 30 g por litro de agua hirviendo. Pero dado su sabor poco agradable, es preferible tomarlo en píldoras por la noche antes de la cena.

La *coronilla de fraile*, que puede emplearse durante mucho tiempo sin peligro, ya que tonifica la musculatura lisa del intestino. Se utilizan sus hojas secas en infusión, a razón de 20 g por litro de agua hirviendo. Pero hay que ser muy cuidadoso, porque si se prepara mal, su suavidad puede transformarse en violencia y provocar desagradables accidentes.

La *malva*, conocida desde hace mucho tiempo (entre dos teoremas, Pitágoras recomendaba su empleo) como todas las plantas de la misma familia, contiene un mucílago que favorece el deslizamiento del bolo fecal, de modo que efectúa en parte el trabajo del intestino perezoso. Se recomienda a los niños y personas de edad. Preparación: 30 g de la planta entera, en decocción de 10 minutos en 1 litro de agua; se toman 2-3 tazas por día.

El *melocotonero* es clasificado por los botánicos entre los ciruelos. Sus flores en infusión (30 g por 1/2 litro de líquido, agua o leche) se recomiendan como laxante para los niños y las mujeres gestantes, pues no provocan ninguna reacción colítica, gracias a la amigladina, un sedante contenido en los frágiles pétalos.

Destaquemos igualmente para los niños muy pequeños, la acción laxante del *jarabe de flores de melocotonero*: 50 g de extracto fluido de flores de melocotonero para 950 g de jarabe simple. Asimismo, por su efecto antiespasmódico, puede prescribirse tanto para los niños «nerviosos» y aquejados de insomnio como para calmar los accesos de tos de la tos ferina.

Uno mismo se puede preparar este jarabe procediendo como sigue: Verter 1 litro y 1/2 de agua hirviendo sobre 100 g de flores de melocotonero (o bien, 50 g de flores de melocotonero y 50 g de flores de rosal damasquino), tapar y dejar en infusión durante 6 horas, colar a continuación prensando las flores, dejar reposar y decantar, después añadir 1 kg de azúcar y hervir unos segundos, dejar enfriar y guardar en una botella.

La *zaragatona*, cuyas pequeñas semillas se cuadruplican de volumen en contacto con el agua. Una cucharada sopera tomada por la noche con una sopa o un vaso de agua, produce un efecto mecánico similar al de la malva.

El *rosal damasquino*, o de Damasco, o rosales de flores dobles. Es la reina de las flores que alegra nuestros veranos, con la que los orientales —que la han visto nacer— preparan confitura y los chinos, un alcohol muy utilizado, en tanto que nuestros pasteleros encierran sus pétalos en azúcar y nuestros perfumistas elaboran un agua de belleza. Pues bien, esta rosa tan grata a nuestros ojos, nuestro olfato y nuestro gusto y que en ocasiones participa en nuestros cuidados de belleza es, por sorprendente que parezca, un excelente laxante tomada en forma de extracto fluido.

El *saúco* posee, entre muchas otras cualidades, la de ser un laxante suave. 50 g de bayas de saúco, hervidas durante 3 minutos en 1 litro de agua, proporcionan excelentes resultados.

Señalemos, además, que quienes tengan ocasión de obtener las bayas frescas, pueden utilizarlas para preparar una gelatina (igual como se prepara la gelatina de grosella), de la que si se toma una cucharada colmada al acostarse asegura generalmente un resultado satisfactorio.

Determinados tipos de estreñimiento están relacionados con una insuficiencia hepática. Para vencerlo, es preciso aumentar las secreciones biliares curando el hígado, al mismo tiempo que se facilita el tránsito intestinal.

En este campo, se deben elegir plantas que tienen a la vez acción colagoga y laxante: boldo, arracalán, achicoria, polipodio, regaliz, aceite de ricino, etc.

Para permitir la progresión del bolo fecal cuando existe un déficit del tránsito intestinal a pesar de los laxantes cabe tomar:

30 ml de T. M. de *Globularia vulgaris*	30 ml de T. M. de *Globularia vulgaris*
20 ml de T. M. de *Rhamnus frangula*	20 ml de T. M. de *Rhamnus frangula*
20 ml de T. M. de *Glycirriza glabra*	10 ml de T. M. de *Cascara amara*
15 ml de T. M. de *Curcuma xanthorriza*	15 ml de T. M. de *Cynara scolymus*
15 ml de T. M. de *Rosmarinus officinalis*	15 ml de T. M. de *Pneumus boldus*

Para uno u otro de estos preparados, de 30 a 40 gotas (regular uno mismo) en un vaso de agua tibia por la mañana en ayunas.

O bien, en forma de extractos fluidos:

- 30 ml de E. F. de alcachofa
- 20 ml de E. F. de vid
- 15 ml de E. F. de arraclán
- 10 ml de E. F. de *Cascara amara*

Se toman 50-60 gotas de este preparado en agua caliente, por la mañana en ayunas.

O también, en los casos en que existe estreñimiento relacionado con la presencia de hemorroides:

- 60 ml de E. F. de polipodio
- 30 ml de E. F. de agallas de ciprés

Se toma una cucharadita de café rasa en 1 vaso de agua tibia, por la mañana en ayunas.

Todos estos extractos actúan como estimulantes del peristaltismo intestinal.

Si en vez de agua caliente se prefiere una infusión, se toma 1 cucharada sopera de hojas secas de sen de Alejandría (*Cassia acutifolia*), que se habrá dejado en infusión durante toda la noche en un vaso de agua hirviendo; el líquido, una vez colado, se toma tibio por la mañana en ayunas.

El problema, pues, se puede afrontar de forma diferente según el modo personal de abordarlo.

El caminar y el ejercicio físico figuran entre los mejores remedios para restablecer el tránsito intestinal, pero debe mencionarse que para mejorar, regular y transformar las heces resulta muy ventajosa una cura con:
- 40 g de hojas de malva (libera de cualquier inflamación e irritación)

  40 g de rizoma de grama de las boticas (estado inflamatorio, cólicos hepáticos).

  Hervir en 2 litros de agua para reducir a 1 litro, colar y añadir:
- 30 g de cardo mariano (enfermedad hepática, ectasia venosa)

  30 g de *Curcuma xanthorriza* (desinfección de las vías hepatobiliares)

  30 g de polipodio (activa las secreciones biliares).

Dejar hervir de nuevo durante 10 min, colar y distribuir en 6 partes a tomar en 3 días, a razón de 2 veces diarias, durante 6 días consecutivos; descansar 4 días y continuar 5 veces más, es decir, 30 días en total.

O bien:
- 60 g de boldo (estimula las secreciones biliares).

  Hervir durante 10 min en 1 litro de agua, colar y verter sobre:
- 30 g de romero (atonía del tubo digestivo, dispepsia)

  30 g de corteza de arraclán (inflamación, regula el hígado y la digestión).

Tapar y dejar en infusión 1 hora, colar y distribuir en 6 partes a tomar en 3 días, a razón de 2 veces diarias, durante 12 días consecutivos; descansar una semana y tomar de nuevo otros 12 días.

O también:
- 40 g de achicoria (insuficiencia hepática)

  40 g de raíz de regaliz (acción antálgica sobre las ulceraciones).

  Hervir durante 5 min en 1 litro de agua, colar y verter sobre:
- 30 g de coronilla de fraile (purga suavemente, sin irritación; acidez).

Tapar y dejar en infusión 1/2 hora, colar y distribuir en 8 partes a tomar en 4 días, a razón de 2 veces diarias, 4 días por semana, durante 6 semanas seguidas, es decir, 24 días en total.

Plantas que pueden utilizarse en la preparación del método aceite/vino/azúcar:
- 80 g de corteza de arraclán (sola) (regula el hígado y la digestión).

O bien:
- 60 g de coronilla de fraile (sola) (purga suavemente sin irritar; hiperacidez, reumatismo).

O también:
- 100 g de romero (solo) (atonía del tubo digestivo, dispepsia).

Desde el punto de vista dietético, aparte de un consumo regular de verduras crudas y de pan integral, se aconseja consumir 3 ciruelas hervidas por la mañana y otras tantas por la noche. Para ello, cortar las ciruelas, dejarlas en maceración en agua tibia toda la noche, tirar este agua y cocer las ciruelas sin azúcar, cambiando el agua 2 veces en el curso de la cocción.

Uso externo: lavados con centinodia, hojas de malva y flores de gordolobo. Filtrar bien.

Ileítis

Es la inflamación de la porción terminal del intestino delgado.

Esta inflamación ulcerosa y estenosante se presenta a menudo en la porción terminal del intestino delgado y puede ir asociada a una colitis del mismo tipo. Puede iniciarse de forma aguda simulando una apendicitis, y a menudo sigue un curso crónico con diarrea pertinaz y supuración, incluso suboclusión, es decir, detención del paso de materias contenidas en el intestino.

El íleon terminal, rico en tejido linfoide, actúa a modo de «amígdala intestinal» frente a las distintas agresiones sufridas por el organismo.

Las ileítis reactivas pueden observarse en el curso de infecciones generales (anginas, fiebres exantemáticas, neumonía, primoinfección, etc.). En determinados casos, la ileítis en apariencia primitiva que puede simular una apendicitis, es de origen vírico.

Junto con este origen vírico, que ya puede sospecharse si hay epidemias estacionales y escolares de «apendicitis», hay que dejar un lugar a las ileítis debidas a otros factores generales (ileítis de las hemopatías, ileítis alérgicas, ileítis parasitarias) y a factores locales y regionales: apendiculares, del colon u ováricos.

El concepto de ileítis reactiva debería ser sustituido, en gran parte, por el de «apendicitis crónica», aunque debe admitirse que en la práctica a menudo resulta difícil establecer un diagnóstico diferencial a no ser que se verifique operatoriamente.

Estos trastornos intestinales en relación con las alteraciones anatómicas variables, mejoran con un tratamiento con:
- 80 g de bayas de arándano (enfermedades infecciosas del intestino).

Reducir por ebullición de 2 litros a 1 litro, colar y añadir:
- 60 g de hojas de llantén mayor (cicatrización de úlceras)

40 g de agrimonia (derrames mucosos del aparato digestivo).

Dejar hervir de nuevo durante 10 min, colar y distribuir en 6 partes a tomar en 3 días, a razón de 2 veces diarias, durante 6 días consecutivos, y descansar 3 días; repetir el proceso 5 veces seguidas, es decir, 30 días en total.

O bien:
- 60 g de raíz de lampazo mayor (forunculosis, llagas purulentas)

40 g de raíz de helenio (cicatrización de las mucosas).

Hervir durante 10 min en 1 litro de agua, colar y verter sobre:
- 40 g de hojas de nogal (abscesos, supuraciones).

Tapar y dejar en infusión durante 1/2 hora, colar y distribuir en 6 partes a tomar en 3 días, a razón de 2 veces diarias, durante 30 días consecutivos.

O también:
- 60 g de raíz de helenio (cicatrización de las mucosas)

40 g de raíz de cariofilada (fiebre, digestión-asimilación).

Hervir durante 5 min en 1 litro de agua, después añadir:
- 40 g de trébol de agua (debilidad de los órganos abdominales, trastornos digestivos).

Dejar hervir todo durante 5 min más, colar y distribuir en 8 partes a tomar en 4 días, a razón de 2 veces diarias, 4 días por semana, durante 6 semanas seguidas, es decir, 24 días en total.

O en forma de extractos fluidos:

30 ml de E. F. de bayas de arándano	30 ml de E. F. de equiseto menor
30 ml de E. F. de nogal	30 ml de E. F. de nogal
30 ml de E. F. de helenio	20 ml de E. F. de espino albar

Tomar 50 gotas del primer preparado en un poco de agua, 2 veces al día, o 40 gotas del segundo, asimismo en un poco de agua, 2 veces diarias.

O bien:

30 ml de E. F. de agrimonia
30 ml de E. F. de bayas de arándano
30 ml de E. F. de ulmaria

Tomar 40 gotas de este preparado en un poco de agua, 2 veces al día.
Uso externo: compresas abdominales con manzanilla.

Invaginación intestinal

Es un desplazamiento del tubo intestinal que consiste en la introducción de una parte del intestino dentro de la porción que le sigue, de tal manera que la primera está envainada en la segunda. Los nervios reaccionan siempre de la misma forma a una excitación, sea cual fuere el agente que desencadene el fenómeno de la conducción nerviosa.

Las reacciones desencadenadas por medio del sistema neurovegetativo tienen un curso común, sea cual sea el agente agresivo. Debido a un mecanismo fisiopatológico similar, directamente o por vía refleja, causas muy diferentes conducen a la invaginación intestinal.

Una irritación del sistema nervioso vegetativo, sea de origen periférico o central, ocasiona tanto trastornos vasomotores como motores, relacionados por el denominador común de la anoxia. El término anoxia incluye todos los estados en el curso de los cuales el aporte de oxígeno a las células del organismo es insuficiente para asegurar el metabolismo normal. Las células nerviosas son las más sensibles a la falta de oxigenación.

Las reacciones del organismo frente a la anoxia son muy variadas. La invaginación intestinal es una de las consecuencias. La apendicitis, los divertículos, la tuberculosis intestinal, las lombrices intestinales o la presencia de cuerpos extraños pueden también provocar una invaginación intestinal.

Cuando no se observa nada de todo esto, parece que las malas costumbres alimentarias y sus consecuencias pueden desempeñar un papel, lo mismo que las purgas enérgicas y las enteritis con inflamación que conlleve rigidez de un segmento intestinal, en el que se empotrará el segmento subyacente.

Si la anoxia no se prolonga mucho, las alteraciones que produce serán reversibles y puede ser que se reemprenda la inervación y se resuelvan espontáneamente estas invaginaciones originadas por un mecanismo común. La respuesta de los receptores intestinales situados en la mucosa está en función de la intensidad de los estímulos. La dinamización funcional causada por un tratamiento sobre procesos articulares puede comportar esta reversibilidad, de ahí la importancia que en estas situaciones tiene la aplicación de usos externos: compresas lumbares, acompañadas de baños de pies con:
- 400 g de equiseto menor (hiperclorhidria, diarrea; acción remineralizante)

200 g de ajedrea (gastroenteritis, inflamación e infección del colon).

Hervir durante 10 min en 10 litros de agua, colar y, antes de utilizar este preparado para los cuidados externos, retirar 1/2 litro del líquido obtenido, distribuirlo en 8 partes a tomar en 4 días, a razón de 1/2 vaso, 2 veces diarias.

Con el resto del líquido realizar cada día:
a) una aplicación de compresas calientes sobre la región lumbar;
b) un baño de pies a 40 °C.

El tratamiento completo debe realizarse durante 4 días consecutivos por semana, durante 5 semanas seguidas, es decir, 20 días en total.

Cuando no sea posible seguir este tratamiento, puede tomarse:
- 100 g de hojas de vincapervinca (oxigenación de la sangre, fiebre, diarrea).

Hervir en 2 litros de agua para reducir a 1 litro, colar y añadir:
- 50 g de hojas frescas de brotes tiernos de ortiga menor (activa las funciones digestivas, actúa sobre la flora bacteriana intestinal)

30 g de flores de gordolobo (tónico nervioso).

Dejar hervir de nuevo durante 5 min, colar y filtrar bien, distribuir en 8 partes a tomar en 4 días, a razón de 2 veces diarias, durante 20 días consecutivos.
O bien:
- 60 g de hojas de grosella negra (oxigenación, más recomendable para los artríticos)
20 g de tomillo (enfermedades infecciosas del intestino).

Dejar en infusión durante 20 min en 1 litro de agua hirviendo en un recipiente tapado, colar y distribuir en 9 partes a tomar en 3 días, a razón de 3 veces diarias, durante 12 días, descansar 1 semana y tomar de nuevo 12 días, es decir, 24 días en total.

Fórmulas a base de extractos fluidos:

40 ml de E. F. de equiseto menor	40 ml de E. F. de arándano
30 ml de E. F. de *Polygala amara*	30 ml de E. F. de agrimonia
20 ml de E. F. de *Viburnum opulus*	30 ml de E. F. de gordolobo

O bien:

30 ml de E. F. de salicaria
30 ml de E. F. de mayorana
30 ml de E. F. de gordolobo

Tomar 50 gotas de cualquiera de estos preparados, en un poco de agua, 2 veces diarias, cada día hasta terminar el frasco.

Parasitosis

Es la presencia de gusanos en el intestino, los cuales provocan trastornos que se manifiestan de diferentes maneras.

Estos parásitos erosionan la mucosa intestinal, lo que permite la penetración en los vasos linfáticos de parásitos tan pequeños como indeseables, tales como la ameba, el plasmodium, causante del paludismo, el esquistosoma de la bilharziosis (enfermedad tropical que, cuando afecta al hombre, pasa al torrente sanguíneo y provoca hematuria) y el tripanosoma, que ocasiona la enfermedad del sueño. La frecuencia de las helmintiasis intestinales nos obliga a citar los principales parásitos que pueden infestar el intestino:

Ameba: protozoario unicelular, abundante en las aguas dulces y las tierras húmedas de los países cálidos.

Afectan generalmente al ciego, lugar de elección de las amebas patógenas, y después, por vía linfática, a la rama derecha de la vena porta, más larga y rectilínea que la izquierda, que tiene dos codos. De aquí pasa al lóbulo hepático derecho, luego al izquierdo y por último al lóbulo de Spiegel.

Alrededor de este núcleo embólico evolucionará una hepatitis que puede abscesificarse.

La amebiasis requiere un tratamiento riguroso, acompañado de una constante vigilancia coprológica (examen de las heces).

La duración del tratamiento estará en función de la negatividad persistente de los exámenes, la cual evitará que el paciente recaiga o que presente complicaciones extraintestinales.

En medicina tradicional, el remedio específico de la disentería amebiana es, por lo general, la emetina, el principal alcaloide de la ipecacuana, asimismo utilizada, porque es menos tóxica, en ciertas formas crónicas y contra los quistes.

En medicina vegetal, sea cual fuere la forma parasitaria, suelen adoptarse dos modos de acción: el tratamiento por vía oral, para actuar sobre el intestino delgado, y, en uso externo, enemas para actuar sobre el colon.

- 60 g de bayas de arándano (bactericida, diarrea rebelde, enfermedades infecciosas)
  80 g de llantén menor (enfermedades del hígado, ictericia).
  Hervir en 2 litros de agua para reducir a 1 litro, colar y añadir:
- 40 g de hojas de fresno (obstrucción hepática y esplénica)
  20 g de *Combretum* (estimula las secreciones biliares).
  Dejar hervir de nuevo durante 5 min, colar y distribuir en 8 partes a tomar en 4 días, a razón de 2 veces diarias, 4 días por semana, durante 6 semanas seguidas, es decir, 24 días en total.
  O bien:
- 50 g de bayas de arándano (diarrea rebelde, enfermedades infecciosas del intestino)
  50 g de flores de maravilla (obstrucción de los órganos secretores, trastornos hepáticos).
  Hervir en 2 litros de agua para reducir a 1 litro, colar y verter sobre:
- 50 g de milenrama (hipertrofia del hígado, purifica la sangre)
  20 g de tomillo (vermífugo, enfermedades infecciosas del intestino).
  Tapar y dejar en infusión durante 10 min, colar y distribuir en 8 partes a tomar en 4 días, a razón de 2 veces diarias durante 20 días seguidos.
  O bien:
- 100 g de agrimonia (obstrucción del hígado, litiasis biliar).
  Hervir en 2 litros de agua para reducir a 1 litro, colar y añadir:
- 60 g de saponaria (obstrucción visceral, repleción esplénica)
  40 g de raíz de gatuña (repleción hepática y vascular, inflamación).
  Dejar hervir de nuevo durante 10 min, colar inmediatamente y conservar en un recipiente no metálico, distribuir en 8 partes a tomar en 4 días, a razón de 2 veces diarias, 4 días consecutivos por semana, durante 6 semanas, es decir, 24 días en total.
  Plantas a utilizar en la preparación del método aceite/vino/azúcar:
- 60 g de flores de maravilla (obstrucciones de los órganos secretores, trastornos hepáticos)
  40 g de *Curcuma xanthorriza* (desinfección de las vías hepatobiliares)
  40 g de raíz de gatuña (repleción hepática y vascular).
  O bien:
- 60 g de hojas de fresno (repleción hepática y esplénica)
  30 g de *Combretum* (estimula las secreciones biliares).
  O también:
- 70 g de hojas de nogal (vermífugo, trata abscesos y supuraciones)
  50 g de bayas de arándano (bactericida, diarrea rebelde).
  Fórmulas a base de extractos fluidos:

40 ml de E. F. de bayas de arándano	40 ml de E. F. de bayas de arándano
30 ml de E. F. de fresno	30 ml de E. F. de nogal
30 ml de E. F. de *Combretum*	20 ml de E. F. de milenrama
20 ml de E. F. de espino albar	20 ml de espino albar

Se toman 60 gotas del primer preparado, en un poco de agua, 2 veces al día; o bien, 50 gotas del segundo, asimismo en un poco de agua, 2 veces al día.
O también:

| 40 ml de E. F. de agrimonia |
| 30 ml de E. F. de fresno |
| 30 ml de E. F. de *Combretum* |
| 20 ml de E. F. de boldo |

Se toman 50 gotas de este preparado, en un poco de agua, 2 veces al día.

Uso externo: enemas con manzanilla.

Ascaris: son los gusanos redondos de mayor tamaño del intestino, donde su larva eclosiona.

Suelen provocar trastornos digestivos: diarrea, náuseas y adelgazamiento. En los niños, se observan trastornos nerviosos: convulsiones, reacciones meníngeas, fiebre.

Así pues, importa instaurar un tratamiento, por la posibilidad de manifestaciones graves.
- 70 g de hipérico (convulsiones, trastornos nerviosos, cefaleas).

Hervir en 2 litros de agua para reducir a 1 litro, colar y verter sobre:
- 30 g de ajedrea (inflamación del colon, lombrices).

Tapar y dejar en infusión durante 20 min, colar y distribuir en 9 partes a tomar en 3 días a razón de 3 veces diarias, 6 días por semana, durante 3 semanas seguidas, es decir, 18 días en total.

O bien:
- 8 g de flores de manzanilla romana (vermífugo, antineurálgico).

Dejar en infusión durante 1 hora en 600 g de agua hirviendo en un recipiente tapado, colar y distribuir en 4 partes a tomar en 2 días, a razón de 2 veces diarias, durante 10 días.

O también:
- 10 g de tanaceto (vermífugo).

Dejar en infusión durante 10 min en 1/2 litro de agua hirviendo y en un recipiente tapado, colar y distribuir en 4 partes, a tomar en 2 días, a razón de 2 veces diarias, durante 6 días.

En el caso de los niños, son de destacar los beneficios que proporciona una cura con zumo fresco de col lombarda cruda.

Para la preparación, se procede igual que para preparar el zumo de cualquier otra hortaliza o fruta, utilizando los utensilios de cocina habituales.

La dosis varía entre 2 y 5 cucharadas soperas de este zumo, mezcladas con un poco de agua, tomadas 2 veces al día, según la edad del niño (a partir de 3 años) y la importancia de la acción que se persiga.

Esta cura presenta, además, la ventaja de que calma la tos cuando se tratan las vías respiratorias.

A los niños de menos de 3 años se les puede hacer seguir una cura de zumo de piña americana obtenido de frutos frescos, el cual digiere los parásitos vivos en 3-4 horas.

Esta cura tan agradable no tiene ninguna contraindicación. Sin embargo, debe tenerse en cuenta que el zumo en conserva no tiene ninguna eficacia.

Con todo, por lo general, al decir que un niño «tiene lombrices» se alude a los:

Oxiuros: son gusanos redondos, de pequeño tamaño y con diferenciación sexual. Viven siempre en gran número en el intestino grueso, especialmente en los niños, y provocan pruritos anales muy molestos, a veces con diarrea, anorexia (pérdida del apetito) y posibilidad de trastornos nerviosos (terrores nocturnos, insomnio).

Esta afección, frecuente en la primera infancia, es a menudo difícil de combatir y nunca debe descuidarse. Para tratarla se puede tomar:
- 15 g de ajo.

Se chafa el ajo finamente y se hierve durante 10 min en 150 g de leche y se filtra con cuidado; pueden añadirse 30 g de azúcar de caña (opcional). El líquido obtenido se toma distribuido en 2 partes, una por la noche al acostarse y la otra por la mañana en ayunas. La cura se repite 3 o 4 días seguidos.

O bien:
- 10 g de ajenjo (al que los ingleses llaman «madera de los gusanos»).

Se deja en infusión durante 15 minutos en ½ litro de agua hirviendo y en un recipiente tapado, colar y repartir el líquido obtenido en 8 partes a tomar en 4 días, a razón de 2 veces diarias, 1 sola vez (por tanto, 4 días).

O bien:
- 30 g de marrubio negro (vermífugo, trastornos nerviosos, insomnio)
  30 g de rizoma de polipodio (vermífugo, ligeramente laxante).
  Hervir durante 10 min en 1 litro de agua, colar y verter sobre:
- 10 g de raíz de genciana (vermífugo, obstrucción abdominal).

Tapar y dejar en infusión durante 20 min, colar, endulzar con miel y repartir en 8 partes a tomar en 4 días, a razón de 2 veces al día, durante 8 días consecutivos.

O en forma de extractos:

> 10 ml de T. M. de *Polypodium vulgare*
> 5 ml de T. M. de *Artemisa absinthium*
> 5 ml de T. M. de *Gentiana lutea*
> 5 ml de T. M. de *Ballota nigra*

Tomar 10 gotas de este preparado en un poco de agua, 2 veces al día, durante 8 días consecutivos cada mes, hasta acabar el frasco.

En medicina infantil, y para luchar eficazmente contra los parásitos, debe mencionarse el interés que en la práctica tiene, en *uso externo*, un pequeño enema diario con ya sea espuma de Córcega, manzanilla romana o bien genciana.

Recordemos igualmente que, en los casos de dolor abdominal, son de especial utilidad las compresas calientes sobre el abdomen con manzanilla o flores de espliego, así como la aplicación de cataplasmas de harina de semillas de altramuz, diluida con aceite de ricino.

Por lo que a los adultos se refiere, pueden ponerse en maceración durante 24 horas, 10 g de sumidades floridas de ajenjo en una botella de vino blanco azucarado. Filtrar y conservar en el refrigerador. Tapar bien.

Tomar un vaso de este vino antes del almuerzo y de la cena, cada día, hasta acabar el preparado.

Como recordatorio, citaremos también a:

Duela: es un gusano que en etapa adulta parasita el hígado de ciertos mamíferos, particularmente el carnero.

La duela puede transmitirse al hombre, en cuyo caso ataca el hígado y los canales biliares. En estas situaciones poco frecuentes resulta indispensable instaurar un tratamiento específico de las vías biliares con plantas apropiadas, tales como *boj* (inflamación de los canales biliares, fiebres rebeldes, paludismo); *romero* (ictericia obstructiva); *boldo* (favorece las secreciones biliares); *Curcuma xanthorriza* (desinfección de las vías hepatobiliares); *agracejo* (trastornos de origen hepático, fiebres biliosas); *agrimonia* (repleción hepática); *raíz de gatuña* (repleción del hígado y los vasos), etc.

Tenias: son gusanos planos en forma de cinta, algunos de los cuales parasitan al hombre, como *Taenia solium* o *Taenia saginata* conocidas con el nombre de «solitarias», que provocan trastornos digestivos y neurológicos.

El tratamiento clásico se basa por lo general en extractos etéreos de helecho macho, a menudo en forma de cápsulas.

En medicina vegetal, puede tomarse:
- 60 g de corteza de raíz de granado.

Hervir a fuego moderado en 3/4 de litro de agua hasta que se reduzca a 1 vaso, colar, tomar este líquido distribuido en 3 partes, con un intervalo de ½ hora entre una toma y la siguiente.

Luego, media hora después de la tercera toma, purgarse con aceite de ricino.

Es uno de los mejores remedios contra las tenias, pero como a menudo es mal tolerado, no debe administrarse a los niños y a las mujeres embarazadas o lactantes.

En estos casos, puede tomarse:
- 80 g de pepitas de calabaza.

Quitarles la corteza, chafarlas y mezclarlas, ya con leche azucarada ya con confitura, y tomar este preparado repartido en 2 partes con una hora de intervalo entre una y otra, por la mañana temprano.

Una hora después de la segunda toma, tomar una purga salina.

Por lo general, cuando se quiere expulsar una tenia, la acción se empieza por tomar durante el día 2 o 3 vasos de cloruro de magnesio (20 g de cloruro de magnesio por un litro de agua corriente). Luego, se come muy poco por la noche (preferentemente frutos secos). Por último, cuando se siente necesidad de defecar, se aconseja hacerlo en un cubo lleno en sus 3/4 partes de agua tibia.

Rectocolitis

Es la inflamación simultánea del recto y el colon, que puede presentarse como una colitis ulcerosa supurante, caracterizada anatómicamente por lesiones congestivas hemorrágicas e hipersecretoras de la mucosa rectocólica y clínicamente, por un síndrome disentérico mucohemorrágico que evoluciona con brotes febriles. Las brechas que se abren en el revestimiento de la pared intestinal permiten la migración subepitelial de determinados microorganismos.
- 50 g de bayas de arándano (diarrea rebelde, enfermedades infecciosas del intestino)
  50 g de centinodia (normaliza las funciones secretoras).

  Hervir en 2 litros de agua para reducir a 1 litro, colar y añadir:
- 20 g de flores de ortiga muerta (diarrea, hemorragia).

  Hervir de nuevo durante 3 min, colar y distribuir en 9 partes a tomar en 3 días, a razón de 3 veces diarias, durante 12 días, descansar 4 o 5 días y tomar de nuevo durante 12 días, es decir, 24 días en total.

  O bien:
- 60 g de raíces de helenio (cicatrización de las mucosas)
  60 g de agrimonia (derrame mucoso, inflamación).

  Hervir durante 10 min en 1 litro de agua, colar y verter sobre:
- 30 g de hojas de nogal (abscesos, supuración)
  30 g de pan y quesillo (hemorragia, disentería).

  Tapar y dejar en infusión durante 1 hora, colar y distribuir en 8 partes a tomar en 4 días, a razón de 2 veces diarias, durante 20 días consecutivos.

  O también:
- 80 g de hojas de llantén menor (cicatrización de heridas).

  Reducir por ebullición de 2 litros a 1 litro, colar y añadir:
- 30 g de raíz de helenio (cicatrización de las mucosas)
  50 g de hojas frescas de brotes tiernos de ortiga menor (enteritis mucomembranosa, hemorragia).

  Dejar hervir de nuevo durante 5 min, colar y distribuir en 8 partes a tomar en 4 días, a razón de 2 veces diarias, 4 días por semana, durante 5 semanas seguidas, es decir, 20 días en total.

  O bien, en forma de extractos fluidos:

20 ml de E. F. de *Polygala amara*	30 ml de E. F. de helenio
20 ml de E. F. de licopodio	30 ml de E. F. de nogal
30 ml de E. F. de nogal	30 ml de E. F. de agrimonia
30 ml de E. F. de equiseto menor	20 ml de E. F. de pan y quesillo

Tomar 50 gotas del primer preparado en un poco de agua, 2 veces al día; o bien, 60 gotas del segundo, asimismo en un poco de agua, 2 veces al día.

O bien:

> 30 ml de E. F. de arándano
> 30 ml de E. F. de nogal
> 20 ml de E. F. de ortiga muerta

Tomar 40 gotas de este preparado en un poco de agua, 2 veces al día.

Debemos señalar asimismo la importancia de una cura con zumo fresco de zanahoria para regenerar los epitelios.

Uso externo: tanto si se trata de una rectocolitis disentérica como de una rectocolitis hemorrágica amebiana, el tratamiento externo con enemas es por igual importante, con 60 g de hojas de nogal y 30 g de pan y quesillo en decocción concentrada de 2 litros a 1 litro, para 2 días, a lo que podrían añadirse indistintamente, según las necesidades, hojas de malva y hojas de vincapervinca.

Tifoidea

Es una enfermedad infectocontagiosa ocasionada por el paso a la sangre del bacilo de Eberth procedente del intestino.

Se manifiesta por elevación de la temperatura, diarrea muy líquida, de color ocre, causada por el desequilibrio de la flora normal que deja proliferar ya sea gérmenes de origen extradigestivo, ya sea gérmenes intestinales endógenos cuya multiplicación no se ve limitada por la lucha con otros gérmenes normales. Las toxinas que liberan los gérmenes actúa por vía sistémica, se produce un engrosamiento del bazo y un entumecimiento especial. Fue el doctor Prost quien identificó la lesión característica de la fiebre tifoidea: tumefacción y ulceración a nivel del intestino.

El tratamiento médico consiste en combatir la septicemia con cloromicetina o tifomicina.

Sin embargo, nos permitimos señalar la acción del cloruro de magnesio (25 g por litro de agua corriente), tomado a razón de 1/2 vaso cada 3 horas, así como la acción de la salicaria (que actúa sobre la inflamación intestinal, incluso en esta afección); se prepara a razón de 60 g por 2 litros de agua, que se reduce a 1 litro por ebullición, colar y tomar en 8 porciones en 4 días, 2 veces al día, durante 12 días consecutivos.

Asimismo, en *uso externo*, es útil la aplicación en la planta de los pies de una cataplasma de cebolla machacada, que se mantendrá una hora; se logra con ello un descenso de la temperatura.

Además, un enfermo curado puede seguir albergando gérmenes en la vesícula biliar, los cuales eliminará por el intestino, de modo que es de gran interés seguir un tratamiento antiinfeccioso específico de las vías hepatobiliares.

Fitourología y nefrología

La urología es el estudio de las enfermedades de los órganos que forman parte de las vías urinarias: riñones, uréteres, vejiga, próstata y uretra.

En urología, los riesgos de infección son numerosos, ya que el riñón elimina todos los microbios que circulan en la sangre. Por tanto, debe ser capaz de discernir entre determinados constituyentes que los métodos químicos no son capaces de separar. La trama interior de los riñones, revestida de un epitelio, está compuesta por un millón de tubos uriníferos, las nefronas, con los que filtran cada minuto 1.500 g de sangre, para eliminar de ella las impurezas. Si el riñón es el principal emuntorio del organismo no lo es sólo como un simple filtro, sino como una glándula con múltiples funciones, lo que explica la complejidad de los síntomas observados en clínica humana, y el relacionar los síndromes con las lesiones constituye desde siempre una de las finalidades principales de la medicina. Pero los problemas de la fisioterapia renal siguen dominando la cuestión de las afecciones.

Los *riñones*, órganos secretores y excretores de orina (litro y medio diario), son dos glándulas de color rojo, de un peso aproximado de 175 g cada uno en un hombre de 75 kg de peso, situados a cada lado de la columna vertebral a nivel de las vértebras dorsales 11 y 12. Se hallan por detrás de la cavidad peritoneal, están rodeados por una cápsula de células adiposas que sirve para mantenerlos en su lugar, y sobre cada uno de ellos se encuentra una cápsula suprarrenal.

El riñón está formado por un tejido periférico que envía prolongaciones hasta el centro y por una segunda sustancia que forma las pirámides intermedias, llamadas de Malpigio. Estos dos tejidos están constituidos por conductos que finalizan en pequeñas ampollas, llamadas glomérulos de Malpigio, donde se realiza la función renal. Si esta función es insuficiente, la disminución de la filtración supone un gran riesgo de acumulación de sustancias más o menos nocivas, que habitualmente son eliminadas por el riñón. Las sustancias tóxicas que transporta la sangre afectan a todo el organismo y al cerebro, el cual reacciona fuertemente a estas sustancias, provocando tanto migrañas como vértigos.

Con los años, se produce de forma inevitable una insuficiencia renal fisiológica, con posibilidades incrementadas de deshidratación, aunque cada paciente es siempre un caso particular.

Los riñones tienen la función de purificar la sangre al realizar la extracción y la concentración de los desechos (ácido úrico, urea, etc.), y están sujetos a inflamaciones que pueden dar lugar a abscesos (pielonefritis) o a alteraciones funcionales (nefritis). Además, se forman cálculos que provocan cólicos nefríticos. Asimismo, en ellos pueden asentar ciertos parásitos.

Finalmente, debido a su localización anatómica, pueden desplazarse, lo que da lugar a fenómenos nerviosos y dolorosos (riñón flotante), así como determinadas lesiones vertebrolumbares, puesto que a estos niveles existe una integración neurológica (aorta abdominal-arterias suprarrenales). Los investigadores de la neurofisiología de la vejiga han descubierto el papel preponderante que desempeña el sistema neurovegetativo (o simpático) en el vaciado. Esto último durante la micción. Así pues, si se produce una alteración en este sistema, se origina una disfunción en la regulación de la función vesical, de donde se desprende la importancia de la acción producida a este nivel por un tratamiento externo, teniendo en cuenta su dinámica funcional. Las fibras sensibles provenientes de la pelvis siguen el mismo trayecto que los nervios esplácnicos para llegar a las raíces dorsales de la medula a nivel de D12 a L2.

Desde la pelvis menor, situada en la base del riñón, la orina pasa al uréter, canal que conduce a la vejiga la orina procedente de cada uno de los riñones. Desciende por delante del músculo psoas y llega a la cara posteroinferior de la vejiga, en la cual desemboca por un pequeño orificio.

En él se asienta la distensión causada por un obstáculo al paso de la orina. A su nivel se experimentan los cólicos nefríticos debidos al paso de un cálculo urinario. Puede asimismo verse afectado por inflamaciones procedentes, por propagación, de una cistitis o de una pielitis.

La vejiga es un músculo membranoso y elástico, muy vascularizado y estanco, destinado a contener la orina hasta su expulsión al exterior, que se distiende a medida que en ella se acumula orina. Ésta no puede refluir hacia arriba ni hacia abajo gracias a la disposición de los orificios uretrales y a los dos esfínteres.

La vejiga carece de soportes y reposa sobre el suelo pélvico, del cual ocupa la parte anterosuperior, por delante del recto en el hombre y de la matriz en la mujer.

El músculo elevador del ano es el que sostiene la vejiga, sobre todo el fascículo vertical anterior del elevador, totalmente relacionado con el sigma que reposa sobre ella y el mesosigma que la recubre y se interpone en parte entre la vejiga y las asas del intestino delgado. Si se tira demasiado del saco de una hernia crural, puede desprenderse la vejiga.

Por su parte posterior, la vejiga recibe los uréteres, mientras que por delante y por abajo se abre la uretra por una zona adelgazada, el cuello de la vejiga, que en el hombre está rodeado por la próstata.

La vejiga puede sufrir diversas alteraciones, experimentar compresiones, la tensión de las masas lumbares y sus consecuencias sobreañadidas, así como infecciones, tumores y lesiones tuberculosas, además de contener cálculos.

La inflamación de su mucosa recibe el nombre de cistitis. Por último, entre sus trastornos funcionales figuran la incontinencia urinaria y la retención de orina.

La próstata es una glándula propia del sexo masculino, que rodea el cuello vesical y la primera parte de la uretra. Tiene la forma y el volumen de una castaña y está situada en la parte superior del periné, al cual se adhiere. Su tejido se compone de una parte secretora, las glándulas prostáticas, rodeada de una trama espesa formada por tejido conjuntivo y por fibras musculares, lisas y estriadas. Estas glándulas secretan un líquido blanquecino y espeso, el líquido prostático, que es uno de los componentes del semen.

La afección más común de la próstata es la hipertrofia, frecuente en los ancianos. Esta hipertrofia, que es principalmente un adenoma glandular, desvía la uretra y retrae hacia atrás el cuello de la vejiga. Se observa entonces una retención de orina pasajera al principio, después permanente, parcial o total. El enfermo ha de ser sondado para vaciar la vejiga.

A estos trastornos, y como consecuencia del estancamiento de la orina en la vejiga, se añaden lesiones inflamatorias de ésta y de todo el sistema urinario.

La próstata puede también verse afectada por cáncer o tuberculosis.

La uretra es el canal que va desde la vejiga al meato urinario, y sirve para el vaciado de la orina.

En el hombre, se divide en tres partes: la primera, que va desde el cuello de la vejiga al bulbo de la uretra, atraviesa la próstata y tiene los orificios de las glándulas prostáticas y de los canales eyaculadores; la segunda parte va hasta el ángulo del pene; la tercera se sitúa en la parte posteroinferior del pene y desemboca al exterior por el meato urinario.

En la mujer, tiene sólo unos centímetros de longitud y se abre a la parte posterior del vestíbulo vulvar.

La uretra puede sufrir inflamaciones, estenosis e incluso roturas. Asimismo, puede presentar malformaciones congénitas.

La retención de sustancias tóxicas orgánicas, la acumulación de desechos y la insuficiencia en la capacidad de eliminación, son unos de los principales factores de envejecimiento del cuerpo.

El riñón es un filtro selectivo, que se esfuerza por mantener el equilibrio necesario de los líquidos corporales escogiendo las sustancias que debe excretar y las que ha de conservar, y su buen funcionamiento depende en gran parte tanto de la densidad normal de la sangre como de su fluidez, factores que influyen en la eliminación selectiva que es capaz de efectuar.

La hemodinámica renal, el filtrado glomerular y la mayoría de los trastornos del aparato urinario pueden considerarse como una de las indicaciones más evidentes de la fitoterapia, que garantiza una mejoría constante de esta función.

La circulación linfática desempeña un papel destacado en la diuresis provocada por la ingesta de agua, que constituye un auténtico lavado. Las tisanas son, pues, medios de acción que asocian a la cura hídrica las propiedades de las plantas utilizadas en su preparación.

Muchos remedios vegetales pueden asociarse y utilizarse en forma de tisana en diferentes aspectos patológicos relacionados con diversas consideraciones, para intensificar la eliminación de los desechos y estimular la función urinaria sin perjudicar el proceso de su dinámica.

Adenoma

Es un tumor desarrollado a expensas de la próstata, a cuya estructura se parece. Su formación puede verse favorecida por un estado congestivo permanente a causa de una estasis circulatoria.

En medicina tradicional, el tratamiento puede basarse en un complejo lipoesterólico extraído del manzano de África; sería, para una cápsula de unos 155 mg:
- Extracto de *Pigeum africanum* .... 25 mg
  Sorbato potásico .... 0,16 mg
  Excipiente .... 100 mg

En fitoterapia, para tratar un adenoma prostático, trastornos miccionales sin retención orgánica y secuelas de prostatectomía, puede tomarse:
- 60 g de hojas de llantén menor (calma los dolores de riñón y vejiga)
  60 g de estigmas de maíz (calma las inflamaciones, aumenta la producción de orina).
  Hervir en 2 litros de agua para reducir a 1 litro, colar y añadir:
- 40 g de milenrama (seca las repleciones, disminuye la presión sanguínea, activa las funciones secretomotrices)
  40 g de trébol de agua (depurativo de la sangre).
  Dejar hervir todo otros 5 min, colar y distribuir en 8 partes a tomar en 4 días, a razón de 2 veces diarias, durante 16 días consecutivos; descansar 10 días y tomar de nuevo otros 16 días.

O bien:
- 60 g de equiseto menor (dolores u obstrucción de las vías urinarias)
  60 g de estigmas de maíz (calma la inflamación, aumenta la secreción).
  Reducir por ebullición de 2 litros a 1 litro, colar y añadir:

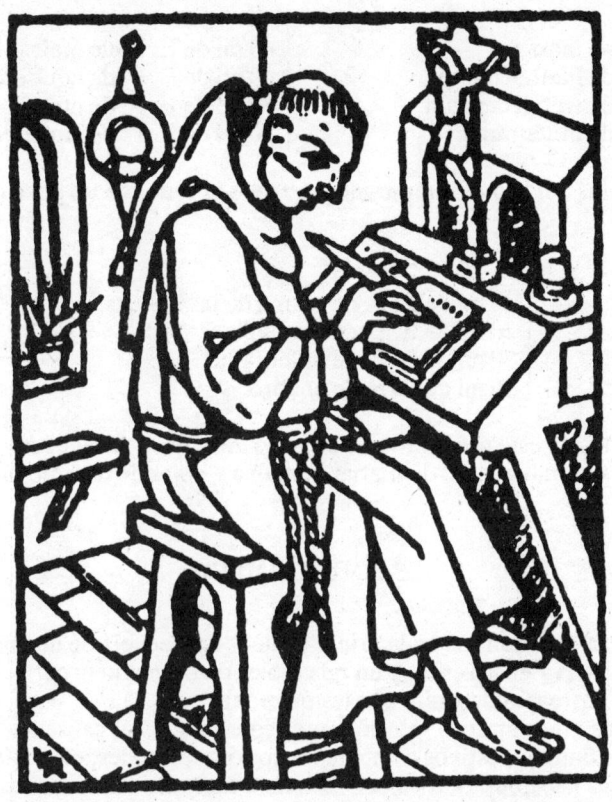

Gracias a la paciente y anónima labor recopiladora de los amanuenses conventuales no cayeron en el olvido innumerables recetas y fórmulas de la farmacopea clásica.

- 60 g de bayas de alquequenje (afecciones del riñón y la vejiga)
  30 g de bayas de enebro (aumenta la secreción urinaria)
  40 g de milenrama (activa las funciones secretomotrices, seca las repleciones).

Dejar hervir de nuevo durante 5 min, colar y distribuir en 8 partes a tomar en 4 días, a razón de 2 veces diarias, 4 días a la semana, durante 8 semanas seguidas, es decir, 32 días en total.

O también:
- 80 g de rizoma de grama de las boticas (calma la inflamación, activa las funciones urinarias)
  40 g de flores de maravilla (obstrucción de los órganos secretores)
  40 g de estigmas de maíz (aumenta la secreción urinaria, inflamación).

Reducir por ebullición de 2 litros a 1 litro, colar y añadir:
- 50 g de trébol de agua (depurativo de la sangre)
  40 g de milenrama (activa las funciones secretomotrices).

Dejar hervir todo de nuevo durante 5 min, colar y distribuir en 8 partes a tomar en 4 días, a razón de 2 veces diarias, durante 16 días consecutivos; descansar 2 semanas y tomar de nuevo otros 16 días.

En forma de extractos fluidos:

40 ml de E. F. de maíz	40 ml de E. F. de maíz
30 ml de E. F. de llantén menor	40 ml de E. F. de equiseto menor
20 ml de E. F. de trébol de agua	30 ml de E. F. de milenrama
30 ml de E. F. de milenrama	30 ml de E. F. de alquequenje

Tomar 50 gotas del primer preparado o 60 del segundo, en un poco de agua, 2 veces al día.

O bien:

- 40 ml de E. F. de grama de las boticas
- 30 ml de E. F. de maravilla
- 30 ml de E. F. de milenrama
- 20 ml de E. F. de enebro

Tomar 40 gotas de este preparado en un poco de agua, 3 veces al día.
Uso externo: enemas con cardo mariano, malva y hojas de naranjo dulce.

Albuminuria

Es la presencia de albúmina en la orina, y puede ser secuela de una nefritis.

A veces se observa en jóvenes, y en tal caso es de origen neuroartrítico, desaparece con la edad y no corresponde a ninguna lesión renal.

Determinadas albuminurias intermitentes son debidas al cansancio, al esfuerzo, o bien a trastornos tanto digestivos como hepáticos o intestinales, en adolescentes longilíneos. Son clásicas las albuminurias ortostáticas a menudo relacionadas con una lordosis. La albuminuria desaparece durante el sueño, pero tiende a aparecer al levantarse y en el curso del día, mientras que el sedimento urinario, la urografía intravenosa y las pruebas funcionales son normales.

- 80 g de rizoma de grama de las boticas (activa la función urinaria)
  50 g de bayas de alquequenje (afectación de riñones y vejiga)
  40 g de estigmas de maíz (inflamación; aumenta el volumen de la secreción)
  30 g de flores de brezo (mal de piedra, albúmina)
  10 g de bayas de enebro (aumenta la secreción urinaria).

Hervirlo todo durante 20 min en 2 litros de agua, colar y distribuir el líquido obtenido en 9 partes a tomar en 3 días, a razón de 3 veces diarias, durante 12 días consecutivos; descansar 8 días y tomar de nuevo durante otros 12 días, es decir, 24 días en total.

Si es necesario, puede tomarse una tercera cura de 12 días después de un nuevo período de descanso.

O bien, profilácticamente como cura de mantenimiento, 12 días de este tratamiento 2 veces al año.

O bien:
- 80 g de vainas secas de judía (albuminuria, enfermedades de las vías urinarias)
  50 g de estigmas de maíz (aumenta el volumen de orina; inflamación).

Hervir en 2 litros de agua para reducir a 1 litro, colar y añadir:
- 50 g de bayas de alquequenje (afección de riñones y vejiga)
  40 g de milenrama (seca las secreciones mucosas).

Dejar hervir de nuevo durante 5 min, colar y distribuir en 8 partes a tomar en 4 días, a razón de 2 veces diarias, durante 16 días consecutivos; descansar 10 días y tomar de nuevo otros 16 días.

O también:
- 80 g de rizoma de grama de las boticas (activa las funciones urinarias)
  50 g de corteza de abedul (albuminuria, todas las lesiones de las vías urinarias)
  50 g de estigmas de maíz (inflamación, volumen urinario).
  Hervir todo en 2 litros de agua para reducir a 1 litro, colar y añadir:
- 50 g de hojas de fresno (obstrucción hepática y esplénica)
  25 g de *Combretum* (estimula las secreciones biliares)
  50 g de bayas de alquequenje (afecciones renales y vesicales).

Dejar hervir de nuevo durante 5 min, colar y distribuir en 8 partes a tomar en 4 días, a razón de 2 veces diarias, durante 16 días consecutivos; descansar 10 días y tomar de nuevo otros 16 días.

Esta cura puede repetirse durante 20 días, en primavera y otoño, es decir, 2 veces al año.

En forma de extractos fluidos:

40 ml de E. F. de maíz	40 ml de E. F. de maíz
30 ml de E. F. de abedul	20 ml de E. F. de alquequenje
30 ml de E. F. de fresno	15 ml de E. F. de fresno
20 ml de E. F. de *Combretum*	15 ml de E. F. de brezo

Tomar 40 gotas de uno u otro de estos preparados en un poco de agua, 3 veces al día, 5 días consecutivos cada semana, hasta terminar el contenido del frasco.

O bien:

30 ml de E. F. de milenrama
30 ml de E. F. de fresno
20 ml de E. F. de *Combretum*
20 ml de E. F. de brezo

Tomar 50 gotas de este preparado en un poco de agua, 2 veces al día.

Uso externo: aplicación de compresas sobre la región renal (dorsolumbar), con hojas de malva, espliego y hamamelis.

Anuria

Es la ausencia de orina en la vejiga debida a la detención de la secreción renal o a la presencia de un obstáculo entre el riñón y la vejiga que impide la llegada de orina.
- 60 g de equiseto menor (dolor y obstrucción de las vías urinarias)
  60 g de estigmas de maíz (inflamación, aumenta la secreción urinaria).
  Hervir en 2 litros de agua hasta reducir a 1 litro, colar y añadir:
- 80 g de bayas de alquequenje (afecciones de riñón y vejiga)
  40 g de flores de brezo (antipútrido, inflamación)

Dejar hervir de nuevo durante 5 min, colar y distribuir en 9 partes a tomar en 3 días, a razón de 3 veces diarias, durante 12-15 días.

O bien:
- 60 g de estigmas de maíz (inflamación, aumenta la secreción urinaria)
  40 g de raíz de gatuña (obstrucción, inflamación)
  20 g de flores de brezo (antipútrido, inflamación).
  Hervir en 2 litros de agua para reducir a 1 litro, colar y añadir:
- 60 g de bayas de alquequenje (afecciones de riñón y vejiga)
  40 g de romero (colecistitis, atonía).

Dejar hervir de nuevo durante 5 min, colar y distribuir en 8 partes a tomar en 4 días, a razón de 2 veces diarias, durante 20 días consecutivos.

O también:
- 60 g de estigmas de maíz (inflamación, aumenta la secreción urinaria)
  60 g de raíz de gatuña (obstrucción, inflamación).

  Hervir en 2 litros de agua para reducir a 1 litro, colar y añadir:
- 50 g de bayas de alquequenje (afecciones de riñón y vejiga)
  30 g de cardo santo (dolor, atonía)
  20 g de bayas de enebro (aumenta la secreción urinaria).

Dejar hervir de nuevo durante 5 min, colar y distribuir en 8 partes a tomar en 4 días, a razón de 2 veces diarias, durante 16 días consecutivos.

En forma de extractos fluidos:

30 ml de E. F. de maíz	30 ml de E. F. de maíz
30 ml de E. F. de alquequenje	20 ml de E. F. de cardo santo
20 ml de E. F. de equiseto menor	20 ml de E. F. de gatuña
20 ml de E. F. de romero	15 ml de E. F. de enebro

Tomar 50 gotas del primer preparado en un poco de agua, 2 veces al día; o bien, 40 gotas del segundo, asimismo en un poco de agua, 3 veces al día.

O bien:

> 40 ml de E. F. de maíz
> 20 ml de E. F. de brezo
> 20 ml de E. F. de alquequenje
> 20 ml de E. F. de gatuña

Tomar 40 gotas de este preparado en un poco de agua, 3 veces al día.

Uso externo: compresas con hojas de malva, flores de espliego y hojas de naranjo dulce, aplicadas en la región renal o en el bajo vientre (vejiga).

Blenorragia

Enfermedad infecciosa cuyo agente causal es el gonococo, y que se manifiesta principalmente en forma de uretritis.
- 60 g de raíz roja de zarzaparrilla (actúa sobre el gonococo)
  40 g de bayas de arándano (actúa sobre el gonococo).

  Limpiar las plantas bajo el grifo para eliminar la tierra, luego hervirlas durante 15 min en 1 litro y 1/2 de agua, a continuación añadir:
- 40 g de erigerón (enfermedades de los riñones y la vejiga).

Dejar hervir de nuevo durante 5 min, colar y distribuir en 8 partes a tomar en 4 días, a razón de 2 veces diarias durante 16 días consecutivos; descansar 8 días y tomar de nuevo otros 16 días.

O bien:
- 100 g de raíz de gatuña (obstrucción, inflamación).

  Hervir en 2 litros de agua para reducir a 1 litro, colar y añadir:
- 30 g de agracejo (infección de la sangre)
  20 g de gayuba (inflamación de las vías urinarias con secreción de mucosidades y pus).

Dejar hervir de nuevo durante 3 min, colar y distribuir en 8 partes a tomar en 4 días, a razón de 2 veces diarias, durante 16 días; descansar 8 días y tomar otros 16 días.

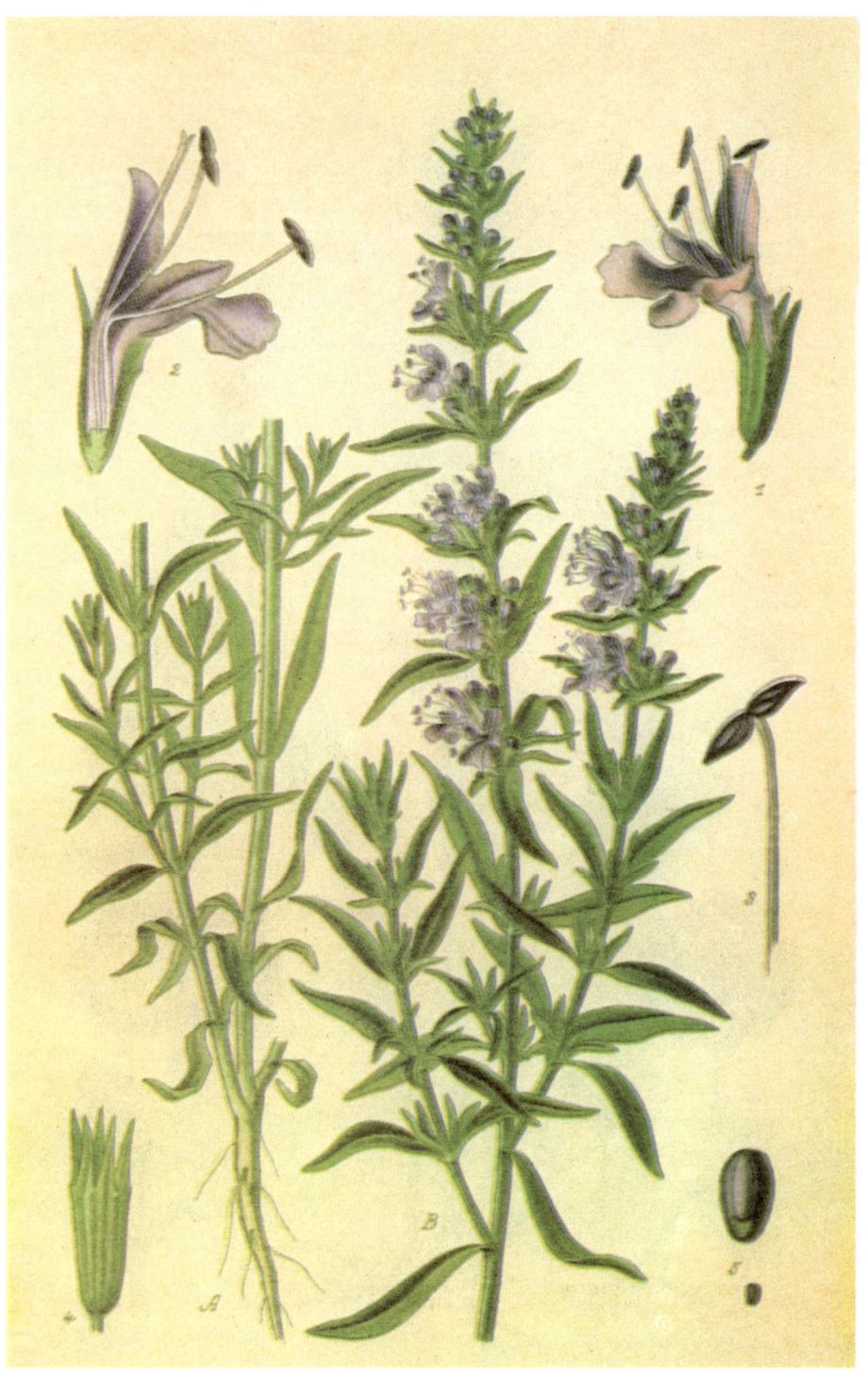

Hisopo (*Hyssopus officinalis*)

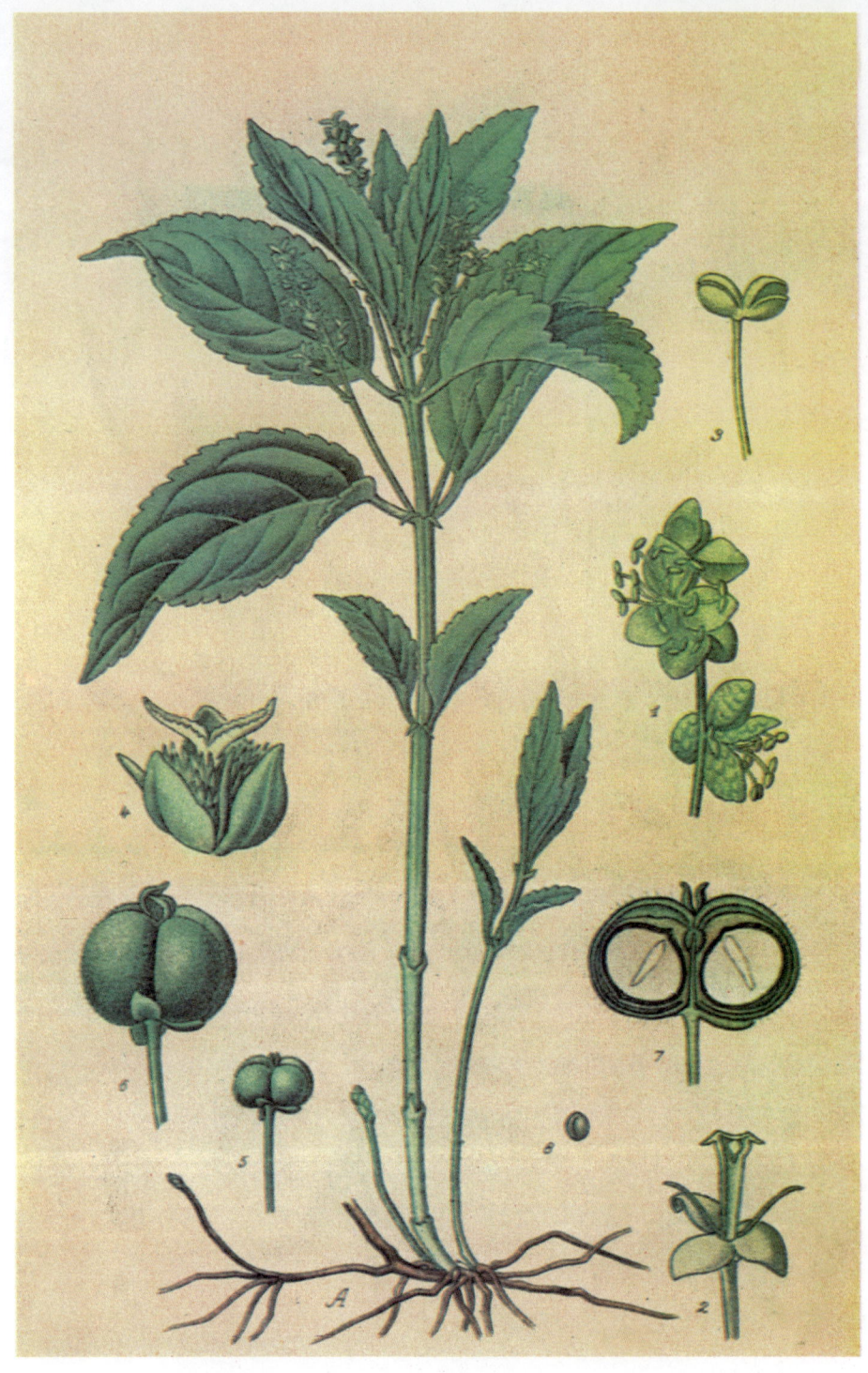

Mercurial perenne (*Mercurialis perennis*)

O bien:
- 50 g de cortezas de sauce blanco (dolor uretral, pérdidas seminales, eretismo).

Hervir durante 20 min, en un litro de agua, colar y verter sobre:
- 30 g de gayuba (inflamación de las vías urinarias con mucosidades y pus).

Tapar y dejar en infusión durante 1 hora, colar y distribuir en 6 partes a tomar en 3 días, a razón de 2 veces diarias, 6 días por semana, durante 3 semanas seguidas, es decir, 18 días en total.

O en forma de extractos fluidos:

40 ml de E. F. de gatuña	30 ml de E. F. de gatuña
20 ml de E. F. de erigerón	30 ml de E. F. de bayas de arándano
20 ml de E. F. de amento de sauce blanco	20 ml de E. F. de enebro

Se toman 40 gotas del primer preparado en un poco de agua, 3 veces al día; o bien, 50 gotas del segundo, asimismo en un poco de agua, 2 veces diarias.

O también:

30 ml de E. F. de raíz roja de zarzaparrilla
30 ml de E. F. de bayas de arándano
20 ml de E. F. de gayuba
20 ml de E. F. de agracejo

Tomar 50 gotas de este preparado en un poco de agua, 3 veces al día.

Uso externo: inyección local con 50 g de bayas de arándano, hacer hervir durante 20 min en 1 litro de agua, colar y utilizar el líquido obtenido en 2 días; esta cura debe realizarse durante 12 días.

Cálculos

Concreciones pétreas formadas por sustancias orgánicas o inorgánicas que pueden formarse en distintas partes de las vías urinarias: riñón, vejiga o uréter.

El cálculo no debe ser considerado como un diagnóstico en sí mismo, sino sólo como un síntoma que debe hacernos buscar una causa urológica o sistémica, para la cual hay mejores procedimientos que la simple ablación del cálculo, que no es sino un gesto empírico.

En algunos casos el cálculo se enclava en el uréter, y a veces no da ningún síntoma. La persistencia del cálculo implica el riesgo, al menos a largo plazo, de afectar gravemente la función renal. Estos cálculos de volumen variable son por lo general causa de cólicos nefríticos o de infecciones urinarias cuando bloquean la circulación normal de la orina.

Después del control urográfico de las vías urinarias para comprobar que no existe dilatación de las vías superiores (control que implica de forma imperativa el recurrir a maniobras urológicas), los cálculos del uréter constituyen una de las indicaciones típicas de las curas de diuresis, que consisten en ingerir dos veces al día de 1,5 a 2 litros de un agua escasamente mineralizada. A menudo se obtiene la evacuación del cálculo.

Con el fin de facilitar la expulsión del cálculo, la cura de diuresis puede completarse con la administración de antiespasmódicos naturales (en particular, la biznaga, que es un potente espasmolítico).

La khellina es el principio activo de *Amni visnaga* cuyos frutos emplearon ya en la antigüedad, de forma empírica, los egipcios. En dosis de 1-2 inyecciones intramusculares diarias, durante 10 días, la khellina da excelentes resultados en los cálculos de uréter.

Para obtener en medicina vegetal la disolución de los cálculos urinarios, así como su evacuación, puede tomarse:
- 100 g de agrimonia (actúa eficazmente en la diuresis úrica, arenillas).

Hervir en 2 litros de agua para reducir a 1 litro, colar y añadir:
- 50 g de milenrama (favorece la expulsión de cálculos, seca las repleciones)

60 g de bayas de alquequenje (afecciones de riñón y vejiga).

Dejar hervir de nuevo durante 5 min, colar y distribuir en 8 partes a tomar en 4 días, a razón de 2 veces diarias, durante 20 días consecutivos.

O bien:
- 120 g de rizoma de grama de las boticas (favorece la expulsión, activa las funciones urinarias)

60 g de flores de maravilla (obstrucción de los órganos secretores, antiséptico).

Hervir para reducir de 2 litros a 1 litro, colar y verter sobre:
- 50 g de ulmaria (eliminación de arenillas)

25 g de flores de espino albar (disuelve los cálculos urinarios).

Tapar y dejar en infusión durante 1 hora, colar y distribuir en 8 partes a tomar en 4 días, a razón de 2 veces diarias, durante 12 días; descansar una semana y tomar de nuevo otros 12 días, es decir, 24 días en total.

O bien:
- 60 g de raíces de gatuña (facilita la expulsión de cálculos renales)

40 g de corteza de abedul (disuelve los cálculos)

30 g de flores de brezo (eliminación de la arenilla)

30 g de parietaria (enfermedades de las vías urinarias, inflamación).

Hervirlo todo durante 10 min en 1 litro y 1/4 de agua, colar y distribuir en 8 partes a tomar en 4 días, a razón de 2 veces diarias durante 20 días consecutivos.

O en forma de extractos fluidos:

30 ml de E. F. de espino albar	30 ml de E. F. de espino albar
30 ml de E. F. de ulmaria	30 ml de E. F. de equiseto menor
30 ml de E. F. de milenrama	20 ml de E. F. de abedul
30 ml de E. F. de agrimonia	20 ml de E. F. de brezo

Tomar 35 gotas del primer preparado, o 40 del segundo, en un poco de agua, 3 veces al día.

O también:

30 ml de E. F. de milenrama
30 ml de E. F. de agrimonia
30 ml de E. F. de gatuña
20 ml de E. F. de abedul

Tomar 40 gotas de este preparado en un poco de agua, 3 veces al día.

Debemos señalar la influencia del magnesio en la disolución de cálculos de fosfatos. Para reforzar el tratamiento, se puede tomar cada día un vaso (eventualmente, dos) de una solución de cloruro de magnesio (20 g de cloruro disueltos en frío en 1 litro de agua).

Uso externo: compresas lumbares con agrimonia y flores de saúco.

Cistitis

Es la inflamación de la vejiga, en muchos casos debida a la colibacilosis. La forma aguda se acompaña de la necesidad frecuente de orinar, dolor durante la micción y después de ella, orina a menudo con contenido de pus, y a veces con sangre. Determinados medicamentos que alteran la orina pueden producir cistitis.

En la mujer, la cistitis resulta por lo general de una propagación a la vejiga de una infección vaginal o uterina. El tratamiento debe, pues, basarse esencialmente en las causas.

- 30 g de flores de brezo (antiséptico de las vías urinarias)
  25 g de meliloto (antiséptico, sedante, aumenta el volumen de orina al aclararla)
  20 g de hojas de vellosilla (acentuada acción uropoyética).

Dejar en infusión todo durante 15 min en 1 litro y 1/2 de agua hirviendo y en un recipiente tapado, colar y tomar este líquido en tres raciones, a lo largo del día, durante 6 días consecutivos; descansar 3 días y tomar otros 6 días más, es decir, 12 días en total.

O bien:
- 40 g de bayas de alquequenje (afecciones del riñón y la vejiga)
  40 g estigmas de maíz (inflamación de las vías urinarias, aumenta la secreción)
  30 g de flores de brezo (antiséptico de las vías urinarias).

Hervirlo todo durante 10 min en 1 litro de agua, colar y distribuir en 6 partes a tomar en 3 días, a razón de 2 veces diarias, 6 días a la semana, durante 4 semanas seguidas, es decir, 24 días en total.

O bien:
- 60 g de estigmas de maíz (inflamación de las vías urinarias, aumenta la secreción)
  60 g de raíz de gatuña (afecciones del riñón y la vejiga).

Hervir en 2 litros de agua para reducir a 1 litro, colar y añadir:
- 40 g de erigerón (enfermedades del riñón y la vejiga)
  10 g de orégano (antiséptico y diurético).

Dejar hervir de nuevo durante 5 min, colar y distribuir en 8 partes a tomar en 4 días, a razón de 2 veces diarias, cada día, durante 20 días consecutivos.

O también, específicamente para las mujeres:
- 40 g de raíz de helenio (antiséptico de las vía urinarias y del útero)
  30 g de flores de brezo (antiséptico de las vías urinarias).

Hervir durante 10 min en 1 litro de agua, colar y verter sobre:
- 30 g de aspérula olorosa (diurético, antineurálgico, antiséptico de las vías urinarias).

Tapar y dejar en infusión 10 min, colar y distribuir en 6 partes a tomar en 3 días, a razón de 2 veces diarias, 6 días por semana, durante 4 semanas seguidas, es decir, 24 días en total, excepto durante los períodos menstruales.

O también:
- 60 g de equiseto menor (dolor y obstrucción de los riñones y la vejiga)
  40 g de estigmas de maíz (inflamación de las vías urinarias).

Hervir en 2 litros de agua para reducir a 1 litro, colar y verter sobre:
- 30 g de aspérula olorosa (espasmos dolorosos de las vías genitourinarias)
  20 g de bayas de enebro (obstrucción visceral).

Tapar y dejar en infusión 15 min, colar y distribuir en 8 partes a tomar en 4 días, a razón de 2 veces diarias, durante 20 días consecutivos.

O en forma de extractos fluidos:

40 ml de E. F. de equiseto menor	40 ml de E. F. de gatuña
30 ml de E. F. de maíz	30 ml de E. F. de maíz
20 ml de E. F. de brezo	20 ml de E. F. de brezo
15 ml de E. F. de enebro	20 ml de E. F. de alquequenje

Tomar 40 gotas del primer preparado en un poco de agua, 3 veces al día; o bien, 50 gotas del segundo, asimismo en un poco de agua, 2 veces al día.

O también:

> 30 ml de E. F. de helenio
> 30 ml de E. F. de equiseto menor
> 20 ml de E. F. de brezo
> 20 ml de E. F. de maíz

Tomar 60 gotas de este preparado en un poco de agua, 2 veces al día.

Uso externo: compresas lumbares con flores de manzanilla o, para las mujeres, según el caso, enema bajo supervisión ginecológica, con hojas de malva y hojas de naranjo dulce.

Colibacilosis

Conjunto de lesiones causadas por el colibacilo, bacteria que generalmente se encuentra en el intestino. En condiciones normales no es patógeno, pero puede adquirir una gran virulencia y dar lugar a diversas afecciones.

- 60 g de estigmas de maíz (inflamación, aumenta la secreción urinaria)
  40 g de corteza de abedul (disuelve los cálculos)
  20 g de hojas de grosella negra (estimula el epitelio renal)
  20 g de ulmaria (aumenta la secreción urinaria).

Hervirlo todo durante 10 min en 1 litro de agua, colar y distribuir en 6 partes, a tomar en 3 días, a razón de 2 veces diarias, durante 12 días; descansar 1 semana y empezar de nuevo otros 12 días.

O bien:
- 30 g de estigmas de maíz (aumenta la secreción urinaria)
  20 g de milenrama (dolores de riñón y de vejiga)
  20 g de hojas de fresno (repleción hepática).

Hervirlo todo durante 10 min en 1 litro de agua, colar y distribuir en 6 partes a tomar en 3 días, a razón de 2 veces diarias, 6 días a la semana, durante 5 semanas seguidas, es decir, 30 días en total.

Aparte del tratamiento destinado a desinfectar las vías urinarias, debe señalarse la gran eficacia que tiene la cura progresiva de limón en la lucha contra el colibacilo.

Esta cura es por lo general bien tolerada, a condición de que *no se añada azúcar* y no produce ni dolor de estómago ni pérdida de peso.

Para empezar, se tomará a lo largo del día, y a diario, el zumo de 2 limones en un poco de agua, durante 6 días consecutivos.

A continuación, incrementar la dosis a 4 limones diarios, durante 4 días. Luego, 6 limones diarios, de nuevo durante 4 días; y por último, 8 limones diarios, durante 4 días.

Reducir después de modo progresivo en sentido inverso, escalonadamente.

Efectuada según esta pauta, la cura no ha llegado a su máximo, ya que puede aumentarse a 12 limones por día.

Para seguir esta cura, se exprimen los limones y se agrega agua hasta conseguir un litro de líquido, que se tomará a lo largo del día, o como bebida durante las comidas.

En forma de extractos fluidos:

> 40 ml de E. F. de maíz
> 30 ml de E. F. de abedul
> 30 ml de E. F. de milenrama
> 30 ml de E. F. de fresno

> 40 ml de E. F. de maíz
> 30 ml de E. F. de gatuña
> 30 ml de E. F. de ulmaria
> 30 ml de E. F. de milenrama

Tomar 50 gotas de uno u otro de estos preparados en un poco de agua, 3 veces diarias, durante 5 días consecutivos cada semana, hasta terminar el preparado.
Uso externo: compresas lumbares con agrimonia y milenrama.

Cólicos nefríticos

El ataque típico de cólico nefrítico es un síndrome doloroso paroxístico, relacionado con la tensión de las vías urinarias superiores, que irradia hacia la vejiga y el muslo y puede acompañarse de vómitos. A menudo se debe a la migración de un cálculo desde el riñón hacia la vejiga, a lo largo de los uréteres.

El dolor que acompaña a una obstrucción ureteral es causado por el aumento de la presión por encima del obstáculo; existe hipomotilidad. La obstrucción rara vez es completa de forma continua. En efecto, la excreción urinaria prosigue, y la presión intrapélvica oscila de manera intermitente alrededor del umbral doloroso.

La zona electivamente sensible al aumento de la presión en el interior de las vías urinarias es la pelvis menor. La irradiación progresiva del dolor a los segmentos cutáneos correspondientes, se relaciona con la inervación del tracto urinario superior.

La litiasis renal es la causa principal de cólico nefrítico, aunque cualquier otro obstáculo en el curso de las vías urinarias puede provocar cólico nefrítico (microcristales, coágulos sanguíneos, acodaduras o bridas ureterales, ptosis renal). Raras veces se trata de la migración de un coágulo de sangre, lo cual debe hacernos pensar en tuberculosis renal. No es raro encontrar en su origen una malformación de las vías urinarias. Según la localización, la manifestación se propaga de manera diferente. La crisis dolorosa puede limitarse a irradiaciones hipogástricas o manifestarse por un dolorimiento lumbar que se agrava con el cansancio y las sacudidas, puede simular un cólico abdominal, una apendicitis si se localiza en el lado derecho o un síndrome de oclusión intestinal cuando se acompaña de íleo paralítico reflejo.

Queda el caso especial de los dolores lumbares paroxísticos que se producen en el curso evolutivo de un riñón poliquístico. En general, están relacionados sea con las hemorragias intraquísticas, sea con la ruptura de los quistes. Y sólo en caso de dolores intensos y prolongados o de hemorragias copiosas está indicada la cirugía (decapsulación, escisión de los quistes). El tratamiento médico consiste en la administración de sedantes y antiespasmódicos.

Los antiespasmódicos constituyen la medicación de base en los cólicos nefríticos. El clorhidrato de papaverina es un depresor del tono de la musculatura lisa (empleado en inyecciones subcutáneas, intravenosas o intramusculares a dosis de 0,05). El sulfato de atropina es el medicamento tipo para el espasmo de la musculatura lisa. Empleado por vía parenteral (subcutánea o intravenosa), sus efectos secundarios son sequedad de boca y midriasis.

Existe una amplia gama de antiespasmódicos de síntesis.

La acción antiespasmódica de la trinitrina da resultados poco constantes. Tanto la teofilina como sus derivados, administrados por vía intravenosa, suele dar buenos resultados.

Los efectos obtenidos por inyección intradérmica de novocaína sobre el trayecto del dolor a menudo son de destacar, pero el mismo efecto se observa inyectando intradérmicamente agua destilada (Di Maio). Las infiltraciones esplácnicas de novocaína proporcionan los resultados más constantes.

Generalmente, el cólico nefrítico traduce la migración de un cálculo y acaba con su expulsión, pero la desaparición de los cólicos nefríticos no indica con seguridad que se ha eliminado un cálculo, como tampoco son expresión invariable de una litiasis urinaria. Cuando se producen, es recomendable un examen radiológico inmediato, no sólo para localizar el cálculo urinario, si existe, sino para determinar su naturaleza y descubrir, además, eventuales anomalías que puedan originar la litogénesis, además de trastornos metabólicos. Muchas formas atípicas tienen idéntico significado fisiopatológico y clínico, requieren las mismas pruebas y tienen las mismas indicaciones terapéuticas.

En fitoterapia, existe una planta específica capaz de calmar rápidamente los cólicos nefríticos: el haba, a razón de 40 g de sus flores, que se dejarán en infusión durante 30 min en 600 g de agua hirviendo, colar el líquido obtenido y distribuirlo en 4 partes, que se tomarán durante el día, en 3 o 4 días consecutivos.

O bien:
- 20 g de hipérico (antiséptico urinario, actúa sobre los cólicos nefríticos)
  20 g de tallo de retama negra (obstrucción e insuficiencia renal)
  20 g de estigmas de maíz (calma los dolores de las vías urinarias)
  20 g de raíz de gatuña (afecciones renales y de la vejiga).

Hervirlo todo en 2 litros de agua, hasta reducir a 1 litro, colar y añadir al líquido obtenido:
- 20 g de bayas de alquequenje (afecciones inflamatorias urinarias)
  15 g de bayas de enebro (aumenta la excreción urinaria).

Dejar hervir de nuevo durante 10 min, retirar del fuego y añadir:
- 20 g de milenrama (dolor de riñones y vejiga, obstrucciones, cálculos)
  20 g de flores de haba (específico del dolor).

Tapar y dejar en infusión durante 20 min, colar y repartir en 3 o 4 partes a tomar durante el día, a diario, durante 2 días consecutivos; descansar 1 día y repetir el proceso cuatro veces seguidas, es decir, 8 días en total.

O también:
- 80 g de equiseto menor (cólicos nefríticos, afecciones del riñón y la vejiga)
  50 g de corteza de abedul (específico de los cólicos nefríticos)
  20 g de flores de brezo (activa la eliminación de la arenilla).

Hervir en 2 litros de agua para reducir a 1 litro, colar y añadir:
- 50 g de hojas de fresno (arenilla, cólicos nefríticos)
  50 g de bayas de alquequenje (lesiones inflamatorias de las vías urinarias)
  30 g de milenrama (obstrucciones, cálculos, dolor de riñones y vejiga).

Dejar hervir de nuevo durante 5 min, colar y distribuir en 8 partes a tomar en 4 días, a razón de 2 veces diarias, durante 20 días consecutivos.

O en forma de extractos fluidos:

30 ml de E. F. de hipérico	30 ml de E. F. de maíz
30 ml de E. F. de abedul	30 ml de E. F. de gatuña
30 ml de E. F. de brezo	30 ml de E. F. de alquequenje
30 ml de E. F. de milenrama	30 ml de E. F. de equiseto menor
30 ml de E. F. de fresno	30 ml de E. F. de milenrama

Tomar 60 gotas de uno u otro de estos preparados en un poco de agua, 3 veces al día, hasta terminar el contenido del frasco.

Uso externo: para completar la administración de analgésicos y espasmolíticos, es indispensable aplicar sobre la región lumbar compresas calientes preparadas con flores de manzanilla.

Disuria

Es la dificultad al orinar, ya se deba a un obstáculo mecánico, a una insuficiencia en la secreción renal o incluso a un trastorno inflamatorio o nervioso (algunas manifestaciones orgánicas concomitantes provocan, con el dolor, el desencadenamiento de la contractura muscular).

Muchas plantas medicinales, correctamente usadas, tienen efectos beneficiosos respecto a determinadas afecciones más o menos específicas, y posibilitan la emisión de orina, que vuelve a producirse inmediatamente en cantidad normal.

Ante todo, debemos señalar la acción favorable que a nivel dietético tienen el ajo, la cebolla, los puerros, el pomelo, etc.

Además, pueden tomarse:
- 60 g de rizoma de grama de las boticas (activa las funciones urinarias, aumenta las secreciones)

40 g de estigmas de maíz (inflamación de las vías urinarias).

Hervir en 2 litros de agua para reducir a 1 litro, colar y añadir:
- 30 g de hojas de grosella negra (estimula el epitelio renal)

20 g de bayas de enebro (aumenta la secreción urinaria).

Dejar hervir de nuevo durante 3 min, colar y distribuir en 6 partes a tomar en 3 días, a razón de 2 veces diarias, 6 días por semana, durante 4 semanas seguidas, es decir, 24 días en total.

O bien:
- 80 g de equiseto menor (dolor, obstrucción del riñón y la vejiga)

40 g de vara de oro (disuria dolorosa, diurético, antiséptico).

Hervir en 2 litros de agua para reducir a 1 litro, colar y verter sobre:
- 30 g de erigerón (enfermedades del riñón y la vejiga)

30 g de yemas de álamo negro (afecciones del riñón y la vejiga).

Tapar y dejar en infusión 1 hora, colar y distribuir en 6 partes a tomar en 3 días, a razón de 2 veces diarias, cada día, durante 21 días consecutivos.

O también:
- 100 g de milenrama (antiséptico de las vías urinarias).

Hervir para reducir de 2 litros a 1 litro, colar y añadir:
- 30 g de albahaca (inflamación de las vías urinarias)

30 g de hojas de salvia (afecciones congestivas de la pelvis menor).

Dejar hervir de nuevo 3 min, colar y distribuir en 8 partes a tomar en 4 días, a razón de 2 veces diarias, durante 12 días consecutivos; descansar unos días y reemprender las tomas 4 días por semana, durante 5 semanas más, es decir, 32 días en total.

O en forma de extractos fluidos:

30 ml de E. F. de maíz	30 ml de E. F. de grama de las boticas
20 ml de E. F. de vara de oro	30 ml de E. F. de maíz
40 ml de E. F. de equiseto menor	30 ml de E. F. de equiseto menor
15 ml de E. F. de enebro	20 ml de E. F. de ulmaria

Tomar 50 gotas del primer preparado en un poco de agua, 2 veces al día, o 40 gotas del segundo, asimismo en un poco de agua, 3 veces diarias.

O bien:

40 ml de E. F. de maíz
30 ml de E. F. de hipérico
20 ml de E. F. de salvia
20 ml de E. F. de albahaca

Tomar 45 gotas de este preparado en un poco de agua, 2 veces al día.

Uso externo: compresas lumbares o aplicadas sobre el bajo vientre (vejiga), según el caso, con equiseto menor, salvia y flores de brezo.

Enuresis

Es la emisión involuntaria de orina (incontinencia) inconsciente y nocturna, de origen funcional.

Es una afección frecuente, en la cual deben buscarse las lesiones anatómicas y la infección urinaria.

Además de esta investigación, y una vez descartadas las causas orgánicas de enuresis, es importante buscar factores psicológicos: *shock* afectivo, ansiedad, retraso afectivo en relación con la madre, etc.

La medicación comprende no sólo los sedantes nerviosos, sino también, en caso de que haya polaquiuria, la tintura de belladona o el sulfato de atropina. En la fase prepuberal, la testosterona puede dar buenos resultados, pero sobre todo se trata de realizar una auténtica reeducación del esfínter vesical.

En medicina vegetal puede tomarse:
- 60 g de equiseto menor (todas las afecciones del riñón y la vejiga)

40 g de raíz de gatuña (trastornos de las vías urinarias).

Hervir en 2 litros de agua para reducir a 1 litro, colar y añadir:
- 40 g de flores de brezo (catarro vesical)

20 g de gayuba (inflamación de las vías urinarias).

Dejar hervir de nuevo durante 5 min, colar y distribuir en 8 partes a tomar en 4 días, a razón de 2 o 3 veces diarias, (adaptándolo al niño) cada día, durante 16 días consecutivos; descansar 10 días y tomar de nuevo otros 16 días, 32 días en total.

O bien:
- 80 g de hipérico (alteraciones de origen nervioso).

Hervir en 2 litros de agua para reducir a 1 litro, colar y añadir:
- 30 g de flores de brezo (catarro vesical)

40 g de raíz de gatuña (trastornos de las vías urinarias).

Dejar hervir de nuevo durante 10 min, colar, distribuir en 8 partes a tomar en 4 días, a razón de 2 veces diarias, durante 12 días; descansar 1 semana y repetir el proceso 3 veces seguidas, es decir, 36 días en total.

O también:
- 50 g de equiseto menor (todas las enfermedades del riñón y de la vejiga)

50 g de hipérico (trastornos de origen nervioso)

40 g de raíz de gatuña (trastornos de las vías urinarias).

Hervirlo todo durante 15 min en 1 litro y 1/4 de agua, colar y verter sobre:
- 20 g de gayuba (inflamación de las vías urinarias)

15 g de tuya (afecciones del aparato urinario).

Tapar y dejar en infusión durante 20 min, colar y tomar el líquido obtenido en 4 días, en 2-3 tomas diarias, durante 16 días consecutivos; descansar 8 días y tomar de nuevo otros 16 días.

O, en forma de extractos fluidos:

> 30 ml de E. F. de agallas de ciprés (da resultado donde otros tratamientos han fracasado, según C. Barbin en su tesis de 1931)
> 20 ml de E. F. de tuya
> 20 ml de E. F. de gordolobo
> 30 ml de E. F. de marrubio negro

Tomar 40 gotas de este preparado en un poco de agua, 3 veces al día.

O también:

30 ml de E. F. de marrubio negro 30 ml de E. F. de equiseto menor 20 ml de E. F. de agallas de ciprés 10 ml de E. F. de tuya	30 ml de E. F. de agallas de ciprés 20 ml de E. F. de brezo 15 ml de E. F. de gayuba 15 ml de E. F. de tuya

Tomar 40 gotas del primer preparado en un poco de agua, 3 veces al día, o asimismo 40 gotas del segundo en un poco de agua, 2 veces diarias.

O bien, en forma de tintura madre:

> 15 ml de T. M. de *Globularia vulgaris*
> 10 ml de T. M. de *Thuja occidentalis*
> 20 ml de T. M. de *Cupressus sempervirens*
> 20 ml de T. M. de *Equisetum arvense*
> 20 ml de T. M. de *Ballota nigra*

Tomar 30 gotas de este preparado en un poco de agua, 2 veces al día, 5 días por semana, hasta acabar el contenido del frasco.

Para completar estos tratamientos, debemos señalar la acción favorable del flúor, en forma de fluoruro sódico (terapia energética), dado que partimos del razonamiento de los ligamentos y cálcico de este aporte catalítico; el aporte de vitamina B1 y E, empleado en el tratamiento de la incontinencia urinaria por su acción sobre las distrofias neuromusculares; y la necesidad de aportar ácido fosfórico.

Uso externo: pediluvios frecuentes, practicados con corteza de encina, equiseto menor y serpol.

Gota

Es una enfermedad constitucional, a menudo hereditaria, causada por una alteración en la formación y la eliminación del ácido úrico del organismo; por lo general, es más frecuente en el varón.

Estas manifestaciones reumatológicas presentan aspectos marcadamente proteiniformes. El ataque de gota se acompaña a menudo de trastornos hepatodigestivos y de un aumento de la velocidad de sedimentación globular, pero las complicaciones suelen ser de tipo renal con un defecto en la excreción tubular de ácido úrico. El trastorno del metabolismo de las bases purínicas produce el ácido úrico por desaminación y oxidación. La aparición de microcristales y la retención de ácido úrico son características de las nefropatías gotosas por uratos. El acúmulo de cristales origina un cálculo de urato, el cual no podrá ser eliminado, y, en caso de que lo sea, en su recorrido causará un cólico nefrítico.

La enfermedad gotosa presenta dos aspectos: gota aguda y gota crónica. En el ataque típico de un aumento agudo de gota, el dedo gordo del pie aparece muy caliente, hinchado y rojo, a causa de un edema (infiltración de líquido) desarrollado en la articulación a menudo deformada, con dilatación venosa.

En la radiografía, las articulaciones aparecen algo hinchadas en el pie, y la deformación y la opacidad se aprecian claramente, a nivel del dedo gordo. El ataque de gota aguda clásico con afectación del dedo gordo no es sino un aspecto del diagnóstico clínico. En ocasiones, el cuadro clínico es diferente y el ataque de gota presenta entonces un aspecto distinto, aunque no menos característico, y se localiza en el tobillo, la rodilla, la mano e incluso el codo.

El tofo gotoso del codo es una tumefacción importante que deforma esta articulación en flexión. Los tofos, una especie de concreciones de cristales de urato visibles bajo la piel, de aparición tardía (10 años por término medio después del primer ataque), se localizan, sobre todo, en el tobillo, la rodilla, la mano y el codo.

En una mano gotosa, el edema afecta a numerosas articulaciones. La articulación de un dedo puede presentar una infiltración importante con una pequeña ulceración. Las otras articulaciones se hallan todas más o menos hinchadas. Se deberá tener en cuenta la importancia microtraumatológica articular, que predispondrá a estas manifestaciones a localizarse, es decir, la afectación previa: el *hallux valgus*.

Los mecanismos de acción de las sustancias empleadas contra la gota son todavía muy imprecisos y el tratamiento médico propuesto actuará según la concepción adoptada: uricosúricos y fármacos específicos de la enfermedad gotosa, así como de los reumatismos gotosos.

A veces, en la gota, deberán eliminarse del organismo cantidades importantes de ácido úrico, que se encuentra en exceso y no se destruye en el organismo (su forma de eliminación habitual es exclusivamente renal).

La fitoterapia constituye una aportación valiosa en el tratamiento de la gota, no ya sólo en virtud de la reconocida superioridad de sus preparados con respecto a los principios activos prescritos de manera aislada, sino también en razón de la inocuidad de sus tratamientos, lo cual permite utilizarlos durante tanto tiempo como sea necesario para la mejoría de los pacientes.

En la gota, el reumatismo y las neuralgias puede tomarse:
- 20 g de globularia (favorece la eliminación de materias sólidas)
  30 g de hojas de fresno (hace desaparecer las hinchazones)
  30 g de cardo santo (evidente acción antálgica)

Hervirlo todo durante 10 min en un litro de agua, colar, distribuir en 9 partes a tomar en 3 días, a razón de 3 veces diarias, durante 12 días consecutivos; descansar una semana y tomar de nuevo otros 12 días.

O bien:
- 80 g de estigmas de maíz (elimina las arenillas úricas).

Hervir en 2 litros de agua para reducir a 1 litro, colar y añadir (después de lavarla bajo el grifo):
- 60 g de raíz roja de zarzaparrilla (ejerce una clara acción uricosúrica)
  80 g de bayas de alquequenje (favorece la descarga úrica).

Dejar hervir de nuevo durante 10 min, colar y distribuir en 8 partes a tomar en 4 días, a razón de 2 veces diarias, durante 16 días consecutivos; descansar 8 días y tomar de nuevo otros 16 días.

O también:
- 50 g de corteza de abedul (elimina el ácido úrico)
  30 g de achicoria (insuficiencia hepatobiliar).

Hervir durante 10 min en 1 litro de agua, colar y verter sobre:
- 20 g de *Orthosiphon stamineus* (elimina el ácido úrico).

Tapar y dejar en infusión 20 min, colar y distribuir en 6 partes a tomar en 3 días, a razón de 2 veces diarias, 6 días por semana durante 5 semanas seguidas, es decir, 30 días en total.

O en caso de artritis:
- 80 g de agrimonia (diátesis úrica)
  80 g de bayas de alquequenje (favorece la descarga úrica).

Dejar hervir en 2 litros de agua para reducir a 1 litro, colar y tomar este litro en 4 días a razón de 2 o 3 tomas al día, 4 días por semana, durante 5 semanas seguidas, es decir, 20 días.

O también como tratamiento preventivo a seguir de forma periódica:

- 50 g de flores de grosella negra (elimina el ácido úrico)
  30 g de hojas de abedul (elimina el ácido úrico).

Dejar en infusión durante 1/2 hora en 1 litro de agua y en un recipiente tapado y tomar el líquido obtenido durante 3 días, a razón de 2 o 3 tomas diarias, durante 12 días consecutivos.

O en forma de extractos fluidos:

40 ml de E. F. de maíz	30 ml de E. F. de agrimonia
30 ml de E. F. de raíz roja de zarzaparrilla	30 ml de E. F. de cardo santo
30 ml de E. F. de abedul	30 ml de E. F. de maíz
20 ml de E. F. de achicoria	20 ml de E. F. de globularia

Tomar 50 gotas del primer preparado, o 40 del segundo, en un poco de agua, 2 veces al día.

O también:

30 ml de E. F. de maíz
20 ml de E. F. de fresno
20 ml de E. F. de alquequenje
15 ml de E. F. de *Orthosiphon stamineus*

Tomar 50 gotas de este preparado en un poco de agua, 3 veces al día, 5 días por semana, hasta terminar el contenido del frasco.

Uso externo: compresas sobre la región lumbar con segunda corteza de olmo y cardo santo, o bien equiseto menor y cardo santo.

Entre las *medidas dietéticas* a adoptar cabe reducir la ingesta de alimentos con purinas: dieta hipocalórica e hipolipídica con un aporte hídrico elevado, acompañada de curas diuréticas, con aguas bicarbonatadas sódicas, a las que se añadirá zumo de limón.

Las frutas, las legumbres, las nueces y las avellanas no contienen precursores del ácido úrico, como tampoco los cereales y sus derivados (harina, pastas alimenticias y pan) y la leche y los suyos.

Por más que la dietética tiene sólo una mínima influencia, siempre es beneficiosa.

Hematuria

Es la emisión por las vías urinarias (uretra) de sangre íntimamente mezclada con una cantidad de orina más o menos abundante.

Una hematuria puede ser de origen renal o vesical. Un tumor en la vejiga y determinadas cistitis pueden ser hemorrágicas. Asimismo, un cálculo renal, una nefritis aguda o una tuberculosis renal pueden ocasionar hematuria.

En medicina vegetal existen numerosas plantas hemostáticas, absolutamente atóxicas, que permiten tratar de modo eficaz esta afección:
- 50 g de equiseto menor (excelente hemostático)
  50 g de hierba de San Roberto (hemorragias internas de todo tipo).

Hervir en 2 litros de agua, para reducir a 1 litro, colar y añadir:
- 40 g de milenrama (hemostático).

Dejar hervir de nuevo durante 5 min, colar y distribuir en 8 partes, a tomar en 4 días, a razón de 2 veces diarias, durante 16 días consecutivos; descansar 8 días y tomar de nuevo otros 16 días.

O bien:
- 60 g de cardo mariano (hemorragias diversas)

50 g de hojas de vincapervinca (antihemorrágico, oxigenación de la sangre).

Hervir en 2 litros de agua, para reducir a 1 litro, colar y añadir:
- 40 g de hojas de malva (antihemorrágico, inflamación)

  40 g de hojas frescas de brotes tiernos de ortiga menor (hemostático demostrado, rico en hierro).

Dejar hervir de nuevo durante 10 min, colar y tomar en 6 partes en 3 días, a razón de 2 veces diarias, 6 días por semana, durante 4 semanas seguidas, es decir, 24 días en total.

O también:
- 60 g de agrimonia (ulceración, sangrado)

  60 g de hipérico (antiséptico de las vías urinarias).

Hervir en 2 litros de agua para reducir a 1 litro, colar y añadir:
- 40 g de hojas de cincoenrama (hematuria, tónico nervioso)

  30 g de milenrama (hemostático).

Dejar hervir de nuevo 5 min, colar y distribuir en 6 partes a tomar en 3 días, a razón de 2 veces diarias, 6 días por semana, durante 4 semanas seguidas, es decir, 24 días en total.

O, en caso de nefritis:
- 80 g de rizoma de grama de las boticas (estado inflamatorio de las vías urinarias)

  60 g de hierba de San Roberto (hemorragias de todo tipo, derrames internos).

Hervir en 2 litros de agua para reducir a 1 litro, colar y añadir:
- 30 g de pan y quesillo (antihemorrágico, deficiencia de fibrina)

  30 g de agallas de ciprés (detiene los derrames rojos).

Dejar hervir de nuevo durante 3 min, dejar en infusión 20 min, colar y tomar en 4 días, a razón de 2 veces diarias, durante 12 días consecutivos; descansar unos días y tomar de nuevo 4 días por semana, durante 4 semanas, es decir, 28 días en total.

O bien, en forma de extractos fluidos:

30 ml de E. F. de cardo mariano	30 ml de E. F. de agrimonia
30 ml de E. F. de equiseto menor	30 ml de E. F. de hierba de San Roberto
20 ml de E. F. de agallas de ciprés	30 ml de E. F. de milenrama
20 ml de E. F. de milenrama	20 ml de E. F. de pan y quesillo

Tomar 60 gotas del primer preparado en un poco de agua, 2 veces al día, o 40 gotas del segundo, asimismo en un poco de agua, 3 veces diarias.

O bien:

40 ml de E. F. de equiseto menor
30 ml de E. F. de hipérico
30 ml de E. F. de cincoenrama
20 ml de E. F. de milenrama

Tomar 60 gotas de este preparado en un poco de agua, 2 veces al día.

Uso externo: compresas lumbares con equiseto menor, cardo mariano e hipérico o equiseto menor, hierba de San Roberto y agrimonia.

Hidropesía

Acumulación de líquido o derrame seroso en el riñón o entre los elementos del tejido conjuntivo.

Puede ser consecuencia de la irritación de las serosas, de un trastorno circulatorio o de una retención exagerada de cloruros.

En la mayor parte de los casos, la hidropesía renal se caracteriza, ante todo, por una hinchazón del rostro. El síndrome edematoso es una de las manifestaciones que más a menudo se encuentran en el curso de diferentes nefropatías, de las cuales constituye el signo que las manifiesta.

- 40 g de corteza de sauce (derrame seroso, inflamación)
  60 g de bayas de alquequenje (favorece la eliminación)
  30 g de hojas de salvia (activa la circulación).

Hervirlo todo durante 10 min en 1 litro de agua, colar y tomar en 8 partes, durante 4 días, a razón de 2 veces diarias, durante 8 días consecutivos; descansar 3 días y repetir el proceso de 3 veces seguidas, es decir, 24 días en total.

O bien:

- 60 g de ulmaria (hidropesía, inflamación de las vías urinarias)
  40 g de hojas de abedul (hidropesía, aumenta la eliminación)
  20 g de flores de retama negra (hidropesía, edema debido a la retención de cloruros).

Dejarlo todo en infusión durante 1 hora en 1 litro de agua hirviendo y en un recipiente tapado, colar y distribuir en 8 partes a tomar en 4 días, a razón de 2 veces diarias, durante 8 días seguidos; descansar 3 o 4 días y repetir el proceso 3 veces seguidas, es decir, 24 días en total.

O también:

- 50 g de hojas de fresno (obstrucción, hidropesía)
  30 g de alcachofa (hidropesía, trastornos hepáticos).

Hervir durante 10 min en 1 litro de agua, colar y verter sobre:

- 30 g de bayas de enebro (obstrucción, aumenta la secreción urinaria)
  25 g de romero (hidropesía)
  25 g de verbena (hidropesía, enfermedades del riñón y la vejiga).

Tapar y dejar en infusión 1/2 hora, colar y distribuir en 6 partes a tomar en 3 días, a razón de 2 veces diarias, durante 12 días; descansar 1 semana y tomar de nuevo otros 12 días, es decir, 24 días en total.

O, en forma de extractos fuidos:

40 ml de E. F. de ulmaria	30 ml de E. F. de abedul
30 ml de E. F. de fresno	30 ml de E. F. de fresno
20 ml de E. F. de alcachofa	30 ml de alquequenje
15 ml de E. F. de retama negra	20 ml de E. F. de salvia

Tomar 50 gotas de uno u otro de estos preparados en un poco de agua, 2 veces al día.

O bien:

> 40 ml de E. F. de ulmaria
> 30 ml de E. F. de romero
> 20 ml de E. F. de enebro
> 20 ml de E. F. de salvia

Tomar 50 gotas de este preparado en un poco de agua, 2 veces diarias.
Uso externo: compresas lumbares con ulmaria y verbena.

Hiperoxalemia

Es el aumento del nivel del ácido oxálico en sangre, que se observa en determinados pacientes aquejados de litiasis renal.

Si la cantidad de oxalatos en sangre sobrepasa la tasa normal, se originan alteraciones diversas que afectan de forma simultánea o sucesiva a diferentes sistemas: aparatos digestivo, urinario, muscular y óseo, sistema nervioso, sangre y glándulas endocrinas.

A nivel urinario, cistitis, disuria, cólicos nefríticos, arenillas, hiperoxaluria y a veces hematuria, pueden ser las consecuencias de la hiperoxalemia, que en ocasiones se confunde con la gota úrica.

Junto a la hiperoxalemia crónica, existe una hiperoxalemia aguda provocada lo más a menudo por la ingesta, por lo común accidental, de sales de acedera, 15 g de las cuales representan una dosis mortal para el hombre. Esto se traduce por reacciones inmediatas (vómitos, diarreas, hemorragia gastrointestinal, astenia, tendencia al colapso) o tardías (polineuritis, por ejemplo).

Normalmente, determinados tejidos, y principalmente el hígado, destruyen el exceso de oxalatos, pero cuando la glándula hepática está sobresaturada no es capaz de transformar los oxalatos. Éstos se acumulan en el organismo ya que para el ácido oxálico existe un umbral de eliminación, igual como lo hay para el ácido úrico.

Alguna de las formas de presentación de la hiperoxalemia no es rigurosamente propia de esta enfermedad, de modo que para llegar a establecer su diagnóstico es preciso recurrir al análisis de sangre y al de cálculos y arenillas.

El tratamiento de la hiperoxalemia empieza con la supresión de alimentos ricos en oxalatos: régimen pobre en carnes y verduras que contengan ácido oxálico (acedera, ruibarbo, espinacas, judías tiernas, pimienta, cacao, té). Por el contrario, está recomendado el uso de harina, productos lácteos y frutas, así como las curas con aguas minerales alcalinas. A continuación se administran sales de magnesio, que son los mejores disolventes de los oxalatos. Así, será beneficioso tomar de forma habitual, una vez al día, un vaso de una solución de 20 g de cloruro magnésico disueltos en frío en 1 litro de agua corriente.

Por lo que respecta al tratamiento propiamente dicho, está constituido por plantas llamadas diuréticas y que poseen una influencia favorable sobre la hiperoxaluria:
- 80 g de raíz roja de zarzaparrilla (eliminación de los depósitos urinarios).

Lavar al agua corriente y después hervir durante 20 min en 1 litro de agua, colar y verter sobre:
- 50 g de bayas de alquequenje (eliminación de oxalatos y uratos).

Tapar y dejar en infusión 1/2 hora, colar y distribuir en 8 partes a tomar en 4 días, a razón de 2 veces diarias, durante 16 días consecutivos; descansar 8-10 días y tomar de nuevo otros 16 días.

O bien:
- 50 g de raíz roja de zarzaparrilla (eliminación de los depósitos urinarios)
  50 g de estigmas de maíz (eliminación de los depósitos urinarios, inflamación).

Lavar bajo el grifo, luego hervir en 2 litros de agua para reducir a 1 litro, colar y añadir:
- 40 g de vara de oro (eliminación de los sedimentos urinarios).

Dejar hervir de nuevo durante 5 min, colar y distribuir en 8 partes a tomar en 4 días, a razón de 2 veces diarias, 4 días consecutivos por semana, durante 8 semanas seguidas, es decir, 32 días en total.

O bien:
- 100 g de estigmas de maíz (eliminación de los depósitos urinarios).

Hervir en 2 litros de agua hasta su reducción a 1 litro, colar y añadir:
- 40 g de vara de oro (eliminación de los sedimentos urinarios)
  40 g de bayas de alquequenje (eliminación de oxalatos y uratos).

Dejar hervir de nuevo durante 10 min, colar y distribuir en 8 partes a tomar en 4 días, a razón de 2 veces diarias, 4 días consecutivos por semana, durante 6-8 semanas.

O en forma de extractos fluidos:

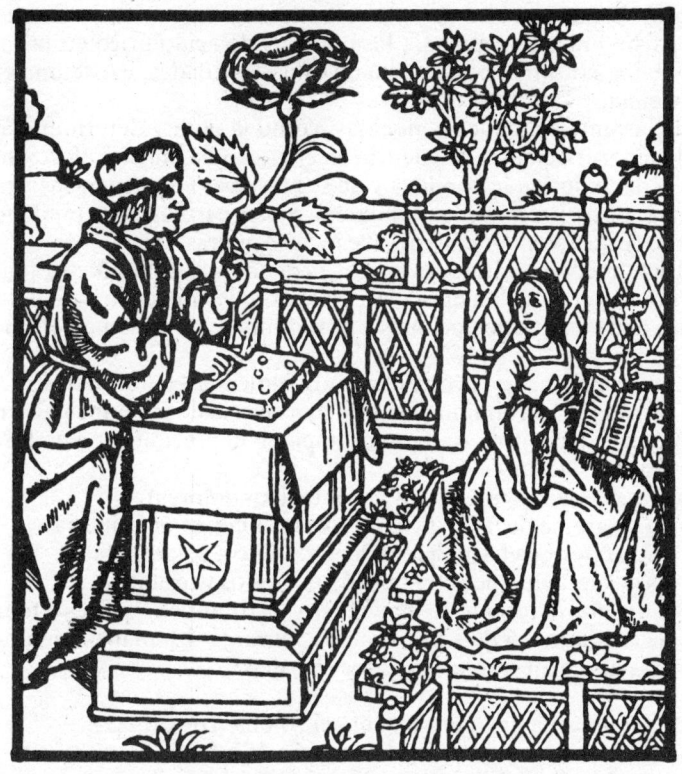

Ilustración medieval de carácter alegórico en la que se simbolizan las virtudes de las plantas y el valor del saber botánico, recogido en compendios y recetarios.

| 40 ml de E. F. de raíz roja de zarzaparrilla
| 30 ml de E. F. de maíz
| 20 ml de E. F. de vara de oro
| 20 ml de E. F. de alquequenje

Tomar 60 gotas de este preparado en un poco de agua, 2 veces al día, 5 días consecutivos, cada semana, hasta terminar el contenido del frasco.

Uso externo: compresas en la región lumborrenal con hojas de malva, hojas de naranjo dulce y flores de espliego.

Hiperuricemia

Es el aumento del nivel de ácido úrico en la sangre.

Cuando el organismo quema sus combustibles (grasas, hidratos de carbono y proteínas), se producen determinados productos tóxicos.

El temperamento artrítico se caracteriza por la lentitud de las funciones de diversos órganos que no alcanzan a destruir y eliminar las toxinas.

Los ácidos úrico y oxálico no son sólo los más nocivos de los elementos transportados por la sangre, sino también fuente de determinado número de afecciones.

Si, a consecuencia de una alteración metabólica, el ácido úrico se acumula en exceso en la sangre, existe hiperuricemia. La tasa normal de ácido úrico en la sangre (uricemia) es de 30-50 mg por litro; por encima de estas cantidades, existe una elevación del nivel: hiperuricemia.

Además de las enfermedades conocidas, como la gota y determinadas formas de reumatismo, la hiperuricemia se encuentra en el origen de muchas afecciones, en razón de la formación de toxinas que conlleva y de sus diversas consecuencias: sobre la circulación sanguínea (obstrucción de los capilares), en los cartílagos, el tejido muscular y el sistema nervioso (principalmente neuritis, e incluso neurastenia).

El ácido úrico puede precipitar y formar pequeños cristales que se fijan a diversos niveles: en el borde del pabellón auricular, en la articulación de la base del dedo gordo, en los tendones a nivel de articulaciones y bolsas mucosas, o bien en el riñón en forma de uratos.

Las plantas uricosúricas con propiedades uricolíticas aseguran la destrucción del ácido úrico en el organismo, su eliminación por la orina y la de sus principales metabolitos, ya que disuelven sus depósitos. Asimismo, impiden la precipitación en los riñones y la vejiga en forma de arenillas o cálculos.

- 60 g de estigmas de maíz (diurético úrico, calma los dolores)

  60 g de rizoma de grama de las boticas (activa la eliminación urinaria).

  Hervir en 2 litros de agua hasta que reduzca a 1 litro, colar y añadir:
- 100 g de bayas de alquequenje (eliminación de uratos y oxalatos).

  Dejar hervir de nuevo durante 10 min, colar y distribuir en 9 partes a tomar en 3 días, a razón de 3 veces diarias, 6 días por semana, durante 4 semanas seguidas, es decir, 24 días en total (se aprecian resultados netos en 6 días).

  O bien:
- 60 g de cardo santo (antálgico, incrementa el volumen de orina)

  60 g de equiseto menor (aumenta la eliminación de orina).

  Hervir durante 10 min en 1 litro de agua, colar y verter sobre:
- 30 g de arenaria roja (calma los dolores urinarios).

  Tapar y dejar en infusión durante 1/2 hora, colar y tomar en 3 días a razón de 2-3 veces diarias, durante 12 días consecutivos; descansar 4-5 días y tomar de nuevo otros 12 días, es decir, 24 días en total.

  O también, para obtener un rápido alivio de la charnela lumbar, con repercusión beneficiosa sobre el aparato urinario:
- 60 g de vainas secas de judía (detiene la formación de ácido úrico)

  60 g de hierba de San Roberto (elimina la gravilla, disuelve los depósitos)

  40 g de estigmas de maíz (elimina el ácido úrico).

  Hervir en 2 litros de agua hasta que reduzca a 1 litro, colar y añadir:
- 40 g de bayas de alquequenje (eliminación de uratos y oxalatos).

  Dejar hervir de nuevo durante 10 min, colar, distribuir en 6 partes, a tomar en 2 días, a razón de 3 veces diarias, durante 20 días.

  O bien:
- 50 g de corteza de abedul (favorece la eliminación de ácido úrico)

  50 g de estigmas de maíz (elimina el ácido úrico).

  Hervir en 2 litros de agua hasta reducir a 1 litro, colar, y verter sobre
- 40 g de milenrama (actividad disolvente superior a la litina)

  30 g de erigerón (aumenta la eliminación del ácido úrico).

  Tapar y dejar en infusión 20 min, colar y distribuir en 6 partes a tomar en 2 días, a razón de 3 veces diarias, durante 12 días; descansar 10 días y tomar de nuevo durante otros 12 días.

  O, en forma de extractos fluidos:

30 ml de E. F. de maíz	30 ml de E. F. de cardo santo
30 ml de E. F. de equiseto menor	30 ml de E. F. de equiseto menor
30 ml de E. F. de grama de las boticas	30 ml de E. F. de maíz
30 ml de E. F. de alquequenje	20 ml de E. F. de erigerón

Tomar 50 gotas del primer preparado, o 40 del segundo, en un poco de agua, 3 veces al día.

O bien:

> 30 ml de E. F. de abedul
> 30 ml de E. F. de maíz
> 30 ml de E. F. de hierba de San Roberto
> 30 ml de E. F. de milenrama

Tomar unas gotas de este preparado en un poco de agua, 2 veces al día, hasta terminar el contenido del frasco.

Uso externo: compresas aplicadas sobre la región lumbar, con flores de espliego y yemas de pino silvestre, para combatir la tensión lumbar y sus consecuencias.

Infección renal y urinaria

Los resultados del tratamiento de las infecciones crónicas del tracto urinario no siempre son satisfactorios.

En medicina vegetal, los antisépticos urinarios de poder bactericida muy elevado presentan, además de su propiedad de destruir los microbios e impedir su desarrollo, interés en el sentido de su no toxicidad. Entre los específicos de las infecciones urinarias que dificultan la proliferación bacteriana y sus consecuencias, puede tomarse:

- 40 g de raíz de helenio (antiséptico de las vías urinarias)
  60 g de raíz de gatuña (trastornos inflamatorios de las vías urinarias).
  Dejar hervir en 2 litros de agua para reducir a 1 litro, colar y verter sobre:
- 20 g de hojas de buchú (inflamación de las vías urinarias)
  30 g de gayuba (inflamación de las vías urinarias con secreción purulenta).
  Tapar y dejar en infusión durante 30 min, colar y distribuir en 8 partes a tomar en 4 días, a razón de 2 veces diarias, durante 16 días consecutivos; descansar 8 días y tomar de nuevo otros 16 días.

O bien:

- 60 g de rizoma de grama de las boticas (activa las funciones urinarias, inflamación)
  60 g de estigmas de maíz (aumenta la secreción urinaria, inflamación).
  Hervir en 2 litros de agua para reducir a 1 litro, colar y añadir:
- 30 g de flores de brezo (antipútrido de las vías urinarias)
  30 g de vara de oro (antipútrido de las vías urinarias, colibacilo).
  Dejar hervir de nuevo durante 5 min, colar y distribuir en 8 partes a tomar en 4 días, a razón de 2 veces diarias, durante 12 días; descansar una semana y repetir el proceso 3 veces seguidas, es decir, 36 días en total.

O también:

- 60 g de raíz de gatuña (trastornos inflamatorios de las vías urinarias)
  40 g de flores de brezo (antipútrido de las vías urinarias).
  Hervir durante 10 min en 1 litro de agua, colar y verter sobre:
- 30 g de gayuba (inflamación de las vías urinarias con secreción purulenta)
  20 g de yemas de álamo negro (antiséptico de los riñones y la vejiga).

Tapar y dejar en infusión durante 1 hora, colar y distribuir en 6 partes a tomar en 3 días, a razón de 2 veces diarias, 6 días por semana, durante 5 semanas seguidas, es decir, 30 días en total.

O bien en forma de extractos fluidos:

20 ml de E. F. de helenio	30 ml de E. F. de gatuña
15 ml de E. F. de brezo	20 ml de E. F. de vara de oro
10 ml de E. F. de buchú	15 ml de E. F. de brezo
40 ml de E. F. de maíz	10 ml de E. F. de gayuba

Tomar 40 gotas del primer preparado en un poco de agua, 3 veces al día, o 50 gotas del segundo, asimismo en un poco de agua, 2 veces diarias.

O bien:

25 ml de E. F. de grama de las boticas
25 ml de E. F. de brezo
25 ml de E. F. de maíz
15 ml de E. F. de buchú

Tomar 50 gotas de este preparado en un poco de agua, 2 veces al día.
Uso externo: compresas lumbares con flores de lavanda y manzanilla en infusión.

Insuficiencia renal

Estado de inferioridad fisiológica de los riñones, que se vuelven incapaces de desempeñar íntegramente su función.

Es preciso distinguir entre varias insuficiencias: hepatorrenal, cardiorrenal, vesical y urinaria. Todas ellas tienen en común que implican retención de líquidos y todos los fenómenos hidrópicos, incluidos los edemas, así como la retención clorurada.

La dosificación del calcio en orina parece ser el mejor medio para detectar una insuficiencia renal; además de ser de fácil realización, aparece como una prueba del funcionalismo renal más valiosa que la dosificación de urea en sangre, si bien la hipocalciuria no es específica de la insuficiencia renal y su tasa no está en relación con la importancia de las alteraciones funcionales renales.

INSUFICIENCIA HEPATORRENAL

- 50 g de saponaria (enfermedades del hígado y las vías urinarias).

Hervir durante 10 min en 1 litro de agua y en un recipiente esmaltado, colar inmediatamente a un recipiente no metálico y verter sobre:
- 25 g de fumaria (enfermedades del hígado y las vías urinarias)

15 g de hojas de buchú (desinfección de las vías biliares y urinarias).

Tapar y dejar en infusión 15 min, colar y distribuir en 6 partes a tomar en 3 días, a razón de 2 veces diarias, durante 12 días, descansar 6 días y tomar de nuevo 12 días, es decir, 24 días en total.

O bien:
- 80 g de vara de oro (antipútrido, trastornos hepatorrenales).

Hervir en 2 litros de agua hasta que reduzca a 1 litro, colar y añadir:
- 20 g de agracejo (desórdenes de origen hepático o renal)

20 g de alcachofa (estimula la secreción de bilis, favorece la eliminación de urea).

Dejar hervir de nuevo durante 3 min, colar y distribuir en 8 partes a tomar en 4 días a razón de 2 veces diarias, durante 16 días consecutivos; descansar 10 días y tomar de nuevo otros 16 días.

O bien:
- 60 g de raíz de helenio (calma las inflamaciones de las vías urinarias).

Hervir durante 10 min en 1 litro de agua, colar y verter sobre:
- 30 g de romero (colecistitis relacionadas con trastornos hepáticos)

20 g de *Orthosiphon stamineus* (activa las secreciones biliares y renales).

Tapar y dejar en infusión durante 20 min, colar y distribuir en 6 partes a tomar en 3 días, a razón de 2 veces diarias, 6 días por semana durante 4 semanas seguidas, es decir, 24 días en total.

INSUFICIENCIA CARDIORRENAL

- 50 g de hojas de abedul (hidropesía cardíaca y renal).

Hervir durante 10 min en 1 litro de agua, colar y verter sobre:
- 20 g de flores de retama negra (trastornos del aparato neuromuscular cardíaco con manifestaciones renales)

30 g de agripalma (palpitaciones, meteorismo abdominal, próstata).

Tapar y dejar en infusión durante 20 min, colar y distribuir en 6 partes a tomar en 3 días, a razón de 2 veces diarias, 6 días por semana, durante 4 semanas seguidas, es decir, 24 días en total.

O bien:
- 100 g de estigmas de maíz (enfermedades del corazón y las vías urinarias.)

Hervir en 2 litros de agua para reducir a 1 litro, colar y verter sobre:
- 30 g de mayorana (trastornos de origen nervioso)

20 g de flores de espino albar (tónico cardíaco, favorece la eliminación urinaria).

Tapar y dejar en infusión durante 20 min, colar y distribuir en 6 partes a tomar en 3 días, a razón de 2 veces diarias, 6 días por semana, durante 4 semanas, es decir, 24 días en total.

O bien:
- 50 g de ulmaria (afecciones cardíacas, edema, aumenta la eliminación)

50 g de milenrama (enfermedades de las vías urinarias, el corazón y el sistema nervioso)
30 g de vellosilla (enfermedades de los riñones, tónico cardíaco).

Dejarlo todo en infusión durante 1 hora en 1 litro de agua hirviendo y en un recipiente tapado, colar y distribuir en 6 partes a tomar en 3 días, a razón de 2 veces diarias, 6 días por semana durante 4 semanas seguidas, es decir, 24 días en total.

INSUFICIENCIA URINARIA U OLIGURIA

- 60 g de rizoma de grama de las boticas (activa la función urinaria, inflamación)

60 g de estigmas de maíz (aumenta las secreciones urinarias).

Hervir en 2 litros de agua para reducir a 1 litro, colar y verter sobre:
- 30 g de flores de espino albar (disuelve los cálculos urinarios)

20 g de bayas de enebro (obstrucción de las vías urinarias).

Tapar y dejar en infusión durante 20 min, colar y distribuir en 8 partes a tomar en 4 días, a razón de 2 veces diarias, durante 8 días consecutivos; descansar 4 días y repetir el proceso 3 veces seguidas, es decir, 24 días en total.

O bien:
- 80 g de hipérico (antiséptico de las vías urinarias).

Hervir en 2 litros de agua hasta reducir a 1 litro, colar y añadir:

- 40 g de bayas de alquequenje (afecciones del riñón y la vejiga)
  20 g de bayas de enebro (aumenta la secreción urinaria).

Dejar hervir de nuevo durante 5 min, colar y distribuir en 6 partes a tomar en 3 días, a razón de 2 veces diarias, 6 días por semana, durante 4 semanas seguidas, es decir, 24 días en total.

O bien:
- 80 g de equiseto menor (aumenta la secreción urinaria)
  50 g de hojas de llantén menor (dolores de riñón y vejiga).

Hervir en 2 litros de agua hasta reducir a 1 litro, colar y verter sobre:
- 40 g de milenrama (obstrucción de las vías urinarias)
  20 g de flores de retama negra (obstrucciones viscerales, retención clorurada).

Tapar y dejar en infusión durante 30 min, colar y distribuir en 8 partes a tomar en 4 días, a razón de 2 veces diarias, 4 días por semana, durante 6 semanas seguidas, es decir, 24 días en total.

Uso externo: compresas de aplicación lumbar con flores de brezo (hipercalciuria) o bien con equiseto menor, salvia y mayorana (insuficiencia renal, afecciones arteriales renales, mejora la vascularización).

Litiasis

Según sea renal, ureteral o vesical, la litiasis es la formación de cálculos en el riñón o en las vías urinarias.

La infección urinaria, la inmovilización prolongada en la cama, los tumores y la bilharziasis están entre los factores litiásicos; asimismo, el estado del sistema nervioso y del psiquismo participan en la urolitiasis.

Klemperer ha observado la frecuencia de litiasis, en particular recidivante, en individuos hiperemotivos o sometidos a sufrimientos morales.

Se sabe aún muy poco acerca de la litogénesis.

En los litiásicos, la búsqueda sistemática, según las diversas etiologías posibles, aumenta de forma considerable la proporción de las enfermedades generales responsables de una litiasis, punto de vista que hace imperativa la búsqueda de una causa local en cualquier litiasis.

Dolores: cólicos nefríticos, pielonefritis (inflamación del riñón), lumbalgias, hematuria, piuria (presencia y eliminación de pus).

Las manifestaciones sintomáticas de la litiasis urinaria son variables según la naturaleza bioquímica de ésta. Cualquier estado litiásico no se manifiesta exclusivamente por cólicos nefríticos. Un riñón, por ejemplo, puede dilatarse por encima del cálculo ureteral hasta sufrir lesiones graves sin ningún dolor.

Supuestas colitis, apendicitis, colecistitis, pielonefritis y colibacilosis no tienen otra causa que una litiasis.

Determinados métodos terapéuticos pueden favorecer, e incluso desencadenar, una litiasis urinaria. Todo lo que reduce la diuresis, ya sea una restricción de líquidos o una sudoración abundante, concentra la orina y favorece la cristalización que puede convertirse en el principio de una litiasis:
— el bicarbonato sódico, tan utilizado, alcaliniza la orina y favorece las precipitaciones cálcicas;
— el aporte de sales cálcicas aumenta la calciuria y una infección urinaria, entre otras causas, puede entonces desencadenar una precipitación. La acción de la vitamina D se le parece;
— las sulfamidas son conocidas por su capacidad de precipitación en el túbulo renal. La litiasis que producen puede limitarse a un cólico nefrítico, pero puede también de-

sencadenar una anuria. Esta eventualidad se resuelve ingiriendo bebida abundante con alcalinización;
— todos los productos que disminuyen la reabsorción tubular del ácido úrico favorecen los incidentes litiásicos.

Como medida profiláctica, debe saberse aumentar la diuresis cada vez que un tratamiento pueda desencadenar una litiasis y saber modificar el pH urinario en el sentido deseado: acidificar en caso de calciuria, alcalinizar en la sulfamiduria.

La instauración de cualquier tratamiento será llevada a cabo con el conocimiento de los datos precisos, en particular en lo relativo a la naturaleza bioquímica de la litiasis renal, por lo que deberá precisarse el tipo químico de las simples cristalurias. El examen clínico urinario nos proporcionará el sedimento y el pH urinario. La dosificación de los niveles de fósforo y calcio en la sangre se llevará asimismo a cabo, puesto que el metabolismo fosfocálcico es capaz de intervenir entre las causas de urolitiasis: fosfocálcica, oxalocálcica y litiasis secundaria al hiperparatiroidismo.

El examen radiográfico supone un método de diagnóstico que debe tenerse en cuenta.

Los tratamientos de las litiasis urinarias curables deben ser, en lo posible, específicos y selectivos y sólo pueden prescribirse de manera válida después de un estudio minucioso.

Se conoce la importancia del calcio en la formación de los cálculos urinarios, ya que entra en la composición de la mayor parte de ellos y representa, solo o asociado con el magnesio, la casi totalidad de la parte catiónica de estos cálculos.

La naturaleza de los cálculos urinarios y su composición química constituyen un dato de importancia capital para su tratamiento.

Los cálculos más frecuentes son los de oxalato cálcico. Son muy opacos, de crecimiento lento, únicos o múltiples, y de pequeño tamaño en el riñón; pueden adoptar formas variadas en el curso de su crecimiento, y también hacerse tan voluminosos como un huevo de paloma en la vejiga. Su superficie es en este caso lisa. Por lo general son dolorosos y suelen producir hematurias.

Por orden de frecuencia, siguen a continuación los cálculos de fosfato cálcico. Muy opacos, tienen un crecimiento más rápido y se observan en el adulto. Son los más voluminosos de todos y suelen presentar un aspecto en «asta de ciervo» (se amoldan a las cavidades renales), con aristas.

Los cálculos de trifosfato cálcico tienen una superficie más lisa y se acompañan a menudo de infección. La orina es alcalina.

Los cálculos de uratos, que después de los citados son los más comunes, son apenas opacos a los rayos X. De crecimiento lento, son múltiples, redondos, planos u ovoides, de volúmenes muy variables, de superficie en muchos casos lisa, a veces un tanto rugosa. Se observan en los lactantes.

Los cálculos de carbonato cálcico son bastante opacos, de crecimiento lento en el adulto. Se asocian casi siempre a infecciones urinarias y orina alcalina.

Los cálculos de ácido úrico son radiotransparentes, de forma redondeada u ovalada, y tienen, en general, menos de 5-7 mm de diámetro. De superficie lisa o mamelonada, son múltiples y se producen en el individuo joven. No se observan nunca en los uréteres ya que pasan rápidamente a la vejiga.

Los cálculos de cistina son los de crecimiento más rápido después de los de fosfato cálcico. A veces opacos, otras traslúcidos, únicos o múltiples, se observan tanto en el niño como en el adulto. Son redondeados u ovalados en la vejiga, y por lo general en «asta de ciervo» en el riñón, forma ésta que basta para diagnosticar su presencia en el niño. Su superficie es lisa, a menudo con estrías radiadas en zigzag. No se acompañan de infección urinaria y se observan en determinadas familias afectas de cistinosis hereditaria.

Los cálculos de xantina son transparentes. Son los más raros. Se encuentran en el adulto y son únicos o múltiples. Por lo común, la orina es ácida.

Los métodos de análisis de los cálculos muestran siempre la frecuencia de *litiasis mixtas*, que asocian diversos fosfatos y oxalatos de calcio. Otro concepto fundamental es la existencia, junto con las sales minerales, de una *matriz orgánica* compuesta por mucoproteínas neutras, que se observa en la mayoría de los cálculos.

La litiasis úrica pura y la cistínica son los dos tipos de litiasis que parecen curables médicamente, incluso cuando se trata de un cálculo formado, así como determinadas causas de litiasis cálcicas.

La litiasis úrica es una litiasis ácida. El pH de la orina es siempre bajo, a lo largo de todo el día, de 5,4 o inferior. La uricosuria es normal o apenas superior a la normal.

Todo sucede como si se tratara de un ácido úrico inestable, precipitable en pH ácidos de 5,4, 5,2 y 5, en individuos normales, no conllevarían ninguna cristalización.

De estos conceptos bioquímicos, se desprenden tres actos terapéuticos simples de una eficacia destacable:
— debe *alcalinizarse la orina*
— hay que utilizar *uricolíticos*
— se ha de *aumentar la diuresis*, que debe oscilar entre 2,5 y 3 litros en 24 horas.

El zumo de limón es un buen alcalinizante: un limón grande aporta al organismo la misma cantidad de bases que 2 g de bicarbonato sódico. Es esencial repartirlo en cuatro tomas diarias.

Este principio y la tisana (con plantas de destacadas propiedades uricolíticas) activan la diuresis: *dos litros* diarios de diuresis como mínimo en lugar de *1 litro y 1/2* como es normal.

Deben disminuirse también los alimentos uricogénicos y seguir una higiene alimentaria racional.

La litiasis cistínica puede darse en el 75 % de los casos de cistinuria. Ésta se produce por una anomalía congénita del túbulo renal con una alteración en la reabsorción de cistina, lisina, arginina u ornitina. Se conoce bien después de la introducción que Dent hizo de la cromatografía en papel de los aminoácidos urinarios.

La excreción de cistina, descubierta por la reacción de Brand, puede alcanzar 1 g en 24 horas a un pH de 6. Se precisa una diuresis de 3 litros como mínimo para mantener estas cantidades en solución. La solubilidad es mejor por encima de un pH de 7,6. La saturación será principalmente nocturna.

El tratamiento se basa, sobre todo, en la alcalinización, que se muestra muy eficaz, y que asimismo puede disolver los cálculos. Determinados autores ponen en duda la distinción entre cistinosis y cistinuria, y proponen un tratamiento con colina.

Asimilable a la litiasis cistínica, es otra litiasis que se produce en el curso de una anomalía hereditaria descrita recientemente, la glicinuria, pero el aminoácido no está presente en el cálculo más que en una pequeña parte, siendo el resto oxalato cálcico principalmente.

Para asegurar la solubilidad de la cistina, cabe jugar con dos factores, la disminución de su concentración y la elevación del pH urinario:
1) *la alcalinización*;
2) *la cura permanente de bebida*, que exige tasas más elevadas que en el tratamiento de la litiasis úrica.

Las células viven en el agua y están embebidas de ella. Si el agua se mide muy estrictamente, esta falta de aporte puede actuar sobre los riñones que no eliminan lo bastante bien las toxinas del organismo.

Beber en abundancia, de forma habitual para conseguir un aumento permanente de la diuresis, está indicado en cualquier tipo de litiasis urinaria, aparte de los casos de obstrucción ureteral.

La dietética y las bebidas del litiásico constituyen el tratamiento de fondo, es decir, el tratamiento del terreno.

Las dietas excesivas son perjudiciales. Una dieta vegetariana, por ejemplo, conduce a una alcalinización extrema de la orina, factor que condiciona la litiasis fosfática u oxálica.

Los casos de litiasis graves o complicadas (cálculos destructores del riñón, litiasis de órgano [Couvelaire], o litiasis refractarias, litiasis fosfáticas, infectadas o no, litiasis oxálica, carbónica, xantínica), pueden obligar a recurrir a la cirugía.

Para combatir la concentración urinaria de calcio en el curso de la formación de la litiasis renal y vesical, cabe emplear la solución alcalina compuesta de Bourget, cuya fórmula es:

- Carbonato ácido de sodio .. 8 g
  Fosfato disódico cristalino .. 7,5 g
  Sulfato de sodio cristalino .. 2,25 g
  Agua destilada .... c. s. p. 1.000 g
  Disolver en frío

Tomar un vaso de los de vino calentado a 45 °C por la mañana en ayunas y antes del almuerzo y de la cena.

A pesar de que esta fórmula no es la que figura en el Codex, es la fórmula inicial de Bourget.

Puede también realizarse una diuresis con plantas de destacadas propiedades uricolíticas como:
- 25 g de flores de primavera (litiasis urinaria, enfermedades de riñón y vejiga)
  25 g de milenrama (cálculos renales, obstrucciones, hematuria).

Dejar en infusión durante 30 min en 1 litro y 1/2 de agua hirviendo y en un recipiente tapado, colar y distribuir el líquido obtenido en 3 partes a tomar durante el día, entre las comidas, a diario durante 3 días consecutivos, descansar un día y repetir 5 veces el proceso, es decir, 15 días en total.

O bien, a nivel vesical y ureteral:
- 50 g de raíz de gatuña (eliminación de cálculos urinarios)
  30 g de sumidades floridas de brezo (arenilla urinaria, litiasis)
  15 g de estigmas de maíz (arenillas úricas o fosfáticas).

Hervirlo todo durante 20 min en 1 litro y 1/4 de agua, y añadir:
- 20 g de milenrama (previene la formación de cálculos)
  10 g de hojas de buchú (inflamación de las vías urinarias)
  10 g de bayas de enebro (nefritis calculosa, litiasis).

Dejar hervir todo de nuevo durante 10 min, colar y distribuir en 6 partes a tomar en 2 días a razón de 3 veces diarias, cada día, durante 12 días.

O bien, si la litiasis se acompaña de cólicos nefríticos:
- 30 g de flores de brezo (arenilla urinaria, litiasis)
  30 g de raíz de gatuña (eliminación de cálculos urinarios).

Hervir durante 30 min en 1 litro y 1/4 de agua, después añadir:
- 15 g de milenrama (evita la formación de cálculos)
  50 g de hojas de buchú (inflamación de las vías urinarias).

Dejarlo hervir todo 5 min más, retirar del fuego y verter sobre:
- 200 flores de habas (antálgico, específico de los cólicos nefríticos).

Tapar y dejar en infusión 1/2 hora, colar y distribuir en 6 partes a tomar entre las comidas, 3 partes al día (o sea, en 2 días) a diario, durante 8-10 días.

Se recomienda que al mismo tiempo que este tratamiento se realice un aporte de vitamina A, principalmente mediante una cura con zumo fresco de zanahorias.

Uso externo: baños de vapor de asiento, 2 veces al día, con la preparación de equiseto menor y agallas de pino silvestre.

Nefritis

El término nefritis está anticuado y debe sustituirse por el de nefropatía para designar todas las inflamaciones agudas o crónicas de los riñones, sus afecciones orgánicas y/o funcionales e incidencias funcionales.

Sin embargo, algunos autores reservan este nombre a las afecciones que comportan únicamente insuficiencia renal.

En caso de inflamación de los riñones, o simplemente para prevenir cualquier irritación, puede tomarse:
- 60 g de rizona de grama de las boticas (irritación del tracto urinario)
  40 g de estigmas de maíz (sedante de las vías urinarias)
  40 g de hojas de salvia (inflamación de las vías urinarias).
  Hervir en 2 litros de agua hasta que se reduzca a 1 litro, colar y verter sobre:
- 30 g de flores de gordolobo (sedante, ligeramente narcótico).

Tapar y dejar en infusión durante 30 min, colar, filtrar bien y distribuir en 6 partes a tomar en 2 días, a razón de 3 veces diarias, durante 12 días consecutivos, a continuación, seguir tomando las 6 partes en 3 días, es decir, sólo 2 veces al día, durante otros 12 días.

O bien:
- 50 g de camedrio (antálgico, inflamación)
  50 g de hojas de abedul (inflamación de las vías urinarias).
  Hervir durante 10 min en 1 litro de agua, colar y verter sobre:
- 20 g de *Orthosiphon stamineus* (estimulante hepatorrenal, calma los dolores hepáticos y nefríticos)
  20 g de gayuba (modifica los estados inflamatorios).

Tapar y dejar en infusión durante 20 min, colar y repartir en 6 partes a tomar en 3 días, a razón de 2 veces diarias, durante 6 días consecutivos; descansar 4 días y repetir el proceso 4 veces seguidas, es decir, 24 días en total.

O bien:
- 60 g de equiseto menor (dolores, obstrucción de las vías urinarias).
  Hervir en 2 litros de agua hasta que se reduzcan a 1 litro, colar y añadir:
- 40 g de flores de brezo (antiséptico de las vías urinarias)
  20 g de bayas de enebro (antiséptico, aumenta la secreción urinaria).

Dejar hervir de nuevo durante 10 min, colar y repartir en 6 partes a tomar en 3 días, a razón de 2 veces diarias, durante 12 días; descansar 6 días y tomar de nuevo otros 12 días, es decir, 24 días en total.

O, en forma de extractos fluidos:

30 ml de E. F. de grama de las boticas	40 ml de E. F. de maíz
30 ml de E. F. de maíz	30 ml de E. F. de abedul
30 ml de E. F. de agrimonia	20 ml de E. F. de gayuba
20 ml de E. F. de gordolobo	20 ml de E. F. de *Orthosiphon stamineus*

Tomar 50 gotas del primer preparado, o 40 del segundo, en un poco de agua, 3 veces al día.

O bien:

> 40 ml de E. F. de equiseto menor
> 30 ml de E. F. de brezo
> 30 ml de E. F. de maíz
> 20 ml de E. F. de enebro

Tomar 50 gotas de este preparado en un poco de agua, 2 veces al día.

Uso externo: compresas aplicadas sobre la región lumbar, con flores de espliego y manzanilla, en infusión.

Nefrosis lipídica

Es una variedad de nefrosis (lesión degenerativa de los riñones sin inflamación), en la cual existe un infiltrado graso de los túbulos renales. Clínicamente se caracteriza por un síndrome nefrótico. Se han descrito dos variedades: una pura y al parecer primaria (enfermedad de Epstein), y la otra asociada en principio a una insuficiencia renal.

En el curso de la nefrosis lipídica, se observan en la orina cuerpos birrefringentes. Se consideran cristales de colesterol que se encuentra tanto en estado libre como incluido en los cilindros hialinos.

Se definen como corpúsculo birrefringente las granulaciones lipídicas o pequeñas esferas de apariencia grasa que, cuando se extienden a la luz del campo microscópico para el cruce de los *nicols*, brillan sobre el fondo negro y dan cruces de polarización de dimensiones muy variables.

En la nefrosis lipídica, debe estudiarse la hipófisis y considerar la posibilidad de una otitis media con repercusiones hipofisiarias y analizar la charnela craneorraquídea: un mecanismo desencadenado a partir del eje neurocervical y, por tanto, la repercusión frecuente sobre la función renal, y además la albúmina.

- 40 g de alcachofa (precipitaciones de colesterol).

Hervir 3 min en 1 litro de agua, colar y verter sobre:
- 20 g de yemas de álamo negro (afecciones de riñón y la vejiga)

20 g de romero (enfermedades de las vías urinarias asociadas a una insuficiencia hepática).

Tapar y dejar en infusión durante 1 hora, colar y distribuir en 8 partes a tomar en 4 días, a razón de 2 veces diarias, durante 12 días, descansar 8 días y tomar de nuevo otros 12 días, es decir, 24 días en total.

O bien:
- 50 g de hojas de abedul (elimina el colesterol)

30 g de raíces de diente de león (favorece la eliminación del colesterol de las vías urinarias).

Hervir durante 10 min en 1 litro de agua, colar y verter sobre:
- 40 g de milenrama (previene la formación de cálculos).

Tapar y dejar en infusión durante 30 min, colar, distribuir en 8 partes a tomar en 4 días, a razón de 2 veces diarias, 4 días por semana, durante 6 semanas seguidas, es decir, 24 días en total.

O bien:
- 60 g de saponaria (trastornos hepatorrenales, antiséptico).

Hervir durante 10 min en 1 litro de agua, en un recipiente esmaltado, colar el líquido en un recipiente no metálico y verter sobre:
- 30 g de erigerón (enfermedades de las vías urinarias, albuminuria).

Tapar y dejar en infusión 1/2 hora, colar, distribuir en 6 partes a tomar en 3 días, a razón de 2 veces diarias, durante 12 días; descansar 1 semana y tomar de nuevo otros 12 días, es decir, 24 días en total.

O, en forma de extractos fluidos:

30 ml de E. F. de alcachofa	30 ml de E. F. de abedul
30 ml de E. F. de romero	30 ml de E. F. de milenrama
30 ml de E. F. de brezo	30 ml de E. F. de maíz
30 ml de E. F. de maíz	20 ml de E. F. de *Combretum*

Tomar 50 gotas del primer preparado, o 60 del segundo, en un poco de agua, 2 veces al día.

O bien:

> 30 ml de E. F. de saponaria
> 30 ml de E. F. de maíz
> 30 ml de E. F. de nogal
> 20 ml de E. F. de erigerón

Tomar 40 gotas de este preparado en un poco de agua, 3 veces al día.
Uso externo: compresas sobre la nuca (charnela craneorraquídea) con hojas de nogal, flores de espliego y ajedrea, con el fin de recuperar la suficiencia central.

Pielonefritis

Inflamación de la pelvis renal y del riñón que se extiende por lo general al uréter, en cuyo caso recibe el nombre de ureteropielonefritis.
La infección puede ir desde la vejiga a los riñones, o en sentido inverso, desde el riñón hasta la vejiga:
- 30 g de hojas de *Psiloxylon mauritanum* (antiinfeccioso, inflamación de las vías urinarias).

Hervir durante 3 min en 1 litro de agua y dejar a continuación en infusión 1/2 hora, colar y distribuir en 6 partes a tomar fría y sin azucarar) en 2 días, a razón de 3 veces diarias, durante 10 días consecutivos.
O bien:
- 60 g de parietaria (enfermedades e inflamación de las vías urinarias)
  30 g de gayuba (antiséptico, inflamación de las vías urinarias)
  20 g de hojas de buchú (inflamación de las vías urinarias).

Dejarlo todo en infusión durante 1 hora en 1 litro de agua hirviendo y en un recipiente tapado, colar y distribuir en 6 partes a tomar en 3 días, a razón de 2 veces diarias, durante 9 a 12 días.
O bien:
- 80 g de estigma se maíz (dolores e inflamación de las vías urinarias).

Hervir en 2 litros de agua hasta reducir a 1 litro, colar y añadir:
- 40 g de flores de brezo (antiséptico de las vías urinarias)
  20 g de bayas de enebro (enfermedades del riñón y vejiga).

Dejar hervir de nuevo durante 5 min, colar y distribuir en 8 partes a tomar en 4 días, a razón de 2 veces diarias, durante 16 días consecutivos; descansar 1 semana y tomar de nuevo otros 16 días.
O bien, en forma de extractos fluidos:

30 ml de E. F. de maíz	40 ml de E. F. de maíz
30 ml de E. F. de parietaria	20 ml de E. F. de brezo
20 ml de E. F. de gayuba	20 ml de E. F. de enebro
10 ml de E. F. de buchú	15 ml de E. F. de buchú

Tomar 50 gotas del primer preparado en un poco de agua, 2 veces al día, o 40 gotas del segundo, asimismo en un poco de agua, 3 veces diarias.

O bien:

> 50 ml de E. F. de agrimonia
> 20 ml de E. F. de tuya
> 10 ml de E. F. de buchú

Tomar 40 gotas de este preparado en un poco de agua 2 veces al día.
Uso externo: compresas aplicadas sobre la región lumbar con equiseto menor, agrimonia y brezo.

Piuria

Es la emisión de orina mezclada con pus.
- 50 g de raíz de lampazo mayor (diurético antiinfeccioso)
  50 g de flores de brezo (antiséptico de las vías urinarias).
  Hervir durante 10 min en 1 litro de agua, colar y verter sobre:
- 20 g de bayas de enebro (enfermedades del riñón y de la vejiga)
  20 g de yemas de álamo negro (antiséptico de las vías urinarias).
  Tapar y dejar en infusión durante 1 hora, colar, distribuir en 6 partes a tomar en 3 días, a razón de 2 veces diarias, durante 12 días; descansar 5 días y tomar de nuevo 12 días, es decir, 24 días en total.
  O bien:
- 20 g de gayuba (inflamación de las vías urinarias con secreción de pus y mucosidades)
  50 g de hojas de nogal (seca las supuraciones)
  20 g de agracejo (antiséptico de las vías urinarias).
  Dejarlo todo en infusión durante 1 hora en 1 litro de agua hirviendo y en un recipiente tapado, colar y distribuir en 6 partes a tomar en 3 días, a razón de 2 veces diarias, 6 días por semana, durante 5 semanas seguidas, es decir, 30 días en total.
  O también:
- 60 g de equiseto menor (descongestiona las vías urinarias)
  40 g de flores de maravilla (antiséptico de los órganos secretores).
  Hervir en 2 litros de agua hasta reducir a 1 litro, colar y añadir:
- 30 g de milenrama (seca las secreciones mucosas)
  20 g de bayas de enebro (enfermedades del riñón y de la vejiga).
  Dejar hervir de nuevo durante 5 min, colar, distribuir en 8 partes a tomar en 4 días, a razón de 2 veces diarias, 4 días consecutivos por semana durante 6 semanas seguidas, es decir, 24 días en total.
  O bien, en forma de extractos fluidos:

30 ml de E. F. de nogal	40 ml de E. F. de equiseto menor
30 ml de E. F. de lampazo mayor	30 ml de E. F. de brezo
30 ml de E. F. de equiseto menor	20 ml de E. F. de gayuba
20 ml de E. F. de enebro	20 ml de E. F. de enebro

Tomar 40 gotas de uno u otro de estos preparados en un poco de agua 3 veces al día, hasta finalizar el contenido del frasco.

O bien:

| 40 ml de E. F. de maravilla
| 30 ml de E. F. de equiseto menor
| 30 ml de E. F. de milenrama
| 20 ml de E. F. de enebro

Tomar 50 gotas de este preparado en un poco de agua, 2 veces al día.

Uso externo: compresas aplicadas en la región lumbar con flores de espliego y flores de manzanilla romana en infusión.

Polaquiuria

Frecuencia exagerada de la necesidad de orinar, que no se corresponde forzosamente con un aumento del volumen de orina.

Por lo general es signo de una nefritis intersticial o de una afección vesiculoprostática. En las mujeres, puede ser consecuencia de un prolapso de matriz (es decir, un descenso del útero).

- 100 g de vainas secas de judías (aumenta la secreción urinaria).
  Hervir en 2 litros de agua para reducir a 1 litro, colar y verter sobre:
- 20 g de gayuba (inflamación del aparato urinario)
  20 g de hojas de buchú (inflamación del aparato urinario).

Tapar y dejar en infusión durante 20 min, colar y distribuir en 8 partes a tomar en 4 días, a razón de 2 veces diarias, durante 20 días consecutivos.

O bien:
- 50 g de camedrio (diurético, antiséptico de las vías urinarias).
  Hervir durante 10 min en 1 litro de agua, colar y verter sobre:
- 50 g de hojas de grosella negra (aumenta la secreción urinaria)
  20 g de bayas de enebro (aumenta la secreción urinaria).

Tapar y dejar en infusión durante 30 min, colar y distribuir en 6 partes a tomar en 3 días, a razón de 2 veces diarias, durante 12 días; descansar 5-6 días y tomar de nuevo durante otros 12 días, es decir, 24 días en total.

O bien:
- 80 g de estigmas de maíz (aumenta la secreción urinaria).
  Hervir en 2 litros de agua hasta que se reduzcan a 1 litro, colar y añadir:
- 40 g de hojas de fresno (favorece la eliminación de los depósitos)
  40 g de hojas de abedul (favorece la eliminación y aumenta la secreción).

Dejar hervir de nuevo durante 10 minutos, colar y repartir en 8 partes a tomar en 4 días, 2 veces al día, durante 16 días consecutivos, descansar 1 semana y tomar de nuevo 16 días.

O bien, en forma de extractos fluidos:

| 30 ml de E. F. de maíz
| 25 ml de E. F. de fresno
| 25 ml de E. F. de abedul
| 20 ml de E. F. de espino albar

| 40 ml de E. F. de maíz
| 30 ml de E. F. de agrimonia
| 20 ml de E. F. de gayuba
| 20 ml de buchú

Tomar 40 gotas del primer preparado en un poco de agua, 3 veces al día, o 50 del segundo, asimismo en un poco de agua, 2 veces diarias.

O bien:

> 40 ml de E. F. de maíz
> 30 ml de E. F. de equiseto menor
> 20 ml de E. F. de enebro
> 10 ml de E. F. de tuya

Tomar 50 gotas de este preparado en un poco de agua, 2 veces al día.
Uso externo: compresas aplicadas en la región lumborrenal, con cardo santo.

Pólipos

Nombre que se da a tumores por lo general benignos que se desarrollan a expensas de las mucosas o de los tejidos fibrosos y se localizan en una cavidad natural. A veces producen hemorragias.
- 50 g de raíz de gatuña (inflamación de las vías urinarias)
  50 g de flores de maravilla (obstrucción de los órganos secretores).
  Hervir durante 10 min en 1 litro de agua, colar y verter sobre:
- 15 g de thuya (afecciones del aparato urinario).

Tapar y dejar en infusión durante 15 min, colar y distribuir en 8 partes a tomar en 4 días, a razón de 2 veces diarias, durante 16 días consecutivos; descansar 8 días y tomar de nuevo otros 16 días.
O bien:
- 100 g de hojas de llantén menor (detiene el sangrado).
  Hervir en 2 litros de agua hasta reducir a 1 litro, colar y añadir:
- 40 g de camedrio (induraciones)
  20 g de bayas de enebro (enfermedades del riñón y de la vejiga).

Dejar hervir de nuevo durante 5 min, colar y distribuir en 8 partes a tomar en 4 días, a razón de 2 veces diarias durante 8 días consecutivos; descansar 4 días y repetir el proceso 3 veces seguidas, es decir, 24 días en total.
O también, cuando haya hemorragias:
- 80 g de equiseto menor (detiene el sangrado)
  60 g de hierba de San Roberto (detiene el sangrado).
  Hervir en 2 litros de agua hasta que se reduzcan a 1 litro, colar y añadir:
- 40 g de raíz de gatuña (inflamación de las vías urinarias)
  20 g de agallas de ciprés (hemorragias pasivas, sistema venoso).

Dejar hervir de nuevo 10 min, colar, distribuir en 6 partes a tomar en 3 días, a razón de 2 veces diarias, o bien a la inversa, según las necesidades: tomarlo en 2 días, 3 veces diarias, durante 9-12 días.
O bien:
- 60 g de hierba de San Roberto (detiene el sangrado).
  Reducir por ebullición de 2 litros a 1 litro, colar y añadir:
- 20 g de flores de ortiga muerta (antihemorrágica)
  5 cucharadas soperas de semillas de cardo mariano (machacadas en un molinillo de café) (detiene las hemorragias).

Dejar hervir de nuevo durante 3 min, dejar en infusión 20 min, colar, filtrar y tomar en 3 días, 2 veces diarias, o en 2 días, 3 veces diarias, durante 12 días.
O, en forma de extractos fluidos:

> 30 ml de E. F. de equiseto menor
> 30 ml de E. F. de hierba de San Roberto
> 30 ml de E. F. de gatuña
> 20 ml de E. F. de agallas de ciprés

> 30 ml de E. F. de equiseto menor
> 30 ml de E. F. de llantén mayor
> 20 ml de E. F. de camedrio
> 20 ml de E. F. de enebro

Tomar 50 gotas del primer preparado, en un poco de agua, 4 veces al día, o 40 gotas del segundo, asimismo en un poco de agua, 3 veces diarias.

O bien:

> 40 ml de E. F. de maravilla
> 30 ml de E. F. de gatuña
> 20 ml de E. F. de ortiga muerta
> 20 ml de E. F. de agallas de ciprés

Tomar 50 gotas de este preparado en un poco de agua, 2 veces al día.
Uso externo: compresas abdominales (bajo vientre, vejiga) con flores de maravilla, equiseto menor y llantén mayor, o bien, hierba de San Roberto, equiseto menor y llantén mayor.

Prostatitis

Es la inflamación de la próstata, a menudo consecuencia de una infección urinaria.
Por su situación anatómica en relación con el cuello de la vejiga y con el trígono, de la próstata depende el mecanismo de vaciado vesical y de excreción renoureteral.
La esclerosis cervicoprostática ocasiona en la apertura del cuello vesical trastornos dinámicos de los cuales deriva la disuria e influyen en la congestión, que a menudo da lugar a una retención aguda. En el tratamiento de las afecciones prostáticas se emplean dos tipos de plantas: las descongestivas-sedantes y las antisépticas.
- 100 g de hojas y flores de malva (descongestivo, antiinflamatorio).

Hervir en 2 litros de agua hasta reducir a 1 litro, colar y añadir:
- 40 g de flores de brezo (antiséptico urinario)

20 g de hojas de buchú (inflamación de las vías urinarias).

Dejar hervir de nuevo durante 5 min, colar y distribuir en 8 partes a tomar en 4 días, a razón de 2 veces diarias, durante 16 días consecutivos; descansar una semana y volver a tomar otros 16 días.

O bien:
- 60 g de hojas de hamamelis (trastornos congestivos venosos).

Hervir durante 10 min en 1 litro de agua, colar y verter sobre:
- 40 g de flores de espliego (antiséptico, descongestivo)

40 g de trinitaria (depurativo, desinfectante).

Tapar y dejar en infusión 20 min, colar y distribuir en 8 partes a tomar en 4 días, a razón de 2 veces diarias, durante 4 días consecutivos; descansar 2 días y repetir el proceso 6-8 veces seguidas.

O bien:
- 60 g de raíz de gatuña (inflamación de las vías urinarias).

Hervir durante 7 minutos en 1 litro de agua, y después añadir:
- 40 g de bayas de alquequenje (enfermedades del riñón y la vejiga)

25 g de hojas de *Psiloxylon mauritanum* (antiséptico de las vías urinarias).

Dejar hervir todo otros 3 min, dejar en infusión durante 1/2 hora, colar y distribuir en 6 partes a tomar en 3 días, a razón de 2 veces diarias, durante 9 días consecutivos; descansar 4 días y repetir el proceso 3 veces seguidas, es decir, 27 días en total.

O en forma de extractos fluidos:

40 g de *Sterculia lychnophora*	30 ml de E. F. de *Sterculia lychnophora*
30 ml de E. F. de alquequenje	30 ml de E. F. de espliego
20 ml de E. F. de brezo	20 ml de E. F. de trinitaria
20 ml de E. F. de buchú	20 ml de E. F. de hamamelis

Tomar 40 gotas de uno u otro de estos preparados en un poco de agua, 3 veces al día.

O bien:

> 30 ml de E. F. de *Sterculia lychnophora*
> 30 ml de E. F. de alquequenje
> 30 ml de E. F. de gatuña
> 20 ml de E. F. de *Psiloxylon mauritanum*

Tomar 50 gotas de este preparado en un poco de agua, 2 veces al día.

A nivel dietético, es recomendable tomar puerros y seguir una cura de cebolla, según se ha indicado en el capítulo de fitohepatología (cirrosis hepática).

Uso externo: baños de asiento de vapor con equiseto menor, o bien enemas con intención prostática, con hojas de malva, cardo mariano, hojas de naranjo o bien, hojas de malva y llantén mayor.

Retención de orina

Acumulación de orina en la vejiga, que comporta un riesgo tanto por su volumen como por las intoxicaciones que provoca.

Por lo general, la insuficiencia urinaria, que afecta en particular a la eliminación de los cloruros, implica una retención de líquidos que tiene como consecuencia fenómenos hidrópicos: edema de las extremidades inferiores (tobillos), edema abdominal, anasarca, ascitis, infiltración serosa pleuropulmonar, derrame pericárdico.

Así pues, deben eliminarse los cloruros sin provocar ni irritación ni inflamación del tracto urinario, desconfiado de determinados medicamentos tóxicos. Además del aporte de potasio y de la supresión de cualquier aporte salino (la sal en todas sus formas), es preciso recurrir a los diuréticos. En cuanto a vegetales, puede tomarse:

- 50 g de corteza de abedul (aumenta la eliminación de orina)
  50 g de estigmas de maíz (calma los dolores urinarios).

Hervir en 2 litros de agua hasta reducir a 1 litro, colar y añadir:

- 50 g de flores de brezo (antiséptico de las vías urinarias)
  50 g de bayas de alquequenje (aumenta la eliminación de orina).

Dejar hervir de nuevo durante 5 minutos, colar y distribuir en 6 partes a tomar en 2 días, a razón de 3 veces al día, a diario, durante 10 días.

O bien:

- 100 g de malva (retención, inflamación de las vías urinarias).

Hervir en 2 litros de agua para reducir a 1 litro, colar y verter sobre:

- 30 g de flores de ortiga muerta (favorece la eliminación de orina)
  20 g de vellosilla (eliminación de cloruros).

Tapar y dejar en infusión 1/2 hora, colar y distribuir el líquido en 6 partes a tomar en 2 o 3 días, según las necesidades, durante 12 días consecutivos.

O también:

- 60 g de equiseto menor (descongestiona las vías urinarias, aumenta la secreción)
  60 g de malva (retención, inflamación).

Hervir en 2 litros de agua para reducir a 1 litro, colar y añadir:

- 20 g de gayuba (inflamación de las vías urinarias)
  50 g de bayas de alquequenje (aumenta la eliminación de orina).

Dejar hervir de nuevo 5 min, colar y distribuir en 6 partes a tomar en 3 días, a razón de 2 veces diarias, durante 12 días consecutivos.

O, en forma de extractos fluidos:

30 ml de E. F. de equiseto menor 30 ml de E. F. de malva 30 ml de E. F. de alquequenje 20 ml de E. F. de gayuba	40 ml de E. F. de malva 30 ml de E. F. de ortiga muerta 30 ml de E. F. de brezo 20 ml de E. F. de gayuba

Tomar 50 gotas de uno u otro de estos preparados en un poco de agua, 3 veces al día.

O bien:

> 30 ml de E. F. de abedul
> 30 ml de E. F. de maíz
> 30 ml de E. F. de brezo
> 30 ml de E. F. de alquequenje

Tomar 40 gotas de este preparado en un poco de agua 3 veces al día.

Uso externo: compresas abdominales (bajo vientre: vejiga) con flores de malva, flores de espliego y hojas de naranjo dulce, o bien malva, espliego y brezo.

Uremia

Recibe también el nombre de retención nitrogenada e hiperazoemia.

Es un conjunto de accidentes tóxicos provocados por el acúmulo en la sangre de sustancias tóxicas que normalmente son eliminadas por los riñones y que se mantiene como consecuencia de un trastorno del funcionamiento de éstos. Designa asimismo el aumento patológico del nivel de urea en la sangre.

La urea es el último estadio de la degradación de los productos nitrogenados. Es un metabolito de la nutrición que se produce principalmente en el hígado. La sangre lo transporta hasta los riñones y se elimina por vía urinaria. Si los riñones funcionan mal, la urea se acumula en la sangre y se convierte en tóxica: es la uremia.

La sangre contiene normalmente una determinada cantidad de urea, cuyas constantes oscilan entre 0,20 y 0,45 % en el suero. Si estas cifras se sobrepasan, existe una retención de urea en sangre, es decir, uremia. La elevación de los niveles de urea sanguínea aumenta automáticamente la densidad de la sangre, con lo que aún se refuerza más el obstáculo que se opone a su eliminación.

Los trastornos gástricos ocasionados por la uremia, tan molestos para el enfermo, se deben sobre todo a la retención y a la presencia en el estómago de urea transformada en amoníaco.

El proceso de formación de la urea deriva en gran medida, a lo que parece, de un trauma psicológico conflictual: situaciones aberrantes, procesos sin salida vividos de forma variable, cuando la capacidad de adaptación a las circunstancias y a la agresión es desbordada por la intensidad de una demanda descontrolada (perturbación de los centros activos sensoriales, adaptativos, reactivos y reflejos).

Con la presión intracraneal, el edema cerebral conlleva la puesta en marcha de su mecanismo antídoto y, por falta de manejo, un exceso de estos productos de desecho (variable según la duración y la intensidad del problema).

La cabeza (desde la charnela craneorraquídea) adopta una posición característica («cabeza hacia adelante»).

Es preciso distinguir diversas formas de uremia o, como mínimo, del metabolismo de la urea. En efecto, en el «artritismo» o el «neuroartritismo» es relativamente frecuente encontrar una urea en sangre elevada o anormal, sin modificación notable de la

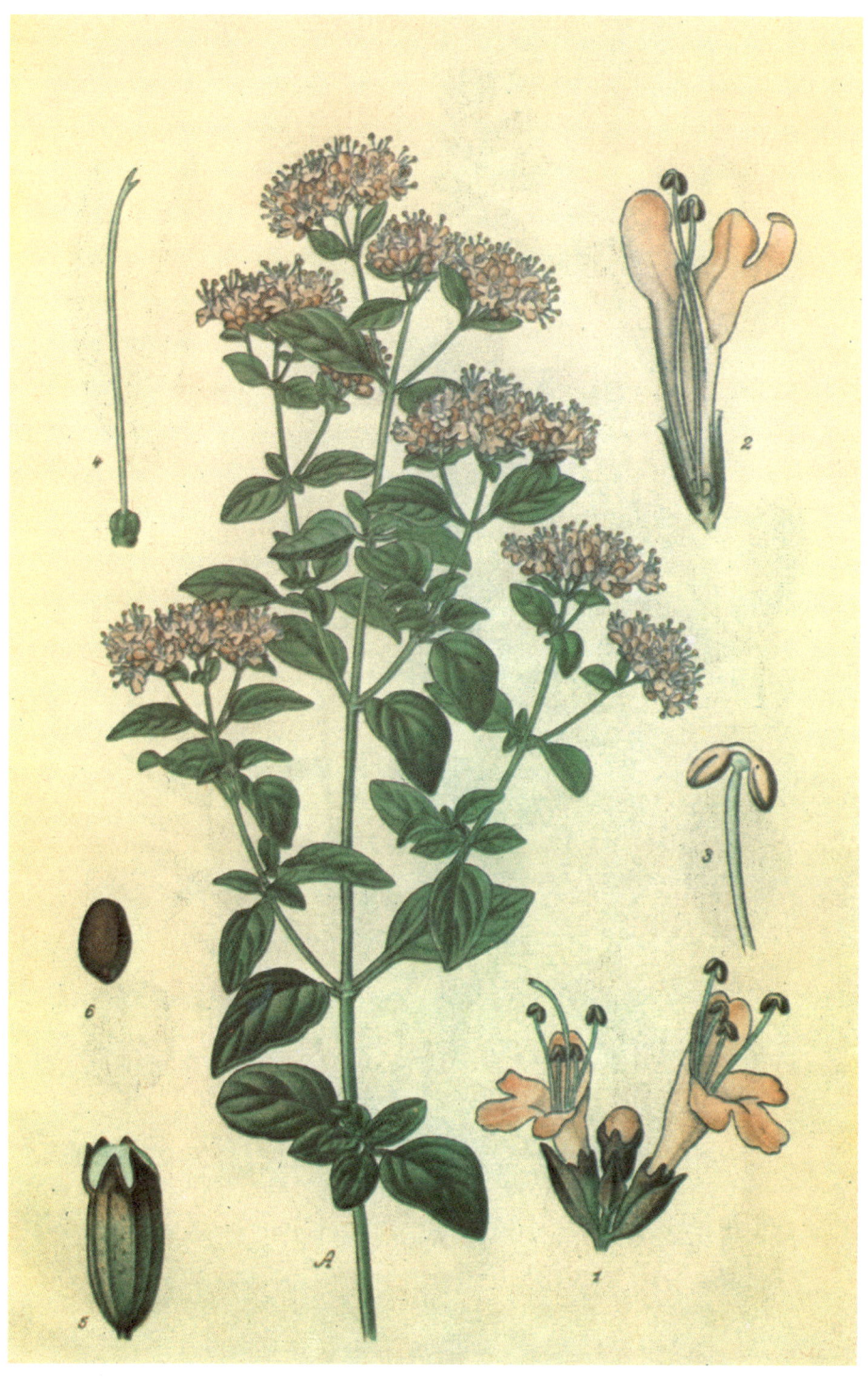

Orégano (*Origanum vulgare*)

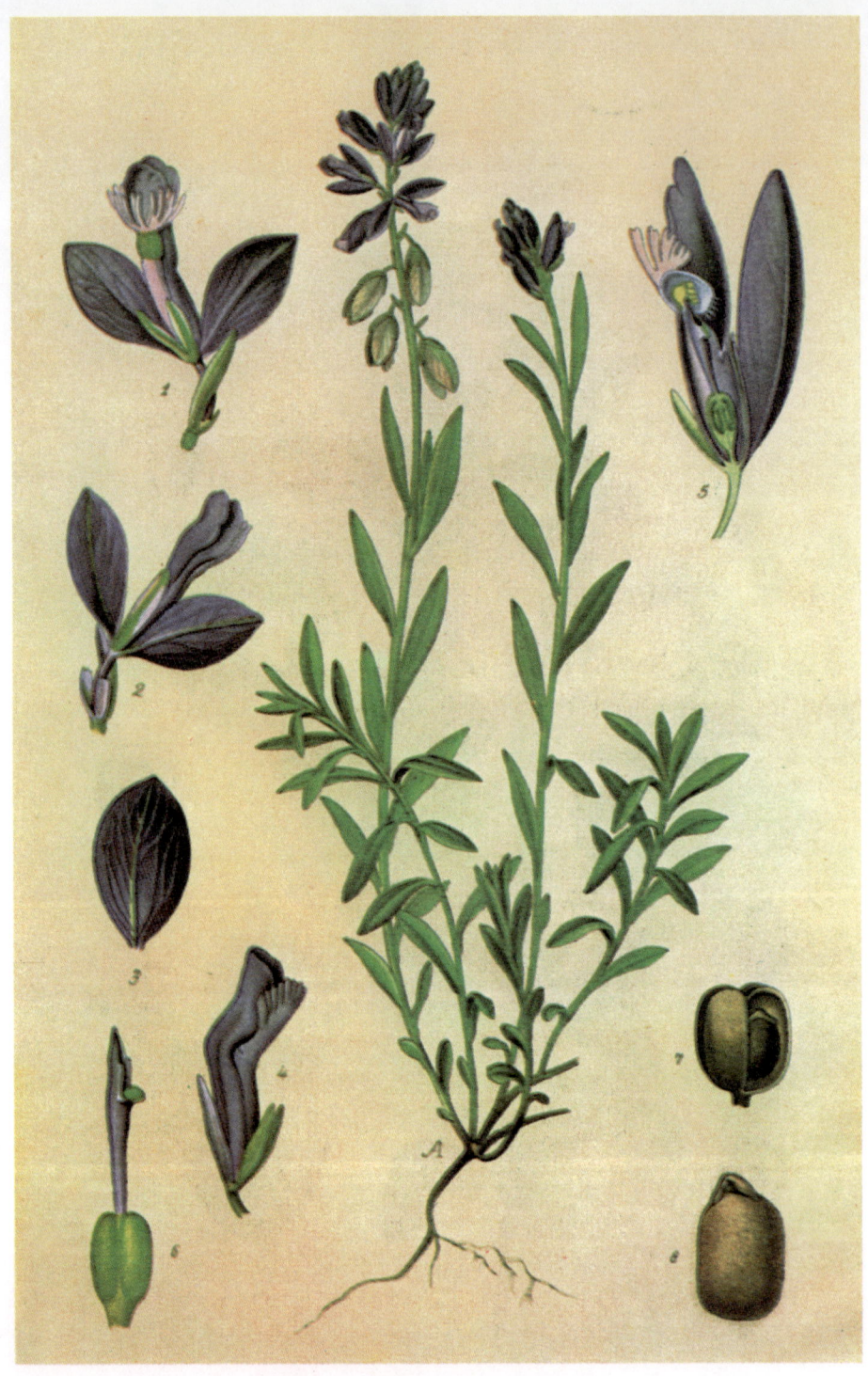

Polígala rupestre (*Polygala rupestris*)

constante de Ambard. En estos casos, el equilibrio se restablece espontáneamente con manganeso o manganeso-cobalto. Sin embargo, hay que tener en cuenta el balance exacto en relación con la situación patológica renal.

La disminución de la densidad sanguínea, la fluidez normal de la sangre, el funcionamiento y la permeabilidad renal deben restablecerse para que se elimine la urea.

Desde el punto de vista dietético, se desaconsejan los alimentos nitrogenados, ricos en proteínas, como la carne, el pescado y los huevos.

En fitoterapia, para descender la tasa de urea, puede tomarse:
- 100 g de raíz roja de zarzaparrilla (ejerce una acción uricosúrica de las más claras).

Limpiar bajo el grifo, hervir durante 20 min en 1 litro de agua, y a continuación añadir:
- 60 g de raíz de gatuña (diurético ureico)
  40 g de bayas de alquequenje (favorece la descarga úrica).

Dejar hervir de nuevo durante 10 min, colar y distribuir en 6 partes a tomar en 2 días, a razón de 3 veces diarias, durante 10 días, a continuación tomar las 6 partes en 3 días, es decir, 2 veces diarias, durante 6 días consecutivos; descansar 3 días y repetir el proceso 3 veces seguidas, es decir, 18 días más, en total 28 días.

O bien:
- 60 g de estigmas de maíz (buen eliminador de uratos, aumenta la secreción urinaria)
  60 g de rizoma de grama de las boticas (activa la función urinaria).

Hervir en 2 litros de agua hasta que reduzca a 1 litro, colar y añadir:
- 50 g de hojas de fresno (hace desaparecer las obstrucciones)
  30 g de flores de brezo (diurético, antiséptico de las vías urinarias).

Dejar hervir de nuevo durante 10 min, colar y distribuir en 6 partes a tomar en 3 días, a razón de 2 veces diarias, 6 días a la semana, durante 3 semanas; descansar 1 semana y tomar de nuevo 6 días a la semana, durante otras 3 semanas.

O bien:
- 60 g de estigmas de maíz (buen eliminador de uratos)
  60 g de raíz de gatuña (favorece la eliminación de los depósitos de urea).

Hervir en 2 litros de agua hasta que se reduzcan a 1 litro, colar y añadir:
- 30 g de raíz de helenio (antiséptico, calma la inflamación de la vejiga)
  20 g de alcachofa (favorece la transformación de los lípidos en el hígado)
  30 g de corteza de abedul (diurético ureico y nitrosúrico, no irrita los riñones).

Dejar hervir de nuevo durante 6 min, colar, distribuir en 6 partes a tomar en 3 días, a razón de 2 veces diarias, durante 12 días; descansar 6 días y repetir el proceso 3 veces seguidas, es decir, 36 días en total.

O en forma de extractos fluidos:

30 ml de E. F. de maíz 30 ml de E. F. de abedul 20 ml de E. F. de helenio 20 ml de E. F. de alcachofa	30 ml de E. F. de maíz 30 ml de E. F. de grama de las boticas 20 ml de E. F. de fresno 20 ml de E. F. de brezo

Tomar 50 gotas de uno u otro de estos preparados en un poco de agua, 2 veces al día, hasta terminar el contenido del frasco.

O bien:

40 ml de E. F. de raíz roja de zarzaparrilla
30 ml de E. F. de maíz
20 ml de E. F. de gatuña
20 ml de E. F. de alquequenje

Tomar 40 gotas de este preparado en un poco de agua, 3 veces al día.

Asimismo, y como cura preventiva de mantenimiento, cabe tomar 80 g de bayas de alquequenje (buen eliminador de oxalatos y uratos); hervir durante 10 min en 1 litro de buen vino tinto, colar, añadir un poco de miel y conservar en el frigorífico. Se toman 4 cucharadas soperas de este vino 2 veces al día, 10 min antes de dos de las tres principales comidas, a diario, hasta acabar el preparado; dejar transcurrir 4 o 5 días y repetir el proceso con un segundo preparado. Esta cura puede seguirse 2 veces al año, por ejemplo, en el cambio de estaciones (marzo y octubre).

O bien:
- 80-100 g de rizoma de grama de las boticas (activa la función urinaria).

Dejar hervir en 2 litros de agua hasta que se reduzcan a 1 litro, colar y añadir un poco de miel. Se toma este líquido en 2 días, a razón de 3-4 tomas al día durante 8 días consecutivos.

O bien:
- 1 frasco de 500 g de jarabe de las cinco raíces, compuesto de raíces de hinojo, espárrago, apio silvestre, perejil y acebo.

Deben tomarse de 60 a 100 g de este jarabe por día; como una cucharada sopera de jarabe representa 20 g quiere decirse que se tomarán de 3 a 5 cucharadas soperas diarias, cada día, hasta terminar el contenido del frasco (conservar en el refrigerador).

Uso externo: compresas lumborrenales (bajo los omoplatos y lumbosacras) con cardo mariano, equiseto menor, salvia y yemas de pino silvestre: funcionamiento y tratamiento del aparato renal (sistema simpaticomotor, arterias renales y subrenales).

Ureteritis y uretritis

La primera es la inflamación de los uréteres, como consecuencia de una infección de la vejiga y del riñón; la segunda es la inflamación de la mucosa de la uretra.
- 80 g de hojas de malva (inflamación de las vías urinarias).

Hervir en 2 litros de agua para reducir a 1 litro, colar y verter sobre:
- 40 g de hojas de *Psyloxylon mauritanum* (antiinfeccioso, inflamación de las vías urinarias).

Tapar y dejar en infusión durante 1 h, colar y distribuir en 6 partes a tomar en 3 días, a razón de 2 veces diarias, 6 días por semana, durante 5 semanas seguidas, es decir, 30 días en total.

O bien:
- 8 g de flores de manzanilla romana (fiebres mucosas y pútridas).

Dejar en infusión durante 1 h en 600 g de agua hirviendo y en un recipiente tapado, colar y distribuir en 3 partes a tomar durante el día, a diario, durante 10 días consecutivos.

O bien:
- 80 g de rizoma de grama de las boticas (activa la función urinaria).

Hervir en 2 litros de agua hasta que reduzca a 1 litro, colar y verter sobre:
- 20 g de gayuba (inflamación de las vías urinarias)
  15 g de hojas de buchú (inflamación de las vías urinarias).

Tapar y dejar en infusión 1/2 h, colar y distribuir en 6 partes a tomar en 3 días, a razón de 2 veces diarias, durante 9 días consecutivos; descansar 4 días y repetir el proceso 3 veces seguidas, es decir, 27 días en total.

O también, si existe una estrechez, es decir, una disminución permanente del calibre de la uretra con alteración de la pared:
- 80 g de rizoma de grama de las boticas (activa la función urinaria, inflamación)
  40 g de marrubio negro (espasmos de origen nervioso)
  40 g de estigmas de maíz (calma el dolor y la inflamación).

Hervirlo todo en 2 litros de agua hasta que reduzca a 1 litro, colar y añadir:
- 40 g de milenrama (antiespasmódico de los nervios de la pelvis menor)
  15 g de tuya (afecciones del aparato urinario).

Dejar hervir de nuevo durante 3 min, colar y distribuir en 8 partes a tomar en 4 días, a razón de 2 veces diarias, 4 días consecutivos por semana, durante 6 semanas seguidas, es decir, 24 días en total.

O bien, en forma de extractos fluidos:

40 ml de E. F. de malva	40 ml de E. F. de maíz
30 ml de E. F. de grama de las boticas	30 ml de E. F. de marrubio negro
15 ml de E. F. de gayuba	30 ml de E. F. de milenrama
15 ml de E. F. de buchú	15 ml de E. F. de tuya

Tomar 50 gotas de uno u otro de estos preparados en un poco de agua, 2 veces al día, hasta acabar el contenido del frasco.

O bien:

30 ml de E. F. de grama de las boticas
30 ml de E. F. de marrubio negro
30 ml de E. F. de maíz
30 ml de E. F. de milenrama

Tomar 50 gotas de este preparado en un poco de agua, 3 veces al día.

Uso externo: compresas abdominales con hojas de malva, marrubio negro y flores de espliego, o bien con flores de manzanilla.

Fitorreumatología

Los huesos son la parte rígida del esqueleto y en ellos se insertan los músculos.

La microcirculación, que determina la suerte de los tejidos y rige tanto los mecanismos tróficos como los degenerativos por alteración de las estructuras mineralizadas del hueso, tiene una primordial importancia en función de su actividad dinámica. El sector vasculomedular es la fuente misma y el soporte de la vida. Cualquier lesión la hace vulnerable a las afecciones que afectan a la fisiología de la circulación ósea. El aumento de la tasa de fosfatasa alcalina demuestra la regeneración de estas modificaciones óseas.

Se requiere una vida física activa, tanto en el adulto como en el niño, para un buen fisiologismo articular. Debemos insistir aquí en la importancia del movimiento —la situación de los enfermos ha mejorado mucho en los últimos años, gracias a la medicina física— que tiende a evitar posibles deformaciones articulares.

Además, en fitoterapia, puede tomarse:

Artritis

Nombre que se da a todas las afecciones inflamatorias agudas o crónicas que afectan a las articulaciones.

Anatómicamente, se caracterizan por lesiones sinoviales, y también cartilaginosas y óseas; clínicamente, por dolor, tumefacción y a veces rubefacción y calor en la articulación, y por una afectación más o menos acusada del estado general.
- 50 g de hojas de abedul (aumenta la eliminación de toxinas)

  50 g de hojas de fresno (artritis)

  30 g de bayas de enebro (aumenta la secreción y eliminación urinaria).

  Hervirlo todo durante 10 min en 1 litro de agua, colar y distribuir en 6 partes a tomar en 3 días, a razón de 2 veces diarias, durante 12 días; descansar 1 semana y tomar de nuevo otros 12 días.

  O bien:
- 40 g de rizoma de polipodio (favorece la eliminación, por su acción ligeramente laxante)

  Hervir durante 15 min en 1 litro de agua, colar y verter sobre:
- 20 g de yemas de álamo negro (antiséptico urinario, eliminación)

  30 g de vara de oro (favorece la eliminación de sedimentos).

  Tapar y dejar en infusión durante 30 minutos, colar y distribuir en 6 partes a tomar en 3 días, a razón de 2 veces diarias, 6 días por semana, durante 4 semanas seguidas, es decir, 24 días en total.

  O bien:
- 60 g de ulmaria (activa la eliminación de toxinas)

  40 g de bayas de alquequenje (diversas afecciones de las vías urinarias)

  15 g de raíz de genciana (diurético antigotoso).

  Dejarlo todo en infusión durante 1 hora en 1 litro de agua hirviendo y en un recipiente tapado, colar y distribuir en 6 partes, a tomar en 3 días, a razón de 2 veces diarias, durante 6 días consecutivos; descansar 4 días y repetir el proceso 4 veces seguidas, es decir, 24 días en total.

O en forma de extractos fluidos:

40 ml de E. F. de abedul	30 ml de E. F. de polipodio
30 ml de E. F. de fresno	30 ml de E. F. de vara de oro
30 ml de E. F. de agrimonia	30 ml de E. F. de ulmaria
20 ml de E. F. de enebro	30 ml de E. F. de alquequenje

Tomar 60 gotas del primer preparado, o 50 del segundo, en un poco de agua, 2 veces al día.

Artrosis

La artrosis es una deformación que ataca a una articulación. Mientras «desaparece» el cartílago, se observa una proliferación del tejido óseo. En este proceso de deterioro, el cartílago se atrofia, se adelgaza, y se reduce hasta desaparecer. Así, el hueso se engruesa y forma excrecencias llamadas «osteofitos», o «picos de loro».

Este desgaste del cartílago conduce a la fricción de las superficies óseas, mientras que los osteofitos producen la irritación. De esto se deriva una limitación de movimientos de los sectores articulares que se acompaña de neuralgias.

Según su localización, la artrosis se define de forma diferente: gonartrosis (en la rodilla), lumbartrosis (en la región lumbar), dorsartrosis (en la región dorsal), cervicoartrosis (en la región cervical) y coxartrosis (en la cadera).

Sea cual fuere la localización, pueden tomarse:
- 8 g de flores de manzanilla romana (antineurálgico, calma los dolores de la columna vertebral).

Dejar en infusión durante 1 hora en 600 g de agua hirviendo, colar y distribuir en 6 partes a tomar en 2 días, a razón de 3 veces diarias, durante 12 días consecutivos.

O bien:
- 60 g de cardo santo (antineurálgico).

Hervir durante 10 min en 1 litro de agua, colar y verter sobre:
- 30 g de pulsátila (actúa contra los espasmos dolorosos)

30 g de flores de gordolobo (sedante de las vías urinarias).

Tapar y dejar en infusión durante 20 min, colar y filtrar, distribuir en 6 partes a tomar en 3 días, a razón de 2 veces diarias, durante 6 días consecutivos; descansar 4 días y repetir el proceso 4 veces seguidas, es decir, 24 días en total.

O bien:
- 60 g de flores de saúco (antineurálgico, inflamación).

Hervir durante 10 min en 1 litro de agua, colar y verter sobre:
- 30 g de verbena (antineurálgico, reumatismo)

20 g de mayorana (estimula y favorece la eliminación).

Tapar y dejar en infusión durante 15 min, colar y distribuir en 6 partes a tomar en 3 días, a razón de 2 veces diarias, 6 días por semana, durante 4 semanas seguidas, es decir, 24 días en total.

O en forma de extractos fluidos:

30 ml de E. F. de cardo santo	30 ml de E. F. de cardo santo
20 ml de E. F. de gordolobo	30 ml de E. F. de gordolobo
15 ml de E. F. de pulsátila	20 ml de E. F. de mayorana
15 ml de E. F. de tuya	20 ml de E. F. de verbena

Tomar 40 gotas del primer preparado en un poco de agua, 3 veces al día, o 50 gotas del segundo, asimismo en un poco de agua, 2 veces diarias.

O en caso de dolor en la articulación condroesternal:

> 20 ml de T. M. de *Verbascum thapsus*
> 10 ml de T. M. de *Asperula odorata*
> 10 ml de T. M. de *Orthosiphon stamineus*
> 10 ml de T. M. de *Thymus vulgaris*

Tomar 25 gotas de este preparado en un poco de agua, 2 veces al día, hasta acabar con el contenido del frasco.

Uso externo: compresas aplicadas sobre la región dolorosa, según la localización, con cardo santo y corteza de sauce blanco.

Ciática (Lumbociática)

Síndrome cuyo síntoma principal es un dolor muy vivo localizado a lo largo del trayecto del nervio ciático y sus ramas.

Puede corresponder a lesiones reales del nervio (neuritis), o depender de causas locales que provocan la irritación de las raíces del nervio en el canal vertebral. En los casos de enfermedades crónicas de los discos intervertebrales, el dolor se propaga por la medula espinal hasta alcanzar el cerebro.

Se debe advertir que la hernia nuclear que provoca una neuritis crural no presenta dudas en determinado número de enfermos y su rareza, en comparación a lo que se observa en el curso de la ciática, se explica por razones anatómicas. En efecto, las raíces del nervio crural son menos voluminosas que la del ciático, y discurren por un canal retrodiscal más largo, y su anillo dural es más externo, y poseen mayor desahogo. Por otra parte, la degeneración de los discos lumbares superiores es mucho menos frecuente que la de L4-L5 o L5-S1.

El ciático poplíteo interno, que más abajo recibe el nombre de nervio tibial y que inerva la parte posterior de la pierna y la superficie plantar del pie, es el más a menudo afectado en la lumbociática. Se encuentra este nervio en la parte profunda, de donde procede el dolor ocasionado por la presión del pie sobre el suelo durante la marcha.

Tanto si el inicio de la crisis es brutal como insidioso, el reposo resulta indispensable.
Para disipar más rápidamente los efectos de la ciática, puede tomarse:
- 100 g de rizoma de grama de las boticas (estado inflamatorio, ciática).

Hervir en 2 litros de agua hasta reducir a 1 litro, colar y añadir:
- 40 g de cardo santo (antineurálgico)
40 g de bayas de alquequenje (aumenta la eliminación de ácido úrico).

Dejar hervir de nuevo durante 10 min, colar y distribuir en 9 partes a tomar en 3 días, a razón de 3 veces diarias, 6 días por semana, durante 3 semanas seguidas, es decir, 18 días en total.

O bien:
- 80 g de equiseto menor (aumenta la secreción urinaria).

Hervir en 2 litros de agua hasta reducir a 1 litro, colar y añadir:
- 50 g de bayas de alquequenje (aumenta la eliminación de materiales sólidos)
30 g de agripalma (irritación de la medula espinal)
20 g de *Combretum* (estimula las secreciones hepatobiliares).

Dejar hervir de nuevo durante 3 min, colar y distribuir en 8 partes a tomar en 4 días, a razón de 2 veces al día, durante 8 días consecutivos; descansar 4 días y repetir el proceso 3 veces seguidas, es decir, 24 días en total.

O también:
- 80 g de rizoma de grama de las boticas (ciática, estado inflamatorio)
  60 g de hipérico (ciática, trastornos de origen nervioso).
  Hervir en 2 litros de agua hasta reducir a 1 litro, colar y añadir:
- 60 g de bayas de alquequenje (eliminación de materiales sólidos)
  40 g de milenrama (activa las funciones secretomotrices)
  30 g de bayas de enebro (calma los dolores reumáticos).

Dejar hervir de nuevo durante 5 min, colar y distribuir en 8 partes a tomar en 4 días, a razón de 2 veces diarias, durante 8 días consecutivos; descansar 3-4 días y tomar de nuevo otros 4 días por semana, durante 6-8 semanas.

O bien:
- 80 g de vainas secas de judía (disuelve los depósitos de ácido úrico)
  60 g de agrimonia (ciática, estado inflamatorio).
  Hervir en 2 litros de agua hasta reducir a 1 litro, colar y añadir:
- 40 g de trébol de agua (espasmos musculares)
  20 g de hojas de salvia (ejerce una notable acción sobre el sistema nervioso)
  40 g de bayas de alquequenje (eliminación de materiales sólidos).

Dejar hervir de nuevo durante 3 min, colar y distribuir en 8 partes a tomar en 4 días, a razón de 2 veces al día, durante 16 días consecutivos; descansar 10 días y tomar de nuevo otros 16 días.

O también, en forma de extractos fluidos:

30 ml de E.F. de grama de las boticas	30 ml de E.F. de equiseto menor
30 ml de E.F. de cardo santo	30 ml de E.F. de alquequenje
20 ml de E.F. de alquequenje	20 ml de E.F. de *Combretum*
20 ml de E.F. de trébol de agua	15 ml de E.F. de agripalma

Tomar 50 gotas del primer preparado, o 40 del segundo, en un poco de agua, 3 veces al día.

O bien:

> 30 ml de E.F. de grama de las boticas
> 30 ml de E.F. de hipérico
> 20 ml de E.F. de alquequenje
> 10 ml de E.F. de enebro

Tomar 60 gotas de este preparado en un poco de agua, 2 veces al día, a diario, hasta terminar el contenido del frasco.

Uso externo: en la ciática, el tratamiento con compresas lumbares resulta indispensable para liberar el nervio, calmar el dolor y proporcionar de nuevo agilidad, con cardo santo y yemas de pino silvestre, o bien, corteza de sauce blanco, serpol y mayorana.

Igualmente, se aconseja utilizar el líquido para realizar las compresas y efectuar un pediluvio caliente (39-41 °C) una vez al día.

Descalcificación

Disminución de la cantidad de calcio contenido en el organismo, especialmente en el esqueleto.

Puede ser localizada o difusa. En este último caso, se distingue entre las descalcificaciones por insuficiente osteogénesis: formación y crecimiento del tejido óseo (osteomalacia, osteoporosis) y las descalcificaciones por osteolisis aumentada: destrucción progresiva del tejido óseo (hiperparatiroidismo, enfermedad de Paget, mieloma y cáncer de hueso).

Las descalcificaciones que se observan en personas encamadas (pérdidas de calcio por el organismo) se deben a las perturbaciones del sistema óseo por ausencia de la gravedad (estando de pié, nuestros huesos están continuamente en tensión y de una u otra forma se ven obligados a trabajar para compensar los efectos del peso). En el espacio, este contrapeso no existe, de modo que este equilibrio se rompe.

Cabe tomar:
- 80 g de equiseto menor (acción remineralizante)

60 g de centinodia (retiene cal).

Hervir en 2 litros de agua hasta que se reduzca a 1 litro, colar y añadir:
- 40 g de flores de brezo (detiene la fosfaturia).

Dejar hervir de nuevo durante 10 min, colar y distribuir en 8 partes a tomar en 4 días, a razón de 2 veces diarias, durante 16 días seguidos; descansar una semana y tomar de nuevo otros 16 días.

O bien:
- 100 g de hojas de olmo (elevado contenido en cal)

30 g de *Galeopsis ochroleuca* (elevado contenido en cal).

Hervir durante 10 min en 1 litro de agua, colar y distribuir en 6 partes a tomar en 3 días, a razón de 2 veces diarias, 6 días por semana, durante 5 semanas seguidas, es decir, 30 días en total.

O bien:
- 60 g de mielga (alto contenido en cal).

Hervir en 2 litros de agua hasta que se reduzca a 1 litro, colar y añadir:
- 40 g de trébol de agua (reconstituyente sanguíneo).

Tapar y dejar en infusión durante 20 min, colar y distribuir en 8 partes a tomar en 4 días, a razón de 2 veces diarias, 4 días consecutivos por semana, durante 6 semanas seguidas, es decir, 24 días en total.

O bien, en forma de extractos fluidos:

> 40 ml de E.F. de equiseto menor
> 30 ml de E.F. de olmo
> 30 ml de E.F. de centinodia
> 30 ml de E.F. de brezo

Tomar 50 gotas de este preparado en un poco de agua, 3 veces al día, 5 días consecutivos cada semana, hasta terminar el contenido del frasco.

Uso externo: pediluvio con corteza de encina, equiseto menor y serpol.

Enfermedad de Paget

Es una afección que anatómicamente se caracteriza por hipertrofia y deformación de determinadas partes del esqueleto, mientras que las partes vecinas permanecen sanas.

En el curso de la enfermedad, se observan principalmente modificaciones óseas y trastornos metabólicos de diverso tipo, trastornos circulatorios considerables, más o menos proporcionales a la extensión de las modificaciones óseas y a su rapidez de extensión.

Pueden tomarse:
- 60 g de cardo mariano (ectasia venosa).

Hervir en 2 litros de agua hasta reducir a 1 litro, colar y añadir:

- 40 g de milenrama (seca las inflamaciones)
  40 g de flores de espino albar (regula la circulación).

Dejar hervir de nuevo durante 3 min, colar y distribuir en 8 partes a tomar en 4 días, a razón de 2 veces diarias, durante 8 días seguidos; descansar 4 días y repetir el proceso 3 veces seguidas, es decir, 24 días en total.

O bien:
- 100 g de agrimonia (modera los procesos inflamatorios).

Dejar hervir en 2 litros de agua hasta reducir a 1 litro, colar y añadir:
- 40 g de trébol de agua (reconstituyente sanguíneo)
  25 g de romero (atonía en pacientes debilitados, hígado).

Dejar hervir de nuevo durante 3 min, colar y distribuir en 8 partes a tomar en 4 días, a razón de 2 veces diarias, 4 días consecutivos cada semana, durante 6 semanas, es decir, 24 días en total.

O bien:
- 30 g de romero (atonía, hígado)
  30 g de hojas de salvia (activa las funciones circulatorias)
  30 g de trinitaria (depurativo de la sangre).

Dejarlo todo en infusión durante 20 min en 1 litro de agua hirviendo y en un recipiente tapado, colar y distribuir en 8 partes a tomar en 4 días, a razón de 2 veces diarias, 4 días consecutivos cada semana, durante 5 semanas seguidas, es decir, 20 días en total.

O bien, en forma de extractos fluidos:

30 ml de E.F. de cardo mariano	40 ml de E.F. de agrimonia
25 ml de E.F. de agrimonia	30 ml de E.F. de trébol de agua
25 ml de E.F. de milenrama	20 ml de E.F. de salvia
20 ml de E.F. de espino albar	20 ml de E.F. de romero

Tomar 50 gotas de cada uno de estos preparados, en un poco de agua, 3 veces al día en el caso del primero, y 2 veces diarias en el del segundo.

Uso externo: baños de medio cuerpo con corteza de encina y con yemas de pino silvestre.

Hidrartrosis

Es un derrame de líquido seroso en una cavidad articular. Esta afección es por lo general más frecuente en las mujeres de mediana edad, a las que afecta a una o varias articulaciones, entre las cuales se encuentra siempre la rodilla. Aparece sin causa aparente, a intervalos fijos, siempre los mismos en cada enferma.

Cuando se presenta en un paciente joven, la hidrartrosis de la rodilla puede ser síntoma de una enfermedad del sistema nervioso central, y debe realizarse un examen neurológico completo.
- 100 g de agrimonia (seca las secreciones mucosas, inflamación).

Hervir en 2 litros de agua hasta reducir a 1 litro, colar y añadir:
- 30 g de raíz de helenio (cicatrización de las mucosas)
  40 g de milenrama (seca las secreciones mucosas).

Dejar hervir de nuevo durante 5 min, colar y distribuir en 6 partes a tomar en 3 días, a razón de 2 veces diarias, 6 días a la semana, durante 4 semanas seguidas, es decir, 24 días en total.

O bien:
- 80 g de centinodia (normaliza las funciones secretoras).

Hervir en 2 litros de agua hasta reducir a 1 litro, colar y añadir:

- 40 g de segunda corteza de saúco (disuelve los derrames serosos)
  50 g de segunda corteza de olmo (inflamación de las mucosas).
  Dejar hervir de nuevo durante 10 min, colar y distribuir en 8 partes a tomar en 4 días, a razón de 2 veces diarias, durante 8 días consecutivos; descansar 4 días y repetir el proceso 3 veces seguidas, es decir, 24 días en total.
  O bien:
- 50 g de hojas de nogal (supuración y lesión de las mucosas)
  50 g de segunda corteza de olmo (inflamación de las mucosas).
  Hervir durante 10 min en 1 litro de agua, colar y verter sobre:
- 40 g de ulmaria (hace desaparecer los derrames).
  Tapar y dejar en infusión durante 1 hora, colar y distribuir en 6 partes a tomar en 3 días, a razón de 2 veces diarias, 6 días por semana, durante 5 semanas seguidas, es decir, 30 días en total.
  O, en forma de extractos fluidos:

40 ml de E.F. de agrimonia	40 ml de E.F. de nogal
30 ml de E.F. de helenio	30 ml de E.F. de centinodia
30 ml de E.F. de ulmaria	30 ml de E.F. de ulmaria
30 ml de E.F. de milenrama	30 ml de E.F. de milenrama

Tomar 60 gotas de uno u otro de estos preparados en un poco de agua, 2 veces al día, hasta acabar el contenido del frasco.

Uso externo: aplicación local sobre la parte a tratar de cataplasmas de arcilla o cataplasmas de hojas frescas de col, crudas y machacadas; o también, compresas con plantas antálgicas: cardo santo o manzanilla romana.

Hipocalciuria

Disminución de la cantidad de calcio de la orina.
Se observa por lo general en las osteomalacias, las insuficiencias paratiroideas y las insuficiencias renales glomerulares, de las cuales constituye un signo revelador.
La hipocalciuria es siempre evidente en el curso de nefritis hipernitrogenadas. Tiene como consecuencia la litiasis cálcica, complicación que se observa en el curso de ciertas nefropatías tubulares. Diferentes nefropatías tubulares crónicas generan osteomalacia. Esto conlleva una fuga urinaria permanente y aumentada de fósforo o calcio o de ambos.
El metabolismo fosfocálcico puede actuar como causa de urolitiasis fosfocálcica y oxalocálcica y la litiasis secundarias a un hiperparatiroidismo, por lo que será necesario determinar los niveles de fósforo y calcio en sangre. Asimismo, el examen radiográfico por UIV (urografía intravenosa) es un excelente medio diagnóstico.
Pueden tomarse:
- 60 g de equiseto menor (depurativo de la sangre)
  60 g de estigmas de maíz (insuficiencia renal).
  Hervir en 2 litros de agua hasta reducir a 1 litro, colar y añadir:
- 80 g de bayas de alquequenje (afecciones del riñón y la vejiga)
  40 g de flores de brezo (antiséptico urinario, hígado).
  Dejar hervir de nuevo durante 5 min, colar y distribuir en 9 partes a tomar en 3 días, a razón de 3 veces diarias, durante 12-15 días consecutivos:
  O bien:
- 50 g de hojas de abedul (trata la hiperazoemia).
  Hervir durante 10 min en 1 litro de agua, colar y verter sobre:

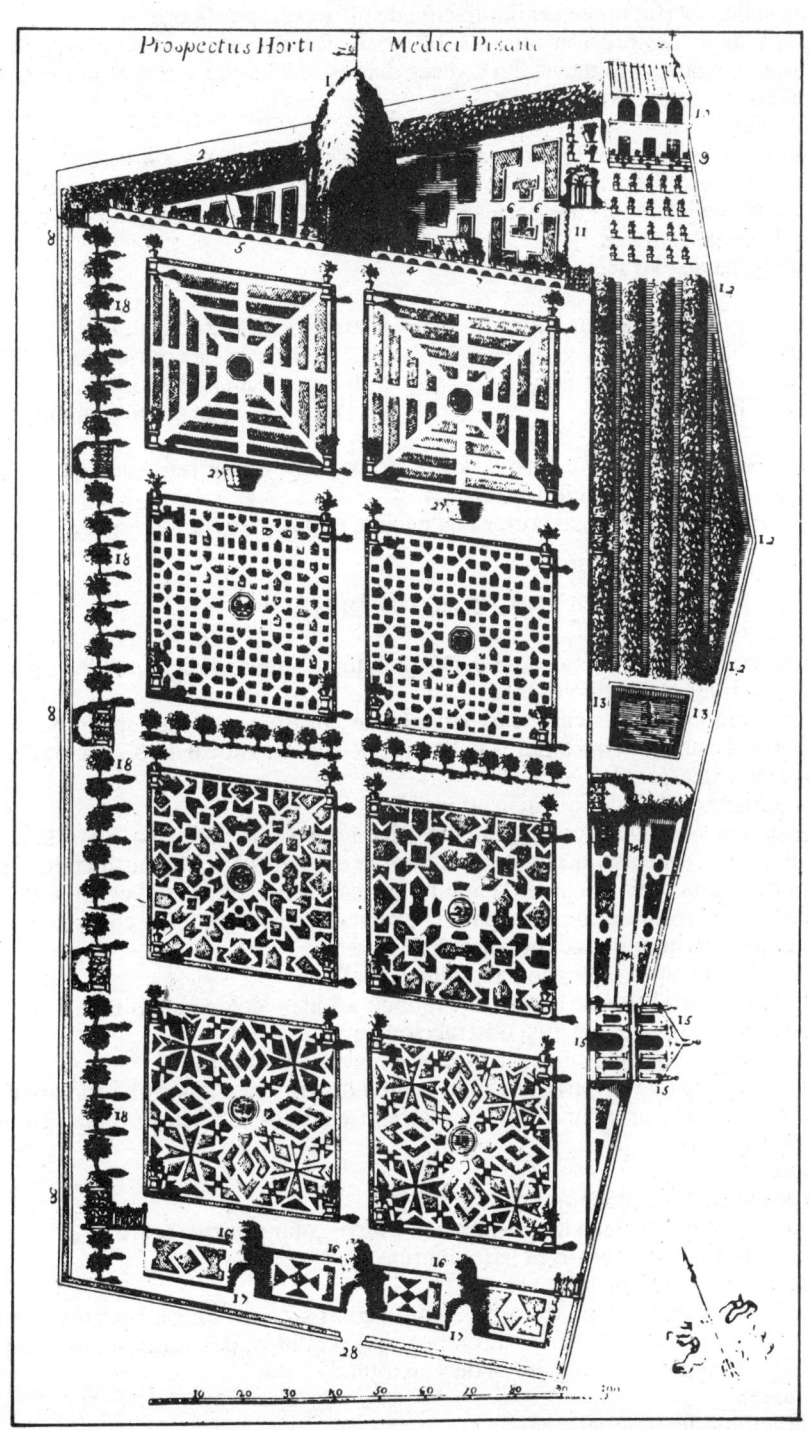

Plano del primer jardín botánico que hubo en el mundo: el de la ciudad italiana de Pisa.

* 50 g de vellosilla (favorece la eliminación de nitrógeno por la orina).

Tapar y dejar en infusión durante 1/2 hora, colar y tomar el líquido obtenido en 3 días, en 6 o 9 partes, es decir, 2 o 3 veces diarias, 6 días a la semana, durante 3 semanas seguidas, es decir, 18 días en total.

O también:
* 25 g de globularia mayor (aumenta la eliminación de materias sólidas).

Dejar en infusión durante 1/2 hora en 1/2 litro de agua hirviendo y en un recipiente tapado, colar y distribuir en 4 partes a tomar en 2 días, a razón de 2 veces diarias, durante 16 días consecutivos.

O, en forma de extractos fluidos:

40 ml de E.F. de equiseto menor	30 ml de E.F. de abedul
30 ml de E.F. de maíz	30 ml de E.F. de equiseto menor
30 ml de E.F. de alquequenje	20 ml de E.F. de vellosilla
20 ml de E.F. de brezo	15 ml de E.F. de globularia mayor

Tomar 50 gotas de uno u otro de estos preparados en un poco de agua, 2 veces al día, hasta terminar el contenido del frasco.

Uso externo: pediluvio con corteza de encina, equiseto menor y serpol.

Osteomalacia

Desmineralización generalizada del esqueleto por una insuficiente fijación fosfocálcica sobre la trama o el tejido óseos.

Tiene como causas las carencias vitamínicas, insuficiencia del aporte y absorción fosfocálcicos, insuficiencias biliares así como pérdidas fosfocálcicas exageradas, tanto renales como extrarrenales.

El raquitismo es la osteomalacia infantil.

Las osteomalacias de excreción son de origen renal y no digestivo. Se trata de nefropatías tubulares crónicas y no de **nefritis**. Serían causadas por una insuficiencia tubular que implicaría una deficiencia en la amoniogénesis renal, en la cual el riñón dejaría de secretar el amoníaco indispensable para la excreción de ácidos, etc., con hipercalciuria.
* 80 g de equiseto menor (acción remineralizante)
  60 g de hojas de olmo (elevado contenido en cal).

Dejar hervir en 2 litros de agua hasta reducir a 1 litro, colar y añadir:
* 40 g de hojas de fresno (artritis, obstrucción hepática)
  20 g de bayas de enebro (aumenta la secreción y la eliminación).

Dejar hervir de nuevo durante 5 min, colar y distribuir en 8 partes a tomar en 4 días, a razón de 2 veces diarias, durante 16 días consecutivos; descansar 8 días y tomar de nuevo otros 16 días.

O bien:
* 100 g de mielga (elevado contenido en cal).

Hervir en 2 litros de agua hasta reducir a 1 litro, colar y verter sobre:
* 30 g de alcachofa (trastornos hepatobiliares)
  40 g de aciano (contiene fósforo).

Tapar y dejar en infusión durante 20 min, colar y distribuir en 8 partes a tomar en 4 días, a razón de 2 veces diarias, durante 8 días seguidos; descansar 4 días y repetir el proceso 3 veces seguidas, es decir, 24 días en total.

O también:
* 80 g de centinodia (contiene cal).

Hervir en 2 litros de agua hasta reducir a 1 litro, colar y añadir:

- 40 g de flores de brezo (trata la hiperfosfaturia)
  30 g de mijo de sol (*Lithospernum officinale*) pasado por el molinillo eléctrico (contiene una alta proporción de carbonato y silicato de calcio)

Dejar hervir de nuevo durante 10 min, colar, filtrar y distribuir en 8 partes a tomar en 4 días, a razón de 2 veces diarias, durante 16 días consecutivos; descansar 1 semana y tomar de nuevo otros 16 días.

O bien, en forma de extractos fluidos:

30 ml de E.F. de equiseto menor	30 ml de E.F. de centinodia
30 ml de E.F. de olmo	20 ml de E.F. de alcachofa
30 ml de E.F. de fresno	20 ml de E.F. de brezo
20 ml de E.F. de enebro	20 ml de E.F. de aciano

Tomar 60 gotas del primer preparado, o 60 del segundo en un poco de agua, 2 veces al día.

Uso externo: para los niños, baños completos con equiseto menor y brezo, o bien con mielga.

Osteomielitis

Inflamación simultánea del hueso y de la médula ósea, causada a menudo por estafilococos.
- 500 g de raíces frescas de lampazo mayor (enfermedades infecciosas).

Lavar bien las raíces, cortarlas en rodajas y hervirlas en 2 litros de agua hasta reducir a 1 litro, colar y distribuir en 9 partes a tomar en 3 días, a razón de 3 veces diarias, 6 días por semana, durante 4 semanas seguidas, es decir, 24 días en total.

El lampazo mayor tiene una acción específica sobre todas las enfermedades infecciosas del hueso.

O bien:
- 50 g de raíz de helenio (bactericida, cicatrizante)
  50 g de hojas de nogal (abscesos, supuraciones).

Dejar hervir durante 10 min en 1 litro de agua, colar y verter sobre:
- 50 g de trébol de agua (reconstituyente sanguíneo).

Tapar y dejar en infusión durante 1/2 hora, colar y distribuir en 6 partes a tomar en 3 días, a razón de 2 veces diarias, 6 días por semana, durante 5 semanas seguidas, es decir, 30 días en total.

O también:
- 60 g de rizoma de grama de las boticas (antiinflamatorio)
  60 g de agrimonia (modera el proceso inflamatorio).

Hervir en 2 litros de agua para reducir a 1 litro, colar y añadir:
- 60 g de flores de maravilla (actúa sobre los forúnculos y la descomposición de la sangre)
  40 g de bayas de arándano (bactericida, enfermedades infecciosas).

Dejar hervir de nuevo 10 min, colar y distribuir en 6 partes a tomar en 3 días, a razón de 2 veces diarias, durante 16 días consecutivos; descansar 8 días y tomar de nuevo otros 16 días.

O bien, en forma de extractos:
- 300 g de jarabe simple
  30 g de extracto blando de lampazo mayor estabilizado.

Tomar 2 cucharadas soperas de este preparado 2-4 veces al día, según la edad y la intensidad de la acción deseada, a diario, hasta terminar el contenido del frasco (conservar siempre en el frigorífico para evitar que fermente).

O, en extractos fluidos:

40 ml de E.F. de nogal	30 ml de E.F. de grama de las boticas
30 ml de E.F. de helenio	30 ml de E.F. de agrimonia
30 ml de E.F. de agrimonia	30 ml de E.F. de maravilla
20 ml de E.F. de trébol de agua	30 ml de E.F. de arándano

Tomar 50 gotas del primer preparado, o 60 del segundo, en un poco de agua, 3 veces al día.

Uso externo: según la localización: baños o compresas con flores de manzanilla.

Osteoporosis

Es la desmineralización generalizada del esqueleto a causa de una rarefacción de la trama proteica del hueso.

Se traduce en dolores, impotencia funcional y a menudo trastornos vasomotores que aparecen después de un traumatismo de las partes vecinas. Las causas son de forma esencial los trastornos del metabolismo proteico.

La rarefacción actúa sobre los extremos epifisarios, y los espacios medulares agrandados se rellenan por células adiposas.

El desprendimiento epifisario del fémur se produce frecuentemente por el desequilibrio muscular tributario de la morfoconstitución hiperlordótica o del estado de contractura lumbosacra al que se añade el aumento de peso. El efecto mecánico altera el reparto de las tensiones normales del cuello femoral, tanto en las tracciones como en las presiones ejercidas. La osteoporosis resultante a lo largo del borde extremo superior y la osificación a lo largo del borde interno inferior conducen al remodelado progresivo de la parte superior del hueso y no del cartílago de conjunción.

- 40 g de centaurea menor (ayuda a la recuperación del cuerpo)
  30 g de milenrama (disminuye la tensión sanguínea)
  30 g de raíz de cariofilada (favorece la asimilación).

Dejarlo todo en infusión durante 20 min en 1 litro de agua hirviendo y en un recipiente tapado, colar y distribuir en 8 partes a tomar en 4 días, a razón de 2 veces diarias, durante 16 días consecutivos; descansar 1 semana y tomar de nuevo otros 16 días.

O bien:
- 50 g de hojas de nogal (manifestaciones osteoarticulares)
  50 g de cardo santo (antálgico).

Hervir durante 5 min en 1 litro de agua, colar y verter sobre:
- 25 g de raíz de genciana (debilidad muscular).

Tapar y dejar en infusión durante 1/2 hora, colar y distribuir en 6 partes a tomar en 3 días, a razón de 2 veces diarias, 6 días a la semana, durante 5 semanas seguidas, es decir, 30 días en total.

O bien:
- 60 g de cardo mariano (trastornos de origen hepático).

Hervir en 2 litros de agua hasta reducir a 1 litro, colar y añadir:
- 40 g de trébol de agua (estimula la función hepática, actúa sobre el sistema vascular).

Dejar hervir de nuevo durante 5 min, colar y distribuir en 6 partes a tomar en 3 días, 2 veces diarias, 6 días por semana, durante 4 semanas seguidas, es decir, 24 días en total.

O, en forma de extractos fluidos:

30 ml de E.F. de milenrama	30 ml de E.F. de cardo mariano
30 ml de E.F. de nogal	30 ml de E.F. de milenrama
30 ml de E.F. de cardo santo	30 ml de E.F. de nogal
20 ml de E.F. de genciana	20 ml de E.F. de trébol de agua

Tomar 50 gotas de uno u otro preparados en un poco de agua 3 veces al día, 5 días por semana, hasta terminar el contenido del frasco.

Uso externo: compresas sobre la región dolorosa con equiseto menor y cardo santo, o bien con cardo santo y raíz de consuelda.

Poliartritis crónica evolutiva

Es una enfermedad crónica que se caracteriza por manifestaciones articulares inflamatorias, por lo general bilaterales y simétricas, que evolucionan a brotes, que permanecen siempre en las articulaciones afectadas y que comportan dolores y deformaciones. Se observa a menudo fiebre y alteración del estado general.

- 50 g de hojas de llantén mayor (acción sobre la circulación)
  50 g de hojas de olmo (contiene cal)
  50 g de agrimonia (estados inflamatorios, trastornos hepatobiliares).

Hervirlo todo durante 10 min, en 1 litro de agua, colar y distribuir en 6 partes a tomar en 3 días, a razón de 2 veces diarias, durante 12 días, descansar una semana, 3 veces seguidas, es decir, 36 días en total.

O bien:
- 80 g de agrimonia (estados inflamatorios, trastornos hepatobiliares)
  80 g de bayas de alquequenje (estados inflamatorios, hígado y vías urinarias).

Hervir en 2 litros de agua hasta reducir a 1 litro, colar y distribuir en 8 partes a tomar en 4 días, a razón de 2 veces diarias, 4 días por semana durante 5 semanas seguidas, es decir, 20 días en total.

O también:
- 100 g de rizoma de grama de las boticas (estados inflamatorios).
  60 g de cardo mariano (trastornos hepatobiliares, circulación).

Hervirlo en 2 litros de agua hasta reducir a 1 litro, colar y añadir:
- 50 g de hojas de fresno (dolor, tumefacciones reumáticas)
  20 g de erigerón (se opone a la formación de ácido úrico).

Dejar hervir de nuevo durante 5 min, colar y distribuir en 8 partes a tomar en 4 días a razón de 2 veces diarias, durante 16 días consecutivos; descansar de 8 a 10 días y tomar de nuevo otros 16 días.

O, en forma de extractos fluidos:

30 ml de E.F. de agrimonia	40 ml de E.F. de cardo mariano
30 ml de E.F. de alquequenje	30 ml de E.F. de agrimonia
30 ml de E.F. de grama de las boticas	20 ml de E.F. de fresno
30 ml de E.F. de equiseto menor	20 ml de E.F. de erigerón

Tomar 60 gotas del primer preparado o 50 del segundo, en un poco de agua, 3 veces al día.

Uso externo: aplicación de compresas sobre las partes dolorosas con cardo mariano y flores de saúco o bien, agrimonia y flores de saúco.

Polineuritis

Afectación de los nervios periféricos de causa interna, por lo general tóxica e infecciosa. Afecta a numerosos nervios, y raramente a una sola parte de un nervio, y se traduce por síntomas bilaterales y simétricos. Es una polineuritis sin distribución radicular precisa, por tanto difusa, es decir diseminada a todas las fibras nerviosas que componen los nervios periféricos:
- 100 g de hipérico (antiséptico, destacado medicamento neuronal).

Hervir en 2 litros de agua para reducir a 1 litro, colar y verter sobre:
- 40 g de aspérula olorosa (modera le excitabilidad refleja).

Tapar y dejar en infusión durante 10 min, colar y distribuir en 9 partes a tomar en 3 días, a razón de 3 veces diarias, cada día, durante 12 días consecutivos; descansar 1 semana y tomar de nuevo otros 12 días, es decir, 24 días en total; puede seguirse otra cura después de un nuevo descanso de 10 días.

O bien:
- 100 g de hojas de cincoenrama (espasmos, estados de ansiedad).

Hervir en 2 litros de agua hasta que reduzca a 1 litro, colar y verter sobre:
- 25 g de corteza de durillo (espasmos, estados de ansiedad)
  25 g de pasionaria (calma el sistema nervioso).

Tapar y dejar en infusión durante 20 min, colar y distribuir en 8 partes a tomar en 4 días, a razón de 2 veces diarias, durante 20 días consecutivos.

O también:
- 50 g de marrubio negro (trastornos de origen nervioso)
  50 g de flores de espliego (trastornos nerviosos, antiséptico).

Hervir durante 10 min en 1 litro de agua, colar y verter sobre:
- 15 g de tomillo (antiséptico, activa la circulación sanguínea, favorece las combustiones orgánicas).

Tapar y dejar en infusión 10 min, colar y distribuir en 8 partes a tomar en 4 días, a razón de 2 veces diarias, 4 días consecutivos cada semana, durante 6 semanas seguidas, es decir, 24 días en total.

O, en forma de extractos fluidos:

30 ml de E.F. de hipérico	40 ml de E.F. de cincoenrama
30 ml de E.F. de marrubio negro	30 ml de E.F. de espliego
15 ml de E.F. de aspérula olorosa	30 ml de E.F. de marrubio negro
15 ml de E.F. de pasionaria	15 ml de E.F. de tomillo.

Tomar 50 gotas del primer preparado, o 40 del segundo, en un poco de agua, 3 veces al día.

Uso externo: aplicación local con espliego, marrubio negro o bien con tomillo y marrubio negro.

Reumatismo

Nombre que se da a afecciones muy diversas, agudas o crónicas, que tienen como característica común el dolor y la tumefacción localizados sobre todo a nivel de las articulaciones y de las partes blandas que las rodean, pero que pueden manifestarse en otra parte.

El reumatismo articular agudo se inicia generalmente a raíz de una infección rinofaríngea por estreptococos (a nivel de la garganta), que implica la liberación de toxinas que penetran y difunden en el organismo. Los anticuerpos destinados a destruirlas se agotan, de donde surge un conflicto antígeno-anticuerpo. A menudo se presentan con las recidivas de una angina folicular.

En el reumatismo progresivo crónico inflamatorio, el pronóstico es ante todo terapéutico, teniendo en cuenta las posibles remisiones espontáneas, la desigualdad en la gravedad de los casos y la cooperación más o menos activa del enfermo.

La etiopatogenia del reumatismo no ha sido todavía esclarecida, y su farmacoterapia incluye diversos medicamentos, unos clásicos y otros de valor terapéutico discutido. Pero siempre puede tomarse:
- 50 g de hojas de fresno (antirreumático de eficacia demostrada)
30 g de globularia (aumenta la eliminación de materiales sólidos).

Hervir durante 5 min en 1 litro de agua, colar y verter sobre:
- 30 g de erigerón (regula la formación de ácido úrico).

Tapar y dejar en infusión 20 min, colar y distribuir en 6 partes a tomar en 3 días, a razón de 2 veces diarias, durante 12 días; descansar una semana y tomar de nuevo otros 12 días, es decir, 24 días en total.

Además, puede realizarse regularmente una cura de mantenimiento de 12 días, 2 o 3 veces al año.

O bien, en caso de fiebre reumática:
- 60 g de agrimonia (antirreumático, estados inflamatorios)
30 g de corteza de sauce blanco (antirreumático, fiebre).

Hervir durante 10 min en 1 litro de agua, colar y verter sobre:
- 50 g de bayas de alquequenje (expulsa el ácido úrico).

Tapar y dejar en infusión durante 1/2 hora, colar y distribuir en 8 partes a tomar en 4 días, a razón de 2 veces diarias, durante 8 días consecutivos; descansar 4 días y repetir el proceso 3 veces seguidas, es decir 24 días en total.

O también, cuando exista lumbago, es decir, una afectación dolorosa de la región lumbar:
- 60 g de cardo santo (antálgico potente).

Hervir en 2 litros de agua hasta reducir a 1 litro, colar y verter sobre:
- 30 g de erigerón (aumenta la eliminación de ácido úrico).

Tapar y dejar en infusión 20 min, colar y distribuir en 9 partes a tomar en 3 días, a razón de 3 veces diarias, 6 días por semana, durante 3 semanas seguidas, es decir 18 días en total.

O bien, en reumatismos infecciosos, es decir, en manifestaciones articulares que se producen en el curso de determinadas enfermedades infecciosas:
- 10 g de flores de manzanilla romana (antipútrido, antineurálgico, antiartrítico).

Dejar en infusión durante 1 hora en 1/2 litro de agua hirviendo y en un recipiente tapado, colar y tomar el líquido obtenido durante el día, en 3 o 4 tomas, durante 6-8 días consecutivos.

El problema de la profilaxis del reumatismo articular agudo se dirige en primer lugar contra las complicaciones cardíacas y secundariamente contra las recaídas, por lo que nos parece necesario señalar los buenos resultados obtenidos en la *enfermedad de Bouillaud*, en adultos con los siguientes tratamientos:

N° 1:
- 40 g de raíz roja de zarzaparrilla (desintoxicación del organismo).

Lavarla con agua y hervirla en 1 litro de agua hasta reducir a 1/2 litro, colar y tomar este líquido durante el día, en varias tomas, cada día durante 6 días consecutivos.

N° 2:
- 400 g de jarabe de cinco raíces
2 g de extracto acuoso de bayas de alquequenje.

Tomar una cucharada sopera de este preparado 3 veces al día hasta terminar el contenido del frasco.

Además, tomar cada noche al acostarse una infusión de toronjil y angélica, a partes iguales (una cucharada sopera de la mezcla de infusión en una taza de agua hirviendo durante 10 minutos).

Nº 3:

- 50 g de hojas frescas de brotes de ortiga menor.

Hervirlas durante 5 min en 600 g de agua, colar y verter sobre:
- 20 g de flores de espino albar.

Tapar y dejar en infusión durante 20 min, colar y tomar el líquido obtenido en 3 partes a lo largo del día, a diario, durante 10 días consecutivos.

Además, aplicar sobre la región cardíaca al acostarse y durante toda la noche, una cataplasma de arcilla verde diluida con agua de nogal (30 g para algo más de un cuarto de litro de agua, hasta reducir a 1 vaso).

Realizar esta aplicación cada noche durante 6 días consecutivos.

Nº 4:

- 25 g de romero.

Dejar en infusión durante 20 min en 600 g de agua hirviendo y en un recipiente tapado, colar y tomar en tres partes a lo largo del día.

Además, tomar al acostarse una infusión con flores de espino albar (una cucharada sopera por taza de agua hirviendo). Dejar durante 10 min en infusión, a la cual se añadirán 50 gotas de tintura alcohólica de marrubio negro.

Este cuarto tratamiento debe seguirse durante 5 días consecutivos cada semana, durante 4 semanas seguidas, es decir, 20 días en total.

En forma de extractos pueden tomarse:

30 ml de T. M. de *Fraxinus excelsior*	40 ml de E.F. de cardo santo
20 ml de T. M. de *Globularia vulgaris*	30 ml de E.F. de agrimonia
10 ml de T. M. de *Erigeron canadensis*	30 ml de E.F. de alquequenje
	20 ml de E.F. de erigerón

Tomar 30 gotas del primer preparado, o 60 del segundo, en un poco de agua, 2 veces al día.

Uso externo: compresas sobre la zona dolorosa o baños parciales, según la zona a tratar, con cardo santo, corteza de sauce blanco y serpol.

Fitoterapia en patología cardiovascular

1. Corazón

Gracias a los centros nerviosos del bulbo raquídeo y al sistema nervioso autónomo, el corazón adapta su ritmo a todas las circunstancias de la vida.

¿Por qué el corazón, que es un músculo, cumple tan fielmente su labor, mientras que los otros músculos se fatigan en seguida?

El doctor Bruno Kisch, cardiólogo, cree haber descubierto el motivo. Gracias al microscopio electrónico, ha encontrado de forma efectiva que las células del músculo cardíaco contienen normalmente de 300 a 400 veces más sarcosomas —partículas ultramicroscópicas— que las células de los músculos esqueléticos. Según este autor, los sarcosomas combaten la fatiga y contendrían y producirían probablemente enzimas que detoxican los desechos que se producen con el esfuerzo.

El corazón es un músculo hueco que en la especie humana sirve a la vez de motor y de regulador.

Es el órgano central de la circulación sanguínea y ocupa la parte media de la cavidad torácica, por delante de la columna vertebral, el esófago y la aorta, y por detrás del esternón, en el espacio que separa los dos pulmones. Recoge la sangre venosa cargada de desechos y envía sangre arterial cargada de oxígeno a todo el organismo.

Su superficie exterior está recorrida por surcos que dibujan aproximadamente las cavidades interiores, las cuales son parecidas dos a dos.

Desde el punto de vista anatómico, el corazón comprende porciones fibrosas, porciones musculares, vasos y nervios. Posee sus arterias y venas propias, llamadas arterias y venas coronarias.

El corazón sufre una serie de contracciones (sístole) y de relajaciones (diástole) que se suceden según un ritmo determinado y ponen en movimiento la sangre. Posee un automatismo asegurado por el tejido nodular pero puede influenciarse por el sistema nervioso vegetativo simpático y parasimpático que modifica la frecuencia y la fuerza de la contracción cardíaca.

El nervio ortosimpático es vasodilatador, se ocupa de todas las dilataciones, de la expansión de todos los tejidos y órganos del cuerpo. Por el contrario, el parasimpático controla todas las contracciones. Esta adaptación supone un aumento de las necesidades energéticas del miocardio.

Cuando el corazón se ve sometido a condiciones anormales de funcionamiento —y por la proximidad anatómica del corazón y de los órganos digestivos, y sus estrechos lazos neurológicos y reflejos—, distinguir los dolores y los signos funcionales de origen digestivo de los de origen coronario constituye uno de los problemas clínicos más arduos, un problema capital para el pronóstico y el tratamiento.

Entre los elementos del diagnóstico clínico que ilustran la idea bien establecida de esta dificultad, el electrocardiograma ocupa un lugar preponderante al detectar los micropotenciales. Pero la causa de la mayoría de afecciones cardíacas, que el sedentarismo favorece, no es sólo de orden físico. Determinadas manifestaciones dependen del tipo de reacciones psíquicas o emotivas particulares de cada uno. Es por ello por lo que ningún tratamiento parece proteger de una eventual lesión cardíaca.

La actividad física parece facilitar la instalación de una mejor circulación coronaria y protege contra la trombosis. Además, la acción de un determinado número de substancias sobre el débito coronario permite tratar diferentes lesiones.

Angina de pecho

Es el dolor por antonomasia. Síntoma entre los síntomas, quizá sea el que se muestra más irregular, el más caprichoso, el más extraño en sus modos de originarse y el más profundamente individual. El mecanismo del dolor anginoso es todavía mal conocido.

La arteriosclerosis estenosante y/u obliterante de las arterias coronarias es la causa del mayor número de casos de angina de pecho, término que comporta una nefasta reputación a causa del riesgo de muerte súbita que comporta.

- 60 g de hojas de cincoenrama (espasmos, ansiedad).

Hervir durante 10 min en 1 litro de agua, colar y verter sobre:
- 40 g de milenrama (activa la circulación)

25 g de flores de espino albar (desequilibrio neurovegetativo).

Tapar y dejar en infusión durante 20 min, colar y distribuir en 8 partes a tomar en 4 días, a razón de 2 veces diarias, durante 8 días consecutivos; descansar 4 días y repetir el proceso 4 veces seguidas, es decir, 32 días en total.

O bien:
- 40 g de milenrama (activa la circulación).

Hervir durante 5 min en 1 litro de agua, colar y verter sobre:
- 40 g de romero (palpitaciones, afecciones cardíacas)

30 g de trinitaria (enfermedades cardíacas).

Tapar y dejar en infusión 15 min, colar, distribuir en 8 partes a tomar en 4 días, 2 veces diarias, durante 16 días consecutivos; descansar 8-10 días, y tomar otros 16 días, es decir, 32 días en total.

O también:
- 50 g de raíz de cariofilada (tónico nervioso, favorece la digestión y asimilación).

Dejar hervir durante 5 min en 1 litro de agua, colar y verter sobre:
- 20 g de flores de espino albar (desequilibrio neurovegetativo)

10 g de pasionaria (sedante del sistema nervioso).

Tapar y dejar en infusión 10 min, colar y distribuir en 8 partes a tomar en 4 días, a razón de 2 veces diarias, durante 4 días consecutivos; descansar 2 días y repetir el proceso 8 veces seguidas, es decir, 32 días en total.

O en forma de extractos, en tinturas madre:

30 ml de T. M. de *Potentilla anserina*	30 ml de T. M. de *Achillea millefolium*
30 ml de T. M. de *Achillea millefolium*	20 ml de T. M. de *Geum urbanum*
20 ml de T. M. de *Cratoegus oxycantha*	20 ml de T. M. de *Rosmarinus officinalis*
10 ml de T. M. de *Passiflora incarnata*	10 ml de T. M. de *Viola tricolor*

Tomar 25 gotas del primer preparado en un poco de agua, 3 veces al día, o 30 gotas del segundo, asimismo en un poco de agua, 2 veces diarias.

Uso externo: baños de manos o de antebrazos con trinitaria. Señalemos asimismo que es muy beneficioso llevar un saquito de sargazo vesiculoso seco sobre la región cardíaca (a renovar cada 2 semanas).

Arritmia

Perturbación del ritmo cardíaco en su frecuencia, regularidad e igualdad de las contracciones.

Se caracteriza por latidos desordenados y se acompaña a menudo de taquicardia. Las extrasístoles son contracciones anormales del corazón debidas a la hiperexcitabilidad del músculo cardíaco.

Se observa en el curso de cardiopatías y puede ser causa de insuficiencia cardíaca.
- 50 g de marrubio (arritmia cardíaca y extrasístole).

Hervir durante 3 min en 1 litro de agua, colar y verter sobre:
- 30 g de toronjil (síncopes, debilidad cardíaca)
20 g de flores de espino albar (debilidad cardíaca, palpitaciones).

Tapar, dejar en infusión 10 min, colar y distribuir en 9 partes a tomar en 3 días, a razón de 3 veces diarias, de las cuales una será al acostarse, 6 días por semana, durante 4 semanas seguidas, es decir, 24 días en total.

O bien:
- 60 g de marrubio (arritmia)
40 g de marrubio negro (calma los espasmos nerviosos y la ansiedad)
20 g de poleo (enfermedades cardíacas, trastornos nerviosos).

Dejarlo todo en infusión durante 30 min en 1 litro de agua hirviendo y en un recipiente tapado, colar y distribuir en 6 partes a tomar en 3 días, a razón de 2 veces diarias, 6 días por semana, durante 4 semanas seguidas, es decir 24 días.

O también:
- 40 g de agripalma (palpitaciones, debilidad cardíaca).

Hervir durante 5 min en 1 litro de buen vino tinto, colar, añadir un poco de miel y conservar en el frigorífico; tomar 4 cucharadas soperas de este vino, 2 veces por día: antes del almuerzo y de la cena, hasta haber tomado 2 preparados consecutivos.

O en forma de extractos fluidos:

30 ml de E. F. de marrubio 20 ml de E. F. de toronjil 20 ml de E. F. de espino albar	40 ml de E. F. de extracto alcohólico de marrubio negro 30 ml de E. F. de marrubio 20 ml de E. F. de espino albar

Tomar 50 gotas de uno u otro de estos preparados en un poco de agua, 2 veces al día, una de ellas antes de acostarse.

Bradicardia

Lentitud del ritmo cardíaco que puede ser signo de una enfermedad infecciosa de origen hepático o nervioso.
- 40 g de flores de espliego (trastornos de origen hepático, estimulante).

Hervir durante 5 min en 1 litro de agua, colar y verter sobre:
- 15 g de orégano (trastornos circulatorios, estasis sanguínea)
25 g de mayorana (atonía de origen nervioso o muscular).

Tapar y dejar en infusión 10 min, colar, distribuir en 8 partes a tomar en 4 días, a razón de 2 veces diarias, durante 4 días consecutivos; descansar 2 días y repetir el proceso 6 veces seguidas, es decir, 24 días en total.

O bien:
- 80 g de equiseto menor (depurativo de la sangre).

Hervir en 2 litros de agua hasta reducir a 1 litro, colar y añadir:

- 40 g de trébol de agua (actúa sobre el sistema vascular y muscular)
   40 g de agripalma (debilidad cardíaca con enlentecimiento del pulso).
   Dejar hervir de nuevo durante 5 min, colar, distribuir en 8 partes a tomar en 4 días, a razón de 2 veces diarias, durante 16 días consecutivos; descansar 8-10 días y tomar de nuevo otros 16 días.
- 60 g de marrubio (trastornos nerviosos de origen hepático).
   Hervir durante 5 min en 1 litro de agua, colar y añadir:
- 40 g de *Curcuma xanthorriza* (desinfectante de las vías hepatobiliares)
   40 g de agripalma (debilidad cardíaca con enlentecimiento del pulso).
   Dejar hervir de nuevo durante 3 min, colar, distribuir en 8 partes a tomar en 4 días, a razón de 2 veces diarias, durante 16 días consecutivos; descansar 8 días y tomar de nuevo otros 16 días.

O en forma de extractos fluidos:

30 ml de E. F. de espliego	30 ml de E. F. de *Curcuma xanthorriza*
30 ml de E. F. de equiseto menor	30 ml de E. F. de marrubio
20 ml de E. F. de trébol de agua	20 ml de E. F. de agripalma
20 ml de E. F. de mayorana	10 ml de E. F. de orégano

Tomar 50 gotas del primer preparado, o 40 del segundo, en un poco de agua, 2 veces al día.

Uso externo: compresas sobre la región dorsal con equiseto menor, espliego y mayorana.

Endocarditis

Inflamación del endocardio que puede localizarse a nivel de las distintas válvulas o en la pared de las cavidades cardíacas.

Por lo general es una enfermedad infecciosa provocada por el paso a la sangre de diferentes tipos de microbios. Se cree que la endocarditis bacteriana se debe, en un 25 % de los casos, a una infección dental.

- 25 g de hojas de nogal (depurativo de la sangre)
   30 g de raíz de gatuña (trastornos inflamatorios).
   Hervir durante 10 min en 1 litro de agua, colar y verter sobre:
- 30 g de milenrama (actúa sobre el corazón y el sistema nervioso).
   Tapar y dejar en infusión durante 20 min, colar y distribuir en 8 partes a tomar en 4 días, a razón de 2 veces diarias, durante 16 días consecutivos; descansar una semana y tomar de nuevo otros 16 días.
   O bien:
- 100 g de rizoma de grama de las boticas (depurativo, estado inflamatorio)
   50 g de flores de saúco (depurativo, antiséptico, trastornos hepáticos).
   Hervir en 2 litros de agua hasta reducir a 1 litro, colar y añadir:
- 40 g de flores de espino albar (constricción en la región cardíaca)
   40 g de milenrama (acción sobre el corazón y el sistema nervioso).
   Dejar hervir de nuevo durante 3 min, colar y distribuir en 8 partes a tomar en 4 días, a razón de 2 veces diarias, durante 16 días consecutivos; descansar 10 días y tomar de nuevo otros 16 días.
   O también:
- 60 g de raíz de lampazo mayor (específico de las afecciones microbianas)
   30 g de raíz de helenio (bactericida, vicios de la sangre).
   Hervir durante 10 min en 1 litro de agua, colar y verter sobre:

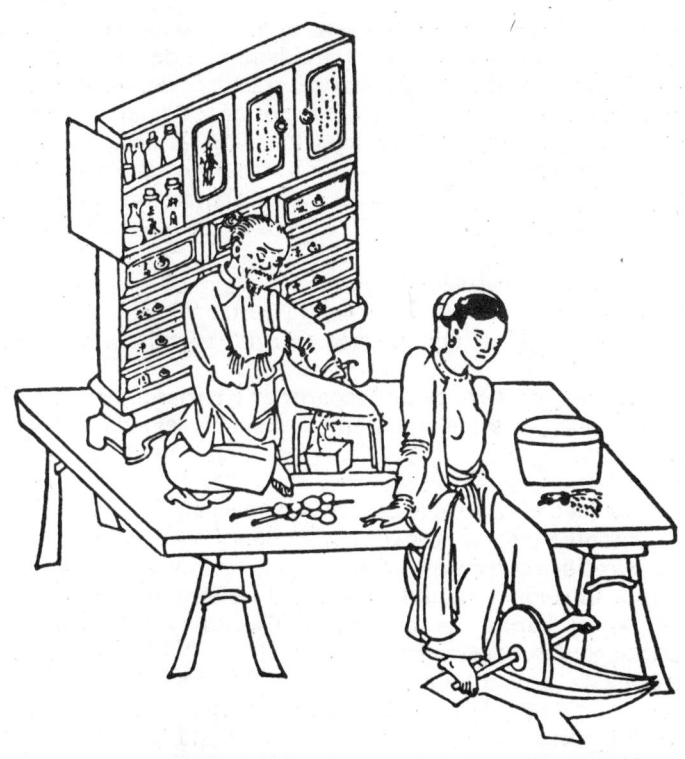

En la farmacia oriental se aplican todavía métodos ancestrales y se emplean instrumentos tradicionales como los que aquí se ilustran: el triturador de hierbas que maneja el hombre y el thuyen, *recipiente de bronce que acciona la mujer con los pies.*

- 30 g de flores de gordolobo (sedante, ligeramente narcótico)
  30 g de milenrama (acción sobre el corazón y el sistema nervioso).

Tapar y dejar en infusión durante 20 min, colar, filtrar y distribuir en 8 partes a tomar en 4 días, a razón de 2 veces al día, durante 8 días consecutivos; descansar 4 días y repetir el proceso 4 veces seguidas, es decir, 32 días en total.

O en forma de extractos fluidos:

30 ml de E. F. de nogal	30 ml de E. F. de helenio
30 ml de E. F. de gatuña	30 ml de E. F. de grama de las boticas
20 ml de E. F. de milenrama	30 ml de E. F. de milenrama
20 ml de E. F. de espino albar	20 ml de E. F. de gordolobo

Tomar 60 gotas de uno u otro de los preparados en un poco de agua, 2 veces al día, hasta terminar el contenido del frasco.

Uso externo: compresas sobre la región dorsal con manzanilla.

Estenosis mitral

Es la afectación reumática del orificio mitral que separa la aurícula izquierda del ventrículo izquierdo.

Con el paso de la sangre, el ventrículo —cámara muscular que la impulsa hasta la periferia del cuerpo— se contrae entonces rápidamente, de forma irregular e insuficiente, dando lugar a una fibrilación auricular, un trastorno del ritmo cardíaco.
- 25 g de flores de retama negra (secunda los efectos de la digital)

25 g de flores de espino albar (constricción en la región cardíaca).

Dejarlo todo en infusión durante 15 min en 1 litro de agua hirviendo, colar y distribuir en 9 partes a tomar en 3 días, a razón de 3 veces diarias, durante 12 días; descansar una semana y tomar de nuevo otros 12 días, es decir, 24 días en total.

O bien:
- 50 g de marrubio (arritmia cardíaca).

Hervir durante 3 min en 1 litro de agua, colar y verter sobre:
- 50 g de sumidades floridas de ulmaria (reumatismo articular agudo, afecciones cardíacas).

Tapar y dejar en infusión 12 h, colar y repartir en 6 partes a tomar en 3 días, a razón de 2 veces diarias, 6 días por semana, durante 4 semanas seguidas, es decir, 24 días en total.

O también:
- 50 g de milenrama (activa las funciones secretomotrices).

Dejar hervir durante 5 min en 1 litro de agua, colar y verter sobre:
- 30 g de toronjil (fortifica el corazón, calma las palpitaciones).

Tapar y dejar en infusión durante 10 min, colar y distribuir en 6 partes a tomar en 3 días, a razón de 2 veces diarias, durante 6 días consecutivos: descansar 3 días y repetir el proceso 5 veces seguidas, es decir, 30 días en total.

O bien, en forma de extractos fluidos:

30 ml de E. F. de ulmaria	30 ml de E. F. de milenrama
30 ml de E. F. de milenrama	20 ml de E. F. de ulmaria
30 ml de E. F. de espino albar	20 ml de E. F. de marrubio
20 ml de E. F. de retama negra	20 ml de E. F. de toronjil

Tomar 50 gotas del primer preparado, o 60 del segundo, en un poco de agua, 2 veces al día, 5 días consecutivos cada semana hasta terminar el contenido del frasco.

Uso externo: compresas dorsales con ulmaria y flores de retama negra.

Infarto de miocardio

Nombre que se da a una necrosis del miocardio provocada por la obliteración de una rama de la arteria coronaria por un coágulo o un ateroma.

Puede igualmente deberse a una insuficiencia coronaria.

Los pródromos del infarto de miocardio son por lo general un dolor insoportable situados por detrás del esternón y con grandes zonas de irradiación, que se acompaña de una caída de la tensión arterial, y a veces por vómitos.

En el curso de un infarto de miocardio, se produce una caída del débito cardíaco acompañada por un descenso de las resistencias vasculares periféricas.

La necrosis celular libera enzimas endocelulares que pasan a la circulación sanguínea. La dosificación de algunos de estos enzimas, en particular las transaminasas, permite confirmar el diagnóstico.

Las transaminasas son enzimas de las cuales pueden individualizarse dos en especial: la transaminasa glutamicooxalacética o glutamooxalaceticotransaminasa o aspartatoaminotransferasa, que se encuentra en cantidades importantes en el músculo cardíaco y cuya tasa se eleva en todos los casos de destrucción celular: traumatismo, infarto; y la transaminasa glutamicopirúvica o glutamopiruvicotransamisasa o alaninaaminotransferasa. Las tasas séricas de estas enzimas permiten distinguir claramente a los pacientes que han sufrido un infarto de miocardio.

Desde el punto de vista cardiovascular, para paliar el déficit circulatorio coronario, que puede generar síndromes anginosos con o sin necrosis miocárdica, puede tomarse:
- 50 g de hojas de vincapervinca (necesidad de oxígeno del miocardio).

Hervir en 2 litros de agua hasta reducir a 1 litro, colar y verter sobre:
- 30 g de trinitaria (fluidificante, enfermedades del corazón).

Tapar y dejar en infusión durante 10 min, colar y distribuir en 8 partes a tomar en 4 días, a razón de 2 veces diarias, 4 días consecutivos cada semana, durante 7 semanas seguidas, es decir, 28 días en total.

O bien:
- 50 g de semillas de cardo mariano molidas en molinillo eléctrico (analéptico circulatorio destacado)

25 g de romero (colagogo antiespasmódico, enfermedades del corazón)

10 g de hisopo (estimulante hipertensor).

Tapar y dejar en infusión durante 20 min, colar, filtrar y distribuir en 8 partes a tomar en 4 días, a razón de 2 veces diarias, 4 días por semana, durante 6 semanas seguidas, es decir, 24 días en total.

O también:
- 40 g de milenrama (acción sobre el corazón y el sistema nervioso)

30 g de raíz de cariofilada (calma el dolor).

Dejar hervir durante 5 min en 1 litro de agua, colar y verter sobre:
- 20 g de flores de retama negra (debilidad del miocardio).

Tapar y dejar en infusión durante 10 min, colar y distribuir en 6 partes a tomar en 3 días, a razón de 2 veces diarias, 6 días por semana, durante 5 semanas seguidas, es decir, 30 días en total.

O bien, en forma de extractos fluidos:

30 ml de E. F. de milenrama	30 ml de E. F. de trinitaria
25 ml de E. F. de retama negra	30 ml de E. F. de milenrama
20 ml de E. F. de romero	20 ml de E. F. de romero
20 ml de E. F. de cariofilada	10 ml de E. F. de hisopo

Tomar 50 gotas de uno u otro de estos preparados en un poco de agua, 2 veces al día hasta terminar el contenido del frasco.

Uso externo: compresas sobre la región dorsal, con trinitaria o bien con hojas de vincapervinca y romero, considerando la relación hepatobiliar y el mecanismo reflejo desde esta región que se relaciona con la circulación cardíaca.

Insuficiencia aórtica

Falta de relación de las válvulas del orificio aórtico que tiene como resultado el reflujo de una parte de la sangre de la aorta que acaba de abandonar el ventrículo izquierdo.

Esta insuficiencia es a menudo consecuencia de un reumatismo articular agudo o de una endocarditis bacteriana, y puede acompañarse de retracción aórtica.
- 50 g de milenrama (disminuye la presión sanguínea).

Dejar hervir durante 3 min en 1 litro de agua, después verter sobre:
- 20 g de raíz de angélica (favorece la elasticidad muscular)

20 g de flores de espino albar (regula la circulación).

Tapar y dejar en infusión durante 15 min, colar y distribuir en 6 partes a tomar en

3 días, a razón de 2 veces diarias, durante 6 días consecutivos; descansar 3-4 días y repetir el proceso 5 veces seguidas, es decir, 30 días en total.
   O bien:
- 60 g de marrubio (trastornos nerviosos de origen hepático, estimulante).
   Hervir durante 5 min en 1 litro de agua, y después verter sobre:
- 40 g de milenrama (acción sobre el corazón y el sistema nervioso)
   20 g de orégano (trastornos circulatorios, estasis sanguínea).
   Tapar y dejar en infusión durante 10 min, colar y distribuir en 8 partes a tomar en 4 días, a razón de 2 veces diarias, 4 días por semana, durante 6 semanas seguidas, es decir, 24 días en total.
   O también:
- 30 g de toronjil (debilidad cardíaca, trastornos nerviosos)
   25 g de mayorana (atonía de tipo nervioso o muscular)
   20 g de hojas de salvia (activa la circulación, fortifica el sistema nervioso).
   Dejarlo todo en infusión durante 15 min en 1 litro de agua hirviendo y en un recipiente tapado, colar y distribuir en 8 partes a tomar en 4 días, a razón de 2 veces diarias, durante 8 días consecutivos; descansar 4 días y repetir el proceso 3 veces seguidas, es decir, 24 días.
   O bien, en forma de extractos fluidos:

30 ml de E. F. de milenrama	40 ml de E. F. de milenrama
30 ml de E. F. de espino albar	30 ml de E. F. de toronjil
20 ml de E. F. de mayorana	20 ml de E. F. de salvia
20 ml de E. F. de salvia	10 ml de E. F. de orégano

   Tomar 50 gotas del primer preparado, o 40 del segundo, en un poco de agua 2 veces al día.
   Uso externo: compresas sobre la región dorsal, con mayorana y toronjil, o bien con flores de espliego y romero.

Insuficiencia cardíaca

   Cualquier cardiopatía grave puede ser la responsable de esta insuficiencia de la que se distinguen tres tipos:
— insuficiencia cardíaca derecha; el corazón derecho aspira la sangre venosa y la envía a los pulmones;
— insuficiencia cardíaca izquierda, la más frecuente; el corazón izquierdo aspira la sangre oxigenada que proviene de los pulmones y la distribuye a las arterias.
— insuficiencia global que se extiende al conjunto del corazón y reúne en proporción variable los signos de los dos tipos de síndromes.
- 60 g de cardo mariano (tonifica el aparato cardiovascular).
   Hervir en 2 litros de agua hasta reducir a 1 litro, colar y verter sobre:
- 40 g de fumaria (fluidificante, insuficiencia hepática).
   Tapar y dejar en infusión durante 20 min, colar y distribuir en 8 partes a tomar en 4 días, a razón de 2 veces diarias, 4 días consecutivos por semana, durante 6 semanas seguidas, es decir, 24 días.
   O bien:
- 15 g de agripalma (tónico cardíaco, debilidad del corazón)
   15 g de flores de espino albar (tonifica el músculo cardíaco)
   8 g de hisopo (estimulante hipertensor)
   8 g de orégano (trastornos circulatorios, estasis sanguíneas).

Dejarlo todo en infusión durante 1 h en 3/4 de litro de agua hirviendo y en un recipiente tapado, colar y distribuir en 8 partes a tomar en 4 días, a razón de 2 veces diarias, durante 16 días consecutivos; descansar 8-10 días y tomar de nuevo otros 16 días.

O también:
- 40 g de milenrama (estimula el corazón y el sistema nervioso)
  30 g de flores de espino albar (tonifica el músculo cardíaco)
  20 g de flores de retama negra (cardiopatía con síntomas renales).

Dejarlo todo en infusión durante 1/2 h en 1 litro de agua hirviendo y en un recipiente tapado, colar, distribuir en 8 partes a tomar en 4 días a razón de 2 veces diarias, durante 4 días consecutivos; descansar 2 días y repetir el proceso 7 veces seguidas, es decir, 28 días.

O bien, en forma de extractos fluidos:

40 ml de E. F. de cardo mariano	40 ml de E. F. de milenrama
30 ml de E. F. de milenrama	30 ml de E. F. de espino albar
20 ml de E. F. de fumaria	20 ml de E. F. de retama negra
20 ml de E. F. de espino albar	10 ml de E. F. de orégano

Tomar 50 gotas de uno u otro preparado en un poco de agua, 2 veces al día, hasta terminar el contenido del frasco.

Uso externo: compresas en la región dorsal con cardo mariano, hojas de naranjo dulce y flores de espliego.

Miocarditis

Alteración del músculo cardíaco debida a una inflamación que puede sobrevenir en el curso de diversas infecciones graves o de un reumatismo articular agudo. En este caso, puede asociarse a una endocarditis, o bien a una pericarditis.

Pericarditis

Inflamación del revestimiento externo del corazón, por lo general provocada por una enfermedad vírica.
- 8 g de manzanilla (antipútrido, reduce los procesos inflamatorios).

Dejar en infusión durante 1 h en 1/2 litro de agua hirviendo y en un recipiente tapado, colar y distribuir en 4 partes a tomar durante el día, durante 10-12 días seguidos.

O bien:
- 100 g de hipérico (modera las reacciones inflamatorias).

Hervir en 2 litros de agua hasta reducir a 1 litro, colar y añadir:
- 50 g de milenrama (acción sobre el corazón y el sistema nervioso)
  30 g de alcachofa (intoxicación y enfermedades infecciosas).

Dejar hervir de nuevo durante 5 min, colar y distribuir en 8 partes a tomar en 4 días, a razón de 2 veces diarias, durante 16 días consecutivos; descansar 8 días y tomar de nuevo otros 16 días.

O también:
- 100 g de estigmas de maíz (enfermedades del corazón, inflamaciones).

Hervir en 2 litros de agua hasta reducir a 1 litro, colar y añadir:
- 50 g de hojas de abedul (reumatismo muscular, trastornos cardiorrenales)
  30 g de milenrama (acción sobre el corazón y el sistema nervioso)
  30 g de corteza de enebro (enfermedades infecciosas).

Dejar hervir de nuevo durante 10 min, colar y distribuir en 8 partes a tomar en 4 días, a razón de 2 veces diarias, durante 16 días consecutivos; descansar 10 días y tomar de nuevo otros 16 días.

O bien, en forma de extractos fluidos:

| 40 ml de E. F. de hipérico
| 30 ml de E. F. de alcachofa
| 30 ml de E. F. de milenrama

| 30 ml de E. F. de maíz
| 30 ml de E. F. de abedul
| 30 ml de E. F. de milenrama
| 20 ml de E. F. de enebro

Tomar 50 gotas del primer preparado, o 40 del segundo, en un poco de agua, 3 veces al día.

Uso externo: compresas dorsales con flores de saúco y equiseto menor.

Taquicardia

Aceleración del ritmo de los latidos del corazón.

La taquicardia es moderada cuando los latidos oscilan entre 80 y 100 por minuto. Se observa en determinadas emociones, enfados o cuando se toman ciertos estimulantes. Es un fenómeno normal de adaptación del organismo durante la realización de un ejercicio físico, y depende del esfuerzo que se realice y del entrenamiento del individuo. Asimismo, puede ser un síntoma en determinadas enfermedades infecciosas, nerviosas o cardiovasculares.

La taquicardia paroxística, o enfermedad de Bouveret, se caracteriza por la repetición de accesos de inicio y final bruscos, que duran desde unos minutos a varias horas, durante las cuales el corazón late de forma rápida e irregular (180-220 veces por minuto, e incluso más). Aparece en un corazón aparentemente normal en personas jóvenes.

Es frecuente la perturbación del ritmo cardíaco en casos de hipocaliemia (disminución de la cantidad de potasio en la sangre), que puede venir provocada por pérdidas de potasio por vía digestiva: vómitos, diarreas, etc., o bien por una modificación de la reabsorción tubular de potasio (de origen renal), inducida por los diuréticos.

Para tratar los trastornos del ritmo que suponen una amenaza inmediata, es posible utilizar plantas con amida procaínica que actúan sobre muchas anomalías del ritmo cardíaco.

- 40 g de flores de espino albar (debilidad cardíaca, palpitaciones, angustia)
  30 g de pasionaria (sedante del sistema nervioso)
  20 g de cuernecillo (palpitaciones nerviosas, angustia).

Dejarlo todo en infusión durante 15 min en 1 litro de agua hirviendo en un recipiente tapado, colar y distribuir en 9 partes a tomar en 3 días, a razón de 3 veces diarias, una de ellas antes de acostarse, durante 3 días consecutivos; descansar un día y repetir el proceso 5 veces seguidas, es decir, 15 días en total.

O bien:
- 30 g de toronjil (debilidad del corazón, síncopes, palpitaciones)
  30 g de agripalma (palpitaciones violentas, excitación nerviosa)
  20 g de cuernecillo (excitación nerviosa, angustias, depresión).

Dejarlo todo en infusión 15 min en 1 litro de agua hirviendo, colar, distribuir en 9 partes a tomar en 3 días, a razón de 3 veces diarias, durante 12-15 días consecutivos.

O también:
- 30 g de aspérula olorosa (regula el sistema simpático, angustia, palpitaciones)
  30 g de marrubio negro (ansiedad, espasmos nerviosos)
  25 g de poleo (afecciones nerviosas, debilidad del corazón).

Dejar en infusión durante 10 min en 1 litro de agua hirviendo, colar y repartir en 8 partes a tomar en 4 días, a razón de 2 veces al día, durante 8 días consecutivos, descansar 4 días, 3 veces seguidas, es decir, 24 días.

O bien, en forma de extractos fluidos:

40 ml de E. F. de espino albar	30 ml de E. F. de agripalma
20 ml de E. F. de pasionaria	30 ml de E. F. de marrubio negro
20 ml de E. F. de cuernecillo	20 ml de E. F. de aspérula olorosa

Tomar 40 gotas del primer preparado, en un poco de agua, 3 veces al día; o 50 gotas del segundo, asimismo en un poco de agua, cada día hasta acabar el frasco.

Uso externo: aplicar sobre la garganta una compresa de concentrado con corteza de encina, flores de espliego y flores de saúco, que posee una acción funcional sobre la actividad rítmica del corazón.

2. Sangre

El corazón hace circular la sangre a través de todo el organismo de forma ininterrumpida y con un ritmo regular, con el fin de asegurar la nutrición de todas las células y de todos los tejidos.

Si a consecuencia de una enfermedad o una debilidad el músculo cardíaco no cumple esta labor, se produce un retardo de la corriente sanguínea en los tejidos que, poco a poco, conduce a una estasis. Entonces se tiende a producir una dilatación de las paredes vasculares y una parte del líquido de la sangre se infiltra en las regiones circundantes del tejido celular.

La sangre es un líquido que circula por las diversas partes del cuerpo por medio de arterias y de venas para mantener la vida.

La sangre asegura los intercambios en el organismo, drena los productos de la digestión desde el intestino hasta el hígado y los tejidos, transporta desechos hasta los riñones donde se eliminarán por la orina, transporta las hormonas desde las glándulas secretoras hasta los órganos receptores, reparte el calor corporal y desempeña un papel esencial en la lucha del organismo contra las infecciones.

Se compone de dos partes: las células y el plasma.

Las células están integradas por los glóbulos rojos o hematíes, los glóbulos blancos o leucocitos y las plaquetas.

El plasma representa el 55 % del volumen sanguíneo. Contiene substancias que permiten la aglutinación de las células y la formación del coágulo cuando se produce una herida.

Cualquier variación importante y prolongada en la circulación sanguínea puede comportar trastornos graves en lo que se refiere al tiempo de coagulación, los niveles de trombina y protrombina, la tasa de fibrina, el metabolismo fosfocálcico, la fosforilación en el intestino delgado, las regulaciones endocrinas y provocar la salida de sangre fuera de los vasos en distintos tipos de hemorragias (véase más adelante: epistaxis, hemofilia, hemoptisis, hemorragia, menorragia y metrorragia).

En el torrente circulatorio, los intercambios entre la sangre y las células se producen gracias a los capilares, minúsculos vasos sanguíneos de paredes muy delgadas, que aportan a las células el oxígeno y los elementos necesarios para su metabolismo y se cargan de anhídrido carbónico que llevan a las vénulas.

Pase lo que pase, el cerebro y el miocardio deben tener asegurada una perfecta oxigenación.

En la sangre humana, este transporte de oxígeno está asegurado por la hemoglobina, un pigmento elaborado sobre un núcleo de hierro.

Los capilares, una de cuyas extremidades está unida a una arteriola y la otra a una vénula, constituyen la parte fundamental del sistema cardiovascular. Los trastornos del ritmo y la contracción cardíacas están estrechamente relacionados a los relevos sensitivo-motores.

Aparte de las modificaciones sanguíneas que acompañan a la mayoría de enfermedades, la sangre puede sufrir diferentes afecciones:
— en los glóbulos rojos: anemia, poliglobulia.
— en los glóbulos blancos: agranulocitosis, leucemia.
— en las plaquetas: hemofilia, púrpura.

Anemia

Es un empobrecimiento de la sangre caracterizado por la disminución del número de glóbulos rojos fabricados por la médula ósea o, más exactamente, por la disminución de la cantidad de hemoglobina contenida en una unidad de volumen de sangre, sin que esté aumentado el volumen plasmático.

Una anemia, puede pues ser una enfermedad, pero puede ser también el síntoma de otra afección como una insuficiencia renal o un sangrado crónico. Algunas afecciones intestinales del intestino delgado: megacolon, rectocolitis hemorrágica, enfermedad celíaca o una infestación por botriocéfalo (tratamiento antihelmíntico) pueden comportar una anemia. El mecanismo común es un trastorno grave y prolongado de la absorción intestinal.

El tipo más clásico de estas anemias es la del esprúe, caracterizado por un fallo en la absorción de las grasas con esteatorrea profusa y distensión abdominal.

Es precido también destacar las anemias nutricionales:
— por falta de aporte;
— por un fallo en la absorción o en la asimilación digestivas;
— por perturbaciones del metabolismo general.

Así como la anemia del anciano, que es una anemia nutricional de patogenia muy compleja. La anemia de los hepatópatas, en el curso de afecciones graves del hígado, la anemia del embarazo, la anemia durante el curso de enfermedades endocrinas en relación entre la hormona y la médula ósea, o en enfermedades que poseen este síntoma en común y mecanismos fisiopatológicos similares, las anemias por desnutrición después de gastrectomías y la anemia del mixedema.

Sea cual fuere el origen de la anemia, debemos señalar, desde el punto de vista de la dietética, la importancia de determinadas curas: de albaricoque, después de una hemorragia (200 g por día, durante 15 días), de zumo fresco de zanahoria para las enfermedades infecciosas (un vaso de zumo fresco, 2 veces al día, durante 20 días), de manzana rallada, sobre todo en las anemias por falta de absorción intestinal, 2 veces al día, una de ellas por la mañana en ayunas, durante 20 días, y de espinacas.

A nivel terapéutico se puede tomar:
- 100 g de hojas frescas de nabo (actúa como un factor antipernicioso por su contenido en calcio, hierro, cobre y vitaminas A, B y C).

Hervir en 1 litro y 1/2 de agua hasta reducir a 3/4 de litro, colar y distribuir en 6 partes, a tomar en 2 días, a razón de 3 veces diarias, durante 20 días consecutivos.

Esta planta, considerada generalmente como inerte, posee virtudes insospechadas y puede consumirse también cocida, preparada como las espinacas.

O bien:
- 100 g de hojas de vincapervinca (anemia a causa de una hemorragia).

Hervir en 2 litros de agua para reducir a 1 litro, colar y añadir:
- 50 g de hojas frescas de brotes tiernos de ortiga menor (aumenta el contenido de hemoglobina).

Dejar hervir de nuevo durante 5 min, colar y repartir en 8 partes a tomar en 4 días, a razón de 2 veces diarias, durante 16 días consecutivos; descansar 10 días y tomar de nuevo otros 16 días.

O también:
- 40 g de raíz de acedera (contiene fósforo y hierro).

Hervir durante 7 minutos en 1 litro de agua, y añadir:
- 40 g de trébol de agua (aumenta el número de hematíes).

Dejar hervir 3 min más, colar y repartir en 6 partes a tomar en 3 días, a razón de 2 veces diarias, durante 12 días; descansar 1 semana y tomar de nuevo otros 12 días, es decir, 24 días, después de un nuevo tiempo de descanso, puede tomarse una tercera serie si es preciso.

La anemia ferropénica es una de las variedades importantes de la anemia. Se debe a una falta de hierro por falta de aporte o de absorción, o por una pérdida de hierro por hemorragia.

La actividad de las células hepáticas en lo que se refiere al hierro, va a la par con una absorción duodenal excesiva. Existe en efecto, una avidez preferentemente electiva para el hierro a nivel de este sistema y sus anexos.

Para permitir que el hierro se organice y fije:
- 50 g de hojas de fresno (obstrucción hepática y esplénica).

Hervir durante 7 min en 1 litro de agua, y después añadir:
- 40 g de trébol de agua (aumenta el número de hematíes)
   40 g de hojas fresca de brotes tiernos de ortiga menor (aumenta el contenido de hemoglobina en sangre).

Dejar hervir 3 min más, colar y distribuir en 8 partes a tomar en 4 días, a razón de 2 veces diarias, 4 días por semana, durante 6 a 8 semanas seguidas.

Dietética: Espinacas y lentejas.

O bien, en forma de extractos fluidos:

| 30 ml de E. F. de fresno |
| 30 ml de E. F. de vincapervinca |
| 40 ml de E. F. de trébol de agua |

Tomar 50 gotas de este preparado en un poco de agua, 3 veces al día, 5 días por semana, hasta acabar el contenido del frasco.

Uso externo: compresas en concentrado sobre la garganta, con: trébol de agua y hojas de vincapervinca.

O bien: hojas frescas de nabo y hojas frescas de brotes tiernos de ortiga menor, en el nivel exacto de las glándulas tiroides-paratiroides-laringe. De donde se derivan todas las consecuencias fundamentales que pasan por un plan de rejuvenecimiento general del organismo y en particular en el nivel de la patología arterial, con complejos mecanismos asociados en lo que se refiere al sentimiento del ser, la respiración, etc.

Epistaxis

Es el sangrado por la nariz causado por la rotura de un pequeño vaso sanguíneo.

La frecuencia de las hemorragias nasales se explica por la riqueza vascular de la mucosa que tapiza las fosas de la nariz. En la mayoría de los casos, la causa es puramente local y se trata con un taponado.

En casos más serios, el sangrado puede ser síntoma de una enfermedad de la sangre o de hipertensión arterial.
- 100 g de cardo mariano (ectasia venosa, trastornos de origen hepático).

Hervir en 2 litros de agua hasta reducir a 1 litro, colar y añadir:
- 20 g de agallas de ciprés (afecciones del sistema venoso).

Dejar hervir de nuevo durante 10 min, después retirar del fuego y verter sobre:
- 20 g de flores de retama negra (vasoconstrictor, trastornos de origen ovárico).

Tapar y dejar en infusión durante 10 min, colar, repartir en 6 partes a tomar en 3 días, a razón de 2 veces diarias, 6 días por semana, durante 4 semanas seguidas, es decir, 24 días en total.

O bien:
- 100 g de equiseto menor (detiene el sangrado nasal).

Hervir en 2 litros de agua hasta reducir a 1 litro, colar y añadir:
- 15 g de raíz de cálamo aromático (epistaxis persistentes).

Dejar hervir de nuevo durante 5 min, colar y distribuir en 8 partes, a tomar en 4 días, a razón de 2 veces diarias, 4 días por semana, durante 6 a 8 semanas.

O también:
- 30 g de centinodia (epistaxis, expectoración de sangre).

Hervir durante 10 min en 1 litro de buen vino tinto, al que se habrá añadido un poco de miel, colar y conservar en el frigorífico; tomar 3 cucharadas soperas de este vino, 2 veces al día, antes del almuerzo y de la cena cada día, hasta haber tomado 2 preparados consecutivos.

O, en forma de extractos fluidos:

30 ml de E. F. de cardo mariano	40 ml de E. F. de equiseto menor
30 ml de E. F. de equiseto menor	30 ml de E. F. de centinodia
20 ml de E. F. de agallas de ciprés	20 ml de E. F. de cálamo aromático
20 ml de E. F. de retama negra	

Tomar 60 gotas del primer preparado, o 50 del segundo, en un poco de agua 2 veces al día.

Uso externo: baños de antebrazo con equiseto menor, flores de retama negra o bien de equiseto menor y cardo mariano.

Glucemia

Es la cantidad de glucosa contenida en la sangre, es decir, la cantidad de azúcares simples que provienen de la digestión. Pero la utilización de la glucosa por el organismo, necesita la presencia de una hormona llamada insulina. Su carencia comporta un acúmulo de azúcar en la sangre: es la diabetes (véase esta palabra en páncreas, en el capítulo de Fitogastroenterología).

Hemofilia

Este término define por lo general una enfermedad de la coagulación de la sangre a consecuencia de la falta de uno de los factores normales de la coagulación. Se distinguen dos tipos: la hemofilia A y la B, que sólo pueden determinarse por dosificaciones especializadas. A menudo esta afección es hereditaria y comporta una disposición a las hemorragias graves tanto internas como externas, incoercibles y recidivantes.

Este mismo término se utiliza en ciertos estados patológicos caracterizados por sig-

nos clínicos o biológicos a menudo atenuados, que se producen sin causa aparente, y sin ningún antecedente, en el curso de infecciones o intoxicaciones frecuentemente asociadas a una púrpura.
- 50 g de equiseto menor (detiene todos los sangrados)
50 g de centinodia (para todas las hemorragias).
Hervir en 2 litros de agua para reducir a 1 litro, colar y añadir:
- 20 g de tormentilla (todas las hemorragias).

Dejar hervir de nuevo durante 15 min, colar, tomar en 8 partes en 4 días, a razón de 2 veces al día, durante 16 días consecutivos; descansar una semana y tomar de nuevo 4 días por semana, durante 4 semanas seguidas, es decir, 32 días en total.

O bien:
- 80 g de flores de maravilla (antiséptico, trastornos de origen hepático).

Hervir en 2 litros de agua hasta reducir a 1 litro, colar y añadir:
- 50 g de hojas frescas de brotes tiernos de ortiga menor (todas las hemorragias).

Dejar hervir de nuevo durante 5 min, después verter sobre:
- 30 g de sanícula (hemorragias pasivas).

Tapar y dejar en infusión durante 20 min, colar y distribuir en 6 partes a tomar en 3 días, a razón de 2 veces diarias, 6 días por semana, durante 4 semanas seguidas, es decir 24 días en total.

O también:
- 50 g de agrimonia (hemorragias)
40 g de pan y quesillo (hemorragia por alteración de la sangre, falta de fibrina).

Hervir durante 10 min en 1 litro de agua, y después verter sobre:
- 20 g de flores de retama negra (detiene los sangrados en las personas con predisposición).

Tapar y dejar en infusión durante 20 min, colar y distribuir en 8 partes a tomar en 4 días, a razón de 2 veces diarias, durante 20 días consecutivos.

O, en forma de extractos fluidos:

40 ml de E. F. de equiseto menor	40 ml de E. F. de agrimonia
30 ml de E. F. de centinodia	30 ml de E. F. de pan y quesillo
30 ml de E. F. de maravilla	30 ml de E. F. de equiseto menor
20 ml de E. F. de tormentilla	20 ml de E. F. de retama negra

Tomar 50 gotas del primer preparado, o 40 del segundo, en un poco de agua, 3 veces al día, hasta acabar el frasco.

Hemoptisis

Es la expectoración de una cantidad más o menos abundante de sangre proveniente de las vías respiratorias.

Esta sangre puede originarse por una hemorragia en el aparato respiratorio mismo o en un órgano vecino que se manifiesta en el sistema respiratorio.
- 80 g de equiseto menor (remineralización, detiene cualquier sangrado)
50 g de agrimonia (expectoración de sangre, sedante en la tuberculosis pulmonar)
50 g de marrubio (antiséptico, tos, enfisema, tisis).

Hervirlo todo durante 20 min en 1 litro y 1/4 de agua, colar y distribuir en 9 partes a tomar en 3 días, 3 veces diarias, durante 12 días; descansar una semana y tomar de nuevo 12 días, es decir, 24 días en total.

O bien:
- 80 g de hojas de llantén mayor (detiene los sangrados, cicatrización de heridas)

100 g hojas de vincapervinca (hemorragias pulmonares, oxigenación).

Hervir en 2 litros de agua hasta reducir a 1 litro, colar y añadir:
- 40 g de milenrama (hemorragias pulmonares).

Dejar hervir de nuevo durante 5 min, colar, tomar en 8 o 9 partes, ya sea en 3 días, 3 veces diarias, o en 4 días, 2 veces diarias, según las necesidades, durante 24 días.

O también:
- 100 g de equiseto menor (detiene cualquier sangrado, remineralizante).

Hervir en 2 litros de agua hasta reducir a 1 litro, colar y añadir:
- 60 g de hojas frescas de brotes tiernos de ortiga menor (hemoptisis)
  25 g de raíz de consuelda (expectoración de sangre, tos persistente).

Dejar hervir de nuevo durante 6 min, colar y tomar en 9 partes en 3 días, a razón de 3 veces diarias, 6 días por semana, durante 4 o 5 semanas.

O, en forma de extractos fluidos:

40 ml de E. F. de equiseto menor	30 ml de E. F. de equiseto menor
30 ml de E. F. de agrimonia	30 ml de E. F. de llantén mayor
30 ml de E. F. de marrubio	30 ml de E. F. de vincapervinca
20 ml de E. F. de ortiga menor	30 ml de E. F. de milenrama

Tomar 50 gotas del primer preparado, en un poco de agua, 3 veces al día, o 60 del segundo, asimismo en un poco de agua, 2 veces diarias.

Además, para detener la hemorragia, cuando ello sea posible, se puede tomar el equivalente de 2 cucharadas soperas de zumo fresco de ortiga menor en un poco de agua, cada hora, o como preventivo para evitar una recidiva, el equivalente de 5 cucharadas soperas en un poco de agua, una vez al día, durante 2 semanas seguidas.

Para prepararlo, proceder como para cualquier zumo de verduras, utilizando las hojas frescas de los brotes tiernos preferentemente, pero en cualquier caso sin semillas.

Hemorragia

Salida de una cantidad más o menos considerable de sangre fuera de un vaso sanguíneo.

Se distingue entre hemorragias internas y externas; estas últimas provienen generalmente de una herida o un traumatismo, pero pueden ser también consecuencia de una hemorragia interna, más difícil de descubrir.

La sangre puede exteriorizarse con la realización de esfuerzos, como la tos, el vómito o bien encontrarse en heces u orina.

Sea cual sea el tipo de hemorragia, para detener el sangrado se puede tomar:
- 60 g de semillas molidas de cardo mariano (eficaz en todas las hemorragias).

Hervir durante 10 min en 1 litro de buen vino tinto, colar, filtrar y tomar 1 cucharada sopera colmada de este vino cada hora.

O bien:
- 50 g de equiseto menor (detiene todos los sangrados, remineralizante)
  50 g de vid (hemorragias rebeldes relacionadas con una anemia, debilidad).

Hervir durante 20 min en 1 litro de agua, colar y distribuir en 6 partes a tomar en 2 o 3 días, según las necesidades, es decir 3 o 2 veces diarias, 6 días por semana, durante 5 semanas seguidas, es decir 30 días.

O también:
- 40 g de pan y quesillo (hemorragia por alteración de la sangre).

Hervir durante 10 min en 1 litro de agua, luego verter sobre:
- 30 g de flores de ortiga muerta (hemorragias de todo tipo).

Tapar y dejar en infusión 20 min, colar y tomar en 3 días, a razón de 2 o 3 veces diarias, es decir, en 6 o 9 partes, cada día, durante 12 días.

O, en forma de extractos fluidos:

30 ml de E. F. de equiseto menor	30 ml de E. F. de pan y quesillo
30 ml de E. F. de vid	30 ml de E. F. de ortiga muerta
30 ml de E. F. de cardo mariano	

Tomar 50 gotas del primer preparado, en un poco de agua, 2 veces al día; o 40 gotas del segundo, 2 veces al día, 3 veces en caso necesario.

Hipemia

Generalmente se utiliza la palabra anemia en el sentido de hipemia, es decir, la disminución de la cantidad de sangre, ya sea en su totalidad o en uno de sus elementos constituyentes.

Entre los elementos que constituyen la sangre, las plaquetas, las más pequeñas de las células sanguíneas, también llamadas hematoblastos o trombocitos, se presentan en forma de bastoncillos fusiformes, y también en discos de 2 a 3 micras. Desempeñan un importante papel en la coagulación de la sangre, se aglutinan para formar un tapón cuando se rompe un vaso sanguíneo, provocando la coagulación de la fibrina contenida en el plasma. Esta fibrina aprisiona los glóbulos rojos y blancos de la sangre, y el conjunto forma el coágulo que detiene la hemorragia.

El cambio debido a causas diversas del volumen de la masa sanguínea circulante presenta un peligro real en lo que al corazón se refiere, el cual sufre de forma brusca una pérdida del ritmo a consecuencia de este cambio, en particular después de una hemorragia interna o de una herida externa.

- 30 g de centaurea (anemia, cada vez que el cuerpo necesita reponerse)

30 g de milenrama (anemia por sangrado)

20 g de raíz de cariofilada (favorece la digestión y la asimilación).

Dejar en infusión durante 20 min en 2 litros de agua hirviendo y en un recipiente tapado, colar y distribuir en 6 partes a tomar en 3 días, a razón de 2 veces al día, 6 días por semana, durante 5 semanas seguidas, es decir, 30 días.

O bien:

- 30 g de raíz de helenio (debilidad general, vicios de la sangre)

50 g de bayas de arándano (acción sobre el intestino, da sangre).

Hervir durante 10 min en 1 litro de agua, retirar del fuego y añadir:

- 30 g de corteza de enebro (debilidad general, obstrucción esplénica).

Tapar y dejar en infusión durante 30 min, colar y repartir en 8 partes a tomar en 4 días, a razón de 2 veces diarias, durante 8 días consecutivos; descansar 4 días y repetir el proceso 3 veces seguidas, es decir 24 días.

O también:

- 60 g de cardo santo (debilidad, atonía general).

Hervir durante 10 min en 1 litro de agua, después verter sobre:

- 30 g de agracejo (infección de la sangre).

Dejar en infusión durante 20 min en un recipiente tapado, colar y repartir en 6 partes a tomar en 3 días, a razón de 2 veces diarias, durante 12 días, descansar una semana, tomar de nuevo 12 días, es decir, 24 días.

O, en forma de extractos fluidos:

40 ml de E. F. de centaurea	30 ml de E. F. de helenio
30 ml de E. F. de milenrama	30 ml de E. F. de cardo santo
30 ml de E. F. de cariofilada	30 ml de E. F. de arándano
20 ml de E. F. de enebro	20 ml de E. F. de agracejo

Tomar 50 gotas en un poco de agua, 2 veces al día, de uno u otro de estos preparados, 5 días a la semana, hasta acabar el frasco.

Uso externo: cardo santo, marrubio negro o bien flores de espliego y flores de naranjo dulce en compresas sobre la región dorsal, este conjunto dirigido al neurosimpático, hasta poner en orden el simpático intramedular dorsal y sus múltiples consecuencias en el engranaje de la capacidad de retomar esta actividad, y con miras al sistema neuroarterial en particular.

Hiperazoemia

Exceso en la sangre de productos de excreción (urea, uratos), por un defecto en la permeabilidad renal.

Véase la palabra uremia, en el capítulo de Fitourología y nefrología.

Hipercolesterolemia

El colesterol es una sustancia química de la sangre y que está presente en todos los órganos con excepción de los huesos y los dientes. La tasa de colesterol en sangre, o colesterolemia, es normalmente de 1,80 a 2 g por litro. La hipercolesterolemia es la elevación anormal de esta tasa.

El colesterol es útil, puesto que se combina con las materias grasas que encuentra en la sangre y las transporta a través del cuerpo hasta donde serán utilizadas. Actúa de la misma manera que las sales biliares, la vitamina D y ciertas hormonas.

Contribuye al equilibrio hídrico y ejerce una acción destructora de toxinas y microbios, pero, en exceso, puede depositarse en la vesícula biliar, donde forma un tapón que se solidifica poco a poco en forma de cálculos.

Es el hígado en particular el que mantiene su tasa constante en el organismo, tanto vertiendo a la corriente sanguínea todo el colesterol que fabrica como evacuándolo por la bilis hacia el duodeno.

En la hipercolesterolemia, si bien se tienen motivos para suprimir las grasas, ninguna dieta por estricta que sea, parece poder restablecer la tasa de colesterol dentro de los límites de la normalidad.

Para conseguirlo puede tomarse:
- 50 g de raíz roja de zarzaparrilla (desintoxicación del organismo)

  40 g de corteza de abedul (colesterol, ácido úrico).

Limpiar bajo el grifo para eliminar la mayor parte de arena, y después hervir en 2 litros de agua para reducir a 1 litro, colar y añadir:
- 40 g de hojas de fresno (obstrucción hepática y esplénica)

  40 g de bayas de alquequenje (elimina la urea y el colesterol).

Dejar hervir de nuevo durante 10 min, colar y repartir en 6 partes a tomar en 3 días, a razón de 2 veces por día, 6 días a la semana, durante 3 semanas seguidas, descansar 2 semanas y tomar de nuevo 6 días por semana, durante 3 semanas de nuevo.

O bien:
- 60 g de raíz roja de zarzaparrilla (desintoxicación del organismo).

Aclarar con agua fría y después hervir durante 15 min en 1 litro de agua, y a continuación añadir:
- 30 g de raíz de helenio (bactericida, cicatriza las mucosas)
  30 g de hojas de alcachofa (estimula la secreción biliar)
  30 g de bayas de alquequenje (elimina urea y colesterol).

Dejar hervir todo durante 5 min más, colar y repartir en 6 partes a tomar en 3 días, a razón de 2 veces al día, durante 12 días, descansar una semana, 3 veces seguidas, es decir, 36 días.

O también:
- 40 g de raíz roja de zarzaparrilla (desintoxicación del organismo)
  40 g de marrubio negro (trastornos de origen nervioso, ansiedad)
  40 g de raíz de gatuña (se opone a la formación de cálculos).

Limpiarlo todo con agua fría, después dejar hervir durante 10 min en 1 litro y 1/2 de agua, y a continuación añadir:
- 60 g de bayas de alquequenje (elimina la urea y el colesterol)
  30 g de centaurea (vías hepatobiliares)
  20 g de milenrama (evita la formación de cálculos)
  20 g de raíz de cariofilada (favorece la digestión y asimilación).

Dejarlo hervir todo durante 10 min más, colar y repartir en 6 partes a tomar en 3 días, a razón de 2 veces diarias, durante 9 días consecutivos, descansar 4 días, 3 o 4 veces seguidas según las necesidades, es decir, 27 o 36 días.

O bien, en forma de extractos:

25 ml de T. M. de *Hieracium pilosella*	30 ml de E. F. de raíz roja de zarzaparrilla
20 ml de T. M. de *Cynara scolymus*	30 ml de E. F. de abedul
20 ml de T. M. de *Physalis alkekengi*	30 ml de E. F. de alquequenje
	20 ml de E. F. de helenio
	20 ml de E. F. de alcachofa

Tomar de 15 a 20 gotas (según las necesidades), del primer preparado, en un poco de agua 3 veces al día, 5 días por semana, durante 8 semanas seguidas, es decir, 40 días; o bien, 50 gotas del segundo preparado en un poco de agua, 3 veces al día, 5 días por semana, durante 8 semanas, es decir, 40 días.

O también:

400 g de jarabe de cinco raíces
10 g de E. H. de alquequenje
10 g de E. H. de helenio
10 g de E. H. de cardo santo

Tomar 1 cucharada sopera de este preparado 4 veces por día, hasta acabar el contenido del frasco.

Uso externo: compresas sobre la frente y los ojos con hojas de naranjo dulce y flores de espliego, con el fin de encontrar direcciones razonables, menos tormentosas y tomar partido por soluciones reales.

Leucemia

Afección que se caracteriza por el considerable aumento del número de glóbulos blancos en la sangre.

En todas las leucemias, ya sean agudas o crónicas, la proliferación de un tipo celular comporta una disminución de las otras células sanguíneas.
- 500 g de raíces frescas de lampazo mayor (trata las infecciones óseas).

Lavarlas bien, cortarlas en rodajas y hervirlas en 2 litros de agua hasta que reduzca a 1 litro, colar, verter el líquido obtenido sobre:
- 20 g de raíz de genciana (acción leucocitógena).

Tapar y dejar en infusión durante 1 hora, colar y repartir en 8 partes a tomar en 4 días, a razón de 2 veces al día, durante 16 días consecutivos, descansar 6 días y tomar de nuevo 16 días, es decir 32 días.

O bien:
- 50 g de hojas frescas de brotes tiernos de ortiga menor (aumenta la cantidad de hemoglobina).

Dejar hervir durante 10 min en 1 litro de agua y después añadir:
- 40 g de trébol de agua (aumenta el número de hematíes).

Dejar hervir de nuevo durante 5 min, colar y repartir en 8 partes a tomar en 4 días, a razón de 2 veces diarias, durante 8 días consecutivos, descansar 4 días, 4 veces seguidas, es decir, 32 días en total.

O también:
- 50 g de trébol de agua (aumenta el número de hematíes)

20 g de raíz de genciana (acción leucocitógena).

Hervir durante 10 min en 1 litro de buen vino tinto al que se habrá añadido miel, colar y conservar en el frigorífico, tomar 4 cucharadas soperas de este vino 2 veces al día, 5 min antes de la comida del mediodía y de la noche, cada día, hasta acabar el preparado, tomar 3 preparados consecutivos, intercalando algunos días de descanso entre cada uno de ellos.

Desde el punto de vista dietético, se aconseja consumir, regularmente cada día, harina de trigo sarraceno, ya sea en sopa o en papilla por la mañana como desayuno, 1 cucharada sopera rasa de harina por taza de líquido: caldo, leche o mitad agua, mitad leche, desleír en frío, calentar removiendo hasta llevar a ebullición, dejar cocer durante uno o dos minutos, añadir un poco de sal, un trocito de mantequilla y azucarar según el gusto.

Uso externo: pediluvios con trébol de agua.

Menorragia

Exageración de las pérdidas menstruales (reglas) ya sea en cantidad o en duración.

A partir del quinto día desde el inicio de las reglas, se puede tomar:
- 20 g de rizoma de cálamo aromático (hemorragias uterinas).

Hervir durante 10 min en 1 litro de agua, y después verter sobre:
- 40 g de alquimila alpina (menorragia, trastornos uterinos)

40 g de pan y quesillo (reglas abundantes y prolongadas).

Tapar y dejar en infusión durante 20 min, colar y repartir en 6 partes a tomar en 3 días, a razón de 2 veces diarias, durante 9 días al mes, 3 meses seguidos.

O bien:
- 50 g de centinodia (hemorragias uterinas).

Hervir durante 10 min en 1 litro de agua, y luego verter sobre:
- 20 g de erigerón (menorragia relacionada con trastornos circulatorios).

Tapar y dejar en infusión durante 1/2 hora, colar y distribuir en 6 partes a tomar en 3 días, a razón de 2 veces diarias, durante 12 días por mes, 2 o 3 meses seguidos.

O también, una semana antes de la data supuesta de la regla:
- 50 g de flores de maravilla (regula la función catamenial).

Hervir durante 15 min en 1 litro de agua, y después verter sobre:
- 20 g de hojas de salvia (detiene las hemorragias)
   20 g de flores de retama negra (hemorragia uterina).

Dejar en infusión durante 15 min, en un recipiente tapado, colar y repartir en 8 partes a tomar en 4 días, a razón de 2 veces al día, 8 días por mes, durante 3 meses seguidos.

O, en forma de extractos fluidos:
Antes de las reglas.

40 ml de E. F. de maravilla
20 ml de E. F. de salvia
20 ml de E. F. de retama negra.

50 gotas en un poco de agua, 2 veces al día hasta la regla.
A partir del 5.º día:

30 ml de E. F. de alquimila alpina
30 ml de E. F. de pan y quesillo
20 ml de E. F. de erigerón
15 ml de E. F. de cálamo aromático.

40 gotas en un poco de agua, 3 veces al día, durante 8 días.

Metrorragia

Hemorragias de origen uterino que se exteriorizan por la vagina y se producen fuera de la fecha normal de las reglas.

A menudo tienen como causa un desarreglo hormonal, pero pueden igualmente deberse a lesiones del útero, las trompas o los ovarios, a un fibroma o a un tumor, y más raramente a un embarazo extrauterino.

La testosterona a la que se recurre frecuentemente en ginecología, a las dosis habituales no detiene ninguna metrorragia en curso, al igual que ninguna metrorragia orgánica o endocrina, ya que no tiene ninguna acción antagonista frente a la hormona folículoestimulante y porque además no tiene ninguna capacidad hemostática. Las metrorragias precisan, pues, un examen serio.
- 60 g de equiseto menor (hemorragias de origen uterino)
   60 g de hierba de San Roberto (hemorragias internas).

Hervir en 2 litros de agua hasta que reduzca a 1 litro, y después verter sobre:
- 20 g de segunda corteza de agracejo (metrorragias, infecciones sanguíneas).

Tapar y dejar en infusión durante 20 minutos, colar y repartir en 8 partes a tomar en 4 días, a razón de 2 veces al día, durante 16 días consecutivos, después de las reglas siguientes, tomar de nuevo 16 días, es decir, 32 días.

O bien:
- 80 g de hojas de llantén mayor (hemorragia, cicatrización de heridas)
   60 g de vincapervinca (metrorragia).

Hervir en 2 litros de agua para reducir a 1 litro, colar y añadir:
- 30 g de pan y quesillo (metrorragia).

Dejar hervir de nuevo 5 min, colar, repartir en 8 partes a tomar en 4 días, a razón de 2 veces al día, durante 16 días consecutivos, descansar 10 días y tomar de nuevo 16 días.

O también:
- 80 g de cardo mariano (metrorragia, trastornos hepáticos y esplénicos).

Hervir en 2 litros de agua para reducir a 1 litro, colar y añadir:
- 20 g de agallas de ciprés (metrorragia por congestión o degeneración de la matriz)
  20 g de flores de ortiga muerta (metrorragia, circulación uterina).

Dejar hervir de nuevo durante 5 min, colar y repartir en 6 partes a tomar en 2 días, 3 veces al día, o en 3 días, 2 veces diarias, durante 15 o 16 días, después del fin de las reglas, 3 meses seguidos.

O, en foma de extractos fluidos:

40 ml de E. F. de equiseto menor	30 ml de E. F. de llantén mayor
30 ml de E. F. de hierba de San Roberto	30 ml de E. F. de cardo mariano
20 ml de E. F. de pan y quesillo	20 ml de E. F. de agallas de ciprés
15 ml de E. F. de agracejo	20 ml de E. F. de ortiga muerta

Tomar 40 gotas de uno u otro preparado en un poco de agua, 3 veces al día, cada día, hasta acabar el frasco.

Parasitosis

Son las enfermedades causadas por parásitos.
Véase esta palabra en el apartado intestino del capítulo de Fitogastroenterología.

Poliglobulia. Enfermedad de Vaquez

Aumento del número de glóbulos rojos que pueden ser de dimensiones normales o pueden estar aumentados de tamaño. Una poliglobulia puede ser de causa desconocida, y también ser secundaria a afecciones diversas como: infección, intoxicación, insuficiencia respiratoria. A menudo comporta trastornos visuales y zumbidos en los oídos, trastornos circulatorios, cefaleas, entumecimiento de manos y pies y a veces incluso trastornos psíquicos. Asimismo puede comportar una hiperuricemia y una tendencia nefrítica.

Para estos temperamentos congestivos, pletóricos, se recomienda seguir durante 20 días de forma periódica, una cura diaria de 300 a 500 g de cebollas que pueden consumirse tanto crudas como cocidas o troceadas, en potaje, según las preferencias.

Además, puede tomarse:
- 40 g de flores de espliego (trastornos del hígado y bazo, congestión)
  30 g de fumaria (viscosidad y coagulibilidad de la sangre).

Hervir durante 3 min en 1 litro de agua, colar y repartir en 6 partes a tomar en 3 días, a razón de 2 veces al día, 6 días por semana, durante 4 semanas seguidas, es decir, 24 días en total.

O bien:
- 80 g de raíz de gatuña (obstrucción hepática y esplénica).

Hervir en 2 litros de agua hasta reducir a 1 litro, colar y añadir al líquido obtenido:
- 40 g de milenrama (congestión del bazo, depurativo)
  25 g de segunda corteza de agracejo (trastornos de origen hepatobiliar).

Dejar hervir de nuevo 3 min, colar y distribuir en 8 partes a tomar en 4 días, a razón de 2 veces diarias, 4 días consecutivos por semana durante 7 semanas seguidas, es decir, 28 días en total.

O también:
- 50 g de hojas de abedul (ácido úrico, colesterol)
  50 g de marrubio negro (zumbidos en los oídos, trastornos nerviosos).

Hervir durante 5 min en 1 litro de agua, y después verter sobre:
- 25 g de hojas de alcachofa (trastornos hepáticos, autointoxicación)
  25 g de flores de espino albar (hace volver la presión sanguínea a la normalidad).

Tapar y dejar en infusión durante 1/2 hora, colar y repartir en 6 partes a tomar en 3 días, a razón de 2 veces diarias, 6 días por semana, durante 5 semanas seguidas, es decir, 30 días.

O, en forma de extractos fluidos:

30 ml de E. F. de gatuña	30 ml de E. F. de espliego
30 ml de E. F. de abedul	30 ml de E. F. de fumaria
20 ml de E. F. de alcachofa	30 ml de E. F. de milenrama
20 ml de E. F. de marrubio negro	20 ml de E. F. de agracejo
20 ml de E. F. de espino albar	

Tomar 50 gotas del primer preparado, o 40 del segundo, en un poco de agua, 3 veces al día.

O también: poción antipletórica, para el tratamiento de la triple discrasia sanguínea (poliglobulia, hiperviscosidad, hipercoagulabilidad):

> 50 g de extracto fluido de tila
> 150 g de hidrolato de espliego
> 500 g de jarabe de cinco raíces

Tomar una cucharada sopera de este preparado 4 veces al día, de forma regular hasta acabar el contenido del frasco (conservar en el refrigerador).

Uso externo: compresas sobre el hemitórax derecho con flores de heno.

Púrpura

Aparición espontánea de manchas hemorrágicas en la piel o en las mucosas.

Esta lesión elemental de la piel da su nombre a determinados síndromes de los que constituye el principal fenómeno.

Análisis sanguíneos detallados permiten determinar la causa que puede ser una lesión o fragilidad de los vasos de origen infeccioso o carencial, o una afectación de las plaquetas.

Puede tomarse:
- 60 g de raíz roja de zarzaparrilla (desintoxicación del organismo)
  40 g de raíz de gatuña (repleción hepática y esplénica)
  40 g de *Curcuma xanthorriza* (desinfección vías hepatobiliares)
  80 g de bayas de alquequenje (inflamación del hígado y vías urinarias).

Lavarlo todo con agua fría, y hervir durante 15 min en 1 litro y 1/2 de agua, colar y distribuir en 8 partes a tomar en 4 días, a razón de 2 veces diarias, durante 8 días consecutivos; descansar 4 días, y repetir el proceso 3 veces seguidas, es decir, 24 días en total.

O bien:
- 50 g de hojas de saponaria (repleción del bazo)
  30 g de hojas de salvia (circulación, debilidad de origen nervioso)
  30 g de corteza de abedul (litiasis renal y vesical).

Hervirlo todo durante 10 min en 1 litro de agua y en un recipiente esmaltado, colar inmediatamente y conservar en otro recipiente, éste no metálico, distribuir en 6 partes a tomar en 3 días, 2 veces al día, 6 días por semana, durante 4 semanas seguidas, es decir, 24 días en total.

O también:
- 60 g de hojas de fresno (repleción hepática y esplénica).

Hervir durante 10 min en 1 litro de agua, colar y verter sobre:
- 30 g de achicoria (limpia el hígado y el bazo)

20 g de orégano (trastornos circulatorios, estasis sanguínea).

Tapar y dejar en infusión 20 min, colar y distribuir en 8 partes a tomar en 4 días, a razón de 2 veces diarias, 4 días consecutivos por semana, durante 6 semanas seguidas, es decir, 24 días en total.

O, en forma de extractos fluidos:

30 ml de E. F. de raíz roja de zarzaparrilla	30 ml de E. F. de abedul
30 ml de E. F. de gatuña	30 ml de E. F. de fresno
30 ml de E. F. de *Curcuma xanthorriza*	20 ml de E. F. de salvia
30 ml de E. F. de alquequenje	20 ml de E. F. de achicoria
	10 ml de E. F. de orégano

Tomar 50 gotas en un poco de agua, 3 veces al día, de uno u otro preparado hasta terminar el contenido del frasco.

Uso externo: compresas aplicadas sobre la región lumbar con cardo mariano, equiseto menor y flores de espliego.

Septicemia

Es la infección generalizada y grave del organismo causada por descargas importantes y repetidas en la sangre de gérmenes patógenos provenientes de un foco inicial y que pueden crear focos secundarios más o menos evidentes. Provoca fiebre elevada con escalofríos y alteración del estado general.

La reacción antígeno anticuerpo puede influenciarse favorablemente tomando:
- 50 g de raíz de lampazo mayor (trata las infecciones óseas)

50 g de raíz roja de zarzaparrilla (desintoxicación del organismo)

50 g de flores de maravilla (antiséptico, trastornos hepatobiliares).

Lavarlo todo en agua fría y después hervirlo durante 20 min en 1 litro y 1/4 de agua, colar y distribuir en 8 partes a tomar en 4 días, a razón de 2 veces diarias, durante 8 días consecutivos; descansar 4 días y repetir el proceso 3 veces seguidas, es decir, 24 días en total.

O bien:
- 30 g de raíz de helenio (bactericida, sangre viciada).

Hervir durante 10 min en 1 litro de agua, y después verter sobre:
- 30 g de flores de lavanda (antiséptico, todos los fenómenos infecciosos)

30 g de trinitaria (depurativo de la sangre).

Tapar y dejar en infusión durante 20 min, colar y distribuir en 6 partes a tomar en 3 días, a razón de 2 veces diarias, 6 días por semana, durante 5 semanas seguidas, es decir, 30 días en total.

O también:
- 60 g de hojas de nogal (supuración, infección, manifestaciones óseas).

Hervir durante 5 min en 1 litro de buen vino tinto, dejar enfriar, colar y conservar en el refrigerador en un recipiente no metálico; tomar el vino obtenido en 4 días, a razón de 2 veces diarias (es decir, en 8 partes) durante 16 días consecutivos; descansar 8 días y tomar de nuevo 16 días.

O, en forma de extractos fluidos:

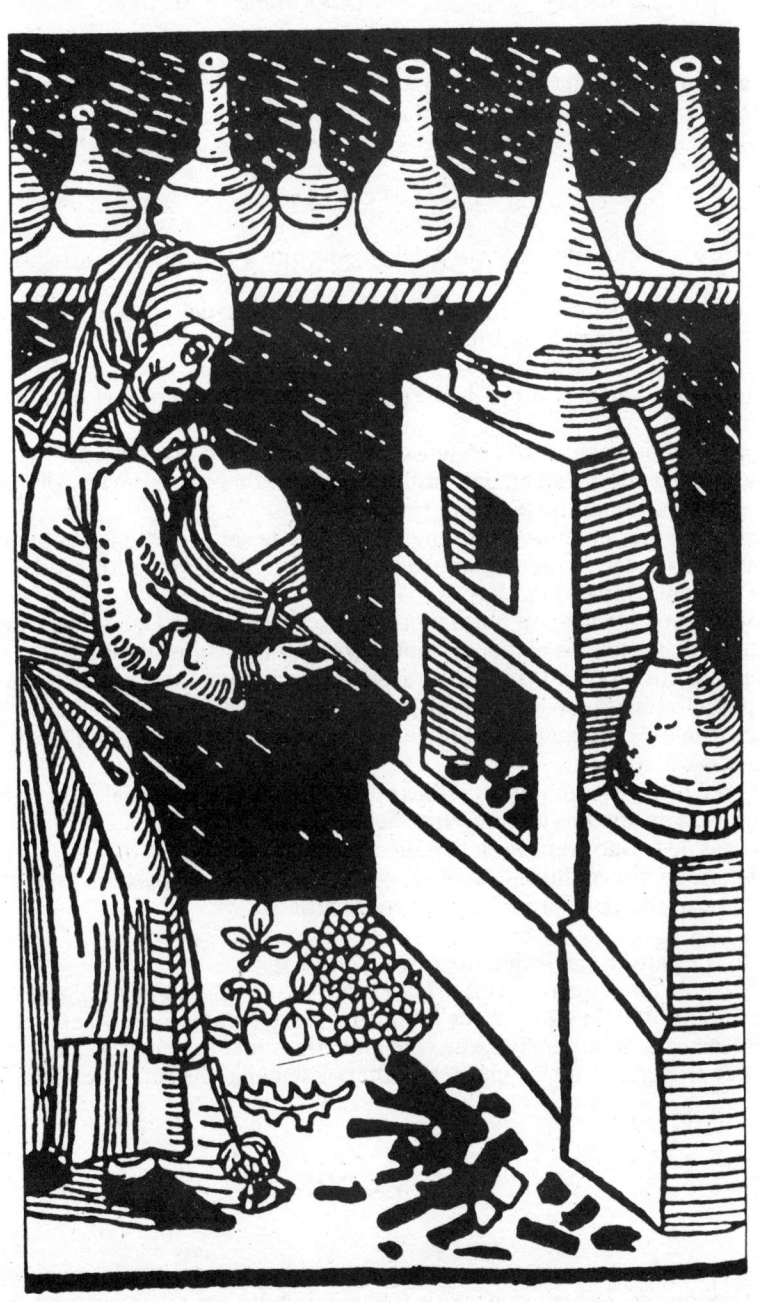

La destilación, según una xilografía del siglo XVI.

30 ml de E. F. de raíz roja de zarzaparrilla	40 ml de E. F. de nogal
30 ml de E. F. de helenio	30 ml de E. F. de espliego
30 ml de E. F. de flores de maravilla	20 ml de E. F. de trinitaria
30 ml de E. F. de agrimonia	20 ml de E. F. de trébol de agua

Tomar 50 gotas de uno u otro de estos preparados en un poco de agua, 3 veces al día, hasta acabar el contenido del frasco.

Uso externo: según la localización del foco infeccioso.

Urea

Es uno de los principales desechos del organismo, y se elimina por los riñones y la orina.

El hígado y el intestino desempeñan un importante papel en la producción de esta sustancia, que está normalmente en la sangre.

Su insuficiente eliminación por los riñones implica el aumento de su nivel en sangre, lo que se denomina con el nombre de uremia (véase este término en el capítulo Fitourología y nefrología).

La sangre está normalmente cargada de alcaloides, pero al enfermar, los trastornos circulatorios que se producen en determinadas condiciones precisan una depuración de la sangre cuya importancia no puede despreciarse.

En efecto, el espesamiento de la sangre, que puede ser provocado simplemente por el aire demasiado seco, conlleva una irrigación deficiente del cerebro producida por el retardo de la circulación de la sangre.

El retorno a una circulación normal proporciona flexibilidad a las fibras musculares y ligamentosas de los tejidos blandos, y devuelve a los músculos su tono.

A nivel preventivo, como cura depurativa de mantenimiento, puede tomarse una o dos veces por año (en primavera y otoño):
- 120 g de rizoma de grama de las boticas (trata cualquier inflamación y activa la función urinaria).

Hervir en 2 litros de agua hasta reducir a 1 litro, colar y añadir al líquido obtenido:
- 60 g de corteza de abedul (albuminuria, ácido úrico)

40 g de hojas de fresno (repleción hepática y esplénica, reumatismos).

Dejar hervir de nuevo durante 10 min, colar, distribuir en 8 partes a tomar en 4 días, a razón de 2 veces diarias, durante 16 días consecutivos.

O bien:
- 70 g de raíz de gatuña (repleción hepática y vascular)

70 g de bayas de alquequenje (vías urinarias, afecciones de riñón y vejiga).

Hervir durante 10 min en 1 litro de buen vino tinto, colar y conservar en el refrigerador; tomar 4 cucharadas soperas de este vino antes del almuerzo y de la cena, cada día hasta terminar el preparado; tomar un preparado por semana, durante 4 semanas seguidas.

3. Venas

La sangre, destinada a aportar a todos los tejidos del organismo las sustancias nutritivas y el oxígeno que necesitan para su funcionamiento, es ella misma un tejido vivo que circula por un sistema cerrado, el sistema circulatorio.

El sistema circulatorio está integrado por las circulaciones venosa, arterial, capilar y linfática.

La continuidad del sistema circulatorio viene asegurada por el corazón, que cumple las funciones de una bomba encargada de recoger la sangre venosa para redistribuirla a todo el organismo, por medio de las arterias, después de que se haya oxigenado en los pulmones.

Las venas son los vasos que aseguran el retorno de la sangre viciada hacia el corazón. El anhídrido carbónico es conducido así desde los tejidos a los pulmones, que lo eliminan en la espiración.

Las dos venas principales son las venas cavas que conducen la sangre a la aurícula derecha del corazón. La vena cava superior lleva la sangre procedente de la cabeza, los brazos y el tórax; la vena cava inferior, la de los miembros inferiores y del abdomen. Esta circulación se ve favorecida por la contracción muscular, el latido de las arterias y por la depresión que se crea en la caja torácica en el momento de la inspiración.

Circulación venosa

Son afecciones funcionales que pueden complicarse con insomnio o repercusiones psíquicas, ya sea:
— la insuficiencia de la circulación venosa,
— la deficiencia funcional del sistema venoso de los varicosos,
— los trastornos de la circulación venosa profunda más o menos marcada por el fallo de la circulación superficial,
— los retardos arteriales o linfáticos de la estenosis o la ectasia venosa; en una palabra, todo lo que se relacione con el estado funcional de los vasos periféricos.
• 80 g de cardo mariano (ectasia venosa, actúa sobre la vena porta y el hígado).

Hervir en 2 litros de agua hasta reducir a 1 litro, colar y añadir al líquido obtenido:
• 40 g de milenrama (actúa directamente sobre vasos y nervios).

Dejar hervir de nuevo durante 3 min, colar y distribuir en 8 partes a tomar en 4 días, a razón de 2 veces diarias, 4 días consecutivos por semana, durante 6 semanas seguidas, es decir, 24 días en total.

O bien:
• 30 g de trinitaria (favorece la circulación venosa)
  30 g de milenrama (actúa sobre nervios y vasos).

Dejar en infusión durante 30 min en 1 litro de agua hirviendo en un recipiente tapado, colar, distribuir en 8 partes a tomar en 4 días, a razón de 2 veces diarias, durante 8 días consecutivos, descansar 4 días, 3 veces seguidas, es decir, 24 días en total.

O también:
• 60 g de hojas de llantén mayor (acción sobre las venas)
  60 g de cardo mariano (acción sobre la vena porta y el hígado, ectasia venosa).

Hervir durante 20 min en 1 litro de agua, y después añadir:
• 20 g de agallas de ciprés (afecciones del sistema venoso).

Dejar hervir de nuevo durante 3 min, colar y distribuir en 6 partes a tomar en 3 días, a razón de 2 veces diarias, 6 días por semana, durante 5 semanas seguidas, es decir, 30 días en total.

O en forma de extractos fluidos:

30 ml de E.F. de cardo mariano	40 ml de E.F. de cardo mariano
30 ml de E.F. de llantén mayor	30 ml de E.F. de milenrama
30 ml de E.F. de milenrama	20 ml de E.F. de trinitaria
20 ml de E.F. de agallas de ciprés	

Tomar 60 gotas del primer preparado, en un poco de agua 2 veces al día, o 40 del segundo, asimismo en un poco de agua 3 veces al día, a diario, hasta terminar el contenido del frasco.

Flebitis

Inflamación de una vena que se acompaña de la formación de un coágulo en la vena.

Afecta principalmente a las piernas, produciendo dolor e hinchazón de la pantorrilla, fiebre y una aceleración del pulso. Puede complicarse con embolia pulmonar.
- 25 g de trinitaria (acción sobre el sistema venoso, fluidificante).

Dejar en infusión durante 20 min en 1/2 litro de agua hirviendo en un recipiente tapado, colar y tomar el líquido en 4 porciones en 24 horas, cada día, durante 10 días consecutivos.

O bien:
- 60 g de cardo mariano (ectasia venosa, vena porta, hígado).

Hervir en 2 litros de agua hasta reducir a 1 litro, colar y verter sobre:
- 20 g de meliloto (planta con cumarina).

Tapar y dejar en infusión durante 10 min, colar, distribuir en 6 partes a tomar en 3 días, a razón de 2 veces diarias, durante 9-12 días.

O también:
- 40 g de milenrama (acción sobre nervios y vasos)

20 g de agallas de ciprés (afecciones del sistema venoso).

Hervir durante 10 min en 1 litro de agua, colar y verter sobre:
- 30 g de trinitaria (acción sobre el sistema venoso, fluidificante).

Tapar y dejar en infusión durante 20 min, colar y repartir en 6 partes a tomar en 3 días, a razón de 2 veces diarias, durante 12 días consecutivos.

O, en forma de extractos fluidos:

> 40 ml de E.F. de cardo mariano
> 30 ml de E.F. de milenrama
> 30 ml de E.F. de agallas de ciprés
> 30 ml de E.F. de trinitaria

Tomar 50 gotas de este preparado en un poco de agua, 3 veces al día, a diario, hasta acabar el frasco.

Uso externo: aplicación local de compresas (fijas) con manzanilla matricaria.

Flebotrombosis o trombosis venosa

La trombosis es la formación de un coágulo en un vaso sanguíneo. La flebotrombosis es una variedad de trombosis venosa en la que el coágulo se adhiere a la pared y que se acompaña a menudo de dolor y tumefacción. A menudo se debe a un enlentecimiento de la circulación y a un trastorno de la coagulación sanguínea.
- 50 g de raíz de cariofilada (hipercoagulabilidad, dolor).

Hervir durante 10 min en 1 litro de agua, colar y verter sobre:
- 30 g de milenrama (acción sobre nervios y vasos)

30 g de trinitaria (acción sobre el sistema venoso).

Tapar y dejar en infusión durante 20 min, colar y distribuir en 6 partes a tomar en 3 días, a razón de 2 veces diarias, durante 12 días consecutivos.

O bien:

- 70 g de cardo mariano (ectasia venosa, vena porta, hígado).
  Hervir en 2 litros de agua hasta reducir a 1 litro, colar y verter sobre:
- 25 g de fumaria (coagulabilidad de la sangre)
  25 g de agracejo (acción sobre todo el sistema venoso).

Tapar y dejar en infusión durante 20 min, colar y repartir en 6 partes a tomar en 3 días, a razón de 2 veces diarias, cada día, durante 12 días consecutivos.

O también:
- 50 g de hipérico (tratamiento interno de la flebitis)
  50 g de cardo mariano (ectasia venosa).
  Hervir en 2 litros de agua hasta reducir a 1 litro, colar y añadir al líquido obtenido:
- 30 g de milenrama (acción sobre nervios y vasos)
  30 g de hojas de hamamelis (afecciones venosas).

Dejar hervir de nuevo durante 3 min, colar y distribuir en 6 partes a tomar en 3 días, a razón de 2 veces diarias, durante 12 días seguidos.

O, en forma de extractos fluidos:

40 ml de E.F. de cardo mariano	40 ml de E.F. de cardo mariano
30 ml de E.F. de hipérico	30 ml de E.F. de milenrama
30 ml de E.F. de milenrama	30 ml de E.F. de cariofilada
20 ml de E.F. de hamamelis	20 ml de E.F. de agracejo

Tomar 50 gotas de uno u otro de estos preparados en un poco de agua, 3 veces al día, 5 días consecutivos cada semana hasta acabar el frasco.

Hemorroides

Las hemorroides son una dilatación de las venas anorrectales, las llamadas venas hemorroidales.

Estas venas son tributarias de la vena cava inferior, que está anastomosada con la vena porta, de modo que el estado de congestión hepática pueda provocar hemorroides.
- 60 g de flores de maravilla (trastornos hepáticos, antiséptico, cicatrizante)
  60 g de cardo mariano (ectasia venosa, vena porta, hígado).
  Hervir en 2 litros de agua hasta reducir a 1 litro, colar y añadir:
- 20 g de agallas de ciprés (afecciones del sistema venoso)
  30 g de rizoma de rusco (afecciones del sistema venoso).

Dejar hervir de nuevo durante 5 min, colar, distribuir en 8 partes a tomar en 4 días, a razón de 2 veces diarias, durante 16 días consecutivos; descansar 8 días y tomar de nuevo 16 días.

O bien:
- 50 g de vid (congestión del sistema portal, hemorroides)
  30 g de milenrama (fisura anal, hemorroides)
  30 g de rizoma de rusco (afecciones del sistema venoso).

Hervirlo todo durante 6 min en 1 litro de agua, colar y distribuir en 6 partes a tomar en 3 días, a razón de 2 veces diarias, 6 días por semana durante 5 semanas seguidas, es decir, 30 días en total.

O también:
- 50 g de equiseto menor (detiene los sangrados)
  50 g de cardo mariano (ectasia venosa, vena porta e hígado).
  Hervir en 2 litros de agua hasta reducir a 1 litro, colar y añadir:
- 40 g de celidonia menor (afecciones hemorroidales)
  20 g de segunda corteza de agracejo (afecciones del sistema venoso).

Dejar hervir de nuevo durante 5 min, colar y distribuir en 8 partes a tomar en 4 días a razón de 2 veces diarias, durante 16 días consecutivos, descansar una semana y tomar de nuevo 16 días.

O, en forma de extractos fluidos:

40 ml de E.F. de cardo mariano	40 ml de E.F. de cardo mariano
30 ml de E.F. de maravilla	30 ml de E.F. de vid
30 ml de E.F. de agallas de ciprés	30 ml de E.F. de milenrama
20 ml de E.F. de rusco	30 ml de E.F. de equiseto menor

Tomar 40 gotas del primer preparado, en un poco de agua, o 50 del segundo, 3 veces al día, cada día, hasta acabar el contenido del frasco.

Uso externo: baños de asiento con corteza de encina.

Además, puede aplicarse en la fisura anal un poco de ungüento preparado con cardo mariano, agallas de ciprés, raíz de consuelda en reducción, y yemas de álamo negro (véase la forma de preparación en el apartado Quemaduras, en el capítulo de Fitodermatología).

Tromboflebitis

Es una trombosis venosa que se caracteriza por la adherencia del coágulo a la pared que está inflamada, lo que produce edema y dolor.
* 60 g de agrimonia (modera los procesos inflamatorios)
  60 g de cardo mariano (ectasia venosa, vena porta, hígado).
  Hervir en 2 litros de agua hasta reducir a 1 litro, colar y verter sobre:
* 20 g de orégano (estasis sanguíneas, trastornos circulatorios).
  Tapar y dejar en infusión durante 15 min, colar y distribuir en 6 partes a tomar en 3 días, a razón de 2 veces diarias, durante 12 días consecutivos.
  O bien:
* 100 g de rizoma de grama de las boticas (en todos los estados inflamatorios)
  100 g de hojas de llantén mayor (actúa sobre la circulación venosa).
  Hervir en 2 litros de agua hasta reducir a 1 litro, colar y verter sobre:
* 25 g de aspérula olorosa (regula el gran simpático, cumarínico).
  Tapar y dejar en infusión durante 10 min (no más tiempo), colar y repartir en 6 partes a tomar en 3 días a razón de 2 veces diarias, durante 12 días.
  O también:
* 60 g de cardo mariano (ectasia venosa, vena porta, hígado)
  40 g de flores de maravilla (obstrucción de los órganos, antiséptico).
  Hervir en 2 litros de agua hasta reducir a 1 litro, colar y añadir:
* 30 g de milenrama (acción sobre nervios y vasos)
  30 g de hojas de hamamelis (afecciones venosas)
  20 g de agallas de ciprés (afecciones del sistema venoso).
  Dejar hervir de nuevo durante 5 min, colar y distribuir en 6 partes a tomar en 3 días, a razón de 2 veces diarias, durante 12 a 15 días.
  O, en forma de extractos fluidos:

40 ml de E.F. de cardo mariano	30 ml de E.F. de cardo mariano
30 ml de E.F. de agrimonia	30 ml de E.F. de milenrama
30 ml de E.F. de llantén mayor	20 ml de E.F. de maravilla
20 ml de E.F. de aspérula olorosa	20 ml de E.F. de agallas de ciprés

Tomar 50 gotas de uno u otro de estos preparados en un poco de agua, 2 veces al día, hasta terminar el contenido del frasco.

Varices

Dilatación anormal de una o varias venas, que afecta sobre todo a las piernas, pero que puede darse y afectar cualquier otra parte del cuerpo.

De los datos fisiológicos se desprende que las varices son el resultado de un proceso degenerativo progresivo.

En todos los casos se observa una hipertensión a nivel de las paredes de las venas superficiales, reflujo y estasis en las venas distales en lugar de circulación sanguínea. Sean visibles o no, las varices suelen ser causa de pesadez de las piernas, así como de calambres y edemas.

La propuesta de las siguientes curas es un tratamiento de base a destacar para las venas varicosas de las piernas:
- 60 g de cardo mariano (ectasia venosa, vena porta, hígado)
  60 g de marrubio negro (trastornos de origen nervioso, espasmos).
  Hervir en 2 litros de agua hasta reducir a 1 litro, colar y añadir:
- 60 g de milenrama (disminuye la presión sanguínea).

Dejar hervir 3 min más, colar y tomar el líquido obtenido en 3 o 4 días, según las necesidades: en 9 partes a razón de 3 veces diarias, o en 8 partes, a razón de 2 veces diarias, durante 28-30 días.

O bien:
- 60 g de cardo mariano (ectasia venosa, vena porta, hígado)
  60 g de hojas de llantén mayor (afecciones del sistema venoso).
  Hervir en 2 litros de agua hasta reducir a 1 litro, colar y añadir:
- 60 g de marrubio negro (espasmos, trastornos de origen nervioso).

Dejar hervir 5 min más, colar y distribuir en 8 partes a tomar en 4 días, a razón de 2 veces al día, durante 8 días consecutivos, descansar 4 días, 3 o 4 veces seguidas según las necesidades, es decir 24-32 días.

O también:
- 40 g de milenrama (disminuye la presión sanguínea)
  20 g de agallas de ciprés (afecciones del sistema venoso).
  Hervir durante 10 min en 1 litro de agua y después verter sobre:
- 30 g de vid (congestión del sistema portal)
  30 g de hamamelis (congestión del sistema venoso).

Tapar y dejar en infusión durante 20 min, colar y distribuir en 8 partes a tomar en 4 días, a razón de 2 veces diarias, 4 días por semana, durante 6-8 semanas consecutivas.

O, en forma de extractos fluidos:

40 ml de E.F. de cardo mariano	30 ml de E.F. de milenrama
30 ml de E.F. de milenrama	30 ml de E.F. de vid
30 ml de E.F. de llantén mayor	20 ml de E.F. de agallas de ciprés
20 ml de E.F. de marrubio negro	20 ml de E.F. de hamamelis

Tomar 50 gotas del primer preparado en un poco de agua 2 veces al día, o 50 del segundo, asimismo en un poco de agua, 3 veces al día, hasta acabar el frasco, tanto de uno u otro preparado.

Uso externo: baño de pies con trinitaria (pesadez de las piernas con o sin edemas); con llantén mayor, serpol (sistema venoso, calambres); con cardo mariano, llantén mayor y agallas de ciprés (varices, insuficiencia venosa).

Asimismo, debemos señalar el principio antálgico activo frente a un mal estado venoso local y estados varicosos:

> 20 ml de E.F. de agallas de ciprés
> 20 ml de E.F. de hamamelis
> 5 ml de E.F. de árnica

Colocar 50 gotas de este preparado en una cucharada sopera de agua y utilizar esta mezcla para empapar una compresa que se aplicará localmente, por la noche al acostarse, o por la mañana según las necesidades.

4. Arterias

Las arterias llevan la sangre desde el corazón hacia los tejidos. La arteria principal es la aorta que sale del ventrículo izquierdo del corazón y cuyas ramas aportan la sangre oxigenada a todas las partes del organismo al dividirse en arteriolas.

La circulación arterial depende de tres factores: la contracción cardíaca, la elasticidad de las grandes y medianas arterias y la contractilidad de las pequeñas arterias y el papel del sistema nervioso. La tensión arterial depende de estos distintos factores, de lo que se desprende su importancia en patología.

Además, cuando la sangre está sobrecargada de colesterol, éste tiende a depositarse sobre la pared interna de las arterias. Estas placas, llamadas ateromas, producen el doble efecto de endurecer las arterias y de reducir su calibre interior: es el fenómeno llamado aterosclerosis. La circulación se hace más lenta y se forman en cualquier parte coágulos que se fijan en la vecindad de los ateromas y pueden pasar a la corriente sanguínea, y uno de ellos puede obturar una arteria coronaria o las arteriolas pulmonares.

Si la arteria coronaria que nutre el corazón se ve afectada, el flujo sanguíneo disminuye y esta porción del músculo cardíaco puede verse afectado por una lesión permanente; es el infarto de miocardio.

Si al exigir un esfuerzo al corazón las arterias coronarias son incapaces de aportarle una cantidad suficiente de sangre para soportarlo, aparece dolor en el tórax característico de la angina de pecho.

Arteriosclerosis

Es un endurecimiento progresivo de las arterias que conlleva trastornos circulatorios a consecuencia de la mala vascularización del organismo. Los órganos más expuestos son el corazón, el sistema nervioso y el cerebro. Se ve favorecida por determinados factores tales como el tabaco, las dietas alimentarias demasiado ricas en grasas y la diabetes.
- 100 g de vainas secas de judía (enfermedades de la circulación, ácido úrico, diabetes).

Hervir en 2 litros de agua hasta reducir a 1 litro, colar y añadir al líquido obtenido:
- 20 g de hojas de salvia (activa la circulación)

20 g de hojas de alcachofa (trastornos de origen hepatobiliar).

Dejar hervir de nuevo durante 5 min, colar, distribuir en 8 partes a tomar en 4 días, a razón de 2 veces diarias, 4 días consecutivos por semana, durante 7 semanas seguidas, es decir, 28 días en total.

O bien:

- 30 g de hojas de salvia (activa la circulación)
  20 g de ajedrea (acción sobre el sistema nervioso, gastritis, inflamación del colon)
  15 g de semillas de anís (tonifica el corazón, activa los intercambios, favorece la circulación).

  Dejarlo todo en infusión durante 20 min en 1 litro de agua hirviendo y en un recipiente tapado, colar, distribuir en 6 partes a tomar en 3 días, a razón de 2 veces diarias, 6 días por semana, durante 4 semanas seguidas, es decir, 24 días en total.

  O también:
- 80 g de equiseto menor (depurativo de la sangre)
  50 g de centinodia (antidiabético, astringente).

  Hervir en 2 litros de agua hasta reducir a 1 litro, colar y añadir al líquido obtenido:
- 20 g de hojas de salvia (activa la circulación)
  30 g de romero (trastornos hepatobiliares, estimulante).

  Dejar hervir de nuevo durante 3 min, colar, distribuir en 8 partes a tomar en 4 días, a razón de 2 veces diarias, 4 días consecutivos por semana, durante 6-8 semanas seguidas.

  O, en forma de extractos fluidos:

40 ml de E. F. de equiseto menor	30 ml de E. F. de centinodia
30 ml de E. F. de alcachofa	30 ml de E. F. de equiseto menor
20 ml de E. F. de salvia	30 ml de E. F. de salvia
20 ml de E. F. de ajedrea	20 ml de E. F. de romero

Tomar 50 gotas de uno u otro de estos preparados en un poco de agua, 2 veces al día, cada día, hasta terminar el contenido del frasco.

Uso externo: baño de medio cuerpo con hojas de salvia y yemas de pino silvestre.

Según el médico japonés Oshawa, un baño tomado con algas marinas cocidas durante largo tiempo con sal de mar es muy eficaz en la curación de las enfermedades de las arterias, los capilares, el hidrocele, el bocio, las hemorroides y en particular la arteriosclerosis.

Arteritis

Lesión arterial de causa inflamatoria o degenerativa cuya causa esencial es la arteriosclerosis.

Con este término se designa a menudo la afección de las extremidades inferiores, que es una enfermedad crónica caracterizada por calambres dolorosos y cada vez más frecuentes al andar.

El dolor se localiza generalmente en la pantorrilla, pero puede situarse en la rodilla o en el tobillo y ser más parecido a una pesadez que a un calambre. Si se detiene la marcha, el dolor se atenúa o cesa para reaparecer cuando se ha recorrido una cierta distancia casi igual a la precedente llamada «perímetro de marcha» y que varía de una a otra persona.

El miembro afectado se ve a menudo más coloreado que otro, de un tono azul violáceo característico en el dedo gordo del pie cuando el afectado está de pie o sentado. El pie está frío, y pueden existir en los dedos gordos cortes más o menos dolorosos que cicatrizan con dificultad. A veces, uno de los dedos gordos es negruzco o se ulcera y esta pequeña llaga crece constantemente.

Para las personas aquejadas de arteritis, es imperativo dejar absolutamente de fumar, puesto que la nicotina tiene un efecto constrictor sobre las arterias y produce espasmos, de modo que fumar agrava la enfermedad arterial.

Para luchar contra los trastornos existentes, determinados tratamientos enfocados hacia la patogenia permiten la corrección del síndrome humoral de la enfermedad ateromatosa y la mejora de la nutrición de la pared arterial:

- 30 g de trinitaria (fluidifica la sangre)
  30 g de milenrama (disminuye la presión de la sangre)
  30 g de flores de gordolobo (actúa sobre el sistema nervioso).

Dejarlo todo en infusión durante 20 min en 1 litro de agua hirviendo y en un recipiente tapado, colar y filtrar bien, distribuir en 8 partes a tomar en 4 días, a razón de 2 veces diarias, durante 4 días consecutivos, descansar 2 días, 7 veces seguidas, es decir, 28 días en total.

O bien, en afectaciones periarteriales de las tibiales y pedias como la arteritis obliterante crónica:

- 80 g de hojas de salvia (activa las funciones circulatorias, ejerce una acción clara sobre el sistema nervioso).

Hervir durante 10 min en 1 litro de buen vino tinto, al que se añadirá un poco de miel, colar y conservar en el frigorífico, tomar tres cucharadas soperas de este vino 2 veces al día, antes de cada una de las comidas principales hasta acabar el preparado; tomar 2 preparados consecutivos, dejar pasar 2 semanas y tomar de nuevo otros 2 preparados.

O también:

- 40 g de hojas de salvia (activa las funciones circulatorias)
  40 g de hojas de gordolobo (acción sobre el sistema nervioso)
  40 g de marrubio (acción cardiorrespiratoria).

Dejarlo hervir todo durante 5 min en 1 litro de buen vino tinto, colar y filtrar bien, conservar en el frigorífico, distribuir en 8 partes a tomar en 4 días, a razón de 2 veces diarias, durante 8 días consecutivos, descansar 10 días, 4 veces seguidas, es decir, 8 preparados.

O, en forma de extractos fluidos:

30 ml de E. F. de trinitaria	30 ml de E. F. de salvia
30 ml de E. F. de gordolobo	30 ml de E. F. de gordolobo
30 ml de E. F. de milenrama	30 ml de E. F. de marrubio

Tomar 50 gotas de uno u otro de estos preparados en un poco de agua, 2 veces al día, 5 días consecutivos cada semana, hasta terminar el contenido del frasco.

O bien:

Poción anticoagulante que se utiliza cuando existe una elevación de la tasa de protrombina, en particular en las arteritis y las arteritis coronarias:

Tintura de melicoto	5 g
Extracto alcohólico de toronjil	2 g
Jarabe de limón	50 g
Agua destilada	150 g

Tomar una cucharada sopera de este preparado cada hora, en particular cuando se sigue un tratamiento antibiótico para combatir la posible acción trombogénica.

Un anticoagulante es un fármaco capaz de retardar o impedir la formación de un coágulo de sangre y que permite fluidificar la sangre.

Uso externo: pediluvios, o mejor baños de medio cuerpo con cardo mariano, hojas de salvia y yemas de pino silvestre con el fin de obtener un recalentamiento del miembro y un alargamiento del tiempo de aparición de la claudicación al andar.

Según el estado venoso, pueden añadirse, además, hamamelis y agallas de ciprés.

Aplicación de arcilla verde (tierra gleda) diluida con un poco de agua que se habrá retirado de la preparación del baño (antes de su uso), cuando exista gangrena.

Ateroma — Aterosclerosis

Ensanchamiento de la pared de una arteria después de un depósito de colesterol o de la obstrucción por depósitos de cuerpos grasos que comportan siempre la formación de un coágulo a nivel del estrechamiento.
- 50 g de raíz roja de zarzaparrilla (desintoxicación del organismo)
  30 g de corteza de abedul (ácido úrico, colesterol)
  30 g de corteza de condurango (antálgico, acidez).

Lavarlo todo con agua corriente, hervir durante 10 min en 1 buen litro de agua, y a continuación verter sobre:
- 30 g de milenrama (previene las obstrucciones y la formación de depósitos).

Tapar y dejar en infusión durante 15 min, colar y distribuir en 6 partes a tomar en 3 días, a razón de 2 veces diarias, 6 días por semana, durante 5 semanas seguidas, es decir, 30 días en total.

O bien:
- 50 g de cardo santo (ácido úrico, colesterol)
  25 g de hojas de salvia (activa la circulación)
  una veintena de hojas de olivo (hipertensión).

Hervirlo todo durante 10 minutos en 1 litro de agua, colar y distribuir en 8 partes a tomar en 4 días, a razón de 2 veces diarias, durante 16 días consecutivos; descansar 8 días y tomar de nuevo 16 días, es decir, 32 días en total.

O también:
- 30 g de hojas de alcachofa (trastornos de origen hepatobiliar)
  30 g de fumaria (coaguabilidad de la sangre)
  30 g de flores de espino albar (lleva la presión de la sangre a la normalidad).

Hervir durante 5 min en 1 litro de agua, colar y distribuir en 8 partes a tomar en 4 días, a razón de 2 veces diarias, durante 16 días consecutivos, descansar 8 días y tomar de nuevo 16 días, es decir, 32 días en total.

O, en forma de extractos fluidos:

30 ml de E. F. de cardo santo	30 ml de E. F. de abedul
20 ml de E. F. de salvia	30 ml de E. F. de condurango
20 ml de E. F. de alcachofa	30 ml de E. F. de milenrama
20 ml de E. F. de fumaria	40 ml de E. F. de raíz roja de zarzaparrilla
20 ml de E. F. de espino albar	

Tomar 50 gotas en un poco de agua, 3 veces al día, de uno u otro de estos preparados, 5 días consecutivos cada semana, hasta terminar el contenido del frasco.

Uso externo: compresas frontooculares con flores de espliego y naranjo dulce.

Hipertensión

Conjunto de síntomas relacionados con la elevación anormal y permanente de la tensión arterial, es decir, de la presión de la sangre en las arterias. Se ha definido la hipertensión como una condición que resulta de un espasmo vascular crónico y generalizado en el curso del cual las otras funciones circulatorias pueden ser normales. Muchos factores pueden determinar un vasculoespasmo, **entre otros,** los que actúan por medio de los filetes vasoconstrictores del simpático, los de origen renal, que actúan directamente sobre la musculatura lisa de los vasos sanguíneos, y, finalmente, los que están en relación directa con las glándulas suprarrenales.

El descenso de la presión arterial, por sí mismo, no representa el único tratamiento de la enfermedad, pero implica una mejoría de determinados síntomas molestos tales como cefaleas, vértigos, trastornos sensoriales ligeros, calambres en las extremidades así como accidentes nerviosos de origen vascular, insuficiencia ventricular izquierda y nefritis azoémica.

Los signos ventriculares varían en función de la presión de los líquidos sobre las células sensoriales, las cuales regulan el mecanismo vasomotor reflejo.

Tanto si es provocado por una hipertensión como por una hipotensión, el suero hipertónico y el agua destilada constituyen, en los casos de vértigo, un tratamiento destacadamente eficaz que permite corregir de forma considerable el trastorno funcional.

La arteria renal es a menudo la responsable de la hipertensión.
- 60 g de cardo mariano (equilibrio simpático-parasimpático).

Hervir en 2 litros de agua hasta reducir a 1 litro, colar y añadir:
- 30 g de corteza de abedul (trastornos cardiorrenales)

30 g de corteza de agracejo (infección de la sangre)

20 g de flores de espino albar (lleva la tensión sanguínea a la normalidad).

15 g de tuya (afecciones de las vías urinarias, vejiga).

Dejar hervir de nuevo durante 10 min, colar y repartir en 8 partes a tomar en 4 días, a razón de 2 veces diarias, durante 16 días consecutivos, descansar 10 días y tomar de nuevo 16 días, es decir, 32 días en total.

O bien: tensión arterial en la fatiga nerviosa y emocional:
- 80 g de cardo mariano (equilibrio simpático-parasimpático, trastornos hepáticos).

Hervir en 2 litros de agua hasta reducir a 1 litro, colar y verter sobre:
- 40 g de milenrama (disminuye la tensión sanguínea)

25 g de flores de espino albar (lleva la presión sanguínea a la normalidad).

Tapar y dejar en infusión durante 30 min, colar, repartir en 6 partes a tomar en 3 días, a razón de 2 veces diarias, 6 días por semana, durante 4 semanas seguidas, es decir, 24 días en total.

O también:
- Una veintena de hojas de olivo (acción hipotensora).

Hervir durante 10 min en 3/4 de litro de agua y a continuación añadir:
- 10 g de milenrama (disminuye la tensión sanguínea)

10 g de pan y quesillo (disminuye la tensión sanguínea, circulación venosa, hígado).

Dejar hervir de nuevo 5 min, colar y distribuir en 4 partes a tomar en 2 días, a razón de 2 veces diarias, durante 4 días consecutivos; descansar 3 días y repetir el proceso 8 veces seguidas, es decir, 32 días en total.

O, en forma de extractos fluidos:

30 ml de E. F. de cardo mariano	30 ml de E. F. de cardo mariano
30 ml de E. F. de abedul	20 ml de E. F. de milenrama
20 ml de E. F. de agracejo	20 ml de E. F. de espino albar
20 ml de E. F. de espino albar	15 ml de E. F. de pan y quesillo
10 ml de E. F. de tuya	

Tomar 30 gotas del primer preparado, en un poco de agua, 3 veces al día, o 40 del segundo, asimismo en un poco de agua, 2 veces diarias.

Uso externo: compresas lumbares con cardo mariano y milenrama para derivar la acción a nivel lumbosacro y llegar a una resonancia favorable sobre las manifestaciones paralelas y las consecuencias de su prolongación.

Hipertensión ocular primitiva o secundaria (glaucoma): compresas frontooculares con cardo mariano y flores de espliego.

Hipotensión

Síndrome caracterizado por el descenso anormal de la tensión arterial, la tendencia a síncopes, cianosis y enfriamiento de las extremidades, la fatiga, las ptosis viscerales y la constipación.

En el varón, la tensión normal llega al máximo que corresponde a la contracción cardíaca que se registra con la toma del pulso radial, que oscila entre 13 y 14 de máxima, cifra del manómetro.

En la mujer, el máximo se sitúa alrededor de 12 a 13 (ordinariamente esta cifra se considera normal hasta 15).

La cifra mínima corresponde al reposo del corazón o diástole. Es igual a la mitad de la tensión máxima más 1.

La hipotensión arterial permanente se señala por una tensión baja que oscila alrededor de 10-11 de máxima, y que puede bajar a 9-8, y por la insuficiencia circulatoria y la anoxia que implica.

Cuando la tensión cae más o menos bruscamente y desciende por ejemplo a 8 de máxima, se produce un síndrome similar a la embriaguez. El paso a esta manifestación podría analizarse de cerca con la llamada «borrachera de los submarinistas», a la que a veces se ven sometidos quienes descienden a determinadas profundidades bajo el agua. De cualquier modo, determinadas formas de depresión nerviosa se caracterizan por esta tendencia variablemente acentuada al sentimiento de esta situación personal.

La hipotensión, o tensión inferior a la normal, se observa en circunstancias diversas. Es un síntoma que a menudo se encuentra en el curso de enfermedades agudas o crónicas. El factor responsable de la agravación de las condiciones hemodinámicas no se conoce. La única complicación que debe temerse, por lo demás, es el desarrollo de una hipertensión arterial pulmonar con la consiguiente resonancia sobre las cavidades cardíacas derechas.

En los sujetos predispuestos a descensos espontáneos de la tensión, la elevación progresiva de la presión pulmonar se adapta al régimen de la gran circulación y no sobrepasa la presión aórtica.

En la mujer, la hipotensión se acompaña a menudo de desviaciones uterinas, incluso hasta el prolapso, de donde se derivan los problemas lumbares de tipo reflejo anoperineal, con todos los detalles relacionados en una situación similar, las resonancias diversas con incidencia variable, como por ejemplo la frecuencia de litiasis biliar, sensación de peso sobre la vejiga o el intestino grueso.

El proceso fisicoquímico de la presión desempeña un papel importante y parece que la caída tensional podría explicarse por la irritación del plexo simpático del útero o por la compresión de la vena cava inferior por el útero (retrodesviación). Esto podría conllevar un aumento de la presión venosa a nivel de las extremidades inferiores y una falta de retorno sanguíneo al corazón.

Hipotensión con incidencia sobre la vesícula biliar, ptosis estomacal y útero:
- 100 g de rizoma de grama de las boticas (estómago, vesícula biliar)
  60 g de flores de maravilla (trastornos hepáticos, regula la función catamenial).

  Hervir en 2 litros de agua hasta reducir a 1 litro, colar y añadir al líquido obtenido:
- 40 g de trébol de agua (atonía y trastornos digestivos)
  50 g de semillas de cardo mariano (molidas en un molinillo de café eléctrico) (hipotensión permanente, trastornos hepatobiliares).

  Dejar hervir de nuevo durante 3 min, colar y filtrar, distribuir en 8 partes a tomar en

4 días, a razón de 2 veces al día, durante 16 días consecutivos cada mes, durante 3 meses seguidos.

O bien en la hipotensión con incidencias sobre la vejiga:
- 60 g de equiseto menor (enfermedades de las vías urinarias, vejiga)
  60 g de hojas de cincoenrama (espasmos, ansiedad).
  Hervir en 2 litros de agua hasta reducir a 1 litro, colar y añadir:
- 50 g de semillas de cardo mariano molidas (hipotensión).

Dejar hervir durante 5 min, colar y filtrar, distribuir en 8 partes a tomar en 4 días a razón de 2 veces diarias, durante 16 días consecutivos, descansar 8 días y tomar de nuevo 16 días, es decir, 32 días en total.

Con incidencia sobre el intestino grueso:
- 100 g de agrimonia (trastornos hepatobiliares)
  60 g de rizoma de grama de las boticas (estado inflamatorio del aparato digestivo).
  Hervir en 2 litros de agua hasta reducir a 1 litro, colar y añadir:
- 25 g de romero (atonía de las vías digestivas)
  50 g de semillas de cardo mariano molidas (hipotensión).

Dejar hervir durante 5 min, colar y filtrar, distribuir en 8 partes a tomar en 4 días, a razón de 2 veces diarias, durante 16 días consecutivos, descansar 8 días y tomar de nuevo 16 días, es decir, 32 días en total.

O también, en hipotensión con afectaciones neurológicas y toda la psicología contenida en los datos relativos a la persona:
- 100 g de agrimonia (amnesia, trastornos visuales).
  Hervir en 2 litros de agua hasta reducir a 1 litro, colar y añadir:
- 60 g de semillas de cardo mariano molidas (hipotensión)
  40 g de albahaca (cefaleas de origen nervioso, vértigos)
  20 g de pasionaria (sedante nervioso, ligeramente narcótico)
  20 g de flores de espino albar (falta de fuerza física y psíquica, insomnio).

Dejar hervir todo durante 3 min, colar, filtrar, distribuir en 8 partes a tomar en 4 días, a razón de 2 veces diarias, durante 16 días consecutivos cada mes, 3 meses seguidos.

O bien: hipotensión con tendencia a los síncopes:
- 60 g de raíz de cariofilada (agotamiento, neurastenia)
  40 g de semillas de cardo mariano molidas (hipotensión).

Hervirlo todo durante 5 min en 1 litro de buen vino tinto con un poco de miel, colar y filtrar y conservar en el frigorífico; tomar 4 cucharadas soperas de este vino 2 veces al día, o bien 3 veces (según las necesidades) diarias, hasta acabar el preparado; tomar 2 o 3 preparados consecutivos.

Las semillas de cardo mariano ejercen una acción muy clara sobre la tensión arterial. Permítasenos destacar la estabilidad que generalmente se obtiene de la regulación tensional y su prolongación una vez suspendido el tratamiento.

Uso externo: compresas lumbares en el sentido tónico reflejo con equiseto menor, cardo mariano y trébol de agua, o bien equiseto menor, cardo mariano y mejorana en caso de problemas uterinos.

5. Capilares

Los capilares, minúsculos vasos sanguíneos, son una red más o menos densa, que tienen una de sus extremidades unida a una arteriola (pequeña arteria) y la otra a una vénula (pequeña vena). La circulación arteriocapilar en los tejidos se encuentra, pues, condicionada por el cambio del débito arteriolar y la presión venosa, así como por factores locales.

Determinadas plantas combaten la fragilidad de los capilares al aumentar su resistencia, manteniendo en buen estado las venas y las arterias, y conservando el equilibrio y la tensión arterial.
- 80 g de cardo mariano (ectasia venosa).

Hervir en 2 litros de agua hasta reducir a 1 litro, colar y añadir:
- 30 g de rizoma de rusco (fragilidad de los capilares)

30 g de corteza de castaño de Indias (fluidifica la sangre venosa).

Dejar hervir de nuevo durante 20 min, colar y distribuir en 8 partes a tomar en 4 días, a razón de 2 veces diarias, 4 días por semana, durante 6 semanas seguidas, es decir, 24 días en total.

O bien:
- 40 g de hojas de hamamelis (trastornos venosos)

25 g de rizoma de rusco (fragilidad capilar).

Hervir durante 10 min en 1 litro de agua, y después verter sobre:
- 30 g de flores de espino albar (actúa sobre el sistema vascular).

Tapar y dejar en infusión durante 20 min, colar y distribuir en 8 partes a tomar en 4 días, a razón de 2 veces diarias, 4 días por semana, durante 6-8 semanas.

O también en las plétoras capilares, en que se trata de la naturaleza neurógena de la vasomotricidad de estas alteraciones vasculares que se refieren a las manifestaciones inflamatorias que afectan las mucosas:
- 80 g de agrimonia (estados inflamatorios)

60 g de hojas de cincoenrama (espasmos, ansiedad).

Hervir en 2 litros de agua hasta reducir a 1 litro, colar y verter sobre:
- 30 g de milenrama (depurativo, descongestivo)

30 g de flores de espino albar (modera el eretismo cardiovascular, regula la tensión sanguínea).

Tapar y dejar en infusión durante 1/2 hora, colar y distribuir en 6 partes a tomar en 3 días, a razón de 2 veces diarias, 6 días por semana, durante 5 semanas seguidas, es decir, 30 días en total.

O, en forma de extractos fluidos:

40 ml de E. F. de cardo mariano	30 ml de E. F. de milenrama
30 ml de E. F. de hamamelis	30 ml de E. F. de agrimonia
20 ml de E. F. de rusco	30 ml de E. F. de cincoenrama
20 ml de E. F. de espino albar	30 ml de E. F. de espino albar

Tomar 40 gotas del primer preparado, o 50 del segundo en un poco de agua, 3 veces al día, a diario, hasta terminar el contenido del frasco.

Recordemos la importancia de la vitamina C2 (o P), la cual disminuye la permeabilidad vascular y aumenta la resistencia de los capilares, y que se encuentra principalmente en las frutas: albaricoque, grosellas, moras, naranjas, pomelos, ciruelas, ciruelas pasas y uva, así como en la cáscara de limón, en la col, el perejil, la escarola, etc.

6. Linfa

La linfa, líquido incoloro o ambarino que llena los vasos linfáticos, procede de la sangre. Contiene gran variedad de glóbulos blancos: los linfocitos, que se producen en los ganglios linfáticos y en el bazo, el timo, las amígdalas y la médula ósea, y las mismas sustancias que el suero sanguíneo en proporciones menos elevadas.

La linfa desempeña un papel importante en la propagación de las infecciones. Contribuye a la nutrición de los tejidos y a su hidratación.

El aumento del número de linfocitos en el curso de una enfermedad vírica constituye la linfocitosis.

La disminución de su número durante una infección aguda, constituye la linfopenia.

Linfocitosis

Es la presencia de una cantidad anormalmente elevada de linfocitos.
- 8 g de flores de manzanilla romana (fiebres mucopurulentas).

Dejar en infusión durante 1 h en 1/2 litro de agua hirviendo en un recipiente tapado, colar y tomar el líquido obtenido en 24 h, distribuido en 4-5 partes durante 8-10 días.

O bien:
- 100 g de rizoma de grama de las boticas (afecciones del sistema linfático y ganglionar).

Hervir en 2 litros de agua hasta reducir a 1 litro, colar y añadir al líquido obtenido:
- 25 g de hojas de nogal (manifestaciones ganglionares, amigdalitis).

Dejar hervir de nuevo durante 10 min, colar, distribuir en 8 partes a tomar en 4 días, a razón de 2 veces diarias, durante 20 días consecutivos.

O también:
- 80 g de hipérico (modera las reacciones inflamatorias)
  20 g de bayas de enebro (obstrucción del bazo).

Hervir durante 10 min en 1 litro de agua, colar, distribuir en 6 partes a tomar en 3 días, a razón de 2 veces diarias, 6 días por semana, durante 4 semanas seguidas, es decir, 24 días en total.

O, en forma de extractos fluidos:

> 30 ml de E. F. de grama de las boticas
> 30 ml de E. F. de nogal
> 30 ml de E. F. de hipérico
> 20 ml de E. F. de enebro

Tomar 50 gotas de este preparado en un poco de agua, 3 veces al día, 5 días consecutivos cada semana, hasta terminar el contenido del frasco.

Linfopenia

Disminución del número de linfocitos:
- 60 g de saponaria (esplenomegalia).

Dejar hervir durante 7 min en 1 litro de agua y en un recipiente esmaltado, y luego añadir:
- 25 g de hojas de alcachofa (enfermedades infecciosas, trastornos de origen hepático).

Dejar hervir 3 min más, colar inmediatamente y conservar en un recipiente no metálico; distribuir en 6 partes a tomar en 3 días, a razón de 2 veces diarias, durante 12 días; descansar 10 días y tomar de nuevo otros 12 días, es decir, 24 días en total.

O bien:
- 50 g de agrimonia (acción citofiláctica).

Hervir durante 15 min en 1 litro de agua y verter sobre:

- 20 g de raíz de genciana (aumenta el número de glóbulos blancos).

Tapar y dejar en infusión durante toda la noche, colar y distribuir en 8 partes, a tomar en 4 días a razón de 2 veces diarias, durante 20 días.

O también:
- 50 g de camedrio (enfermedades infecciosas).

Dejar en infusión durante 30 min y distribuir en 8 partes a tomar en 4 días, a razón de 2 veces diarias, durante 16 días consecutivos.

O, en forma de extractos fluidos:

> 40 ml de E. F. de agrimonia
> 30 ml de E. F. de alcachofa
> 20 ml de E. F. de genciana
> 20 ml de E. F. de camedrio

Tomar 40 gotas de este preparado en un poco de agua, 3 veces al día, 5 días consecutivos cada semana hasta terminar el contenido del frasco.

Uso externo: aplicación local de compresas con manzanilla o bien, con espliego y agrimonia.

Fitoneumología

En neumología, la fitoterapia enfoca los tratamientos del aparato ventilatorio y de las vías respiratorias por medio de las plantas.

El tórax contiene el aparato de la hematosis: conjunto visceral complejo cuya función esencial es asegurar los intercambios aire-sangre.

A partir del momento en que los pulmones de un recién nacido se llenan de aire, esta función esencial que es la respiración durará hasta su último suspiro, al final de la vida.

La regulación de la actividad rítmica de la respiración obedece a un ajuste fisiológico que depende en mayor o menor grado de la homogeneidad de la distribución de la ventilación alveolar y de la circulación pulmonar en las distintas partes del pulmón. La observación de la circulación pulmonar y del estado del corazón permite evaluar la capacidad de la sangre para asegurar el transporte de los gases de la respiración.

Cuando existe una hipoventilación por rigidez torácica, la pérdida de elasticidad del pulmón conlleva una distensión pulmonar que provoca, a su vez, un determinado grado de distensión del tórax. La variación del volumen pulmonar, el déficit funcional, la disminución de la cantidad de parénquima pulmonar, así como de su calidad, la fatiga de la musculatura respiratoria torácica debida a problemas de intercambio gaseoso respiratorio y su repercusión sobre los sistemas neuromuscular y circulatorio pulmonar, afectan al neumogástrico, nervio destinado sólo a las vísceras, en esta dependencia tanto respiratoria como digestiva.

La disfunción respiratoria se encuentra en el origen de afecciones que pueden acompañarse de hipersecreción mucopurulenta y de acúmulo de mucosidades viscosas (flemas).

Absceso pulmonar

Colección de pus que se forma en el tejido pulmonar a expensas de los tejidos circundantes, que son destruidos.

Un absceso pulmonar siempre es provocado por una infección microbiana. El microbio más comúnmente aislado es el estafilococo, que se introduce en el pulmón a través de los bronquios. El diagnóstico se realiza con frecuencia por radiografía, exámenes bacteriológicos, broncoscopia, etc.

Para determinar el origen del absceso, a menudo resulta indispensable radiografiar los senos y las piezas dentarias.

El lampazo mayor es la planta que actúa de forma notable en todos los problemas infecciosos más o menos crónicos, causados por estafilococos.

- 50 g de raíz fresca de lampazo mayor.

Lavarla bien, cortarla a rodajas y dejar hervir en 1 litro y 1/2 de agua hasta reducir a 3/4 de litro, colar y distribuir el líquido obtenido en 9 partes a tomar en 3 días, a razón de 3 veces diarias, durante 6 días consecutivos; descansar 3-4 días y repetir el proceso 3 veces seguidas, es decir, 18 días en total.

O bien:

- 60 g de flores de maravilla (antiséptico, antiestafilococo, obstrucción de los órganos secretores).

Hervir en 2 litros de agua hasta reducir a 1 litro, colar y añadir:
- 25 g de raíz de helenio (bactericida, combate el bacilo de Koch).

Dejar hervir de nuevo durante 5 min, colar, distribuir en 9 partes a tomar en 3 días, a razón de 3 veces diarias, 6 días por semana durante 4 semanas seguidas, es decir, 24 días en total.

O, en forma de extractos:
- 15 g de flores de manzanilla romana (seca las supuraciones).

Dejar en infusión durante 1 hora en 1 litro de agua hirviendo y en un recipiente tapado, colar y tomar el líquido obtenido en 2 días, a razón de 4 veces diarias durante 8-10 días.

O, en forma de extractos:

> 30 g de E. B. de lampazo mayor estabilizado
> 20 ml de E. F. de arándano
> 400 g de jarabe de cinco raíces

Tomar 2 cucharadas soperas de este preparado 4 veces al día, a diario, hasta terminar el preparado, conservar en el frigorífico, dejar transcurrir 4 días y tomar de nuevo un segundo preparado.

O, en extractos fluidos:

> 30 ml de E. F. de maravilla
> 30 ml de E. F. de helenio
> 30 ml de E. F. de saponaria

Tomar 50 gotas de este preparado en un poco de agua, 3 veces al día, a diario, hasta terminar el contenido del frasco.

Uso externo: compresas sobre el pecho con manzanilla y flores de espliego en infusión.

Anginas

Inflamación de la faringe.

Comprende distintas variedades, según la localización y la naturaleza de la infección, y puede ser punto de partida o síntoma de numerosas enfermedades. Se da también el nombre de angina a una serie de afecciones muy diferentes entre sí que no tienen en común más que molestias respiratorias con angustia. Unas anginas requieren reposo en cama durante unos días.

En primer lugar, debe tomarse:
- 25 g de cloruro magnésico (20 g para niños de menos de 7 años).

Disolver en frío en 1 litro de agua. Tomar 1 vaso de este preparado cada 6 horas hasta haber tomado 2 litros; a continuación, pasar a 2 vasos por día, hasta completar el tercer litro.

Además, durante el día, tomar:
- 50 g de agrimonia (antiinflamatorio)

50 g de flores de maravilla (antiséptico, cicatrizante).

Hervir en 2 litros de agua hastar reducir a 1 litro, colar y añadir:
- 60 g de marrubio (modificador de las mucosas respiratorias).

Dejar hervir de nuevo durante 10 min, colar y distribuir en 8 partes a tomar en 4 días, a razón de 2 veces diarias, durante 12 días consecutivos.

O bien:
- 40 g de raíz de helenio (bactericida, cicatrización de las mucosas).

Hervir durante 10 min en 1 litro de agua, luego verter sobre:
- 30 g de albahaca (anginas, inflamación)

20 g de aspérula olorosa (absceso, inflamación).

Tapar y dejar en infusión 10-12 min, colar y distribuir en 8 partes a tomar en 4 días, a razón de 2 veces diarias, durante 12 días consecutivos.

Uso externo: efectuar gargarismos 2 veces al día con 2 cucharadas soperas de vinagre de sidra, en un vaso de agua tibia, y aplicar 2-3 veces diarias una cataplasma de harina de linaza sobre la garganta, dejando que actúe 1/2 hora cada vez, durante 3 días consecutivos.

Asma

A menudo se toma como sinónimo de ahogo, pero este término designa una afección caracterizada por acceso de disnea espiratoria relacionados con el espasmo, la congestión y la hipersecreción bronquial, que sobreviene intermitentemente en los pacientes aquejados de un estado general mórbido.

En el asma verdadera (antes del estadio crónico) no se observan signos bronquiales entre los ataques, y la exploración funcional respiratoria da resultados satisfactorios. La prueba de la acetilcolina muestra siempre, sea cual fuere el estado evolutivo, una hipersensibilidad pulmonar. Al asmático se le considera polisensibilizado: hipersensibilidad alérgica.

En el asma, la «espina irritativa» debe buscarse en el campo del décimo par craneal, a nivel de la rinofaringe, a nivel torácico, y más rara en las regiones digestivas y pélvicas.

Muchos asmáticos pueden ser víctimas de incompatibilidad alimentaria, y entonces les sentará mal la ingesta de determinados alimentos como el limón, las peras, las patatas, las judías, los guisantes, el chocolate, las costillas de cordero, etc.

Se deberá establecer una discriminación entre lo que depende de un nivel fisiológico y lo que se debe al psiquismo.

El factor neuropsíquico tiene, en efecto, un lugar importante en la determinación del asma y desempeña el papel de amplificador y de multiplicador de los ataques.

El asma neumopática es un auténtico problema por la extrema extensión de los elementos a los que va ligada: en la exploración vertebral suele observarse una actitud de retracción dorsal, un estado compensado de la región lumbar y de la pelvis y una desviación del atlas.

El asmático está en el fondo del abismo, aislado en la prueba por la que está pasando, impregnado de esa humedad malsana que siente y de la que quisiera librarse. Su aparato respiratorio se micosa: es el asma-angustia, la indisposición, la lesión broncoalveolar comprobada, hasta la lesión pulmonar.

Incluso si conserva el equilibrio mental, el orden en su conciencia de los datos de la realidad, vive con permanente desánimo la realidad asfixiante de los intercambios gaseosos, los procesos de las lesiones anóxicas, etc.

La razón le dicta que debe afrontar, como mínimo, sus obligaciones. Pero el «es preciso», ese «gran esfuerzo» necesario se torna en estado de lasitud extrema, y todo cuanto deriva de este sector se pone en peligro, con los diferentes espasmos conjuntos.

Es el espasmo del la angustia, de la ansiedad mortal, la pesadilla de vivir semejante destino. Es su rebelión, sus episodios de desánimo extremo, sus abatimientos: la opresión del desorden funcional al que van aparejados los prejuicios de las estasis mucosas, etc. Vive en un estado de aprensión frente a numerosos acontecimientos. Sin embargo, se contiene, se calla y se esfuerza, mientras puede, en no despertar ningún juicio.

Ciertamente, éste es el auténtico estado, pero el análisis es infinitamente más complejo.

El comprender es lo que le puede proporcionar un tratamiento; permitirle este retorno por sí mismo. Es el entendimiento de sus actos relativos al mecanismo complejo de todas estas indisposiciones a las cuales se añade el estado hepatobiliar.
- 100 g de hojas de llantén mayor (todas las afecciones respiratorias).

Dejar hervir en 2 litros de agua hasta reducir a 1 litro, colar y añadir:
- 30 g de hojas de alcachofa (trastornos de origen hepático, asma)

30 g de mejorana (opresión, mucosidades, enfermedades nerviosas).

Dejar hervir de nuevo durante 3 min, colar, distribuir en 6 partes a tomar en 3 días, a razón de 2 veces diarias, 6 días por semana, durante 5 semanas seguidas, es decir, 30 días en total.

O bien:
- 60 g de flores de espliego (trastornos de origen hepático y esplénico, asma).

Hervir durante 7 min en 1 litro de agua y después añadir:
- 30 g de agripalma (asma húmeda, estados de ansiedad)

10 g de hisopo (estasis de las secreciones).

Dejar hervir de nuevo durante 3 min, colar y distribuir en 8 partes a tomar en 4 días, a razón de 2 veces diarias, durante 16 días consecutivos; descansar 8 días y tomar de nuevo otros 16 días, es decir, 32 días en total.

O también:
- 40 g de rizoma de polipodio (activa las secreciones hepatobiliares).

Hervir durante 10 min, en 1 litro de agua, después verter sobre:
- 20 g de raíz de angélica (astenia funcional del aparato digestivo y respiratorio, tónico nervioso).

20 g de aspérula olorosa (digestión difícil, sentimiento de angustia)

30 g de flores de tusílago (favorece la expectoración).

Tapar y dejar en infusión 20 min, colar y filtrar, distribuir en 8 partes a tomar en 4 días, a razón de 2 veces diarias, 4 días consecutivos por semana, durante 6-8 semanas seguidas.

O, en forma de extractos fluidos:

40 ml de E. F. de llantén mayor	30 ml de E. F. de espliego
30 ml de E. F. de alcachofa	30 ml de E. F. de agripalma
30 ml de E. F. de mejorana	30 ml de E. F. de polipodio
20 ml de E. F. de aspérula olorosa	20 ml de E. F. de hisopo
	10 ml de E. F. de angélica

Tomar 60 gotas del primer preparado, o 50 del segundo, en un poco de agua, 2 veces al día, a diario, hasta terminar el contenido del frasco.

Además de los diferentes tratamientos anteriormente indicados, está aconsejado tomar:
- gluconato de magnesio-cobre (Mn-Cu) (tratamiento energético)

Se toman dos dosis perilinguales juntas, 1 vez al día: por la mañana en ayunas o hacia las 13 horas, cada día hasta terminar el contenido del frasco.

Descansar durante una semana y tomar un segundo frasco, pero sólo a razón de 1 día de cada 2, 3 veces por semana.

Uso externo: compresas sobre la nuca, con hojas de llantén mayor.

Este tratamiento aplicado a nivel de las primeras vértebras cervicales es activo paralelamente frente a los diversos mecanismos situados en este sector nervioso central del nivel bulbar en el que se encuentran los centros nerviosos respiratorios: función respiratoria refleja de la laringe, déficit de los centros de la función respiratoria que implican las insuficiencias de que se trata, al mismo tiempo que sobre los mecanismos de contención psicoconflictuales y las amenazas debidas a estas perturbaciones variables, en función de las motivaciones personales, a menudo contradictorias, por la vía contrariada del cambio de alineación y del aplomo.

Bronquitis

Inflamación de la mucosa bronquial que se inicia generalmente en los bronquios de gran calibre, a nivel del hilio.

La afección bronquial primitiva, que se presenta bajo aspectos anatomopatológicos y clínicos diversos, es a menudo responsable de trastornos inflamatorios, neumopatías, por el mecanismo de la hipoventilación alveolar interna y de la estasis de las secreciones.

El trastorno ventilatorio se manifiesta inicialmente por tos, asociada a una broncorrea variable, abundante y purulenta, dolores torácicos y parietales que precisan exploraciones de la función pulmonar para poder asegurar una recuperación funcional de la respiración.

La bronquitis aguda surge a menudo a continuación de una gripe, rubeola o varicela. Evoluciona en dos fases esquemáticas: la de inicio, en la que predomina la sintomatología general y la de maduración, en la que predominan la tos y la expectoración.

Generalmente, los fármacos que fluidifican las secreciones bronquiales favorecen la expectoración, que disminuye claramente, de forma paralela a la tos.

- 40 g de raíz de helenio (calma la tos, modifica las secreciones, facilita la expectoración).

Hervir durante 5 min en 1 litro de agua, luego verter sobre:
- 30 g de hisopo (estasis de las secreciones)
  25 g de hiedra terrestre (expectoración mucosa y purulenta).

Tapar y dejar en infusión durante 20 min, colar y distribuir en 9 partes a tomar en 3 días, a razón de 3 veces diarias, cada día, durante 12-15 días.

O bien:
- 50 g de flores de saúco (enfermedades inflamatorias de los órganos respiratorios).

Hervir durante 10 min en 1 litro de agua, luego verter sobre:
- 30 g de marrubio (tos rebelde, modifica la mucosa respiratoria)
  20 g de flores de gordolobo (sedante, afecciones de las vías respiratorias).

Tapar y dejar en infusión durante 30 min, colar y filtrar bien y distribuir en 9 partes a tomar en 3 días, a razón de 3 veces diarias, durante 12 días consecutivos.

O también:
- 30 g de hiedra terrestre (expectoración mucosa y purulenta)
  15 g de orégano (mucosidades bronquiales)
  30 g de flores de tusílago (tos bronquitis)

Dejarlo todo en infusión durante 30 min en 1 litro de agua hirviendo y en un recipiente tapado, colar y distribuir en 9 partes a tomar en 3 días, a razón de 3 veces diarias, durante 12 días.

O, en forma de extractos fluidos:

40 ml de E. F. de helenio	30 ml de E. F. de saúco
30 ml de E. F. de marrubio	30 ml de E. F. de marrubio
20 ml de E. F. de hisopo	20 ml de E. F. de gordolobo
20 ml de E. F. de gordolobo	20 ml de E. F. de tusílago
	10 ml de E. F. de orégano

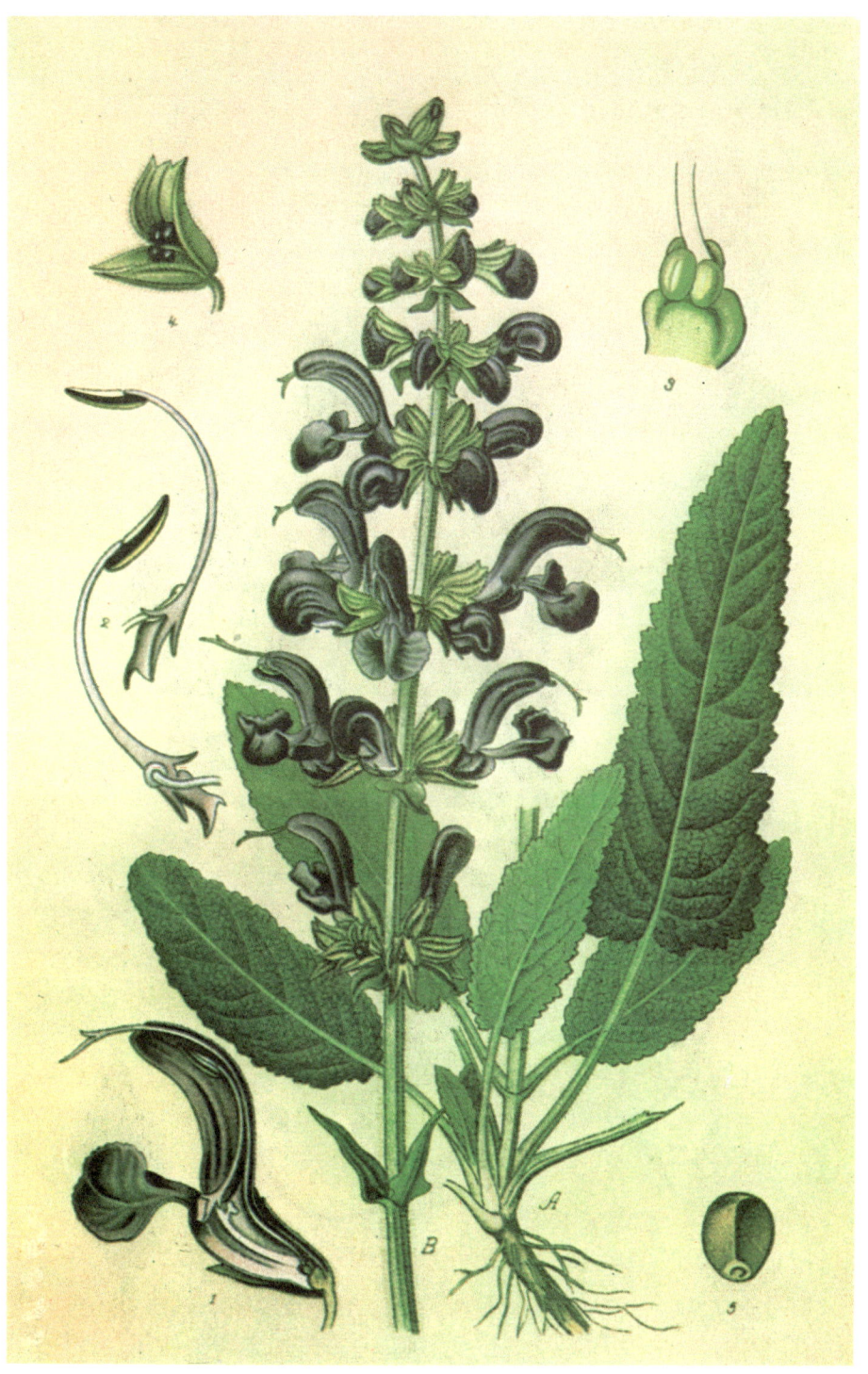

Salvia de prados (*Salvia pratensis*) 320-A

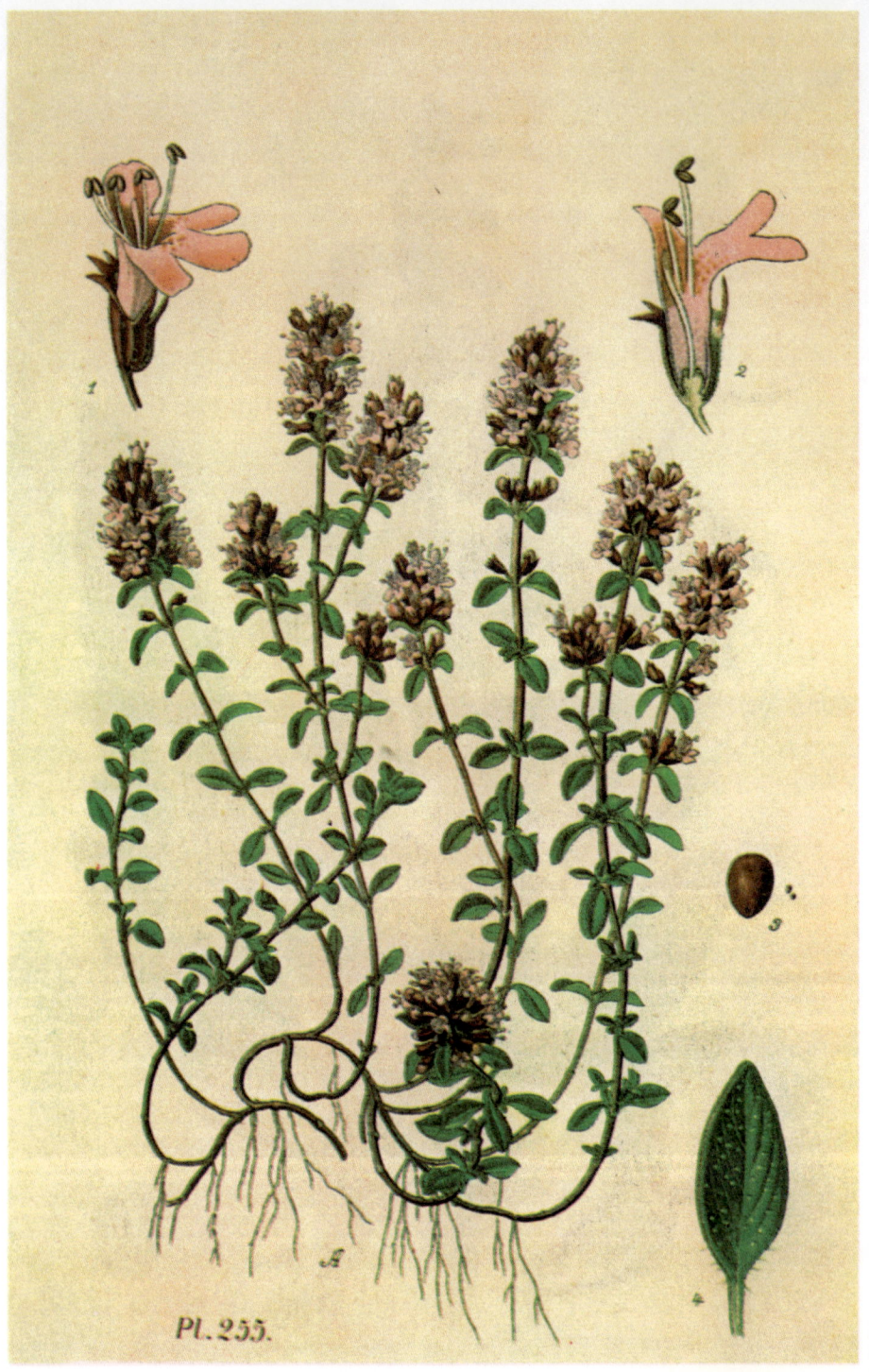

Serpol (*Thymus serphyllum*)

Tomar 50 gotas de uno u otro preparado en un poco de agua, 2 veces al día, a diario, hasta terminar el contenido del frasco.

Uso externo: compresas sobre la garganta y la parte alta del pecho con corteza de encina y flores de espliego, o bien, flores de espliego y yemas de pino albar.

Catarro bronquial

Inflamación agua o crónica de la mucosa bronquial.

Para actuar sobre la secreción y el acúmulo en los bronquios, será más eficaz tratar el estado inflamatorio con plantas emolientes cuya acción favorable tiende a descongestionar los tejidos irritados, a nivel de las paredes internas del organismo.

- 15 g de flores de malva (catarro de las vías respiratorias)
  25 g de flores de espliego (antiséptico, catarro bronquial)
  15 g de flores de violeta (catarro bronquial).

Dejarlo todo en infusión durante 1/2 hora en 1 litro de agua hirviendo y en un recipiente tapado, colar y distribuir el líquido obtenido en 8 partes a tomar en 4 días, a razón de 2 veces diarias, durante 16-20 días.

O bien:
- 50 g de flores de gordolobo (afecciones de las vías respiratorias, sedante)

Hervir durante 10 min en 1 litro de agua, y verter sobre:
- 15 g de orégano (mucosidades bronquiales)
  15 g de hisopo (estasis de las secreciones)
  15 g de flores de tusílagos (lubrifica la mucosa, facilita la expectoración).

Tapar y dejar en infusión durante 20 min, colar y filtrar bien, distribuir en 6 partes a tomar en 3 días, a razón de 2 veces diarias, durante 12-18 días.

O también: medicación expectorante, muy útil cuando el catarro bronquial, por su secreción abundante, complica el cuadro respiratorio:
- 30 g de *Polygala amara* (específico del catarro bronquial)
  30 g de marrubio (tos rebelde, modificaciones de las mucosas)
  30 g de hisopo (estasis de las secreciones).

Hervirlo todo durante 5 min en 1 litro de agua, dejar enfriar, colar y distribuir en 9 partes a tomar en 3 días, 3 veces diarias, durante 12-15 días.

O, en forma de extractos fluidos:

30 ml de E. F. de malva
30 ml de E. F. de espliego
30 ml de E. F. de marrubio
20 ml de E. F. de hisopo
20 ml de E. F. de *Polygala amara*
20 ml de E. F. de gordolobo

Tomar 50 gotas de este preparado en un poco de agua, 3 veces al día, 5 días consecutivos por semana, hasta acabar el contenido del frasco.

Uso externo: compresas sobre el pecho con malva, espliego e hisopo, o bien, marrubio, malva e hisopo.

Congestión pulmonar

Afección caracterizada por una inflamación aguda del pulmón, que conlleva un conjunto de signos similares a los del inicio de la pulmonía, pero no sigue un curso cíclico y se cura en unos días.

Se manifiesta generalmente por fiebre, tos, dolor en la punta del costado y ahogo.
- 20 g de corteza de fresno (febrífugo)

   40 g de hojas de malva (sedante, en todas las enfermedades inflamatorias).

   Hervir durante 10 min en 1 litro de agua y después verter sobre:
- 40 g de flores de borraja (estados irritativos y congestivos).

   Tapar y dejar en infusión durante 10 min, colar y distribuir en 6 partes a tomar en 3 días, a razón de 2 veces diarias, durante 12 días.

   O bien:
- 8 g de manzanilla (febrífugo, detiene la inflamación, calma el dolor).

   Dejar en infusión durante 1 hora en 600 g de agua hirviendo y en un recipiente tapado y tomar el líquido obtenido en 24 horas, en 4 o 5 tomas, a diario, durante 6-8 días.

   O también:
- 30 g de agripalma (ahogos, disnea).

   Hervir durante 5 min en 1 litro de agua, luego verter sobre:
- 15 g de hierba de Santa María (tos espasmódica)

   20 g de hojas de salvia (tos crónica, sudores nocturnos a consecuencia de fiebres prolongadas).

   Tapar y dejar en infusión durante 20 min, colar y distribuir en 6 partes a tomar en 3 días, a razón de 2 veces diarias, durante 12 días.

   O, en forma de extractos fluidos:

30 ml de E. F. de fresno	30 ml de E. F. de fresno
30 ml de E. F. de malva	20 ml de E. F. de *Combretum*
30 ml de E. F. de agripalma	20 ml de E. F. de hierba de Santa María
	20 ml de E. F. de salvia

Tomar 50 gotas de uno u otro de estos preparados en un poco de agua, 2 veces al día, a diario, hasta terminar el contenido del frasco.

Uso externo: compresas sobre la región dorsal con yemas de pino albar, o bien con espliego y naranjo dulce.

Coriza o fiebre del heno

Es un catarro agudo de las mucosas nasales y oculares que sobreviene de forma periódica en determinadas personas, en la época de la floración de las gramíneas.
- 60 g de *Curcuma xanthorriza* (desinfección de las vías hepatobiliares)

   60 g de raíz de gatuña (obstrucción hepática y vascular)

   30 g de flores de gordolobo (afecciones de las vías respiratorias, estados inflamatorios).

   Hervirlo todo durante 10 min en 1 litro de agua, colar y filtrar bien, distribuir en 6 partes a tomar en 3 días, a razón de 2 veces diarias, 6 días por semana, durante 4 semanas, es decir, 24 días en total.

   O bien:
- 60 g de rizoma de polipodio (catarros crónicos, aumenta las secreciones biliares).

   60 g de hojas de olmo (catarro de las mucosas).

   Hervir en 2 litros de agua para reducir a 1 litro, colar y añadir:
- 40 g de raíces de tormentilla (todas las secreciones mucosas)

   40 g de raíz de helenio (cicatrización de las mucosas)

   40 g de hiedra terrestre (catarro pulmonar, afecciones de las vías respiratorias).

   Hervir de nuevo durante 5 min, colar, repartir en 9 partes a tomar en 3 días, a razón de 3 veces diarias, 6 días por semana, durante 3 semanas seguidas, es decir, 18 días en total.

O también:
- 60 g de cardo mariano (fiebre del heno, equilibrio vagosimpático).

Hervir en 2 litros de agua hasta reducir a 1 litro, colar y añadir:
- 60 g de marrubio (modificador de las mucosas).

Dejar hervir de nuevo durante 10 min, después verter sobre:
- 25 g de romero (catarros crónicos y mucosos, hígado).

Tapar y dejar en infusión durante 20 min, colar y distribuir en 8 partes a tomar en 4 días, a razón de 2 veces diarias, durante 20 días consecutivos.

O, en forma de extractos fluidos:

30 ml de E. F. de *Curcuma xanthorriza*	40 ml de E. F. de cardo mariano
30 ml de E. F. de gatuña	30 ml de E. F. de polipodio
30 ml de E. F. de marrubio	30 ml de E. F. de olmo
20 ml de E. F. de gordolobo	20 ml de E. F. de romero
20 ml de E. F. de helenio	20 ml de E. F. de hiedra terrestre

Tomar 50 gotas de uno u otro de estos preparados en un poco de agua, 2 veces al día, a diario, hasta acabar el contenido del frasco.

Uso externo: enemas con cardo mariano y mejorana, o bien con equiseto menor, espliego y marrubio negro.

«La vía rectal permite la absorción rápida del principio activo medicamentoso, que evita la barrera hepática y, a través de los tejidos y las venas hemorroidales inferiores, tributarios de la vena cava, actúa directamente en la red capilar pulmonar» (A. Jacquelin).

Disnea

Dificultad respiratoria. Ésta es una vieja palabra griega que utilizó ya Jenofonte, quien al parecer la definió como «angustia respiratoria asociada a un esfuerzo ventilatorio aumentado».

En la función respiratoria, se distinguen tres partes: respiración tisular, circulación y ventilación.

Esta última se refiere a la renovación del aire en los pulmones. Está asegurada gracias al juego osteomuscular del tórax y de los músculos abdominales que constituyen la mecánica (respiratoria) ventilatoria.

La palabra ventilación tiene también un sentido cuantitativo: volumen total de aire espirado por un individuo durante la unidad de tiempo. Se mide generalmente en litros por minuto, y se calcula hallando el producto del volumen corriente por la frecuencia ventilatoria.

La noción de disnea es un concepto relativo, un síntoma que abarca desde la simple sensación subjetiva de opresión en el curso de un esfuerzo graduado, por ejemplo, hasta las grandes dificultades respiratorias visibles y acompañadas de angustia. La disnea puede tener diversas causas: obstáculo laríngeo, compresión pulmonar, estasis de las secreciones bronquiales, edema pulmonar por insuficiencia cardíaca, dilatación alveolar, etc. Puede también depender de una alergia, de una autointoxicación a consecuencia de determinadas afecciones o, simplemente, ser de origen nervioso.

Para aliviar al enfermo, se precisa, pues, recurrir a un tratamiento que variará según las circunstancias.
- 30 g de marrubio negro (trastornos nerviosos, estados de ansiedad)

10 g de raíz de aristoloquia (estados nerviosos, asmatiformes).

Hervir durante 5 min en 1 litro de agua, colar y verter sobre:

- 30 g de aspérula olorosa (sensación de angustia, digestión difícil).

Tapar y dejar en infusión durante 20 min, colar y distribuir en 6 partes a tomar en 3 días, a razón de 2 veces diarias, durante 12 días; descansar una semana y tomar de nuevo 12 días, es decir, 24 días en total.

O bien:
- 40 g de agripalma (ahogo, disnea).

Hervir durante 3 min en 1 litro de agua y verter sobre:
- 25 g de flores de espino albar (dificultad respiratoria, sensación de angustia, modera el aparato cardiovascular).

Tapar y dejar en infusión durante 1/2 hora, colar y distribuir en 6 partes a tomar en 3 días, a razón de 2 veces diarias, 6 días por semana, durante 5 semanas seguidas, es decir, 30 días en total.

O también:
- 60 g de estigmas de maíz (diurético, calma el dolor y la inflamación)
  60 g de hojas de vincapervinca (oxigenación tisular).

Hervir en 2 litros de agua hasta reducir a 1 litro, colar y añadir:
- 20 g de milenrama (seca las secreciones mucosas)
  20 g de hisopo (estasis de las secreciones)
  20 g de marrubio (edema, actúa sobre la fibra cardíaca).

Dejar hervir de nuevo durante 3 min, colar y tomar en 8 partes en 4 días, a razón de 2 veces diarias, durante 16 días consecutivos; descansar 8-10 días, y tomar otros 16 días más.

O en forma de extractos fluidos:

30 ml de E. F. de marrubio negro	30 ml de E. F. de maíz
30 ml de E. F. de espino albar	30 ml de E. F. de vincapervinca
20 ml de E. F. de aspérula olorosa	30 ml de E. F. de milenrama
20 ml de E. F. de agripalma	20 ml de E. F. de hisopo
	20 ml de E. F. de marrubio

Tomar 50 gotas del primer preparado en un poco de agua, 2 veces al día, o 40 gotas del segundo, asimismo en un poco de agua, 3 veces al día, 5 días consecutivos por semana, hasta terminar el contenido del frasco.

Uso externo: baños de manos o de antebrazos con equiseto menor y mejorana, o bien con vid roja, vincapervinca e hisopo.

El tratamiento con baños de manos o de antebrazos conlleva por lo general una intensa sudoración de la cabeza, a veces de todo el cuerpo, una sensación de alivio y descontracción que se nota rápidamente. La ventilación respiratoria se hace más fácil, de donde se desprende una sensación real de respirar mejor, de restablecimiento dinámico del sector de suspensión de la caja torácica superior, y paralelamente, un sentimiento íntimo de equilibrio.

La persona que se siente mejor «ve más claro» en lo que se refiere a su problema anterior y recobra la confianza en sí misma.

Enfisema

Es una complicación frecuente de la bronquitis crónica consecutiva a la afectación bronquiolar, que requiere la investigación de la existencia de un catarro.

En el examen histológico, existe una distensión alveolar y una atrofia tisular. Los tabiques interalveolares están adelgazados, y algunos se han roto (existe una confluencia de alveolos). Los capilares se alargan y obliteran, lo cual reduce el lecho vascular pul-

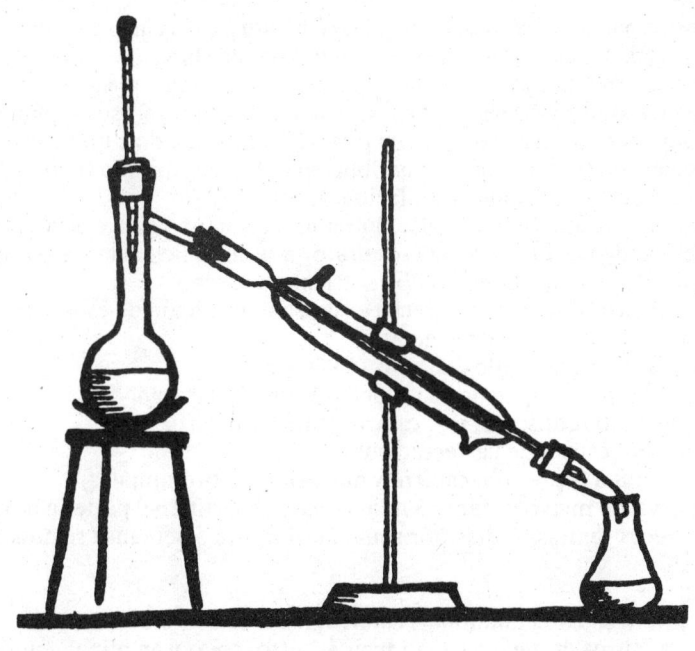
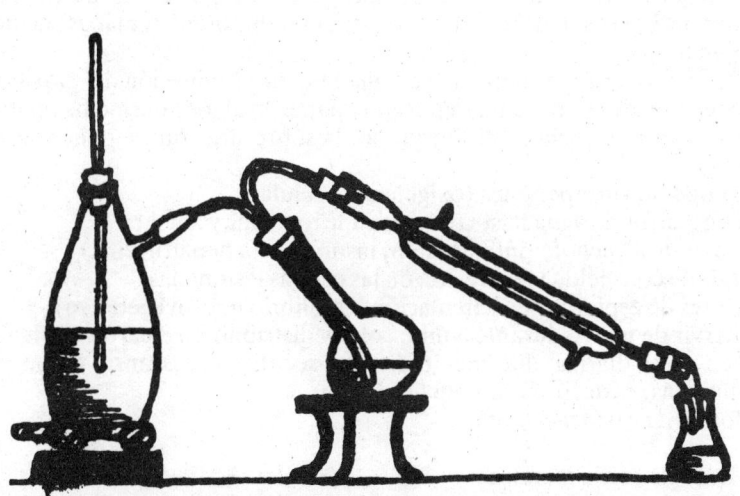

Elementos de laboratorio destinados a la decantación de líquidos.

monar, las fibras elásticas desaparecen o aparecen adelgazadas, aplanadas, y muchas de ellas se rompen. El soporte conjuntivo es delgado.

Las lesiones vasculares, la atrofia tisular y la obstrucción bronquial reagrupan todos los enfisemas.

El enfisema pulmonar crónico es un proceso habitual en el curso de la involución fisiológica debida a la edad, pero, sobre todo, es resultado de una larga evolución patológica que actúa sobre los sistemas bronquiolar y alveolar, cuyas alteraciones se agregan a un síndrome de insuficiencia respiratoria crónica, al cual se añadirá a menudo el estado rinofaringolaríngeo.

El enfisema crónico se compone de tres factores asociados: un trastorno de la ventilación alveolar, un trastorno de la distribución del aire inspirado (lentitud-desigualdad) y un desajuste de las relaciones ventilación-perfusión.

Las modificaciones de la circulación pulmonar actúan sobre el sistema cardíaco, y estos brotes agudos de insuficiencia respiratoria se complican, a la larga, con un *cor pulmonale* crónico con episodios de fallo ventricular derecho.

La insuficiencia ventricular derecha es una complicación de estos enfisemas que han llegado a la descompensación terminal.
- 80 g de cardo mariano (fallo del aparato vascular).

Hervir en 2 litros de agua hasta reducir a 1 litro, colar y añadir:
- 30 g de marrubio (enfisema, tos, catarro, cardiotónico)

  20 g de hisopo (estasis de las secreciones)

  20 g de mejorana (opresión, catarro y mucosidades bronquiales).

Dejar hervir de nuevo durante 3 min, colar y repartir en 9 partes a tomar en 3 días, a razón de 3 veces diarias, 6 días por semana, durante 5 semanas seguidas, es decir, 30 días en total.

O bien:
- 100 g de malva (edema pulmonar, catarro, inflamación bronquial).

Hervir en 2 litros de agua hasta reducir a 1 litro, colar y añadir al líquido obtenido:
- 30 g de flores de espliego (enfermedades pulmonares, antiséptico)

  20 g de marrubio negro (espasmos nerviosos).

Dejar hervir de nuevo durante 5 min, retirar del fuego y añadir:
- 20 g de hiedra terrestre (afecciones bronquiales, expectoración mucopurulenta).

Tapar y dejar en infusión durante 1/2 hora, colar y repartir en 9 partes a tomar en 3 días, a razón de 3 veces diarias, 6 días por semana, durante 5 semanas seguidas, es decir, 30 días en total.

El déficit del oxígeno se acompaña de una falta de eliminación del dióxido de carbono, cuya retención desempeña un importante papel en el mecanismo fisiopatológico del trastorno de la insuficiencia respiratoria, por la sobrecarga que supone sobre el estado cardiovascular.
- 100 g de hojas de vincapervinca (oxigenación celular).

Hervir en 2 litros de agua hasta reducir a 1 litro, colar y añadir:
- 30 g de hojas de alcachofa (intoxicación, insuficiencia hepatorrenal)

  20 g de raíz de consuelda (reparación de las células lesionadas)

  20 g de flores de espino albar (circulación, equilibrio neurovegetativo).

Dejar hervir de nuevo durante 3 min, colar y distribuir en 8 partes a tomar en 4 días, a razón de 2 veces diarias, durante 16 días consecutivos; descansar 8 días y tomar de nuevo 16 días más, es decir, 32 días en total.

O, en forma de extractos fluidos:

40 ml de E. F. de cardo mariano	30 ml de E. F. de malva
30 ml de E. F. de marrubio	30 ml de E. F. de espliego
20 ml de E. F. de hisopo	30 ml de E. F. de marrubio negro
20 ml de E. F. de mejorana	20 ml de E. F. de hiedra terrestre

Tomar 50 gotas del primer preparado, o 60 del segundo en un poco de agua, 2 veces al día, hasta terminar el contenido del frasco.

O bien:

> 30 ml de E. F. de vincapervinca
> 30 ml de E. F. de alcachofa
> 30 ml de E. F. de espino albar
> 20 ml de E. F. de consuelda

Tomar 50 gotas de este preparado en un poco de agua, 2 veces al día, hasta terminar el contenido del frasco.

Cuando lo permita la situación, puede tomarse, además de los tratamientos anteriormente indicados, el equivalente de 4 a 5 cucharadas soperas de zumo fresco de capuchina, en un poco de agua, 1 vez al día hacia las 13 o las 20 horas, a diario, durante 2 semanas consecutivas, procediendo como en la preparación de un zumo de hortalizas (crudo).

El zumo de capuchina (hoja y flores) fluidifica la expectoración, las mucosidades purulentas se tornan mucosas, disminuye la tos, cesan las sudoraciones y la fiebre.

Uso externo: compresas sobre la parte alta del pecho con cardo mariano, espliego y marrubio negro, o bien con espliego, vincapervinca, consuelda e hisopo.

Gripe

Enfermedad contagiosa y epidémica caracterizada por su inicio por lo general brusco: escalofríos acompañados de fiebre, migraña, agujetas, pérdida del apetito e inflamación de las mucosas rinofaríngea y respiratoria. La gripe se debe a un virus invasor que por si solo determina el cuadro de un resfriado de cabeza, pero cuya asociación con otros gérmenes patógenos puede adoptar tanto una forma intestinal como provocar accidentes broncopulmonares más o menos graves.

La gripe provoca epidemias a escala mundial, y es la única enfermedad infecciosa contra la cual no se ha logrado todavía preparar una vacuna eficaz.

Para luchar contra los estados gripales y todas sus complicaciones:
- 10 g de flores de manzanilla romana (hace descender la fiebre, actúa sobre el aparato gastrointestinal, previene las supuraciones, calma los dolores).

Dejar en infusión durante 1 hora, en 3/4 de litro de agua hirviendo y en un recipiente tapado, colar y distribuir en 6 partes a tomar en 2 días, a razón de 3 veces diarias, durante 6 días consecutivos.

O bien:
- 40 g de flores de espliego (antiséptico, gripe, congestión, migrañas).

Hervir durante 10 min en 1 litro de agua, colar y verter sobre:
- 30 g de flores de borraja (estado de irritación y congestión, fiebre)

30 g de serpol (afecciones de las vías respiratorias, tónico nervioso).

Tapar y dejar en infusión 10-12 min, colar y distribuir en 6 partes a tomar en 2 días, a razón de 3 veces diarias, durante 6-8 días.

O bien, en caso de gripe intestinal:
- 20 g de flores de malva (inflamación de las mucosas)

40 g de bayas de arándano (regulariza las heces, enfermedades infecciosas del intestino)

20 g de raíz de regaliz (espasmos intestinales, fiebre, inflamaciones de las vías respiratorias).

Dejarlo hervir todo durante 10 min en 1 litro de agua, colar y distribuir en 6 partes a tomar en 2 días, a razón de 3 veces diarias, durante 8 días.

Además de los distintos tratamientos enunciados, se aconseja tomar: gluconato de cobre-oro-plata (Cu-Au-Ag); tratamiento energético: 2 dosis perilinguales por la mañana en ayunas o hacia las 13 horas, durante 4 días consecutivos; luego, proseguir hasta acabar el contenido del frasco, a razón de 1 día cada 2, 3 veces por semana.

Uso externo: compresas sobre la garganta y la parte alta del pecho, con hojas de llantén mayor y flores de espliego, o, según el caso, compresas abdominales con corteza de encina, olmo y mejorana.

Insuficiencia respiratoria

Imposibilidad de los pulmones de asegurar una oxigenación suficiente de la sangre. Por lo común es consecuencia de un proceso patológico que perturba los intercambios gaseosos entre al aire y la sangre, a nivel pulmonar.

La insuficiencia respiratoria es uno de los campos de la medicina en que los datos patológicos se deducen estrechamente del conocimiento de la fisiología. El estudio de los diferentes tiempos de la función respiratoria normal: ventilación, difusión alveolocapilar y circulación capilar pulmonar, conduce a clasificar las formas clínicas de la insuficiencia respiratoria crónica en: enfermedades ventilatorias, enfermedades de la difusión, enfermedades de la circulación y enfermedades de mecanismo mixto.

La insuficiencia respiratoria crónica del adulto equivale al término fisiopatológico de las bronconeumopatías crónicas. Es la expresión de una enfermedad involutiva que puede suceder a un asma bronquial tardía que afecte a los bronquiolos y las terminaciones bronquioalveolares y se asocie a cierto grado de esclerosis pulmonar con enfisema importante.

El tratamiento de las diferentes formas de insuficiencia debe afrontarse según el trastorno fisiopatológico predominante en cada una de ellas.

- 40 g de agripalma (debilidad, disnea)

30 g de *Galeopsis ochroleuca* (aumenta la elasticidad y la resistencia de las mucosas pulmonares).

Hervir durante 5 min en 1 litro de agua, retirar del fuego y añadir:

- 20 g de raíz de angélica (astenia funcional del aparato respiratorio).

Tapar y dejar en infusión durante 1/2 hora, colar y distribuir en 6 partes a tomar en 3 días, a razón de 2 veces diarias, 6 días por semana, durante 5 semanas seguidas, es decir, 30 días en total.

O bien:

- 100 g de rizoma de grama de las boticas (catarro bronquial crónico).

Hervir en 2 litros de agua hasta reducir a 1 litro, colar y añadir:

- 20 g de bayas de enebro (activa los intercambios, aumenta la actividad respiratoria)

20 g de culantro (incapacidad para el esfuerzo)

20 g de hidra terrestre (estimula los órganos de la respiración).

Dejar hervir de nuevo durante 3 min, colar y distribuir en 8 partes a tomar en 4 días, a razón de 2 veces diarias, durante 16 días consecutivos; descansar 8-10 días y tomar de nuevo otros 16 días.

O también:

- 60 g de cardo mariano (fallo del aparato cardiovascular, hígado).

Hervir en 2 litros de agua hasta reducir a 1 litro, colar y añadir:

- 20 g de camedrio (catarro pulmonar crónico)

15 g de yemas de álamo negro (estasis bronquial)

10 g de semillas de anís (afecciones bronquiales).

Dejar hervir de nuevo durante 3 min, retirar del fuego y añadir:

- 30 g de alquimila alpina (debilidad nerviosa, sangre).

Tapar y dejar en infusión durante 15 min, colar y distribuir en 6 partes a tomar en 3 días, a razón de 2 veces diarias, durante 6 días consecutivos; descansar de 3 a 4 días, y repetir el proceso sucesivamente hasta haber completado 4 o 5 períodos, es decir 24-30 días.

O en forma de extractos fluidos:

30 ml de E. F. de grama de las boticas	30 ml de E. F. de cardo mariano
30 ml de E. F. de agripalma	30 ml de E. F. de alquimila alpina
20 ml de E. F. de angélica	20 ml de E. F. de enebro
20 ml de E. F. de culantro	20 ml de E. F. de hiedra terrestre

Tomar 50 gotas de uno u otro de estos preparados, en un poco de agua, cada día, hasta terminar el contenido del frasco.

Uso externo: compresas sobre la nuca con llantén mayor y violeta (flores y hojas), para la insuficiencia respiratoria y el intercambio gaseoso, o bien con llantén mayor y trébol de agua, para fenómenos de oxidación tisular a nivel del sistema nervioso central, regulación de los anticuerpos.

Laringitis

Nombre que se da a todas las inflamaciones de la laringe, sean agudas o crónicas.

La laringitis, que por lo general se acompaña de ronquera, tos y a veces de una sensación de picor en la garganta, afecta sobre todo a los niños, pero puede contraerse a cualquier edad.

Cuando la inflamación es importante, la respiración puede ser sibilante, con una tos ronca, pese a que se mantenga un buen estado general.

- 60 g de agrimonia (ronquera, dolor de garganta, inflamación)

  20 g de raíz de helenio (irritabilidad de la laringe, calma la tos).

  Hervir durante 10 min en 1 litro de agua, luego verter sobre:
- 15 g de serpol (afecciones de las vías respiratorias, sistema nervioso).

Tapar y dejar en infusión durante 10-12 min, colar y tomar el líquido en 3 o 4 días, según la edad, a razón de 3 veces diarias, durante 6-9 días.

O bien:

- 50 g de malva (suaviza cualquier inflamación de las vías respiratorias)

  50 g de raíz de lampazo mayor (inflamación de garganta y boca).

  Hervir durante 10 min en 1 litro de agua, retirar del fuego y añadir:
- 25 g de flores de borraja (irritación, congestión, inflamación).

Tapar y dejar en infusión durante 10 min, colar y filtrar, distribuir en 9 partes a tomar en 3 días, a razón de 3 veces diarias, durante 6-9 días.

O también:

- 30 g de flores de espliego (laringitis).

  Hervir durante 10 min en 1 litro de agua, y verter sobre:
- 20 g de flores de tusílago (laringitis)

  20 g de flores de erísimo (fatiga de la voz, afecciones laríngeas y faríngeas, inflamación dolorosa de la garganta).

Tapar y dejar en infusión durante 20 min en un recipiente tapado, colar y filtrar, distribuir en 9 partes a tomar en 3 días, a razón de 3 veces diarias, durante 9 días.

O, en forma de extractos fluidos:

30 ml de E. F. de agrimonia	30 ml de E. F. de malva
30 ml de E. F. de helenio	30 ml de E. F. de espliego
20 ml de E. F. de serpol	20 ml de E. F. de tusílago

Tomar 40 o 50 gotas de uno u otro de estos preparados en un poco de agua 2-3 veces por día, según la edad.

Uso externo: compresas sobre la garganta en forma de concentrado, con malva, espliego o bien espliego y agrimonia.

Neumonía (bronconeumonía) o neumonía lobar

Afección caracterizada por la inflamación del parénquima (tejido) pulmonar y de los bronquios. Por lo general es consecuencia de una afección de las vías respiratorias y a veces secundaria a una enfermedad general. A menudo afecta a un lóbulo pulmonar en su totalidad. Se inicia bruscamente, con fiebre y escalofríos y se acompaña de dolor en punta de costado, tos violenta y expectoración.

Dada la importancia que en estos estados pleurotraqueobroncopulmonares más o menos purulentos tiene el tratamiento con compresas dorsales, tal como hemos señalado anteriormente, hay que hacer hincapié en el líquido preparado para este fin:
- 250 g de flores de espliego (trastornos de origen infeccioso, neumonía).

Dejar en infusión durante 2 horas en 5 o 6 litros de agua hirviendo en un recipiente tapado, colar y, antes de utilizar el líquido para preparar las compresas, retirar 1/2 litro, recalentarlo y verterlo sobre:
- 15 g de marrubio (tos, dolor torácico, neumonía)

  8 g de tomillo (modifica las secreciones, modera los espamos).

Tapar y dejar en infusión durante 10-12 min, colar de nuevo y distribuir en 6 partes a tomar en 3 días, a razón de 2 veces diarias, durante 15-18 días.

O bien:
- 70 g de hojas de llantén mayor (afecciones de las vías respiratorias)

  70 g de hierba de San Roberto (hemoptisis leves).

Hervir en 2 litros de agua hasta reducir a 1 litro, colar y añadir al líquido obtenido:
- 30 g de raíz de primavera (neumonía, afecciones del aparato respiratorio)

  30 g de raíz de helenio (calma la tos, facilita la expectoración).

Dejar hervir de nuevo durante 5 min, colar y distribuir en 6 partes a tomar en 3 días, a razón de 2 veces diarias, 6 días por semana, durante 3 semanas seguidas, es decir, 18 días en total.

O bien:
- 30 g de flores de malva (irritación, inflamación de las vías respiratorias).

Hervir durante 10 min en 1 litro de agua, luego verter sobre:
- 25 g de yemas de álamo negro (neumonía, estado inflamatorio del aparato respiratorio)

  25 g de flores de borraja (actúa sobre los capilares pulmonares).

Tapar y dejar en infusión durante 20 min, colar y distribuir en 6 partes a tomar en 3 días, a razón de 2 veces diarias, 6 días por semana, durante 4 semanas seguidas, es decir, 24 días en total.

O, en forma de extractos fluidos:

40 ml de E. F. de espliego	30 ml de E. F. de llantén mayor
30 ml de E. F. de marrubio	30 ml de E. F. de hierba de San Roberto
20 ml de E. F. de tomillo	30 ml de E. F. de malva
	20 ml de E. F. de helenio

Tomar 50 gotas del primer preparado, o 60 del segundo en un poco de agua, 2 veces al día, hasta terminar el contenido del frasco.

Uso externo: compresas dorsales con flores de espliego.

Pleuresía

Inflamación aguda o crónica de la pleura, membrana que tapiza la superficie externa de los pulmones y la interna de la caja torácica.

Existen diferentes variedades de pleuresía, según el tipo de líquido estancado, la causa determinante, la localización y extensión del derrame y la edad del individuo.

La pleuresía seca, también llamada pleuritis, se caracteriza por la ausencia de derrame.

Los síntomas de pleuresía son: tos seca, dolor más o menos intenso en punta de costado y molestias respiratorias.

- 40 g de hojas de abedul (edema, derrame seroso, disnea)
  30 g de hojas de alcachofa (hipersecreción, derrame).
  Hervir durante 10 min en 1 litro de agua y verter sobre:
- 20 g de hisopo (estasis de las secreciones).

Tapar y dejar en infusión durante 20 min, colar y distribuir en 9 partes a tomar en 3 días, a razón de 3 veces diarias, durante 6 días consecutivos; descansar 4 días y repetir el proceso 4 veces seguidas, es decir, 24 días en total.

O bien:
- 30 g de raíz de diente de león (catarro bronquial)
  40 g de marrubio (infiltración serosa del pulmón).
  Hervir durante 10 min en 1 litro de agua, y luego añadir:
- 20 g de bayas de enebro (modifica las secreciones, derrame mucoso crónico)
  20 g de flores de gordolobo (inflamación, dolor, disnea).

Dejar hervir de nuevo durante 3 min, colar y filtrar, distribuir en 9 partes a tomar en 3 días, a razón de 3 veces diarias, durante 12 días; descansar una semana y tomar de nuevo 12 días, es decir, 24 días en total.

O también:
- 50 g de flores de saúco (favorece la eliminación, pleuresía, neumonía).

Hervir en 2 litros de agua hasta reducir a 1 litro, colar y verter sobre el líquido obtenido sobre:
- 25 g de flores de retama negra (afecciones diversas del aparato respiratorio, pleuresía, neumonía)
  25 g de vellosilla (edema, disnea).

Tapar y dejar en infusión durante 30 min, colar y distribuir en 8 partes a tomar en 4 días, a razón de 2 veces diarias, durante 8 días consecutivos; descansar 4 días y repetir el proceso 3 veces seguidas, es decir, 24 días en total.

O, en caso de pleuritis:
- 30 g de hojas de vincapervinca (enfermedad del pulmón, dolor torácico)
  30 g de raíz de helenio (se opone al desarrollo del bacilo de Koch)
  30 g de hipérico (dolor en punta de costado, afecciones pulmonares).
  Hervirlo todo durante 6 min en 1 litro de agua, después verter sobre:
- 20 g de hiedra terrestre (actúa sobre las mucosas del aparato respiratorio).

Tapar y dejar en infusión durante 15 min, colar y distribuir en 9 partes a tomar en 3 días, a razón de 3 veces diarias, 6 días por semana, durante 5 semanas seguidas, es decir, 30 días en total.

O, en forma de extractos fluidos:

30 ml de E. F. de abedul	30 ml de E. F. de marrubio
30 ml de E. F. de alcachofa	20 ml de E. F. de diente de león
20 ml de E. F. de hisopo	20 ml de E. F. de enebro
20 ml de E. F. de gordolobo	20 ml de E. F. de retama negra

Tomar 50 gotas de uno u otro de estos preparados, en un poco de agua, 2 veces al día, a diario, hasta terminar el contenido del frasco.

O bien:

> 30 ml de E. F. de helenio
> 30 ml de E. F. de hipérico
> 30 ml de E. F. de vincapervinca
> 20 ml de E. F. de hiedra terrestre

Tomar 60 gotas de este preparado en un poco de agua, 2 veces al día.

Uso externo: vincapervinca, saúco y marrubio, o bien, corteza de olmo, equiseto menor y mejorana; una u otra de estas fórmulas en compresas dorsales, para actuar sobre la pleura, tanto en las neumopatías (manifestaciones pleurales, ya que el sistema pulmonar es el centro de todos los vasos sanguíneos y linfáticos) como en los procesos patológicos graves.

Resfriado

Es producido generalmente por una exposición más o menos prolongada al frío o la humedad, y puede tener serias consecuencias.

- 20 g de flores de gordolobo (inflamación, dolor)
  20 g de flores de malva (irritación, inflamación de las vías respiratorias)
  20 g de flores de saúco (inflamación, favorece la eliminación)
  20 g de flores de espliego (antiséptico, enfermedades pulmonares).

Hervirlo todo durante 5 min en 1 litro de agua, dejar enfriar, colar prensando, filtrar y distribuir en 9 partes a tomar en 3 días, a razón de 3 veces diarias, durante 3-6-9 días, según el caso.

O bien:
- 40 g de flores de gordolobo (inflamación, dolor)
  10 g de orégano (tos, dolor de garganta, tónico nervioso).

Hervir durante 5 min, en 1 litro de agua, colar y filtrar; se toma en 9 partes, en 3 días, a razón de 3 veces diarias, durante 6 días consecutivos.

O también:
- 70 g de flores de saúco (inflamación, favorece la eliminación)
  50 g de flores de malva (inflamación, dolor).

Hervir en 2 litros de agua hasta reducir a 1 litro y colar prensando; el líquido obtenido se toma en 4 días, a razón de 3 veces diarias, durante 8 días.

Uso externo: se aconseja tomar un baño caliente y, si no se puede, un pediluvio con flores de espliego y yemas de espino albar.

Rinitis

Inflamación aguda o crónica de la mucosa de las fosas nasales que se acompaña frecuentemente de rinorrea. (Véase Coriza, pág. 322).

Uso externo: vahos con manzanilla.

La rinitis crónica se debe esencialmente a una inflamación que arrastra la mucosa nasal, y conlleva una modificación patológica de la mucosa y la submucosa.

Cuando existe rinitis y sinusitis crónica: compresas frontooculares con flores de espliego y hojas de naranjo dulce.

Ronquera o afonía

Modificación del timbre de la voz, que se hace más grave, como velado, que puede incluso llegar a extinguirse.

La ronquera o afonía puede acompañar a un resfriado o a determinadas enfermedades infecciosas más graves. Se observa en las lesiones de las cuerdas vocales, del nervio recurrente y en muchas afecciones nerviosas.

- 80 g de agrimonia (inflamación, ronquera, dolor de garganta).

Hervir en 2 litros de agua hasta reducir a 1 litro, colar y verter sobre:
- 30 g de alquimila alpina (agotamiento nervioso)
  25 g de yemas de abeto (traqueolaringitis).

Tapar y dejar en infusión durante 15 min, colar y distribuir en 9 partes a tomar en 3 días, a razón de 3 veces diarias, durante 9-12 días.

O bien:
- 15 g de flores de malva (dolor de garganta, inflamación)
  20 g de poleo (afonía, afecciones nerviosas)
  20 g de hojas de salvia (tónico nervioso, actúa sobre la circulación).

Hervirlo todo durante 5 min en 1 litro de agua, colar y distribuir en 6 partes a tomar en 3 días, a razón de 2 veces diarias, durante 6-9 días.

O también:
- 20 g de flores de gordolobo (actúa sobre el sistema nervioso)
  20 g de hisopo (ronquera)
  15 g de orégano (tos, dolor de garganta, tónico nervioso)
  15 g de hojas de salvia (activa el sistema nervioso y la circulación).

Dejarlo todo en infusión durante 20 min en 1 litro de agua hirviendo y en un recipiente tapado, colar y filtrar, distribuir en 8 partes a tomar en 4 días, a razón de 2 veces diarias, durante 8-12 días.

O, en forma de extractos fluidos:

30 ml de E. F. de agrimonia	30 ml de E. F. de malva
30 ml de E. F. de alquimila alpina	30 ml de E. F. de gordolobo
20 ml de E. F. de salvia	20 ml de E. F. de salvia
20 ml de E. F. de hisopo	20 ml de E. F. de orégano

Tomar 50 gotas de uno u otro preparado en un poco de agua, 2 veces al día, hasta terminar el contenido del frasco.

Uso externo: compresas sobre la garganta, en forma de concentrado con corteza de encina, flores de saúco y flores de espliego, o bien, corteza de encina, romero y equiseto menor.

Levanta el tono neurolaríngeo y la actividad fonadora.

Tos

Es una espiración brusca, a sacudidas y ruidosa, que puede ser voluntaria o refleja y provocada lo más a menudo por una irritación de la mucosa de las vías respiratorias. Pero la tos puede asimismo tener otro origen y ser síntoma de afecciones diversas.

Tanto si es irritativa aguda y crónica de cualquier etiología, acompañe a la gripe o a inflamaciones alérgicas e infecciosas de las vías respiratorias, lo que importa, sobre todo, es tener en cuenta la suficiencia respiratoria.

No existe un acuerdo unánime sobre los medicamentos antitusígenos, que secan y fluidifican las mucosas, utilizados en la práctica neumológica común.

Los sedantes de la tos están recomendados para ayudar al enfermo a combatir los accesos violentos de tos, a disiparlas cuando son puramente espasmódicas, no productoras de expectoración, pero no se debe abusar de ellos, porque contrariar la expectoración es nefasto.

Puede tomarse la planta de la familia de las labiadas que comparte con la valeriana el privilegio de excitar el sistema nervioso de los gatos, y de la que se obtiene una infusión de olor desagradable que se ha empleado con ventaja en determinados casos de tos (Cazin) y de hipo persistente (Leclerc):
- 30 g de nébeda (tos pertinaz, inflamación pulmonar crónica).

Dejar en infusión durante 20 min en 1 litro de agua hirviendo y en un recipiente tapado, colar y distribuir en 9 partes a tomar en 3 días, a razón de 3 veces diarias, durante 9-12 días.

O bien:
- 15 g de orégano (tos, dolor de garganta)
- 15 g de flores de gordolobo (tos ronca, facilita la expectoración)
- 20 g de flores de tusílago (tos, inflamación, afección de las vías respiratorias)
- 25 g de petasita (tos, ronquera, inflamación).

Dejarlo todo en infusión durante 30 min en 1 litro de agua hirviendo y en un recipiente tapado, colar y filtrar bien, distribuir en 9 partes a tomar en 3 días, a razón de 3 veces diarias, durante 6-9-12 días.

O también:
- 30 g de rizoma de polipodio (tos crónica, facilita la expectoración)
- 30 g de violeta (planta) (tos rebelde).

Hervir durante 10 min en 1 litro de agua, y verter sobre:
- 10 g de flores de tilo (tos convulsiva)
- 25 g de pulsátila (tos seca, espasmódica).

Tapar y dejar en infusión durante 15 min, colar y distribuir en 9 partes a tomar en 3 días, a razón de 3 veces diarias, durante 6-12 días.

Para niños de menos de tres años:
- 15 g de flores de gordolobo (tos ronca, facilita la expectoración y el sueño).

Hervir durante 6 min en 1/2 litro de leche, dejar enfriar, colar, filtrar y añadir algo de miel; el líquido obtenido se toma en 6 raciones en 2 días, a razón de 3 veces diarias, durante 8-10 días.

O bien:
- 10 g de orégano (tos crónica, dolor de garganta).

Dejar en infusión durante 15 min en 1/2 litro de agua hirviendo, a la que se añadirá algo de miel, en un recipiente tapado: colar y distribuir en 6 partes a tomar en 2 días, a razón de 3 veces diarias, durante 8-10 días.

Uso externo: compresas sobre la nuca con hojas de llantén mayor, flores de espliego y marrubio negro.

Tos ferina

Enfermedad epidémica contagiosa, que afecta a los bronquios y las vías aéreas superiores.

Se caracteriza por accesos paroxísticos de tos, los cuales pueden originar vómitos y están separados entre sí por una inspiración larga y sibilante cuyo sonido se compara al del canto del gallo.

Afecta generalmente a los niños de menos de cinco años; el paciente debe aislarse, y ha de guardar reposo en cama durante la primera fase de la enfermedad. En el momento de las quintas, hay que sostener al niño para ayudarle a toser y vomitar.

En determinadas zonas rurales, la tradición popular sigue recomendando el jarabe de caracol, que en épocas pretéritas se prescribía en las bronquitis y la tos ferina.

Según un informe del doctor García y cols., las tres cuartas partes de los individuos tratados han curado en unos días. Los médicos españoles han utilizado desde siempre con éxito, para el tratamiento de la tos ferina, una sustancia llamada «helicidina» que se extraía de los caracoles.

Pero para calmar los molestos accesos paroxísticos de tos, puede tomarse:
- 40 g de flores de espliego (tos ferina, inapetencia)

20 g de marrubio negro (reduce el número de intensidad de las quintas)

10 g de semillas de anís (afecciones bronquiales con espasmo).

Dejarlo todo en infusión durante 20 min en 1 litro de agua hirviendo y en un recipiente tapado, colar y tomar en 3 días, a pequeñas dosis (o en 4 días, según la edad del niño), durante 12-16 días.

O bien:
- 20 g de marrubio negro (reduce el número e intensidad de los accesos de tos)

20 g de serpol (afecciones convulsivas y espasmódicas de las vías respiratorias).

Dejar en infusión durante 20 min en 600 g de agua hirviendo y en un recipiente tapado, colar y tomar en 2-3 días, durante 16 días.

O bien, para niños de corta edad (menos de tres años):
- 30 g de cincoenrama (tos ferina, espasmos, ansiedad).

Hervir durante 6 min en 1 litro y 1/2 de leche, dejar enfriar, colar y conservar en el frigorífico; tomar el líquido obtenido en 2 días, a pequeñas dosis, durante 12 días consecutivos.

O bien:
- 15 g de serpol (afecciones convulsivas de las vías respiratorias).

Dejar en infusión durante 10 o 12 min en 125 g de agua hirviendo, colar, añadir miel y tomar el líquido restante a lo largo del día, a cucharadas soperas cada hora, durante 10-12 días.

Finalmente, para los niños de menos de un año, señalemos la acción del jarabe de flores de melocotonero, que calma la intensidad de los accesos de tos y los reduce. (Véase el modo de preparación en el apartado Estreñimiento, del capítulo de Fitogastroenterología.)

Además, a título preventivo, para niños de más edad:
- 150 g de ajo machacado (antiséptico, bactericida, protege de las enfermedades infecciosas).

Dejar en infusión durante 3 horas en 1 litro de agua hirviendo, colarlo y dar al niño a razón de 3-6 cucharadas soperas al día, según la edad, y durante algunos días.

O, en forma de extractos:

30 ml de tintura de marrubio negro 20 ml de tintura de espliego 20 ml de tintura de serpol	30 ml de tintura de cincoenrama 20 ml de tintura de serpol

Tomar 25 gotas del primer preparado, o 20 del segundo en un poco de agua, 3 veces al día, en el primero y 2 en el segundo, a diario, hasta acabar el contenido del frasco.

Uso externo: compresas sobre el pecho con marrubio negro y serpol, o bien, con espliego, cincoenrama y serpol, o cuando la situación lo permita, con capuchina fresca.

Traqueítis

Inflamación de la tráquea, el canal que permite el paso del aire en la respiración.

La traqueítis suele acompañarse de una laringitis o de una bronquitis. Conlleva tos persistente, acompañada o no de esputos.
- 15 g de hierba de Santa María (antiespasmódico de la tos)
  20 g de flores de tusílago (laringitis)
  25 g de yemas de abeto (laringotraqueítis).

Dejar en infusión durante 1/2 hora en 1 litro de agua hirviendo y en un recipiente tapado, colar y filtrar, distribuir en 9 partes a tomar en 3 días, a razón de 3 veces diarias, durante 6-9 días.

O bien:
- 20 g de flores de gordolobo (sedante, calma la irritación).

Hervir durante 6 min en 1 litro de agua y verter sobre:
- 30 g de verónica (favorece la expectoración, afecciones del aparato respiratorio)
  40 g de tusílago (tos seca)
  20 g de serpol (afecciones convulsivas de las vías respiratorias).

Tapar y dejar en infusión durante 20 min, colar prensando y filtrar, distribuir en 9 partes a tomar en 3 días, a razón de 3 veces diarias, durante 3-6-9 días.

O también:
- 20 g de hojas de naranjo dulce (calma la tos espasmódica)
  30 g de flores de espliego (antiséptico de las vías respiratorias).

Hervir durante 10 min en 1 litro de agua, colar y filtrar, distribuir en 6 partes a tomar en 2 días, a razón de 3 veces diarias, durante 6-8 días.

Uso externo: compresas sobre la garganta, en forma de concentrado, con flores de espliego, hojas de naranjo dulce o con yemas de abeto.

Tuberculosis

Enfermedad contagiosa, común al hombre y los animales, debida a un microbio especial llamado «bacilo de Koch», y que se caracteriza por la diseminación de bacilos en una parte o en la totalidad del organismo, con una producción inflamatoria alrededor de cada centro bacteriano.

La tuberculosis pulmonar no es una enfermedad contagiosa, mientras las lesiones no comunican con los bronquios: los esputos no contienen bacilos de Koch. Si las lesiones afectan a los bronquios, la enfermedad es contagiosa por la presencia de bacilos de Koch en los esputos.

Cuando el enfermo se trata a domicilio, puede, sin dejar en ningún caso el tratamiento médico, tomar:
- 100 g de hojas de llantén mayor (tuberculosis con o sin hemorragias pulmonares, cicatrización de lesiones).

Hervir en 2 litros de agua hasta reducir a 1 litro, colar y añadir al líquido obtenido:
- 30 g de raíz de helenio (tuberculosis, se opone al desarrollo del bacilo de Koch)
  30 g de milenrama (tuberculosis, hemorragias pulmonares).

Dejarlo hervir todo de nuevo durante 5 min, retirar del fuego y añadir:
- 20 g de hiedra terrestre (actúa sobre la expectoración mucosa o purulenta).

Tapar y dejar en infusión durante 15 min, colar y distribuir en 9 partes a tomar en 3 días, a razón de 3 veces diarias, 6 días por semana, durante 4-5 semanas, es decir, 24-30 días.

O bien:
- 60 g de equiseto menor (degenera el bacilo de Koch, hace desaparecer la fiebre y la sudoración nocturna, remineralizante).

Hervir en 2 litros de agua para reducir a 1 litro, colar y añadir:
- 30 g de marrubio (infiltración serosa de los pulmones)
  20 g de hojas de nogal (acción indudable sobre la tuberculosis pulmonar)
  20 g de raíz de consuelda (calma la tos, repara las células lesionadas).

Dejar hervir de nuevo durante 10 min, colar y distribuir en 9 partes a tomar en 3 días, a razón de 3 veces diarias, 6 días por semana, durante 5 semanas seguidas, es decir, 30 días en total.

O también:
- 80 g de agrimonia (modera los procesos inflamatorios, sedante de la tuberculosis pulmonar)
  50 g de centinodia (infiltración de los vértices, lesión cavitaria).

Hervir en 2 litros de agua para reducir a 1 litro, colar y añadir:
- 50 g de pulmonaria (actúa sobre la tuberculosis pulmonar por su riqueza en tanino, sílice y sales potásicas cálcicas)
  50 g de hojas frescas de brotes tiernos de ortiga menor (diarrea de los tuberculosos).

Dejar hervir de nuevo durante 5 min, y verter sobre:
- 20 g de hojas de salvia (hace desaparecer las sudoraciones).

Tapar y dejar en infusión durante 20 min, colar y distribuir en 8 partes a tomar en 4 días, a razón de 2 veces al día, durante 16 días consecutivos; descansar una semana y tomar de nuevo otros 16 días, es decir, 32 días en total.

O, en forma de extractos fluidos:

30 ml de E. F. de equiseto menor	30 ml de E. F. de llantén mayor
30 ml de E. F. de helenio	30 ml de E. F. de nogal
30 ml de E. F. de marrubio	30 ml de E. F. de agrimonia
30 ml de E. F. de centinodia	20 ml de E. F. de milenrama
20 ml de E. F. de salvia	20 ml de E. F. de hiedra terrestre

Tomar 40 gotas del primer preparado, o 50 del segundo, en un poco de agua, 2 veces al día, a diario, hasta terminar el contenido del frasco.

Debemos señalar también la posibilidad de tomar una vez al día, además de estos tratamientos, cuando haya hemorragia o simplemente sangre en el esputo, el equivalente de 5 cucharadas soperas de zumo fresco de hojas de ortiga menor en un poco de agua, a diario, durante 2 semanas seguidas (proceder como para preparar un zumo de frutas o de hortalizas).

Uso externo: baños de medio cuerpo con corteza de encina y yemas de pino albar, o bien con corteza de encina y equiseto menor.

Antes de finalizar este tema, debemos recordar que el investigador francés Auclair demostró que es imposible inducir una tuberculosis experimental en ratas preparadas con determinados extractos pancreáticos.

La muerte se llevó demasiado pronto a este científico, que no tuvo tiempo de imponer sus criterios y, además, para colmo de infortunio, murió loco, lo cual ha permitido a algunos creer que lo estaba ya cuando hizo sus experimentos.

Nosotros mismos hemos experimentado y comprobado la eficacia de la toma diaria de páncreas de ternera (muy fresco) en casos de afecciones tuberculosas cavernosas.

Las curaciones fueron rápidas, tal como demuestran las radiografías y los análisis.

Fitodermatología

Es la parte de la fitoterapia que se ocupa de las enfermedades de la piel.

Aparte de determinadas aplicaciones por vía externa, debe recordarse el interés de las medicaciones vegetales conjuntas y administradas por vía interna en el tratamiento de numerosas afecciones de la piel.

La piel, que es un órgano muy rico en agua y en cloro, desempeña un papel de primer orden en el equilibrio hídrico del organismo. El agua y el cloruro sódico, del cual depende la cantidad de colágeno de la piel, están sobre todo contenidos en la dermis, y en particular en el corion.

Numerosos metales y metaloides, en cantidades infinitesimales, entran en la constitución del tegumento.

Los elementos del tegumento, como los de cualquier otro órgano, seleccionan de entre los materiales aportados por la circulación los que necesitan. Los elaboran, combinan o los degradan, guardando lo que les es útil para su nutrición, su equilibrio y su funcionamiento, y rechazan el resto en forma de metabolitos residuales.

Entran asimismo en juego, en los mecanismos reguladores estructurales de la piel, la acción ejercida por las glándulas endocrinas (hipófisis, paratiroides, suprarrenales, etc.) así como las vitaminas, en particular D, E y PP, las radiaciones ultravioleta y la fuerte influencia ejercida por el sistema nervioso sobre la relación calcio/potasio.

La piel es productora y conductora de corriente.

Cualquier actividad en un tejido vivo produce, con discretas variaciones, una diferencia local de potencial eléctrico, y bajo la influencia de una excitación sensorial, se produce una brusca y pasajera disminución de la resistencia de la piel a la corriente continua. Todo esto llega a un determinado nivel de la médula espinal. Es el reflejo psicogalvánico, que se utiliza mucho para detectar la naturaleza de un trastorno de la sensibilidad, de la conductividad de la piel así como de la intensidad de las reacciones simpáticas (estimuloterapia tegumentaria, acupuntura). Los nervios que se encuentran a estos niveles de la piel pertenecen a una zona reflexógena específica.

La piel es la sede de los reflejos. Existen, en efecto, una serie de asociaciones frecuentes de anomalías cutáneas y del sistema nervioso.

La zona refleja de una superficie cutánea que sufre una afección cualquiera se encontrará más o menos comprometida y llevará, en su déficit, a manifestaciones de distinto tipo. Su deficiencia conlleva, por vías de unión extremadamente complejas entre estos diferentes sistemas, interrelacionados entre sí, una serie de resonancias no sólo sobre la organización del conjunto, sino que afectarán a determinados sectores iniciales. Una piel enferma está relacionada con muchas manifestaciones patológicas viscerales u orgánicas, vinculada con determinadas afecciones de las glándulas endocrinas.

La frecuencia de reacciones nerviosas en los casos de fiebres eruptivas es algo que se conoce desde antiguo; en efecto, la medicina conoce bien el equilibrio que existe entre las manifestaciones cutáneas y las nerviosas (los dos tejidos tienen el mismo origen ectodérmico). En efecto, la piel, el sistema nervioso y el cerebro son del mismo origen ectodérmico.

La piel está también en relación con los pulmones, que le aportan oxígeno, su frescura, su color y su prana.

A propósito de las dermatosis, parece que sólo se ve la vida de la piel en su superficie, cuando a menudo, a través de sus mecanismos eruptivos y lesionales, así como de sus manifestaciones, traduce una serie de consecuencias de desarreglos fisioorgánicos relacionados con la vida mental.

Acné

Afección de la piel debida a un trastorno funcional de las glándulas sebáceas.

Se manifiesta por una erupción de granos y puntos negros, por lo general localizados en el rostro y a veces en la parte superior del tórax, y afecta principalmente a los adolescentes.

El acné se desarrolla, sobre todo, en individuos nerviosos y ansiosos o bajo la influencia de factores emocionales que comportan a menudo un brote eruptivo.

Por tanto, además de una higiene alimentaria y de tratamientos locales, resulta indispensable seguir un tratamiento general:
- 30 g de cardo mariano (trastornos hepatobiliares, estreñimiento, venas)

    30 g de raíz de gatuña (obstrucción del hígado y los vasos)

    30 g de marrubio negro (pequeñas neurosis de ansiedad, trastornos del comportamiento)

    30 g de *Curcuma xanthorriza* (desinfección de las vías hepatobiliares).

Hervirlo todo durante 15 min en 1 litro de agua, colar y distribuir en 6 partes a tomar en 3 días, a razón de 2 veces diarias, 6 días por semana, durante 3 semanas seguidas, es decir, 18 días en total.

Además, tomar aceite de germen de trigo, muy rico en vitamina E, a razón de 1 cucharada de café antes del almuerzo o bien mezclado con los alimentos, a diario, hasta haber tomado 2 o 3 frascos.

O bien:
- 70 g de rizoma de grama de las boticas (obstrucción del hígado y del bazo, inflamación de las vías urinarias)

    50 g de raíz roja de zarzaparrilla (desintoxicación del organismo)

    50 g de raíz de lampazo mayor (depurativo, diversas erupciones cutáneas)

    50 g de corteza de condurango (acidez, hiperclorhidria)

Lavarlo todo con agua fría, y hervir en 2 litros de agua hasta reducir a 1 litro, colar y añadir al líquido obtenido:
- 30 g de hojas de salvia (activa la circulación, fortifica el sistema nervioso).

Dejar hervir de nuevo durante 10 min, colar, distribuir en 8 partes a tomar en 4 días, a razón de 2 veces diarias, durante 16 días consecutivos; descansar 10 días y tomar de nuevo otros 16 días, es decir, 32 días en total.

Además, pero sólo después de haber efectuado los primeros 16 días de tratamiento, tomar vitaminas B1, B2 y PP, en ampollas disueltas en un vaso de agua, una vez al día, hacia las 20.30 h.

O también:
- 60 g de llantén mayor (depurativo, cicatrización de heridas)

    60 g de flores de maravilla (depurativo, cicatrización de heridas).

Hervir en 2 litros de agua hasta que reduzca a 1 litro, colar y añadir:
- 30 g de milenrama (seca las secreciones, heridas que no sangran)

    30 g de trinitaria (depurativo, erupciones crónicas, dermatosis).

Dejar hervir de nuevo durante 3 min, colar y distribuir en 8 partes a tomar en 4 días, a razón de 2 veces diarias, durante 16 días consecutivos; descansar 10 días y tomar de nuevo otros 16 días, es decir, 32 días en total.

O, en forma de extractos fluidos:

30 ml de E. F. de cardo mariano	30 ml de E. F. de grama de las boticas
30 ml de E. F. de gatuña	30 ml de E. F. de raíz roja de zarzaparrilla
30 ml de E. F. de marrubio negro	30 ml de E. F. de condurango
30 ml de E. F. de llantén mayor	30 ml de E. F. de maravilla
30 ml de E. F. de *Curcuma xanthorriza*	30 ml de E. F. de milenrama

Tomar 50 gotas de uno u otro de estos preparados en un poco de agua, 3 veces al día, 5 días consecutivos cada semana, hasta terminar el contenido del frasco.

Uso externo: compresas aplicadas sobre la frente, los ojos y el rostro con cardo mariano y flores de espliego, o bien, con equiseto menor y agrimonia.

Eccema

Es una enfermedad de la piel que se caracteriza por placas de color rojo vivo sobre las cuales aparecen grupos de pequeñas vesículas que se ampollan y segregan serosidades.

Por lo general, el eccema se acompaña de prurito y puede afectar cualquier parte del cuerpo. A veces se trata de una reacción alérgica, y con frecuencia resulta de una irritación interna o externa causada por condiciones etiológicas diversas.

En dermatología, más que en medicina, queda mucho todavía por hacer, puesto que los mecanismos patogénicos íntimos de las afecciones de la piel son aún desconocidos en su mayoría.

La etiología imprime, pues, al tratamiento su carácter particular.

El eccema del lactante se trata generalmente con baños. Se puede bañar al niño durante 2 días consecutivos a 37/38 ºC, con 150 g de cloruro de magnesio, desecado, que es un antiinfeccioso y un antitérmico eficaz que origina una readaptación del sistema de autodefensa natural. (El agua puede emplearse 2 veces a lo largo del día.)

A continuación, se prosigue este procedimiento terapéutico con plantas (cuya ventaja principal reside en la constancia de las características del baño): hojas de nogal, flores de espliego, agrimonia, hojas de naranjo dulce, estigmas de maíz.

Los adultos pueden tomar:
- 50 g de raíz roja de zarzaparrilla (desintoxicación del organismo)

  50 g de segunda corteza de olmo (todas las enfermedades de la piel)

  30 g de corteza de abedul (depurativa, enfermedades de la piel).

Lavarlo todo con agua fresca, y después hervir durante 15 min en 1 litro y 1/2 de agua; a continuación añadir:
- 30 g de *Curcuma xanthorriza* (desinfección de las vías hepatobiliares).

Dejar hervir de nuevo durante 5 min, colar y distribuir en 8 partes a tomar en 4 días, a razón de 2 veces diarias, durante 16 días consecutivos; descansar 8-10 días y tomar de nuevo otros 16 días.

O bien:
- 60 g de saponaria (vicios de la sangre).

Hervir durante 10 min en 1 litro de agua y en un recipiente esmaltado, colar inmediatamente y verter el líquido obtenido en un recipiente no metálico sobre:
- 40 g de fumaria (afecciones cutáneas).

Tapar y dejar en infusión durante 20 min, colar y distribuir en 6 partes a tomar en 3 días, a razón de 2 veces diarias, durante 12 días.

O bien:
- 60 g de hojas de llantén mayor (cicatrización de heridas)

  60 g de equiseto menor (aumenta la elasticidad y la resistencia de la piel).

Hervir en 2 litros de agua hasta reducir a 1 litro, colar y añadir al líquido obtenido:
- 50 g de segunda corteza de enebro (enfermedades crónicas de la piel, forunculosis)
  30 g de trinitaria (enfermedades de la piel, erupciones).

Dejar hervir de nuevo durante 5 min, colar y distribuir en 8 partes a tomar en 4 días, a razón de 2 veces diarias, 4 días por semana, durante 8 semanas seguidas, es decir, 32 días en total.

O también:
- 80 g de cardo mariano (circulación venosa, trastornos hepáticos)
  60 g de rizoma de rusco (circulación venosa, fragilidad capilar).

Hervir en 2 litros de agua para reducir a 1 litro, colar y añadir:
- 60 g de milenrama (depurativo, llagas no sangrantes)
  25 g de hojas de nogal (enfermedades de la piel).

Dejar hervir durante 1 min, luego retirar del fuego, tapar y dejar en infusión durante 15 min, colar y distribuir en 8 partes a tomar en 4 días, 2 veces diarias, durante 8 días consecutivos; descansar 4 días y repetir el proceso 4 veces seguidas, es decir, 32 días en total.

O, en forma de extractos:

> 30 g de E. F. de lampazo mayor estabilizado
> 15 g de E. F. de nogal
> 500 g de jarabe simple (o agua destilada si se precisa)

Tomar 2 cucharadas soperas de este preparado, 4 veces al día hasta acabar el contenido del frasco, que se mantiene en el frigorífico bien cerrado; dejar transcurrir 5 días y repetir con un segundo frasco de preparado, incluso con un tercero, tras un nuevo período de descanso, según la gravedad del caso.

O bien, en forma de extractos fluidos:

30 ml de de E. F. de raíz roja de zarzaparrilla	40 ml de E. F. de nogal
30 ml de E. F. de olmo	30 ml de E. F. de lampazo mayor
30 ml de E. F. *Curcuma xanthorriza*	20 ml de E. F. de rusco
20 ml de E. F. de abedul	20 ml de E. F. de trinitaria
20 ml de E. F. de enebro	

Tomar 40 gotas de uno u otro de estos preparados en un poco de agua, 3 veces al día, 5 días consecutivos por semana, hasta terminar el contenido del frasco.

O también:

> 30 ml de E. F. de saponaria
> 30 ml de E. F. de equiseto menor
> 30 ml de E. F. de llantén mayor
> 30 ml de E. F. de cardo mariano
> 30 ml de E. F. de milenrama

Tomar 50 gotas de este preparado en un poco de agua, 3 veces al día, 5 días por semana, hasta acabar el contenido del frasco.

Quienes tengan oportunidad, además de uno u otro de los tratamientos indicados pueden tomar 4 cucharadas soperas de zumo fresco de remolacha cruda, en un poco de agua, una vez al día, hacia las 13 h o hacia las 20 h, a diario, durante 2 semanas seguidas. Para su preparación, se procede como para cualquier otro zumo de hortalizas.

Es posible —y debemos señalarlo— que al principio del tratamiento el eccema empeore o se extienda notablemente. No hay motivo para preocuparse, sino al contrario: proseguir el tratamiento para limpiar todo el organismo, no curar sólo el recubrimiento cutáneo.

Uso externo: se emplean asociaciones de diferentes fórmulas en enemas, untos, compresas o baños, según la intensidad y la localización de la lesión eccematosa, como: concentrado de agua de nogal, infusión de manzanilla, decocción de hojas de llantén mayor, flores de saúco, flores de maravilla, agrimonia, etc.

Escaras

Costras negruzcas que se forman sobre la piel o sobre una llaga, como resultado de la necrosis de los tejidos a consecuencia de la compresión de la carne, y que pueden llegar hasta la ulceración.

El tratamiento se realiza por lo general por vía externa.

En cada cura, limpiar la llaga con agua de magnesio, que puede entibiarse ligeramente (25 g de cloruro magnésico desecado, disuelto en frío en 1 litro de agua corriente).

A continuación, aplicar sobre la escara el preparado obtenido de la siguiente forma:
- 100 g de flores de espliego (antiséptico, favorece la cicatrización)
  100 g de flores de maravilla (antiséptico, favorece la cicatrización)
  100 g de flores de saúco (calma la irritación y el dolor).

Hervirlo todo en 2 litros de agua hasta reducir a 1 litro, colar y añadir al líquido obtenido:
- 150 g de yemas de álamo negro (inflamación, fisura, ampollas).

Dejar hervir de nuevo durante 20 min, y a continuación añadir a este preparado pero sin colar:
- 150 g de aceite de oliva virgen
  15 g de cera virgen blanca.

Dejar calentar a fuego lento hasta la evaporación total del agua, es decir, hasta que la parte marrón del líquido que se encuentra en el fondo del recipiente haya desaparecido, colar en caliente con un paño fino, y conservar en un recipiente no metálico y cerrado; hacer dos o incluso tres curas cada día.

Además, para ayudar a la cicatrización de la herida, se puede tomar:
- 100 g de equiseto menor (escaras, aumenta la resistencia de la piel).

Hervir en 2 litros de agua hasta reducir a 1 litro, colar y añadir:
- 40 g de trébol de agua (depurativo de la sangre, actúa sobre el sistema vascular).

Dejar hervir de nuevo durante 10 min, colar, distribuir en 8 partes a tomar en 4 días, a razón de 2 veces diarias, durante 20 días consecutivos.

O bien:
- 80 g de hojas de llantén mayor (facilita la cicatrización)
  60 g de hipérico (trastornos de origen nervioso, circulación venosa).

Hervir en 2 litros de agua hasta reducir a 1 litro, colar y verter el líquido obtenido sobre:
- 40 g de vellosilla (ayuda a cerrar las llagas)
  30 g de espino albar (trastornos circulatorios locales).

Tapar y dejar en infusión durante 1/2 h, colar y distribuir en 6 partes a tomar en 3 días, a razón de 2 veces diarias, 6 días por semana, durante 4 semanas seguidas, es decir, 24 días en total.

O también:
- 50 g de flores de espliego (todos los fenómenos infecciosos)
  30 g de raíz de consuelda (repara las células lesionadas).

Hervir durante 10 min en 1 litro de agua, colar y verter sobre:
- 20 g de raíz de angélica (favorece las funciones de la piel y la energía nerviosa).

Tapar y dejar en infusión durante 1/2 h, colar y distribuir en 6 partes a tomar en 3 días, a razón de 2 veces diarias, durante 12 días, descansar 1 semana y tomar de nuevo 12 días, es decir, 24 días.

O, en forma de extractos fluidos:

30 ml de E. F. de equiseto menor	30 ml de E. F. de espliego
30 ml de E. F. de llantén mayor	30 ml de E. F. de hipérico
30 ml de E. F. de trébol de agua	20 ml de E. F. de consuelda
20 ml de E. F. de espino albar	20 ml de E. F. de vellosilla
	20 ml de E. F. de angélica

Tomar 50 gotas del primer preparado en un poco de agua 3 veces al día, o 60 gotas del segundo, asimismo en un poco de agua, 2 veces diarias, hasta acabar el frasco.

Escarlatina

Fiebre eruptiva caracterizada por un inicio brusco: escalofríos, anginas, dolores de cabeza, fiebre y a menudo vómitos.

Tras un período de incubación de 3-5 días, la lengua, de color rojo intenso primero, luego granulosa, se torna lisa y aparece la erupción, que a menudo se localiza en la superficie anterior del tórax y el abdomen y en los pliegues de flexión. La piel, que presenta un aspecto granuloso muy particular, forma a continuación escamas que se desprenden.

La escarlatina se debe, por lo común, al estreptococo localizado en la faringe. Necesita un tratamiento a base de plantas bactericidas cuya acción antibiótica es indispensable:
- 60 g de raíz de lampazo mayor (depurativo bactericida, escarlatina)

60 g de malva (enfermedades inflamatorias, escarlatina).

Hervir en 2 litros de agua hasta reducir a 1 litro, colar y verter sobre:
- 10 g de flores de árnica (afecciones laríngeas, escarlatina).

Tapar y dejar en infusión de 10 a 12 min, colar y filtrar, distribuir en 8 partes a tomar en 4 días, a razón de 2 veces diarias, durante 8 días consecutivos.

O bien:
- 50 g de raíz de helenio (bactericida, manifestaciones eruptivas)

50 g de flores de saúco (enfermedades eruptivas, escarlatina).

Hervir durante 10 min en 1 litro y 1/4 de agua, después verter sobre:
- 40 g de borraja (elimina las toxinas, escarlatina).

Tapar y dejar en infusión durante 10 min, colar, filtrar, distribuir en 9 partes a tomar en 3 días, a razón de 3 veces diarias, durante 9 días consecutivos.

O también:
- 80 g de bayas de arándano (impide el desarrollo de gérmenes patógenos).

Hervir en 2 litros de agua hasta reducir a 1 litro, colar y verter sobre:
- 30 g de violeta, planta (fiebres eruptivas, escarlatina)

30 g de raíz de angélica (reanima las fuerzas, activa la energía nerviosa).

Tapar y dejar en infusión durante 20 min, colar y distribuir en 9 partes a tomar en 3 días, a razón de 3 veces diarias, durante 9 días consecutivos.

Uso externo: aplicación de compresas sobre la garganta, según el principio del concentrado: corteza de encina, flores de saúco y flores de espliego.

Independientemente del tratamiento de la garganta, este tratamiento comporta una recuperación del dinamismo y una clara mejoría del estado general.

Herpes

Son lesiones cutáneas consistentes en vesículas transparentes, del tamaño de una cabeza de alfiler grande, reunidas en número variable en un mismo grupo rodeadas de un halo rojo. El herpes es provocado por un virus.

El herpes recidivante se manifiesta de forma periódica, sin causa aparente, en una zona casi fija. El herpes genital, oral o localizado en el cuerpo, mejora rápidamente con el manganeso-cobalto.

Esta combinación parece capaz de suprimir las clásicas recidivas.

Algunos médicos añaden curas locales con manganeso-cobre que permiten curaciones rápidas de las lesiones locales.

En fitoterapia puede tomarse:
- 30 g de raíz de helenio (manifestaciones eruptivas)
  30 g de trébol de agua (herpes, enfermedades cutáneas).

Hervir durante 10 min en 1 litro de agua, colar y distribuir en 6 partes a tomar en 3 días, a razón de 2 veces diarias, 6 días por semana, durante 5 semanas seguidas, es decir, 30 días en total.

O bien:
- 30 g de fumaria (afecciones herpéticas).

Hervir durante 3 min en 1 litro de agua, y verter sobre:
- 20 g de bayas de enebro (afecciones cutáneas).

Tapar y dejar en infusión durante 1/2 h, colar y distribuir en 8 partes a tomar en 4 días, a razón de 2 veces diarias, durante 8 días consecutivos; descansar 4 días y repetir el proceso 3 veces seguidas, es decir, 24 días en total.

O también:
- 50 g de vid roja (herpes, afecciones cutáneas)
  50 g de milenrama (depurativo, heridas no sangrantes)
  20 g de agracejo (infecciones de la sangre).

Hervirlo todo durante 5 min en 1 litro de agua, colar y distribuir en 6 partes a tomar en 3 días, a razón de 2 veces diarias, 6 días por semana durante 4 semanas seguidas, es decir, 24 días en total.

O, en forma de extractos fluidos:

30 ml de E. F. de helenio	30 ml de E. F. de vid roja
30 ml de E. F. de trébol de agua	30 ml de E. F. de milenrama
30 ml de E. F. de fumaria	20 ml de E. F. de enebro
	20 ml de E. F. de agracejo

Tomar 50 gotas del primer preparado o 6 del segundo en un poco de agua, 2 veces diarias, durante 5 días consecutivos cada semana, hasta terminar el contenido del frasco.

Uso externo: esencia de tomillo en aplicación local sobre las partes a tratar.

Herpes zóster

Es una enfermedad contagiosa debida a un virus (el mismo que el de la varicela), caracterizada por una erupción unilateral de vesículas que recuerdan las de la varicela, dispuestas por grupos sobre el trayecto de los nervios sensitivos y acompañada de dolores más o menos intensos.

Estos dolores, que constituyen el síntoma más penoso de la enfermedad, son intercostales del tipo de quemaduras permanentes, se hacen paroxísticos durante la noche y son consecuencia de neuritis rebeldes.

Los herpes torácicos, aunque más frecuentes, no son los únicos. La enfermedad puede manifestarse en diversas regiones del cuerpo: a nivel de los nervios del rostro, a nivel oftálmico (que es, sin duda, la forma más grave en razón de sus posibles complicaciones).

En medicina, no existe un tratamiento específico de esta enfermedad vírica. En medicina vegetal, se han obtenido resultados excelentes con el siguiente tratamiento:
- 60 g de fumaria (depurativo, afecciones herpéticas).

Dejar en infusión durante 20 min en 1/2 litro de agua hirviendo y en un recipiente tapado, colar y tomar el líquido obtenido durante el día, distribuir en varias partes, a tomar cada día, durante 3 días consecutivos; a continuación, bajar la dosis a 40 g y dejarla en infusión durante 15 min en 1/2 litro de agua hirviendo, colar y tomar a lo largo del día, durante 3 días de nuevo, y por fin, disminuir a 30 g por 1/2 litro de agua hirviendo, dejar en infusión durante 15 min, colar y tomar a lo largo del día, cada día, durante 8 días más.

Por lo general, se obtiene la supresión del dolor al cabo de 3 días.

O bien:
- 60 g de cardo santo (calmante nervioso, fiebres eruptivas).

Hervir durante 10 min en 1 litro de agua, colar y distribuir en 9 partes a tomar en 3 días, 3 veces diarias, durante 12 a 15 días.

Pueden juntarse estas dos plantas y tomar:
- 60 g de cardo santo.

Hervir durante 10 min en 1 litro de agua y verter sobre:
- 50 g de fumaria.

Tapar y dejar en infusión durante 15 min, colar y distribuir en 6 partes a tomar en 3 días, 2 veces diarias, durante 12 días.

O, en forma de extractos, en tinturas madre:

> 30 ml de T. M. de *Cnicus benedictus*
> 30 ml de T. M. de *Fumaria officinalis*
> 20 ml de T. M. de *Hieracium pilosella*

Tomar 15 gotas de este preparado, en un poco de agua, 4 veces por día, durante 5 días consecutivos, a continuación, disminuir a 15 gotas, 3 veces al día, hasta terminar el contenido del frasco.

Uso externo: como dice el doctor C. Jarvis en *Estos viejos remedios que curan* (*Ces vieux remèdes qui guérissent*), se baña el herpes 4 veces al día con vinagre de sidra puro, y 3 veces durante la noche. «La sensación de quemazón desaparece con prontitud después de las aplicaciones: el tratamiento permite, además, una rápida cicatrización.»

Paul Fournier, en *Les plantes médicinales et vénéneuses de France*, aconseja una pomada de timol (uno de los constituyentes de la esencia de tomillo): «Determinadas dermatosis, en particular el herpes zóster, evolucionan favorablemente con esta pomada».

Nosotros aconsejamos aplicaciones de compresas calientes a nivel del sector de la medula espinal de emergencia radicular, como cardo santo, flores de espliego y flores de naranjo dulce.

Además, cabe aplicar sobre las zonas de erupción, varias veces al día, el siguiente preparado:

> 10 g de E. B. de cardo santo
> 2 g de E. F. de alquimila alpina
> 0,50 g de esencia de espliego
> 18 g de hidrolato de rosa
> 10 g de lanolina
> 30 g de vaselina

Ictiosis

Estado particular de la piel, que aparece seca y cubierta de finas escamas, parecidas a las de los peces.

Es una malformación cutánea hereditaria, que se manifiesta a edades muy tempranas, persiste durante toda la vida y se caracteriza por un engrosamiento de la capa córnea con adelgazamiento de los cuerpos mucosos y de la capa granulosa de la piel. Su causa no se conoce todavía de forma precisa, pero por lo general asienta en un estado defectuoso. Para ello, puede tomarse:
- 100 g de estigmas de maíz (manifestaciones cutáneas rebeldes).

Hervir en 2 litros de agua hasta reducir a 1 litro, colar y añadir:
- 25 g de centaurea menor (siempre que el cuerpo tenga necesidad de recuperarse)

30 g de milenrama (activa las funciones secretomotrices)
30 g de raíz de cariofilada (estados de agotamiento).

Dejar hervir de nuevo 3 min, después dejar en infusión durante 15 min, colar, distribuir en 8 partes a tomar en 4 días, a razón de 2 veces diarias, 4 días consecutivos por semana, durante 6 semanas seguidas, es decir, 24 días en total.

O bien:
- 50 de achicoria (afecciones cutáneas crónicas, intoxicación)

30 g de cardo santo (debilidad general).

Hervirlo todo durante 5 min en 1 litro de agua, dejar enfriar y colar, distribuir en 8 partes a tomar en 4 días, a razón de 2 veces diarias, 4 días por semana, durante 6 semanas seguidas, es decir, 24 días en total (8 semanas).

Destacaremos aquí el tratamiento seguido con éxito por una muchacha de diez años:
- plasma de Quinton.

Una primera serie de 12 inyecciones de 20 ml, seguida de una segunda serie de 6 inyecciones de 30 ml, a razón de una cada dos días.

Además, 30 hojas frescas de brotes tiernos de ortiga menor, que se dejan hervir durante 5 min en 1/3 de litro de agua, dejar enfriar, colar y tomar el líquido obtenido a lo largo del día, en 3 partes, antes de cada una de las 3 comidas principales, durante 7 días consecutivos; descansar 4 días y repetir el proceso 4 veces seguidas, es decir, 28 días en total.

Uso externo: baños con alburas de olmo y serpol, 2 veces por semana, durante 4 semanas seguidas, es decir, 8 baños.

Liquen plano

Dermatosis crónica caracterizada por una erupción papulosa de color rojo brillante que forma relieve en la piel, aislada o agrupada en placas de extensión variable. Se encuentra, sobre todo, en los adultos nerviosos por lo general y conlleva un prurito más o menos intenso.

El liquen puede aparecer de forma espontánea o después de un *shock* emocional. Su tratamiento general incluye, aparte de la supresión de los estimulantes, la prescripción de sedantes y antipruriginosos.

Puede tomarse:
- 60 g de saponaria (depurativo, erupciones escamosas).

Hervir durante 10 min en 1 litro de agua y en un recipiente esmaltado, colar inmediatamente y conservar en fresco, en un recipiente no metálico; distribuir en 6 partes, a tomar en 3 días, a razón de 2 veces diarias, durante 12 días; descansar 1 semana y tomar de nuevo otros 12 días, es decir, 24 días en total.

O bien:
- 60 g de equiseto menor (aumenta la resistencia de la piel)
  60 g de bayas de arándano (bactericida, irritación externa, prurito).
  Hervir en 2 litros de agua hasta reducir a 1 litro, colar y añadir:
- 50 g de hojas frescas de brotes tiernos de ortiga menor (erupciones, prurito).

Dejar hervir de nuevo 6 min, colar y distribuir en 6 partes a tomar en 3 días, a razón de 2 veces diarias, 6 días por semana, durante 5 semanas seguidas, es decir, 30 días en total.

O también:
- 50 g de raíz de acedera (enfermedades de la piel).
  Hervir durante 10 min en 1 litro de agua, y verter sobre:
- 30 g de hierba de Santa María (enfermedades eruptivas de la piel)
  30 g de verónica (impurezas de la sangre, nerviosismo).

Tapar y dejar en infusión durante 1/2 hora, colar y distribuir en 6 partes a tomar en 3 días, a razón de 2 veces diarias, 6 días por semana, durante 4 semanas seguidas, es decir, 24 días en total.

O, en forma de extractos fluidos:

> 30 ml de E. F. de saponaria
> 30 ml de E. F. de equiseto menor
> 30 ml de E. F. de arándano
> 20 ml de E. F. de verónica

Tomar 50 gotas de este preparado en un poco de agua, 3 veces al día, 5 días consecutivos cada semana, hasta terminar el contenido del frasco.

Uso externo: baños o semibaños, y de no ser posible, lavados de las lesiones mucosas con un preparado a base de corteza de sauce blanco, equiseto menor y serpol (ácido salicílico y sistema nervioso).

Prurito

Trastorno funcional de los nervios de la piel que conlleva un conjunto de sensaciones que provocan el deseo o la necesidad de rascarse.

Si el prurito (comezón) es la manifestación predominante, sin que haya una dermatosis claramente definida ni otras lesiones visibles que las provocadas por el rascado, se califica de primaria o esencial. Si la causa exterior es evidente, se llama secundario.

La causa del prurito que se trata de descubrir puede ser una afección cutánea, psoriasis, liquen, neurodermitis. En estos casos, la afección desborda a menudo el marco de las articulaciones para afectar a otros órganos: piel, ojos, aparato urogenital sobre todo (prurito anogenital, vulvar, anal).

La influencia que sobre la piel tienen la producción de estrógenos y los esteroides define bastante claramente la importancia de estas regulaciones del sector genital y de sus consecuencias sobre la desaparición de determinadas dermatosis.

La psicosomática tiene a menudo fundamental importancia en las afecciones cutáneas. Con un interrogatorio muy detallado, se puede poner en evidencia el papel de determinados factores psicológicos. Su revelación permite una mejoría de la dermatosis e incluso su curación.

En el caso de manifestaciones eruptivas pruriginosas, puede tomarse, de forma regular en el almuerzo 2 cucharadas de café de vinagre de sidra, en un vaso de agua, en forma de bebida, y esto durante 30 días.

Además, puede tomarse:

- 70 g de agrimonia (dermatitis, prurito, enfermedades del hígado)
  30 g de boj (inflamación de los canales biliares).

Hervir durante 10 min, en 1 litro de agua hasta reducir a 1/2 litro, colar y distribuir en 4 partes a tomar en 2 días, 2 veces diarias, 6 días por semana, durante 5 semanas seguidas, es decir, 30 días en total.

Uso externo: utilizar en forma de talco la harina de judía (calma rápidamente la comezón) o el polvo de licopodio (en farmacias).

Además, puede prepararse un vinagre antipruriginoso dejando macerar durante 10 días 100 g de menta en 1 litro de vinagre de sidra, o vinagre de vino, filtrar a continuación y utilizar en fricciones locales.

O, para el prurito anogenital:
- 80 g de rizoma de grama de las boticas (obstrucción del hígado y del bazo, hemorroides)
  60 g de equiseto menor (depurativo de la sangre, aparato urinario).

Hervir en 2 litros de agua hasta reducir a 1 litro, colar y añadir:
- 50 g de hojas de abedul (azoemia, ácido úrico, colesterol)
  15 g de raíz de aristoloquia (estado nervioso, dermatitis, prurito).

Dejar hervir de nuevo durante 6 min, colar y distribuir en 8 partes a tomar en 4 días, a razón de 2 veces diarias, durante 16 días consecutivos; descansar 10 días y tomar de nuevo otros 16 días, es decir, 32 días.

Uso externo: baños de asiento con corteza de encina, hojas de llantén mayor y hojas de naranjo dulce.

O también, para el prurito vulvar:
- 60 g de flores de saúco (regulador de la función catamenial)
  30 g de achicoria (obstrucción de las vísceras abdominales, piel).

Hervir durante 10 min en 1 litro de agua, colar y verter sobre:
- 40 g de alquimila alpina (prurito vulvar)
  20 g de flores de retama negra (dermatosis ligadas a trastornos ováricos).

Tapar y dejar en infusión durante 20 min, colar y distribuir en 6 partes a tomar en 3 días, a razón de 2 veces diarias.

Comenzar después del fin de período menstrual y seguirlo 6 días por semana, durante 3 semanas seguidas, 2 meses consecutivos, es decir 36 días en total.

Uso externo: baños de asiento con nogal y agrimonia o bien, equiseto menor y agrimonia. O también irrigaciones vaginales con flores de saúco, espliego y hojas de naranjo dulce, o bien enemas con fines ginecológicos con hojas de malva, naranjo dulce y alquimila alpina.

Además de los tratamientos comunes de higiene, puede aplicarse 2-3 veces diarias una pomada compuesta como sigue:

> 3 g de E. F. de alquimila alpina
> 3 g de E. F. de hierba de San Roberto
> 20 g de hidrolato de rosa
> 30 g de vaselina
> 40 g de lanolina

Psoriasis

Es una afección cutánea que se caracteriza por la aparición de escamas secas, blanquecinas o nacaradas adherentes —en mancha de cera— pápulas llanas, lamelosas, agrupadas de forma irregular en determinadas zonas de elección más o menos extensas: codos, rodillas, sacro, dorso, planta de los pies, palma de las manos, a veces el cuero cabelludo y a veces también en todo el cuerpo. Estos elementos típicos, redondeados, en discos numulares o anulares, se retiran fácilmente por raspado, y bajo ellos se aprecia una base eritematosa.

Al parecer, la psoriasis es a menudo hereditaria. Puede aparecer en la infancia y durar toda la vida, con períodos variables de remisión, e incluso curación espontánea. Evoluciona a brotes a menudo estacionales.

A estas lesiones psoriásicas cutáneas, en que la piel está afectada, se corresponde un estado patológico generalizado de todo el organismo, y no constituyen sino una manifestación local.

«Hay pocas dermatosis cuyo diagnóstico sea tan fácil», escribió Margarot. En cambio, en frase del doctor Audry, «La naturaleza de la psoriasis es desconocida; su anatomía patológica, equívoca; su tratamiento, variable, y su etiología, indeterminada».

Lejos de estar determinada la etiopatogenia de la psoriasis, la dermatología se halla bastante desarmada ante el problema de esta dermatosis y se han propuesto numerosos métodos para su interpretación. Muchos criterios, tanto fisiopatológicos como psicopáticos, se han afrontado de diversos modos. En efecto, varios factores parecen desempeñar un papel en la producción de esta afección definida que se manifiesta por una afección característica de la piel, pero no permiten hallar una fórmula metabólica de la psoriasis.

¡Cuántas cosas se ha creído ver en este enigma!

Se han mencionado los desequilibrios acidobásicos y fosfocálcicos, las carencias vitamínicas, la predisposición hereditaria (constitución dermopática a partir del quinto año), el papel de los trastornos endocrinos, determinadas concordancias de las hormonas sexuales, el síndroma hipofiso-adreno-genital, adiposo-genital, y, apoyándose en el estudio psicosomático de numerosos pacientes psoriásicos, ciertos autores han subrayado la importancia de un terreno psicasténico y mantenido la tesis del origen psicógeno de esta afección.

De ello han derivado no pocos tratamientos.

¿Qué conclusiones cabe sacar?

Además de los datos médicos actuales, es útil tener en cuenta la importancia de una afectación emocional que, en un terreno estafilocócico, puede favorecer el mecanismo propicio para la aparición de una dermatosis de tipo psoriásico. El miedo emocional del cual no podemos liberarnos genera, según el estado de ánimo y las circunstancias, todo tipo de consecuencias hepatobiliares.

¿Acaso no se dice a menudo que «el miedo está en el vientre»?

En esta idea del prejuicio del miedo existe una exageración de un proceso de defensa, un proceso desmesurado en relación con la actividad refleja que afecta a las zonas sometidas a la afección psoriásica, según determinadas normas específicas.

El miedo se experimenta de forma diferente según el estado individual y las circunstancias, en esta discrepancia entre las consecuencias organoafectivas variables. De ahí los diferentes aspectos de un mecanismo mental que la sangre transporta, sobre un estado general diferenciado: artropsoriasis que parte de un trastorno metabólico del suero. Sangre (se cita el tromexano y el magnesio). Hígado (el citrato de betaína; la mantequilla es terapéutica, pues abre el esfínter de Oddi y la bilis circula).

En general, en las fosas nasales (cavum) se encuentra la fuente del estafilococo. Quien dice nariz, dice relación nariz-oído: inflamación, osteítis. ¿Por qué no ahí, precisamente, una tendencia hereditaria?

Se puede, pues, considerar el estado de sensibilización del sistema nervioso, la propensión a este nivel asequible que es el oído medio sobre una otitis latente y el mecanismo de sus consecuencias según la diversidad del mecanismo de propagación: neuroafectividad sobre el psiquismo particular.

En el estado osteopatológico, el sentimiento de que no hay salida —o más bien de miedo— a este conflicto de la consciencia, ante las perspectivas reactivas exageradas, desencadena esta forma psicopática.

Por otra parte, se descubre la importancia de la vitamina A —en su papel protector del sistema epitelial—, cuya carencia implica infecciones nasofaríngeas (abscesos) y renales (litiasis).

Para estudiar la psoriasis y renovar los datos que se conocen, se debe reconsiderar el problema de las diferentes localizaciones y de las variaciones de extensión, las particularidades del reflejo de salida a nivel articular (codos, rodillas) con todas las distintas extensiones (cuero cabelludo, manos, pies) y el terreno artropático.

¿Por qué estas zonas restringidas variablemente repartidas o generalizadas?

¿No existe una correspondencia, una relación que afecta a estas zonas en unos territorios reflexógenos, mensajeros químicos neurocrinos?

Además del hecho estafilocócico, debe considerarse también la relación entre las mucosas uterina y endonasal, así como la importancia del simpático endonasal y el simpático en su actividad general y, a través de esta relación, del sistema genital. En este aspecto, el criterio femenino, con la supresión o la reaparición de la psoriasis, demuestra el período de gestación.

La psoriasis presenta singularidades etiológicas que le confieren cierta individualidad, pero en ella se reúnen diferentes componentes etiopatogénicos, a través de los tratamientos aleatorios propuestos y las discusiones relativas a su etiología.

La psoriasis es auténticamente tributaria del empleo de las plantas medicinales. Sean cuales fueren su extensión y sus localizaciones, esta dermatosis puede tratarse con las plantas. Ante todo, es indispensable efectuar una serie de aplicaciones de compresas sobre la frente y los ojos con flores de espliego y marrubio negro a modo de plantas de base.

Este principio de acción previo tiende a estabilizar la actividad neurocentral (= regulación funcional), a favorecer una actividad mental suficiente y equilibrada y, mediante este proceso de retorno a la posesión, a transformar los datos de miedo y exaltación.

En segundo lugar, y según la localización de las zonas afectadas, se sigue un tratamiento con: baños de antebrazo (manos y codo), pediluvios (plantas de los pies, rodillas, piernas, abdomen), aplicación de compresas dorsolumbares (tórax, espalda, sacro), con las siguientes plantas de elección: flores de espliego, equiseto menor, segunda corteza de olmo, bayas de enebro y marrubio negro.

Eventualmente, cabe retirar 1 litro del preparado (antes de su utilización para las curas externas) y tomarlo en 8 partes en 4 días, es decir, 2 veces diarias, aunque esto no supone una obligación.

Si se prefiere, puede seguirse un tratamiento con tinturas madres, según los matices propios de la situación particular, siempre individual.

> 40 ml de tintura alcohólica de marrubio negro (miedo, emoción)
> 30 ml de T. M. de *Curcuma xanthorriza* (drenaje hepatobiliar, estafilocócico, principio betaína)
> 30 ml de T. M. de *Arcticum lappa* (estafilococo)
> 30 ml de T. M. de *Lavandula spica* (aparato respiratorio, estafilococo)

Tomar 50 gotas de este preparado en un poco de agua, 2 veces al día, 5 días consecutivos por semana, hasta terminar el contenido del frasco.

O bien:

40 ml de T. M. de *Equisetum arvense* (remineralizante)	=
40 ml de T. M. de *Juglans regia* (remineralizante)	sílice/
40 ml de T. M. de *Ulmus campestris* (remineralizante)	cal

Tomar 60 gotas en un poco de agua, 3 veces diarias, 5 días por semana, hasta acabar el contenido del frasco.
O bien:

40 ml de T. M. de *Ruscus aculeatus*	
40 ml de T. M. de *Achillea millefolium*	principio tromexano
30 ml de T. M. de *Vitis vinifera*	

Tomar 50 gotas en un poco de agua, 2 veces diarias, 5 días por semana, hasta terminar el contenido del frasco.
Las personas que prefieran plantas, pueden tomar:
- 40 g de equiseto menor (remineralizante, aumenta la resistencia de la piel)

    40 g de raíz de gatuña (obstrucción del hígado y los vasos)

    30 g de *Curcuma xanthorriza* (desinfección de las vías hepatobiliares)

    30 g de flores de espliego (fenómenos infecciosos).

Hervirlo todo durante 10 min en 1 litro y 1/4 de agua, colar y distribuir en 8 partes a tomar en 4 días, a razón de 2 veces diarias, durante 8 días consecutivos; descansar 4 días y repetir el proceso 4 veces seguidas, es decir, 32 días en total.
O bien:
- 60 g de corteza de condurango (vías digestivas, acidez)

    40 g de corteza de abedul (ácido úrico, colesterol, vías urinarias).

Hervir durante 10 min en 1 litro de agua, y verter sobre:
- 20 g de tomillo (inflamación de las vías hepatobiliares, agotamiento nervioso).

Tapar y dejar en infusión durante 15 min, colar y repartir en 8 partes a tomar en 4 días, a razón de 2 veces diarias, durante 16 días consecutivos; descansar 10 días y tomar de nuevo otros 16 días, es decir, 32 días en total.
O también:
- 100 g de segunda corteza de olmo (remineralización, dermatosis).

Hervir en 2 litros de agua hasta reducir a 1 litro, colar y añadir:
- 50 g de marrubio negro (pequeñas neurosis, trastornos del comportamiento)

    30 g de bayas de enebro (afecciones crónicas de la piel).

Dejar hervir de nuevo durante 10 min, colar y distribuir en 8 partes a tomar en 4 días, a razón de 2 veces diarias, 4 días consecutivos cada semana, durante 8 semanas seguidas, es decir, 32 días en total.

Uso externo: hervir durante 3 min en 1/2 litro de vino blanco seco 50 g de hojas de salvia, filtrar, colocar en un frasco y conservar en el frigorífico; este preparado se utiliza en aplicaciones locales sobre las zonas afectadas por las lesiones psoriásicas con ayuda de un algodón hidrófilo.

Quemaduras

Son lesiones de la piel por efecto del fuego o por radiación calórica, así como por el empleo de determinados productos tóxicos.

Existen diferentes grados de quemaduras, según la profundidad de la afectación. En las de primer grado, caracterizadas por un enrojecimiento doloroso, sólo está afectada la epidermis. Pero la piel puede cubrirse de ampollas cuando la quemadura es más profunda: es la quemadura de segundo grado. Las de tercer grado atraviesan la piel y la destruyen, lo mismo que las terminaciones nerviosas, y dan lugar a llagas más o menos extensas que siempre requieren hospitalización.

La insolación es una quemadura causada por una exposición prolongada a la luz solar, y puede ser de primer o de segundo grado. Por tanto debe ser tratada como tal.

En el momento de producirse la quemadura, y siempre que sea posible, colocar la zona afectada en agua fría, o aplicar cubitos de hielo, lo cual evita, por lo general, la formación de ampollas. A continuación, aplicar un producto especializado.

En medicina vegetal, pueden prepararse determinados productos que se conservan perfectamente. Asimismo, puede disponerse de ellos cuando sea necesario. Por ejemplo:
- aceite de hipérico (favorece la reparación de la piel).

Se prepara con 500 g de sumidades floridas recogidas frescas, dejándolas macerar durante 3 días en una fuente de pyrex cerrada que contenga 1 litro de aceite de oliva virgen y 1/2 litro de vino blanco seco. A continuación, calentar al baño de María y dejar hervir hasta que se consuma el vino, filtrar con una tela el licor rojo resultante y distribuirlo en varios frascos, que se conservarán bien tapados en un lugar oscuro; puede utilizarse como emplasto sobre quemaduras y llagas.

O bien, para preparar un ungüento:
- 100 g de flores de maravilla (antiséptico, cicatrizante)
  100 g de flores de saúco (calma la irritación y el dolor).

Hervirlo en 2 litros de agua hasta reducir a aproximadamente 3/4 de litro, colar y añadir al líquido obtenido:
- 150 g de yemas de álamo negro (inflamación, quemaduras, fisuras, grietas).

Dejar hervir de nuevo durante 15 min, y a continuación, añadir a este preparado, pero sin colar:
- 150 g de aceite de oliva virgen
  15 g de cera blanca.

Dejarlo calentar todo a fuego lento hasta que el agua se evapore por completo, es decir, hasta que la parte marrón del líquido que se encuentra en el fondo del recipiente haya desaparecido, colar en caliente con un paño fino. Pueden añadirse 2 g de esencia de espliego para perfumar el preparado. Dejarlo enfriar y conservar en botes cerrados.

Este preparado no se altera en absoluto y puede conservarse durante muchos meses si se adoptan las precauciones de higiene habituales para la conservación. Se utiliza tanto sobre quemaduras como sobre llagas.

Además de estos tratamientos externos, para calmar el dolor y la fiebre y para evitar las supuraciones se puede tomar:
- 8 g de flores de manzanilla romana (calma el dolor, detiene las supuraciones).

Dejar en infusión durante 1 h en 600 g de agua hirviendo y en un recipiente tapado, colar y tomar el líquido obtenido en 2 días, a razón de 3 veces diarias, es decir, en 6 partes, durante 2-6 días.

O bien:
- 100 g de flores de saúco (calma la irritación y el dolor).

Hervir en 2 litros de agua hasta reducir a 1 litro, colar y distribuir en 9 partes a tomar en 3 días, a razón de 3 veces diarias, durante 3-6 días.

Roséola

Enfermedad infecciosa, contagiosa y epidémica, que se caracteriza por una erupción que se presenta en forma de manchas rojas, que comienzan por lo general en el rostro y que afectan progresivamente el cuello y el tronco.

Es una enfermedad de la infancia que raramente afecta a los adultos. La precede un período de lagrimeo, rinorragia y tos, con temperatura a menudo elevada que hace pensar en un resfriado.

Para evitar las complicaciones respiratorias que pueden sobrevenir, es preferible que el paciente guarde cama durante un determinado tiempo. Cuando la fiebre ha remitido por entero, el niño puede comenzar a levantarse si se siente bien.

Desde los primeros síntomas de la enfermedad se aconseja tomar:
- 50 g de borraja (elimina las toxinas, inflamación de las membranas serosas).

Dejar en infusión en 1 litro de agua hirviendo durante 20 min, colar y tomar el líquido obtenido en pequeñas porciones, en 2-3 días según la edad del niño, durante 6-8 días.

O bien:
- 10 g de flores de violeta (fiebre, inflamación, vías respiratorias).

Dejar en infusión durante 10-12 min en 1/2 litro de agua hirviendo y en un recipiente tapado, colar y distribuir en 6 partes a tomar en 2 días, a razón de 3 veces diarias, durante 8 días consecutivos.

Para los niños de menos de tres años, se puede preparar un jarabe; para ello se cuecen 500 g de azúcar en 1 litro de agua hasta obtener un jarabe; luego, se añaden 100 g de flores de violeta, se tapa y se deja en maceración durante 12 h, a continuación filtrar y colocar en un frasco; se toma este jarabe a cucharadas de café, 4-5 veces diarias.

Uso externo: según Karola Papp, el ojo sería la puerta de entrada, principal o única, del virus de la roséola en el organismo (*Rev. Imm. Ther. antimicrob.*, enero-marzo 1956).

Muchos experimentos han ratificado esta tesis que abre nuevas posibilidades de profilaxis, y nosotros mismos hemos obtenido resultados satisfactorios con la aplicación de compresas colocadas directamente a nivel frontocular con flores de espliego y hojas de naranjo dulce.

Rubeola

Enfermedad vírica contagiosa que afecta a los niños y a veces a los adultos.

Se manifiesta por una erupción de manchas rosas que recuerdan las de la roséola y anopatías múltiples. Cura en unos días, pero puede ocasionar malformaciones graves del feto cuando la contrae una mujer en los tres primeros meses del embarazo; por esta razón, las jóvenes se ven especialmente beneficiadas si se inmunizan con una vacunación adecuada.

Puede tomarse:
- 30 g de flores de gordolobo (sedante, ligeramente narcótico)
  30 g de malva hojas (inflamación de mucosas).

Hervir durante 5 min en 1 litro de agua, colar y filtrar, distribuir en 9 partes a tomar en 3 días, 3 veces diarias, durante 6 días.

O bien:
- 10 g de hojas de salvia (hace descender la fiebre, combate las sudoraciones, activa las funciones cutáneas).

Dejar en infusión durante 15 min en 1/2 litro de agua hirviendo y en un recipiente tapado, colar, distribuir en 6 partes a tomar en 2-3 días, durante 6 días.

O también:
- 40 g de eufrasia (enfermedades eruptivas).

Dejar hervir durante 5 min en 1 litro de agua, colar y distribuir en 8 partes a tomar en 4 días, a razón de 2 veces diarias, durante 8 días consecutivos.

Uso externo: compresas sobre la frente y los ojos, con flores de espliego.

Sabañones

Son lesiones debidas al frío que afectan, sobre todo, a los pies y las manos, y a veces la nariz y las orejas.

Los sabañones se caracterizan por una inflamación dura y dolorosa que puede complicarse con ampollas. Puede deberse a un trastorno de la circulación y a una insuficiencia de materias grasas en la alimentación.

Para paliarlos, puede tomarse:
- 50 g de cardo santo (atonía general, reconstituyente).

Hervir durante 10 min en 1 litro de agua, colar y verter sobre:
- 30 g de albahaca (atonía de origen nervioso).

Tapar y dejar en infusión durante 15 min, colar y distribuir en 6 partes a tomar en 3 días, a razón de 2 veces diarias, durante 12 días.

O bien:
- 30 g de romero (estimulante enérgico)
  20 g de hojas de salvia (activa las funciones circulatorias y el sistema nervioso).

Hervirlo todo durante 3 min en 1 litro de agua, colar y distribuir en 8 partes a tomar en 4 días, 2 veces diarias, durante 8-12 días.

O, en forma de extractos fluidos:

> 40 ml de E. F. de cardo santo
> 20 ml de E. F. de salvia
> 20 ml de E. F. de romero
> 10 ml de E. F. de albahaca

Tomar 50 gotas de este preparado, en un poco de agua, 3 veces al día, hasta acabar el contenido del frasco.

Uso externo: baños de manos o pediluvios, según la localización con 500 g de apio.

Úlceras varicosas o llagas en las piernas

Abertura más o menos superficial de la piel que acarrea una pérdida de sustancias de revestimiento de las mucosas y que cicatriza con dificultad.

La úlcera varicosa a menudo es determinada por una insuficiencia venosa. Llega un momento en que la piel irritada sufre un eccema que provoca comezón. Para atenuar el prurito, el primer reflejo es el de rascarse. La piel puede desprenderse fácilmente. Un vaso que protuye puede abrirse: la llaga sangra a veces de forma abundante.

Si la compresión permite detener la hemorragia, la llaga sigue existiendo y no hace más que agrandarse, la úlcera está constituida. Es una llaga de bordes abruptos, cuyo fondo sanguinolento segrega líquido y que puede infectarse.

Para tratar la úlcera es preciso, pues, luchar contra los riesgos de infección y proceder a una depuración del organismo.
- 10 g de equiseto menor (depurativo de la sangre, aumenta la resistencia de la piel).

Hervir en 2 litros de agua hasta reducir a 1 litro, colar y añadir luego al líquido obtenido:
- 80 g de raíz de lampazo mayor (depurativo enérgico, llagas supurantes, úlceras)
  40 g de trébol de agua (depurativo, autointoxicación, actúa sobre el sistema vascular)
  30 g de *Curcuma xanthorriza* (desinfección de las vías hepatobiliares).

Dejar hervir de nuevo durante 12 min, colar, distribuir en 8 partes a tomar en 4 días

consecutivos por semana, a razón de 2 veces diarias, durante 8 semanas seguidas, es decir, 32 días en total.
Uso externo: compresas sobre la región lumbar con flores de espliego.
O bien:
- 25 g de cloruro de magnesio desecado.

Disolver en frío en 1 litro de agua, tomar un vaso de este líquido una vez al día, de forma regular, hasta haber tomado 2 litros.

Además, a lo largo del día, tomar:
- 30 g de agallas de ciprés (afecciones del sistema venoso).

Hervir durante 10 min en 1 litro de agua, y verter sobre:
- 30 g de trinitaria (depurativo, circulación venosa)

20 g de fumaria (depurativo de la sangre, insuficiencia hepática).

Tapar y dejar en infusión durante 20 min, colar y distribuir en 6 partes a tomar en 3 días, a razón de 2 veces diarias, 6 días por semana, durante 4 semanas seguidas, es decir, 24 días en total.

Uso externo: compresas sobre la región lumbar con cardo mariano y flores de espliego.
O también:
- 60 g de hojas de llantén mayor (depurativo, cicatrización de llagas)

60 g de equiseto menor (depurativo, remineralizante, detiene los sangrados).

Hervir en 2 litros de agua hasta reducir a 1 litro, colar y añadir:
- 50 g de flores de saúco (antiséptico, favorece la cicatrización)

50 g de segunda corteza de olmo (remineralizante: sílice y cal).

Dejar hervir de nuevo durante 10 min, colar, distribuir en 6 partes a tomar en 3 días, a razón de 2 veces diarias, 6 días por semana, durante 4 semanas seguidas, es decir, 24 días en total.

O, en forma de extractos fluidos:

40 ml de E. F. de equiseto menor	30 ml de E. F. de equiseto menor
30 ml de E. F. de trébol de agua	30 ml de E. F. de llantén mayor
20 ml de E. F. de agallas de ciprés	20 ml de E. F. de fumaria
20 ml de E. F. de trinitaria	30 ml de E. F. de saúco

Tomar 40 gotas del primer preparado, o 50 del segundo, en un poco de agua, 3 veces al día, a diario, hasta acabar el contenido del frasco.

O bien:

30 ml de E. F. de maravilla	40 ml de E. F. de equiseto menor
30 ml de E. F. de olmo	30 ml de E. F. de *Curcuma xanthorriza*
20 ml de E. F. de agallas de ciprés	30 ml de E. F. de llantén mayor
20 ml de E. F. de trinitaria	20 ml de E. F. de trébol de agua
20 ml de E. F. de fumaria	

Tomar 50 gotas de uno u otro preparado, en un poco de agua, 3 veces por día, a diario, hasta acabar el contenido del frasco.

Uso externo: pediluvios a 38/39 °C con, en un primer momento, manzanilla, para tratar cualquier supuración y calmar el dolor (acelera la cicatrización, dilata los capilares de la piel). Luego, en un segundo tiempo, cuando la llaga está sana, con equiseto menor, llantén mayor y agrimonia, o bien hojas de nogal, corteza de encina y segunda corteza de olmo.

Además, para las curas, puede utilizarse aceite de hipérico (véase en este mismo capítulo el apartado Quemaduras), o aplicar un ungüento (véase el modo de preparación en Escaras).

O bien, utilizar el preparado siguiente:
- 100 g de agrimonia y 100 g de hojas de llantén mayor.

Hervir durante 5 min en 1 litro de buen vino tinto, después dejar en infusión durante 1 h, colar prensando y filtrar con un algodón, distribuir el líquido obtenido en varios frascos, que se conservarán bien tapados y siempre en el frigorífico para evitar alteraciones. Utilizar este líquido en lavados y curas sobre las úlceras y las llagas purulentas.

Urticaria

Erupción cutánea similar a la que se produce por contacto con la ortiga menor.

El primer síntoma consiste en una brusca sensación de quemazón acompañada de comezón que se observa a nivel de la piel en uno o varios lugares, seguida de una erupción de pequeñas pápulas un tanto sobreelevadas, pálidas y redondeadas, rodeadas de un halo rosado y molestamente pruriginosas.

La urticaria se considera generalmente como una alergia, más que como una reacción cutánea.

Se entiende por alergia una modificación de la reactividad debida a la presencia de cuerpos extraños en el organismo. La alergia es, pues, el estado de un individuo sensibilizado, que reacciona de forma anormal y excesiva a una o varias sustancias determinadas.

Este estado puede ser crónico o episódico, precisamente en razón de este encuentro con el alergeno, y por tanto estacional o periódico. Este proceso de alergia puede existir a todos los niveles.

Existen dos grandes tipos de urticaria, de fuentes diferentes: la urticaria histamínica y la urticaria colinérgica.

La urticaria histamínica es en esencia una reacción alérgica debida ya sea a una sustancia tóxica (veneno de insectos, picaduras de ortiga) ya sea a la ingestión de productos alimenticios (pescados, chocolate, fresas, etc.), ya sea incluso a ciertos medicamentos.

La urticaria colinérgica se debe a una sensibilidad de las sustancias secretadas por el propio cuerpo: por esta razón se manifiesta frente al propio sudor de la persona que la sufre.

Muchas afecciones cutáneas urticariantes derivan esencialmente de un trastorno de la función hepática. Además de la importancia de una alimentación adecuada, siempre puede tomarse:
- 60 g de saponaria (intoxicación de origen interno, urticaria)

30 g de alcachofa (intoxicación, trastornos de origen hepático).

Hervir durante 5 min en 1 litro de agua y en un recipiente esmaltado, colar inmediatamente y conservar en un recipiente no metálico, distribuir en 6 partes a tomar en 2 días, 3 veces diarias, durante 8-12 días.

O bien:
- 100 g de cardo mariano (enfermedades del hígado y el bazo, erupciones de índole urticariforme).

Hervir en 2 litros de agua hasta reducir a 1 litro, colar y añadir al líquido obtenido:
- 30 g de raíz de gatuña (obstrucción del hígado y los vasos)

50 g de hojas frescas de brotes tiernos de ortiga menor (actúa eficazmente sobre las urticarias).

Dejar hervir de nuevo durante 6-7 min, colar y distribuir en 6 partes a tomar en 3 días, a razón de 2 veces diarias, durante 12 días.

O bien:
- 80 g de raíz roja de zarzaparrilla (desintoxicación del organismo).

Lavar con agua corriente, luego dejar hervir durante 15 min en 1 litro de agua, retirar del fuego y verter sobre:
- 20 g de hojas de nogal (depurativo de la sangre, enfermedades de la piel)

  30 g de trinitaria (erupciones crónicas).

Tapar y dejar en infusión durante 30 min, colar, distribuir en 6 partes a tomar en 3 días, a razón de 2 veces diarias, durante 9-12 días.

O bien:
- 60 g de hojas de fresno (obstrucción hepática, artritis).

Hervir durante 10 min en 1 litro de agua, después verter sobre:
- 30 g de hojas de salvia (antitranspirante, activa las funciones circulatorias).

Tapar y dejar en infusión durante 15 min, colar y distribuir en 6 partes a tomar en 3 días, 2 veces por día, durante 12 días.

O, en forma de extractos fluidos:

30 ml de E. F. de saponaria	40 ml de E. F. de cardo mariano
30 ml de E. F. de nogal	30 ml de E. F. de gatuña
20 ml de E. F. de alcachofa	30 ml de E. F. de fresno
20 ml de E. F. de trinitaria	20 ml de E. F. de salvia

Tomar 50 gotas del primer preparado en un poco de agua, 3 veces por día, o 60 del segundo, asimismo en un poco de agua, 2 veces diarias, hasta terminar el contenido del frasco.

Sea cual fuere el origen de la urticaria, además de los cuidados vegetales aconsejados anteriormente, puede tomarse en cada una de las comidas del mediodía y de la noche, en forma de bebida, una cucharada sopera de vinagre de sidra, en un vaso de agua, durante 2-3 días.

A continuación proseguir sólo con el almuerzo, durante diez días.

Asimismo, puede aplicarse el vinagre de sidra localmente sobre las partes afectadas, para atenuar el prurito.

Al mismo tiempo, debemos señalar que en algunos casos de urticaria grave, es de una eficacia innegable el zumo fresco de alfalfa, como antídoto de determinados venenos vegetales; se prepara como cualquier otro zumo de hortalizas y se toman 2 cucharadas soperas en un vaso de agua, durante 3-4 días (2 veces diarias).

Varicela

Enfermedad infecciosa vírica, que evoluciona en varios brotes, ordinariamente benigna pero contagiosa, caracterizada por una erupción de pequeñas bullas que se marchitan y se secan al cabo de unos días. La invasión se inicia con fiebre discreta a menudo inaparente, y la erupción constituye el síntoma de la enfermedad.

La comezón provocada por la erupción constituye el único riesgo de la enfermedad, ya que el rascado puede causar una sobreinfección de la piel de la que deriva el carácter definitivo de algunas cicatrices.
- 25 g de raíz de helenio (manifestaciones eruptivas infecciosas).

Hervir durante 10 min en 1 litro de agua, y verter sobre:
- 30 g de milenrama (depurativo de la sangre, llagas no sangrantes).

Tapar y dejar en infusión durante 20 min, colar y distribuir en 6-9 partes a tomar en 3 días, a razón de 2-3 veces diarias, durante 6-9 días.

O bien:
- 80 g de flores de malva (sedante, calma las inflamaciones).

Hervir durante 15 min en 1 litro de agua, luego verter sobre:

- 25 g de escabiosa mórdida (fiebres eruptivas).

Tapar y dejar en infusión durante 20 min, colar y distribuir en 6 partes a tomar en 3 días, a razón de 2 veces diarias, durante 9 días.

O también:
- 30 g de agracejo (infecciones de la sangre)
  50 g de flores de saúco (calma la fiebre y la inflamación, enfermedades eruptivas).

Dejarlo hervir todo durante 5 min en 1 litro de agua, retirar del fuego, tapar y dejar en infusión durante 1/2 h, colar y tomar en 3 días, a razón de 2-3 tomas diarias, durante 9 días.

Uso externo: tamponar las zonas eruptivas con un algodón embebido con vinagre de sidra y, a continuación, aplicar harina de judía, a modo de talco para calmar la comezón.

Verrugas

Pequeñas excrecencias de la piel, de superficie plana o redondeada.

Asientan por lo general en la superficie dorsal de manos y pies, rara vez en la cara o la planta de los pies.

Las verrugas «vulgares», más frecuentes en las manos, son grisáceas, secas, córneas, duras y mamelonadas.

Las verrugas «planas», a menudo numerosas, llamadas asimismo «verrugas juveniles» porque aparecen en la juventud, son pequeñas elevaciones de la epidermis, superficiales y más discretas, achatadas y poco prominentes y de la misma coloración rosácea que la piel normal.

Existen también verrugas llamadas en «cresta de gallo», pero a pesar de las diferencias que existen entre las diversas formas, las verrugas no son sino distintos aspectos de una misma afección.

Se admite que generalmente las verrugas son provocadas por un virus, pero el hecho de que aparezcan o desaparezcan a veces de forma espontánea lleva a pensar que el sistema nervioso desempeña un gran papel en esta afección.

Por lo común, el tratamiento es local, pero en medicina vegetal los tratamientos por vía externa completan la acción al actuar sobre la circulación y el sistema nervioso, por reflejoterapia y por la acción específica de las plantas utilizadas.

Existen diferentes métodos para eliminar las verrugas, pero aquí mencionaremos el valor de los baños calientes locales, baños de manos o pediluvios según la localización de las verrugas, con:
- 250 g de corteza de sauce blanco (sedante, antiespasmódico nervioso)
  250 g de serpol (actúa sobre los centros nerviosos y la circulación)
  20 g de flores de árnica (específico externo de afecciones sin llaga).

  O bien, contra las verrugas plantares, baños de pies con:
- 300 g de hojas de nogal (resolutivo de las verrugas)
  300 g de serpol (actúa sobre los centros nerviosos y la circulación).

  Igualmente:
- 300 g de equiseto menor (resolutivo, antiespasmódico)
  200 g de serpol (centros nerviosos y circulación)
  80 g de tuya (específico de las verrugas).

  O también, para diversas localizaciones, utilizar el mismo líquido en pediluvios y para hacer aplicaciones de compresas sobre la región lumbar con:
- 200 g de hojas de nogal (resolutivo sobre las verrugas)
  250 g de segunda corteza de olmo (induraciones, afecciones cutáneas)
  250 g de serpol (centros nerviosos, circulación).

Además, pueden efectuarse aplicaciones locales sobre las partes afectadas con:
- 10 g de T. M. de *Thuja occidentalis*
  100 g de aceite de ricino.

Utilizar este preparado en un ligero masaje, 2 veces al día y en vendaje por la noche. O también:
- 10 ml de T. M. de *Salix alba*
  10 ml de T. M. de *Thuja occidentalis*
  10 ml de T. M. de *Chenopodium album*.

Poner 50 gotas de este preparado sobre una compresa embebida con aceite de ricino y utilizar como aplicación local por la noche.

Además, para reforzar los cuidados externos, puede tomarse vitamina A diluida en 1 frasco de aceite de germen de trigo (vitamina E); mezclar bien, y tomar una cucharadita de café de este preparado diluida en el zumo de un limón pequeño (o de medio), 1 vez al día, hasta acabar el preparado.

Vitíligo

Afección que se caracteriza por un trastorno en la pigmentación de la piel, que consiste en la aparición de placas blancas de forma y tamaño extremadamente variados, irregulares, de contornos sinuosos, a veces extendidos en bandas a lo largo de determinados nervios.

La separación entre las partes pigmentadas normalmente y las decoloradas es muy clara. A menudo, las manchas están también rodeadas de un halo especialmente bronceado que hace más visible el contraste.

Esta piel es perfectamente sana. Mantiene su suavidad, sin ningún engrosamiento, y su calor está conservado.

La decoloración aparece sin causa aparente: ni el sexo, ni la edad, ni la profesión permiten reconocer las leyes de la génesis de esta afección, cuyo inicio es a veces lento y progresivo o, por el contrario, se manifiesta por una eclosión brusca de manchas.

El origen del vitíligo es desconocido, de donde se desprende la dificultad de un tratamiento causal. Por ello, señalaremos aquí los resultados alentadores obtenidos con el siguiente tratamiento:
- 30 g de flores de gordolobo (emoliente, suavizante)
  40 g de milenrama (acción rápida sobre el corazón y el sistema nervioso).

Dejarlo todo en infusión durante 20 min en 1 litro de agua hirviendo en un recipiente tapado, colar y filtrar bien, distribuir en 6 partes a tomar en 3 días, a razón de 2 veces diarias, 6 días por semana, durante 5 semanas seguidas, es decir, 30 días.

A cada toma diaria de tisana añadir 30 gotas de T. M. de *Ammi visnaga* (es decir, 60 gotas por día) durante los 30 días que se tome la infusión.

O en forma de extractos en tinturas madre:

30 ml de T. M. de *Ammi visnaga*
20 ml de T. M. de *Achillea millefolium*
20 ml de T. M. de *Geum urbanum*
20 ml de T. m. de *Cratoegus oxycantha*

Tomar 30 gotas de este preparado en un poco de agua, 2 veces al día: antes del almuerzo y de la cena (es decir, 60 gotas por día), 5 días consecutivos cada semana, hasta terminar el contenido del frasco.

Fitoginecología

Es el estudio de los problemas y las enfermedades que afectan al aparato genital femenino en particular.

El útero, órgano femenino, desempeña una función vital en la vida femenina.

Es, en el seno de la mujer, el órgano de la concepción. Por él, la mujer engendra al hijo que procrea. Es el órgano de la relación del sentimiento agradable, del sabor de esta relación. En él residen las raíces de los vínculos y de afecto. En él también asienta la amenaza, el estremecimiento cuando el drama se ha producido, donde el gran dolor persiste... la pérdida de un hijo.

El útero es el eje y su disposición vital es muy importante para muchos aspectos de diferente orden.

A menudo es el punto de partida de trastornos que repercuten sobre el sentimiento, según se ha comprobado. Puede hundirse en la pena, el dolor moral y según en qué personas, engendrar consecuencias prolongadas, más o menos dramáticas, de depresión moral —depresión nerviosa—, perturbación de la actividad simpática, hipotensión permanente y, según el temperamento, situaciones congestivas, sensibilidad a todas las reacciones irritativas: relación endonasal, neurovertebral (cervicales bajas), neurodorsal (hasta la vesícula biliar) y, reflexológicamente, los pies.

El útero presenta a menudo un complejo de situación depresiva, y es preciso concebir todo lo que se engendra en este punto de partida desfavorable. Existe depresión nerviosa en su seno. La mujer trastornada por este mecanismo orgánico realiza su duda, su hipersensibilidad, sus transportes variables de sentimientos sobre un estado de razones siempre fundadas, que le bloquea las ideas, su búsqueda de salidas y sus reflexiones.

Toda su situación realiza una conformación vertebral de actitud variable según la naturaleza de la propia constitución. Este movimiento, al cual se añaden los del miedo y el temor, se inscribe realmente y el trastorno se vive como permanente.

Se encontrará, sobre todo, después de determinadas ayudas, más o menos tensa y agresiva. Muchos hechos se añadirán a estos trastornos del psiquismo, de su malhumor y de su tristeza. Es un lenguaje basado en la duda, incluso si el estado de razón mantiene su vigilancia. Ella busca a través de razones que ya no se relacionarán con la confianza habitual, lo cual la llevaría al fin que se propone obtener. Ella zozobra, se hunde en este encadenamiento interno.

El órgano genera su incoherencia y deja nacer, provoca lo que se crea de peso, fibromioma y otras excrecencias aberrantes.

Lo que la mujer ha vivido en función del sentimiento de desastre que la ha deprimido, ha trastornado toda su confianza en ella, en la vida y se convierte en un filtro negativo. En su actividad, vive en adelante del producto de esta constante negativa: se preocupa.

Es preciso organizar este medio, esta pelvis y todo lo que en ella se organiza y engendra. Todo lo que tiene su fuente en el organismo femenino, participa de la vida del espíritu y lo mental.

La pérdida de este tono tiene estrecha relación con la situación vesicular, y una relación frecuente en las afecciones hepatobiliares.

Para restablecer una condición más normal, modificar la huella de las impresiones nefastas, combatir la angustia de vivir, las plantas permiten instaurar un tratamiento organizado; sin perjudicar, ejercen una valiosa acción capaz de contribuir a la eficacia del tratamiento de conjunto.

Amenorrea

Desaparición de las reglas (fuera del período de embarazo), en una mujer en edad de tener el período o en una joven que haya rebasado la pubertad.

Puede ser debida a una anomalía del tracto genital o a una causa endocrina. En la mujer, incluso en la que menstrúa normalmente, puede ser debida a una enfermedad general o a una afección uterina u ovárica.

Puede tomarse, 10 días antes de la fecha prevista de aparición de la regla:
- 8 g de manzanilla (regula el retorno del flujo catamenial).

Dejar en infusión 1 hora en 1/2 litro de agua hirviendo y en un recipiente tapado, colar y repartir en 4 partes a tomar en 2 días, 2 veces diarias, durante 8-10 días.

O bien:
- 40 g de milenrama (provoca las reglas que han dejado de presentarse, actúa sobre los nervios de la pelvis menor)

30 g de hojas de salvia (afecciones congestivas de la pelvis menor).

Dejar en infusión durante 20 min en 1 litro de agua hirviendo, colar y repartir en 6 partes a tomar en 3 días, 2 veces diarias, 6 días por semana, durante 4 semanas seguidas, es decir, 24 días. Interrumpir el tratamiento si las reglas reaparecen.

Este tratamiento puede hacerse de nuevo durante 6 días cada mes, durante 3-4 meses seguidos, comenzando una semana antes de la fecha prevista de la regla.

O también:
- 50 g de flores de maravilla (amenorrea, neuropatía, anemia).

Hervir durante 10 min en 1 litro de agua, después verter sobre:
- 30 g de romero (antiespasmódico, amenorrea).

Tapar y dejar en infusión durante 20 min, colar y repartir en 6 partes a tomar en 3 días, durante 3-4 meses seguidos, empezando una semana antes de la fecha prevista de la regla.

O, en forma de extractos, con tinturas madre:

> 15 ml de T. M. de *Matricaria camomilla*
> 15 ml de T. M. de *Calendula officinalis*
> 15 ml de T. M. de *Achillea millefolium*
> 15 ml de T. M. de *Salvia officinalis*

Tomar 30 gotas de este preparado en un poco de agua, por la noche, al acostarse, 20 días consecutivos cada mes, durante 3 meses seguidos.

Uso externo: pediluvios con serpol.

Astenia genésica

Dificultad o debilitamiento de la función genital.
- 20 g de cardo mariano (perturbación del equilibrio vagosimpático).

Hervir durante 10 min en 1/2 litro de agua y verter sobre:
- 15 g de trébol de agua (actúa sobre el sistema vascular y la musculatura)

15 g de hojas de salvia (actúa sobre la circulación y el sistema nervioso).

Tapar y dejar en infusión durante 1 hora, colar y distribuir en 4 partes a tomar en 2 días, a razón de 2 veces diarias, durante 4 días consecutivos; descansar 3 días y repetir el proceso 5 veces seguidas, es decir, 20 días.
O bien:
- Extracto fluido de berza (astenia genésica).

Tomar 50 gotas en un poco de agua hacia las 20 horas, 5 días consecutivos cada semana, durante 4 semanas seguidas, es decir, 20 días en total.

Además, a lo largo del día tomar 2 vasos de suero de leche con sidra, a diario, durante estas 4 semanas.

Para ello, colocar juntos en un recipiente esmaltado:
- 1 litro de sidra
  3/4 de litro de leche cruda
  1/2 litro de agua.

Calentar a fuego lento hasta que la mezcla se corte, colar con un paño, retirar la materia espesa (caseína) y conservar el líquido obtenido (suero de leche con sidra) en el refrigerador, en un recipiente no metálico. Tomar un vaso grande de este líquido un poco caliente 2 veces diarias, pero no conservar el preparado más de 3 días (lo cual supone que se necesitan 2 preparados por semana).

Uso externo: baños de asiento con serpol.

Debemos señalar igualmente la acción de uno u otro de estos tratamientos en la oligospermia, es decir, la escasa cantidad de espermatozoides contenidos en el esperma.

Destete

Acción de privar a un niño la leche materna para darle otro tipo de nutrición.

Para la madre esto supone la obligación de detener la secreción láctica. Para ello, puede tomarse:
- 60 g de caña (detiene la secreción láctica).

Hervir durante 10 min en 1 litro de agua, colar y distribuir el líquido obtenido en 6 partes a tomar en 2-3 días, según la rapidez de acción deseada, durante 6, o incluso 9-12 días.

Uso externo: aplicación de compresas calientes sobre los pechos, con flores de manzanilla (detiene la inflamación y calma el dolor) o bien, cataplasmas de hojas frescas de nogal trinchadas aplicadas sobre los pechos (detiene la secreción láctea).

Dismenorrea

Se caracteriza por una menstruación difícil, cuya crisis viene marcada por la exageración de los síntomas funcionales que acompañan a las reglas. Con frecuencia se debe a un desequilibrio nervioso, un trastorno hormonal o una malformación.

El dolor puede preceder al flujo menstrual, pero ceder tan pronto como aparece la sangre, o persistir durante todo el período menstrual, con mayor o menor intensidad. Se acompaña a menudo de trastornos intestinales, frecuente necesidad de orinar, diarrea y migrañas.

Para favorecer la periodicidad, la duración, la cantidad y la calidad de la hemorragia catamenial, puede tomarse:
- 50 g de flores de maravilla (dolores, trastornos reflejos).

Hervir en 2 litros de agua hasta reducir a 1 litro, colar y verter sobre:
- 30 g de corteza de durillo (específico de la dismenorrea)
  30 g de hojas de salvia (normaliza la acción catamenial).

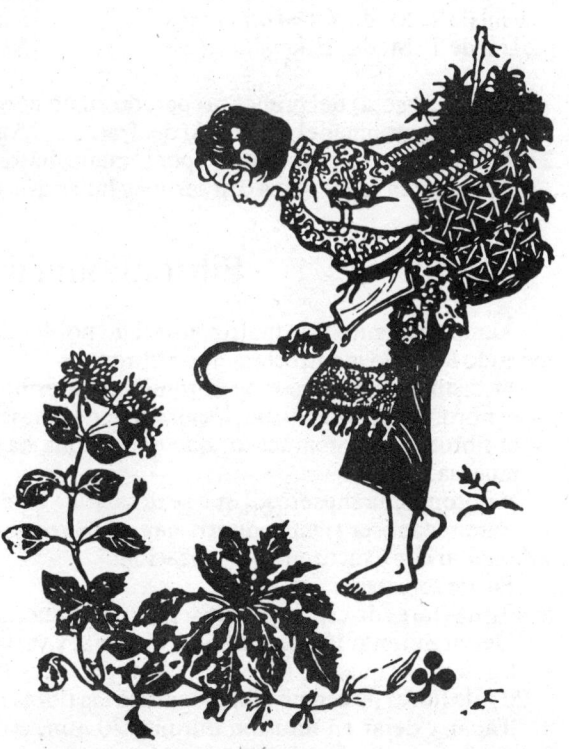

Recogida de plantas en el antiguo Japón (arriba) y en la China contemporánea.

Tapar y dejar en infusión 1/2 hora, colar y distribuir en 8 partes a tomar en 4 días, a razón de 2 veces diarias, durante 20 días consecutivos cada mes, 3 meses seguidos.

O bien:
- 40 g de milenrama (atenúa las reacciones dolorosas, actúa sobre los nervios de la pelvis menor).

Hervir durante 5 minutos en 1 litro de agua, retirar del fuego y verter sobre:
- 30 g de mejorana (atonía uterina de origen nervioso o muscular)
  25 g de hierba cana (calma los dolores que preceden o acompañan a la regla).

Tapar y dejar en infusión 10-12 min, colar y distribuir en 6 partes a tomar en 3 días, 2 veces diarias, durante 12 días consecutivos, a partir del 14.º día de la regla, durante 3 meses seguidos.

O también:
- 50 g de cardo mariano (dismenorrea, equilibrio vagosimpático)
  50 g de marrubio negro (trastornos de origen nervioso, calma los espasmos).

Hervirlo todo durante 10 min en 1 litro de agua, luego verter sobre:
- 40 g de alquimila alpina (enfermedades de origen genital).

Tapar y dejar en infusión durante 10 min, colar y distribuir en 6 partes a tomar en 3 días, 2 veces diarias, 6 días por semana, 3 semanas consecutivas, durante 2-3 meses seguidos.

O, en forma extractiva, con tinturas madre:

20 ml de T. M. de *Calendula officinalis*	30 ml de T. M. de *Ballota nigra*
20 ml de T. M. de *Achillea millefolium*	20 ml de T. M. de *Silybum marianum*
20 ml de T. M. de *Viburnum opulus*	20 ml de T. M. de *Alchemilla alpina*
20 ml de T. M. de *Salvia officinalis*	15 ml de T. M. de *Senecio vulgaris*
20 ml de T. M. de *Alchemilla alpina*	15 ml de T. M. de *Origanum majorana*

Tomar 30 gotas del primer preparado en un poco de agua, 2 veces al día, 5 días por semana, hasta terminar el contenido del frasco, y 25 gotas del segundo en un poco de agua, 2 veces al día, 5 días consecutivos por semana, hasta terminar el contenido del frasco.

Uso externo: pediluvios con serpol y hojas de salvia, o con serpol y hojas de vid roja.

Fibromioma uterino

Tumor benigno de la matriz, formado por tejido muscular liso y por tejido fibroso, a menudo llamado incorrectamente «fibroma».

Se distinguen tres tipos de fibromiomas uterinos:
— el fibromioma intersticial, localizado en la masa del útero;
— el fibromioma submucoso, que evoluciona hacia la cavidad uterina y crece bajo la mucosa.
— el fibromioma subseroso, que se desarrolla en dirección al abdomen.

Para reconocer si en la matriz hay un fibromioma, debe interpretarse la radiografía y delimitar con exactitud su localización.

Puede tomarse:
- 40 g de flores de espliego (antiséptico, fenómenos infecciosos).

Hervir durante 10 min en 1 litro de agua, y verter sobre:
- 30 g de pan y quesillo (pérdidas en las portadoras de fibromioma)
  20 g de flores de espino albar (tonifica las fibras relajadas).

Tapar y dejar en infusión durante 20 min, colar y repartir en 6 partes a tomar en 3 días, 2 veces diarias, 6 días por semana, durante 5 semanas seguidas, es decir, 30 días en total.

O bien:
- 30 g de agallas de ciprés (degeneración fibromatosa).

Hervir durante 5 min en 1 litro de agua, y verter sobre:
- 30 g de camedrio (fibromioma, pólipo)
  20 g de artemisa (actúa sobre las fibras lisas del útero).

Tapar y dejar en infusión durante 10-12 min, colar, distribuir en 8 partes a tomar en 4 días, 2 veces diarias, durante 16 días consecutivos, 2 meses seguidos, es decir, 32 días en total.

O también:
- 50 g de semillas de cardo mariano (metrorragias ligadas a un fibromioma).

Molerlas con un molinillo de café eléctrico, después dejarlas hervir durante 6 min en 1 litro de agua, retirar del fuego y verter sobre:
- 15 g de pimienta acuática (hemorragia relacionada con un fibromioma)
  30 g de ortiga muerta (actúa sobre la circulación uterina).

Tapar y dejar en infusión durante 20 min, colar filtrando, distribuir en 6 partes a tomar en 2-3 días (según las necesidades), 2-3 veces diarias, durante 8-10 días por mes, durante varios meses seguidos, y en caso de urgencia.

O en forma de extractos como tinturas madre:

> 30 ml de T. M. de *Capsella bursa-pastoris*
> 20 ml de T. M. de *Cratoegus oxycantha*
> 20 ml de T. M. de *Lavandula spica*

Tomar 20 gotas de este preparado en un poco de agua, 3 veces diarias.
O bien:

> 30 ml de T. M. de *Silybum marianum*
> 20 ml de T. M. de *Cupressus sempervirens*
> 20 ml de T. M. de *Lamium album*

Tomar 15 gotas de este preparado, en un poco de agua, 4 veces por día.

Uso externo: irrigación vaginal con cardo mariano, flores de espliego y flores de ortiga muerta.

Lactancia

Consiste en alimentar al bebé con leche materna. Se habla en este caso de lactancia natural, que tiene grandes ventajas para el niño.

Cuando la leche materna es insuficiente en cantidad o de baja calidad, además de determinados aportes alimenticios puede tomarse:
- 50 g de verbena (estimula la secreción láctea).

Dejar en infusión durante 30 min en 1 litro de agua hirviendo y en un recipiente tapado, colar y distribuir en 9 partes a tomar en 3 días, 3 veces diarias, durante 9-12 días.

O bien:
- 100 g de galega (aumenta la secreción láctea).

Dejar en infusión durante 20 min en 1 litro de agua hirviendo, colar y distribuir en 9 partes a tomar en 3 días, 3 veces diarias, durante 6-9 días.

O también:
- 15 g de semillas de hinojo (agalactia por atonía digestiva)
  15 g de semillas de alcaravea (aumenta la secreción láctea)
  8 g de semillas de eneldo (insuficiencia láctea).

Dejarlo todo en infusión durante 10-12 min en 1 litro de agua hirviendo, colar y distribuir en 9 partes a tomar en 3 días, 3 veces diarias, durante 6-9 días.

Leucorrea

Fluido mucoso de flujos blancos, a menudo mucopurulento, debido al aumento de las secreciones del aparato genital femenino y que puede deberse a una infección genital.

Las dermatosis perivulvares implican a menudo inflamaciones reactivas de las zonas genitales bajas, de donde procede la leucorrea.

Entre las enfermedades leucorreicas más frecuentes figuran las vulvovaginitis parasitarias y las cervicitis. Una tricomoniasis mal cuidada mantiene el gonococo, provoca erosiones y conserva una cervicitis.

Trichomonas vaginales no proviene de una transformación de *Trichomonas intestinales*, ni de quistes. Puede proliferar en una vagina a cualquier pH. Puede encontrarse, pues, tanto en un medio vaginal alcalino de las jóvenes y menopáusicas como en una vagina normalmente ácida de cualquier mujer en edad fértil, o incluso en la más ácida de las mujeres embarazadas.

No se convierte en patógeno hasta que se encuentra en simbiosis con determinados microbios o virus, y su asociación más frecuente es un saprofito del intestino (*Enterobacter aerogenes* de Beijerineck), de donde puede pasar a la vagina.

Trichomonas vaginalis no siempre es fácil de identificar al microscopio, ya que puede variar muchísimo su morfología, inmovilizar sus flagelos, emitir pseudópodos o morir por su propia lisis.

Otra parasitosis leucorreica frecuente y fácil de diagnosticar es la vulvovaginitis micótica, consecuencia muy a menudo del abuso de antibióticos.

Cabe tomarse:
- 30 g de raíz de helenio (leucorrea ligada a metritis o linfatismo).

Hervir durante 5 min en 1 litro de agua y verter sobre:
- 30 g de romero (leucorrea por atonía, acción vermífuga)

10 g de ajenjo (leucorrea por atonía, acción vermífuga).

Tapar y dejar en infusión durante 20 min, colar y distribuir en 8 partes a tomar en 4 días, a razón de 2 veces diarias, durante 16 días seguidos, 2 meses seguidos, es decir, 32 días en total.

O bien:
- 40 g de flores de espliego (leucorrea, fenómenos infecciosos, vermífugo).

Hervir durante 10 min en 1 litro de agua y verter sobre:
- 30 g de mejorana (atonía uterina)

30 g de hojas de salvia (leucorrea, afecciones congestivas de la pelvis menor).

Tapar y dejar en infusión durante 15 min, colar, distribuir en 6 partes a tomar en 3 días, 2 veces diarias, 6 días por semana, durante 5 semanas seguidas, es decir, 30 días en total.

O también:
- 30 g de ortiga muerta (leucorrea, actúa sobre la circulación uterina)

30 g de alquimila alpina (leucorrea, purifica la sangre, mejora la constitución)
20 g de tomillo (leucorrea asténica, vermífuga).

Dejarlo todo en infusión durante 20 min en 1 litro de agua hirviendo y en un recipiente tapado, colar y distribuir en 6 partes a tomar en 3 días, 2 veces diarias, 6 días por semana, durante 3 semanas, y esto 2 meses seguidos, es decir, 36 días en total.

O bien, en forma de extractos fluidos:

30 ml de E. F. de helenio	30 ml de E. F. de espliego
30 ml de E. F. de romero	30 ml de E. F. de alquimila alpina
20 ml de E. F. de salvia	20 ml de E. F. de mejorana
20 ml de E. F. de mejorana	20 ml de E. F. de ortiga muerta.

Tomar 50 gotas de uno u otro preparado en un poco de agua, 3 veces al día, a diario, hasta terminar el contenido del frasco.

Uso externo: enemas con fines ginecológicos con flores de espliego, mejorana y ortiga muerta.

Menopausia (trastornos de la)

La menopausia es el cese de la función menstrual.

Se produce por lo general entre los cuarenta y cinco y los cincuenta años, y abarca un período que puede oscilar desde varios meses hasta varios años. En el curso de este período, las reglas se espacian de forma más o menos regular y luego desaparecen.

Al corresponder a un cese de la función ovárica, la menopausia se acompaña de una regresión de los caracteres sexuales, con sofocaciones, insomnio, vértigos e incluso depresión.

Cuando la menopausia conlleva estas molestas manifestaciones, puede tomarse:
- 60 g de cardo mariano (equilibrio vagosimpático).

Hervir en 2 litros de agua hasta reducir a 1 litro, colar y añadir:
- 30 g de agallas de ciprés (trastornos del sistema venoso, varices)

40 g de vid roja (trastornos circulatorios de la menopausia)

20 g de flores de espino albar (trastornos congestivos de la menopausia).

Dejar hervir de nuevo durante 3 min, colar y distribuir en 8 partes a tomar en 4 días, a razón de 2 veces diarias, 4 días por semana, durante 8 semanas seguidas, es decir, 32 días en total.

O bien:
- 60 g de equiseto menor (depurativo, remineralizante, vías urinarias)

60 g de estigmas de maíz (arenillas úricas o fosfáticas, albuminuria).

Hervir en 2 litros de agua hasta reducir a 1 litro, colar y añadir:
- 50 g de *Curcuma xanthorriza* (desinfección de las vías hepatobiliares)

50 g de agripalma (palpitaciones, sofocaciones, trastornos nerviosos de la menopausia).

Dejar hervir de nuevo durante 5 min, colar y distribuir en 8 partes a tomar en 4 días, 2 veces diarias, 4 días por semana, durante 8 semanas seguidas, es decir, 32 días en total.

O también:
- 30 g de alcachofa (trastornos hepáticos y de la menopausia, vértigos, angustia, hormigueos, dolor al andar, fobias)

30 g de marrubio negro (trastornos nerviosos, acúfenos)

30 g de flores de ortiga muerta (insuficiencia hepática, insomnio).

Hervirlo todo durante 3 min en 1 litro de agua, colar y distribuir en 6 partes a tomar en 3 días, 2 veces diarias, 6 días por semana durante 5 semanas seguidas, es decir, 30 días en total.

O, en forma de extractos fluidos:

30 ml de E. F. de alcachofa
30 ml de E. F. de marrubio negro
30 ml de E. F. de ortiga muerta

Tomar 50 gotas de este preparado, 2 veces al día, en un poco de agua.
O bien:

40 ml de E. F. de cardo mariano	30 ml de E. F. de equiseto menor
30 ml de E. F. de agallas de ciprés	30 ml de E. F. de maíz
30 ml de E. F. de vid roja	30 ml de E. F. de *Curcuma xanthorriza*
30 ml de E. F. de espino albar	20 ml de E. F. de agripalma

Tomar 60 gotas del primer preparado, o 50 gotas del segundo, en un poco de agua, 2 veces al día, a diario, hasta terminar el contenido del frasco.

Uso externo: variable según los trastornos; pediluvios para los trastornos circulatorios, baños de asiento, irrigación vaginal o enema según la afección dominante.

Metritis

Designa todas las afecciones inflamatorias de la matriz, pero a menudo el término «metritis» se aplica a una infección del cuello de la matriz que los especialistas denominan corrientemente «cervicitis».

La infección crónica del cuello del útero, la metritis, de la que tantas mujeres han sido y son todavía víctimas, es la cervicitis crónica.

La medicina distingue dos casos: uno benigno, la exocervicitis, que se localiza en la porción exterior del orificio cervical, y otro mucho más grave, la endocervicitis, la infección del interior del cuello, que tiene tendencia a propagarse al cuerpo uterino y alcanzar las trompas.

La cervicitis aguda no es sino un aspecto de una infección genital que afecta a la vulva, la vagina y a veces la matriz.

Una simple lesión infecciosa del cuello o de los anexos puede sensibilizar el organismo hasta esta sensibilización «hormonal».

Pueden utilizarse plantas que contengan sustancias estrogénicas capaces de restablecer el equilibrio hormonal:
- 100 g de hojas de llantén mayor (depurativo de la sangre, cicatrización de heridas).

Hervir en 2 litros de agua hasta reducir a 1 litro, colar y verter sobre:
- 20 g de hojas de salvia (debilidad de origen nervioso)

  20 g de tormentilla (actúa eficazmente contra los derrames).

Dejar hervir de nuevo durante 3 min, colar y distribuir en 8 partes a tomar en 4 días, a razón de 2 veces diarias, 4 días por semana, durante 6 semanas seguidas, es decir, 24 días en total.

O bien:
- 50 g de agrimonia (modera los procesos inflamatorios)

  50 g de flores de maravilla (inflamación y ulceración).

Hervir durante 10 min en 1 litro de agua, y verter sobre:
- 40 g de milenrama (modifica la mucosa pélvica)

  15 g de raíz de angélica (activa la energía nerviosa).

Tapar y dejar en infusión durante 1/2 hora, colar y distribuir en 8 partes a tomar en 4 días, a razón de 2 veces diarias, 4 días por semana, durante 8 semanas seguidas, es decir, 32 días en total.

O bien:
- 60 g de bayas de arándano (antiséptico, se opone al desarrollo de los gérmenes patógenos).

Hervir durante 15 min en 1 litro y 1/4 de agua, colar y añadir al líquido obtenido:
- 30 g de agallas de ciprés (congestión degenerescencia uterina)
  30 g de flores de brezo (infección vaginourinaria, cistitis)
  30 g de hojas de nogal (depurativo de la sangre, seca las supuraciones).

Dejar hervir de nuevo durante 5 min, colar y distribuir en 8 partes a tomar en 4 días, a razón de 2 veces diarias, durante 8 días consecutivos; descansar 4 días y repetir el proceso 4 veces seguidas, es decir, 32 días en total.

O, en forma de extractos fluidos:

40 ml de E. F. de llantén mayor	30 ml de E. F. de maravilla
30 ml de E. F. de agrimonia	30 ml de E. F. de arándano
20 ml de E. F. de salvia	20 ml de E. F. de nogal
20 ml de E. F. de agallas de ciprés	20 ml de E. F. de milenrama
	20 ml de E. F. de brezo

Tomar 40 gotas del primer preparado, o 50 del segundo, en un poco de agua, 3 veces al día, durante 5 días consecutivos cada semana hasta terminar el contenido del frasco.

Uso externo: irrigaciones vaginales con corteza de encina, flores de espliego y cardo mariano, o bien, hojas de nogal, llantén mayor y flores de saúco.

Metrorragia

Hemorragia de origen uterino que se produce fuera de las fechas normales de la menstruación.

Véase esta palabra en el apartado Sangre del capítulo de Fitoterapia en Patología Cardiovascular.

Ninfomanía

Exageración del deseo sexual en la mujer.
Para el sexo masculino, el equivalente es la satiriasis.
Tanto una como otra se deben a un trastorno psicológico.
- 30 g de marrubio negro (estados de ansiedad, espasmos, nerviosismo)
  30 g de amentos de sauce blanco (sedante genital).

Dejar en infusión durante 1/2 hora en 1 litro de agua hirviendo y en un recipiente tapado, colar y distribuir en 8 partes, a tomar en 4 días, a razón de 2 veces diarias, hacia las 20 horas y por la noche, al acostarse, durante 8 días consecutivos; descansar 4 días y repetir el proceso 3 veces seguidas, es decir, 24 días. Por un tiempo puede prolongarse el tratamiento 4 días por semana, durante 3-4 semanas.

O bien:
- 20 g de raíz de genciana (estado de excitación sexual)
  30 g de amentos de nogal (espasmos uterinos).

Dejar en infusión durante 1 hora en 1/4 de litro de agua hirviendo y en un recipiente tapado, colar y distribuir en 2 partes a tomar a las 20 horas y por la noche, al acostarse, 5 días consecutivos cada semana, durante 4 semanas seguidas, es decir, 20 días en total.

O en forma de extractos fluidos:

> 40 ml de E. F. de amentos de sauce blanco
> 30 ml de E. F. de amentos de nogal
> 30 ml de E. F. de alcoholato de marrubio negro

Tomar 60 gotas de este preparado en un poco de agua, 2 veces al día, hacia las 13 horas y por la noche, al acostarse, a diario, hasta terminar el contenido del frasco.

Uso externo: enema con fines ginecológicos, con hojas de malva, marrubio negro y hojas de naranjo dulce.

Prolapso uterino

Caída o descenso del útero como consecuencia de la relajación de su tejido de sostén. A menudo es consecuencia de un parto difícil o de muchos partos.

Tiene muchas repercusiones en las actividades secretomotrices generales, y genera síndromes psicopatológicos: hígado, intestino, corazón, laringe, así como adiposidad y variaciones en la afectividad.

En medicina, el tratamiento es por lo general quirúrgico, pero puede tomarse:
- 60 g de cardo mariano (tónico vascular, trastornos hepatobiliares).

Hervir durante 10 min en 1 litro de agua, y luego verter sobre:
- 25 g de flores de retama negra (vasoconstrictor, eficaz tónico uterino)
  30 g de milenrama (activa las funciones secretomotrices).

Tapar y dejar en infusión durante 20 min, colar y distribuir en 8 partes a tomar en 4 días, a razón de 2 veces diarias, durante 16 días consecutivos; descansar 8 días y tomar de nuevo otros 16 días, es decir, 32 días en total.

O bien:
- 50 g de estigmas de maíz (inflamación, aumenta la secreción urinaria)
  50 g de bayas de arándano (bactericida intestinal).

Hervir en 2 litros de agua hasta reducir a 1 litro, colar y añadir:
- 40 g de flores de gordolobo (sedante, ligeramente narcótico)
  20 g de pulsátila (inflamación de la matriz).

Dejar hervir de nuevo durante 3 min, colar, distribuir en 8 partes a tomar en 4 días, a razón de 2 veces diarias, durante 16 días consecutivos; descansar 8 días y tomar de nuevo otros 16 días, es decir, 32 días en total.

O también:
- 60 g de flores de saúco (actúa sobre los trastornos reflejos del útero)
  60 g de cardo mariano (trastornos de origen hepatobiliar).

Hervir en 2 litros de agua hasta reducir a 1 litro, colar y añadir:
- 50 g de *Curcuma xanthorriza* (desinfección de las vías hepatobiliares)
  50 g de milenrama (actúa sobre el corazón y el sistema nervioso)
  20 g de senecio (neuralgias pélvicas y lumbares).

Dejar hervir de nuevo durante 5 min, colar y distribuir en 8 partes a tomar en 4 días, a razón de 2 veces diarias, durante 12 días consecutivos; descansar de 4 a 5 días y tomar de nuevo otros 12 días, es decir, 24 días en total.

O en forma de extractos fluidos:

> 30 ml de E. F. de cardo mariano
> 30 ml de E. F. de maíz
> 30 ml de E. F. de arándano
> 30 ml de E. F. de milenrama
> 20 ml de E. F. de gordolobo

> 30 ml de E. F. de cardo mariano
> 30 ml de E. F. de maravilla
> 30 ml de E. F. de *Curcuma xanthorriza*
> 20 ml de E. F. de milenrama
> 20 ml de E. F. de senecio

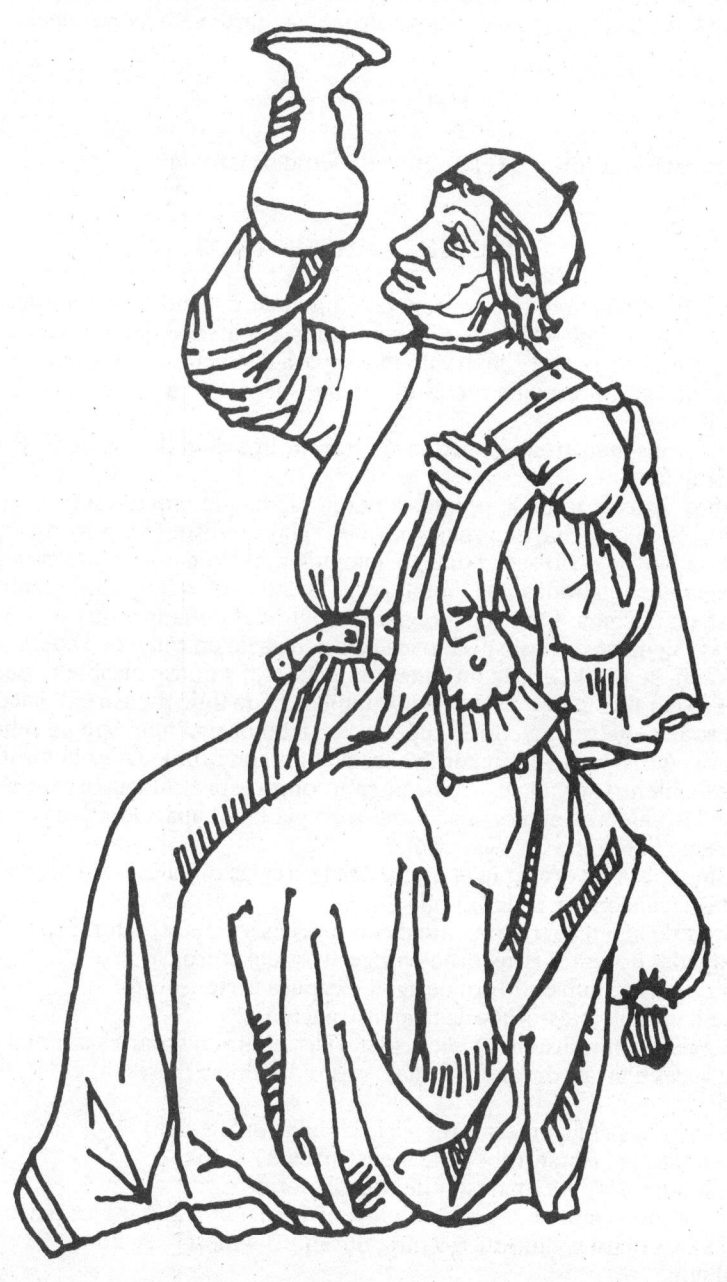

El boticario comprueba visualmente el grado de emulsión de un preparado (grabado en madera del siglo XVI).

Tomar 60 gotas del primer preparado, o 50 del segundo, en un poco de agua, 2 veces por día, durante 5 días consecutivos cada semana, hasta terminar el contenido del frasco.

Uso externo: baños de asiento con corteza de encina, hojas de malva y ajedrea, y enemas con fines ginecológicos con hojas de malva, naranjo dulce y senecio.

Prurito vulvar

Véase la palabra Prurito en el capítulo de Fitodermatología.

Reglas o menstruos

Nombre que se da al flujo cuya repetición regular constituye la menstruación y que se produce desde la pubertad hasta la menopausia. La edad de aparición de las reglas varía de una mujer a otra. El intervalo que separa las reglas entre sí difiere también de manera importante: normalmente es de 28 días, pero en casos extremos puede oscilar entre 25 y 35 días.

Los trastornos menstruales pueden ser transitorios. Son de dos tipos: la menorragia y la metrorragia.

En ambos casos se trata de pérdidas, por la vagina, de sangre roja o negruzca, con o sin coágulos. Sólo la fecha, con relación a las reglas, es distinta: las menorragias son reglas prolongadas (de ocho a diez días), a menudo más abundantes que las reglas normales, pero siempre separadas por un intervalo más o menos largo. La menorragia suele ser signo de un fibroma. Las metrorragias son pérdidas de sangre que se producen fuera de las reglas. Siempre debe sospecharse la existencia de un cáncer de cuello uterino.

Para tratar de modo eficaz un sangrado genital, es indispensable conocer la causa precisa, pero para disminuir la excesiva abundancia de flujo menstrual, hacer desaparecer los episodios metrorrágicos de repetición, detener una hemorragia rebelde a otros tratamientos, quizá haya que recurrir a las plantas con propiedades hemostáticas e instituir un tratamiento dirigido específicamente contra esta etiología orgánica.

Véanse las palabras menorragia y metrorragia en el apartado Sangre, del capítulo Fitoterapia, en Patología Cardiovascular.

Asimismo, para favorecer la aparición de las reglas difíciles, cabe tomar, una semana antes de la fecha prevista de la regla:
- 30 g de raíz de helenio (tratamiento de las jóvenes irregulares, tonifica la matriz)

  30 g de agallas de ciprés (trastornos congestivos del útero).

  Hervir durante 5 min en 1 litro de agua, después verter sobre:
- 40 g de milenrama (trastornos de la menstruación).

  Tapar y dejar en infusión 20 min, colar y distribuir en 6 partes a tomar en 3 días, a razón de 2 veces diarias, durante 6-9 días, y esto durante 3 meses seguidos.

  O bien:
- 30 g de flores de ortiga muerta (regula la circulación uterina)

  30 g de milenrama (trastornos de la menstruación)

  30 g de alquimila alpina (malestar de origen uterino).

  Hervir durante 3 min en 1 litro de agua, enfriar, colar y tomar en 6 partes en 3 días, a razón de 2 veces diarias, durante 6-9 días, durante 3-4 meses seguidos.

  O también:
- 50 g de flores de maravilla (trastornos de la menstruación).

  Hervir durante 10 min en 1 litro de agua y luego verter sobre:
- 30 g de milenrama (trastornos de la menstruación)

30 g de hojas de salvia (actúa sobre la circulación y el sistema nervioso).

Tapar y dejar en infusión durante 20 min, colar, distribuir en 6 partes a tomar en 3 días, 2 veces diarias, durante 6-9 días, 3-4 meses seguidos.

O en forma de extractos fluidos:

30 ml de E. F. de helenio	30 ml de E. F. de ortiga muerta
30 ml de E. F. de agallas de ciprés	30 ml de E. F. de maravilla
30 ml de E. F. de milenrama	40 ml de E. F. de milenrama
30 ml de E. F. de alquimila alpina	20 ml de E. F. de salvia

Tomar 50 gotas de uno u otro de estos preparados en un poco de agua, 2 veces diarias, 5 días consecutivos cada semana, hasta terminar el contenido del frasco.

Uso externo: pediluvios con corteza de sauce blanco y serpol, o bien con manzanilla.

Retroversión

Desviación del útero, que se desordena tanto en su eje como en su actividad y en la cual, el fondo del órgano aparece desviado hacia atrás, mientras que el cuello se desplaza hacia adelante, hacia el pubis.

El cuello uterino normal se presenta como una superficie lisa, húmeda, de color rosado pálido, sin vascularización aparente. En su centro se encuentra el orificio del canal endocervical, regular y de pequeño perímetro.

Una desviación uterina puede causar diversos perjuicios, en particular en lo que se refiere a determinadas manifestaciones complejas y sensibilizadas, que afectan y deprimen, perturban la hemodinámica y conllevan una tendencia a la hipotensión.

Además, esta desviación uterina puede generar en muchas mujeres un reflejo rectoperineal. Asimismo está en el origen de muchas situaciones de patología digestiva, vesicular en particular, sobre todo si está fibromatoso-esclerosado.

En estas situaciones, los cuidados por uso externo tienen un valor capital: pediluvios con corteza de sauce blanco, serpol y mejorana, o bien con serpol, mejorana y corteza de durillo, por su acción tónica refleja sobre el elevador del útero. Los enemas con fines ginecológicos con hojas de naranjo dulce, hojas de malva y mejorana, por su acción tónica sobre el propio músculo uterino.

Pero para eliminar al mismo tiempo los trastornos que se derivan de esta situación, puede tomarse:

- 100 g de rizoma de grama de las boticas (estado inflamatorio de las vías digestivas y urinarias)

50 g de estigmas de maíz (elimina la arenilla úrica y fosfática).

Hervir en 2 litros de agua hasta reducir a 1 litro, colar y añadir al líquido obtenido:

- 50 g de milenrama (previene la formación de cálculos, desciende la tensión sanguínea)

30 g de bayas de enebro (obstrucción esplénica, atonía general).

Dejar hervir de nuevo durante 5 min, colar y distribuir en 8 partes a tomar en 4 días, 2 veces diarias, durante 16 días consecutivos; descansar 8 días y tomar de nuevo otros 16 días, es decir, 32 días en total.

O bien:

- 100 g de rizoma de grama de las boticas (inflamación de las vías digestivas y urinarias)

50 g de bayas de arándano (trastornos intestinales de origen infeccioso)

50 g de flores de maravilla (obstrucción de las vísceras abdominales).

Hervir en 2 litros de agua hasta reducir a 1 litro, colar y añadir:

- 50 g de hojas de fresno (obstrucción hepática, artritis)

20 g de *Combretum* (estimula las secreciones biliares).

Dejar hervir de nuevo durante 5 min, colar, distribuir en 8 partes a tomar en 4 días, a razón de 2 veces diarias, durante 16 días consecutivos; descansar 10 días y tomar de nuevo otros 16 días, es decir, 32 días en total.

O también:
- 60 g de raíz de gatuña (obstrucción del hígado y los vasos)

  60 g de cincoenrama (tónico nervioso, espasmos, ansiedad).

  Hervir en 2 litros de agua hasta reducir a 1 litro, colar y añadir:
- 40 g de semillas de cardo mariano, molidas con molinillo eléctrico (afecciones hepatobiliares, hipotensión)

  30 g de *Curcuma xanthorriza* (desinfección de las vías hepatobiliares)

  30 g de albahaca (dolores de cabeza de origen nervioso, atonía).

Dejar hervir de nuevo durante 6 min, colar y filtrar, distribuir en 8 partes a tomar en 4 días, 2 veces diarias, 4 días consecutivos por semana, durante 8 semanas seguidas, es decir, 32 días en total; o si no, durante 8 días consecutivos, descansar 4 días y repetir el proceso 4 veces seguidas.

O en forma de extractos fluidos:

40 ml de E. F. de grama de las boticas	30 ml de E. F. de maravilla
30 ml de E. F. de maíz	30 ml de E. F. de arándano
30 ml de E. F. de milenrama	30 ml de E. F. de fresno
20 ml de E. F. de enebro	20 ml de E. F. de *Combretum*

Tomar 50 gotas de uno u otro de estos preparados en un poco de agua, 2 veces al día.

O bien:

> 30 ml de E. F. de cardo mariano
> 30 ml de E. F. de gatuña
> 30 ml de E. F. de cincoenrama
> 30 ml de E. F. de *Curcuma xanthorriza*
> 20 ml de E. F. de albahaca

Tomar 60 gotas en un poco de agua, 2 veces por día, cada día, hasta acabar el frasco.

Salpingitis

Inflamación infecciosa aguda o crónica de una de ambas trompas uterinas, frecuentemente a causa de una metritis.

La salpingitis puede producirse como consecuencia de un parto o de un aborto. Asimismo, puede deberse a una enfermedad venérea o a una tuberculosis. A menudo implica esterilidad.

El tratamiento se basa en el conocimiento de los gérmenes encontrados. Puede tomarse:

Infección genital:
- 80 g de flores de maravilla (antiséptico, estados inflamatorios).

  Hervir en 2 litros de agua hasta reducir a 1 litro, colar y verter sobre:
- 25 g de verbena (secuelas de un parto difícil)

  40 g de alquimila alpina (todas las afecciones de origen uterino)

  20 g de corteza de durillo (sedante uterino).

Tapar y dejar en infusión durante 1/2 hora, colar y distribuir en 6 partes a tomar en 3 días, a razón de 2 veces diarias, 6 días por semana, durante 5 semanas seguidas, es decir, 30 días en total.

Infección de origen tuberculoso:
- 60 g de agrimonia (sedante de la tuberculosis, estado inflamatorio)
  60 g de equiseto menor (depurativo de la sangre, reparador tisular).
  Hervir en 2 litros de agua hasta reducir a 1 litro, colar y añadir:
- 30 g de raíz de helenio (tuberculosis, metritis)
  30 g de camedrio (enfermedades infecciosas en general)
  30 g de milenrama (flujo mucupurulento).

Dejar hervir de nuevo 3 min, colar, distribuir en 6 partes a tomar en 3 días, a razón de 2 veces diarias, 6 días por semana, durante 5 semanas seguidas, es decir, 30 días en total.

Infección de origen venéreo:
- 80 g de raíz roja de zarzaparrilla (desintoxicación del organismo, sífilis)
  50 g de raíz de gatuña (gonorrea).
  Lavar en agua fresca, después hervir en 2 litros de agua hasta reducir a 1 litro, colar y añadir al líquido obtenido:
- 20 g de agracejo (infecciones de la sangre)
  30 g de flores de espliego (fenómenos infecciosos, trastornos hepáticos)
  30 g de hojas de nogal (seca las supuraciones).

Dejar hervir de nuevo durante 5 min, colar y distribuir en 8 partes a tomar en 4 días, a razón de 2 veces diarias, durante 16 días seguidos, es decir, 32 días en total.

O, en forma de extractos fluidos:

30 ml de E. F. de agrimonia	40 ml de E. F. de raíz roja de zarzaparrilla
30 ml de E. F. de equiseto menor	30 ml de E. F. de gatuña
30 ml de E. F. de helenio	20 ml de E. F. de agracejo
30 ml de E. F. de milenrama	20 ml de E. F. de espliego
20 ml de E. F. de camedrio	20 ml de E. F. de nogal

Tomar 60 gotas de uno u otro de estos preparados en un poco de agua, 2 veces al día, 5 días consecutivos cada semana, hasta terminar el contenido del frasco.

O bien:

- 40 ml de E. F. de maravilla
- 30 ml de E. F. de verbena
- 30 ml de E. F. de alquimila alpina
- 20 ml de E. F. de E. F. de durillo

Tomar 50 gotas de este preparado, 2 veces diarias, hasta terminar el contenido del frasco.

Uso externo: irrigaciones vaginales con flores de espliego, flores de maravilla y alquimia alpina, o bien, enemas con fines ginecológicos con equiseto menor, agrimonia y hojas de nogal.

Vaginitis

Es la inflamación de la vagina (canal en el que desemboca la matriz), que provoca a menudo quemazón o prurito, o incluso leucorrea.

Para combatir este trastorno, puede tomarse:
- 60 g de hojas de malva (libera de toda inflamación)
  60 g de hojas de llantén mayor (estado inflamatorio, depurativo, cicatrizante).
  Hervir en 2 litros de agua hasta reducir a 1 litro, colar y añadir:

- 15 g de raíz de aristoloquia (lesiones inflamatorias)
  30 g de flores de gordolobo (sedante, estado inflamatorio).

Dejarlo hervir todo de nuevo durante 10 min, colar y filtrar, distribuir en 8 partes a tomar en 4 días, 2 veces diarias, durante 16 días consecutivos; descansar 8-10 días y tomar de nuevo otros 16 días.

O bien:
- 100 g de agrimonia (estado inflamatorio, prurito).

Hervir en 2 litros de agua hasta reducir a 1 litro, colar y añadir:
- 30 g de milenrama (desciende la presión sanguínea, seca las secreciones)
  20 g de hojas de salvia (activa la circulación y el sistema nervioso)
  10 g de hisopo (estasis de las secreciones).

Dejar hervir de nuevo durante 3 min, colar, distribuir en 8 partes a tomar en 4 días, a razón de 2 veces diarias, durante 8 días consecutivos; descansar 4 días y repetir el proceso 3 veces seguidas, es decir, 24 días en total.

O también:
- 60 g de flores de maravilla (inflamación, antiséptico, depurativo, cicatrizante)
  40 g de flores de saúco (estado inflamatorio, quemaduras).

Hervir durante 10 min en 1 litro de agua, y verter sobre:
- 40 g de alquimila alpina (lesión interna, afecciones genitales)
  15 g de hierba cana (trastornos congestivos, dolores pélvicos y lumbares).

Tapar y dejar en infusión durante 20 min, colar y distribuir en 6 partes a tomar en 3 días, 2 veces diarias, durante 6 días consecutivos; descansar 3 días y repetir el proceso 4 veces seguidas, es decir, 24 días en total.

O, en forma de extractos fluidos:

30 ml de E. F. de llantén mayor	30 ml de E. F. de milenrama
30 ml de E. F. de malva	30 ml de E. F. de agrimonia
20 ml de E. F. de gordolobo	30 ml de E. F. de maravilla
20 ml de E. F. de milenrama	20 ml de E. F. de alquimila alpina
20 ml de E. F. de salvia	20 ml de E. F. de hierba cana

Tomar 60 gotas de uno u otro de estos preparados en un poco de agua, 2 veces por día, 5 días seguidos cada semana, hasta terminar el contenido del frasco.

Uso externo: irrigaciones vaginales con agrimonia, flores de maravilla y alquimila alpina, o bien con hojas de malva, llantén mayor y agrimonia.

Fitoterapia en diversas patologías

Dada la importancia de determinadas situaciones que no se analizan en los capítulos anteriores, nos ha parecido indispensable presentarlas por separado.

Angustia — Ansiedad

La angustia constituye una de las enfermedades más extendidas del mundo moderno. Hablando con propiedad, es una enfermedad psíquica provocada por un trastorno más o menos temporal del sistema nervioso vegetativo: la cara palidece, la boca se seca, la piel se cubre de sudor frío. El estómago se cierra, la cabeza da vueltas, la respiración es dificultosa, el corazón late más de prisa, y en el curso de esta enfermedad se tiene la sensación de que las piernas no resisten el peso del cuerpo.

La angustia que implica el cansancio se manifiesta de forma diferente. Se instruye, se transforma a través de nuestros propios razonamientos y por nuestros procesos conceptuales obstruidos: es la inquietud, la preocupación del espíritu lo que determina un sentimiento de inseguridad.

Existen numerosos motivos de inquietud natural, fruto de distintas circunstancias variables y particulares. Así pues, todas las motivaciones concurrentes, los detalles más nimios adquieren entonces, en el espíritu, rasgos graves. La inquietud tiende a degradar el sentimiento razonable; se trata, pues, de un estado psíquico más o menos sentido, sufrido, experimentado: la ansiedad.

La vida por sí misma es un gran factor desencadenante de esta condición psicosensorial, y cuando existe ansiedad, es un síntoma latente que se hace dominante y acompaña a determinadas enfermedades o a los contratiempos.

Una sobrecarga de conflictos y malentendidos emerge de la vida en un momento dado y determina el estado de ansiedad en su forma más intensa: la crisis.

La sensación vertiginosa puede entonces presentar un carácter engañosamente testimonial de la ansiedad por afectación vestibular, y no puede ser sino un factor agravante. Tal como sucede con los vértigos de origen sinusal —utrículo—, este movimiento induce una ansiedad paralela.

La ansiedad se acompaña a menudo de una depresión sublatente sobre la cual los medicamentos tradicionales no ejercen ninguna acción.

Para salir de ello, sentirse de nuevo seguro, más sereno, equilibrado, puede tomarse:
- 50 g de cardo mariano (equilibrio vagosimpático).

Hervir durante 12 min en 1 litro de agua y añadir:
- 40 g de milenrama (disminuye la tensión sanguínea, actúa sobre el corazón y el sistema nervioso)

    20 g de flores de espino albar (desequilibrio neurovegetativo, palpitaciones, insomnio, angustia).

Dejar hervir de nuevo durante 3 min, después dejar en infusión durante 15 min, colar y distribuir en 6 partes a tomar en 3 días, a razón de 2 veces diarias, 6 días semanales, durante 4 semanas seguidas, es decir, 24 días en total.

O bien:

- 80 g de rizoma de grama de las boticas (depurativo, afecciones del hígado y del bazo)
  40 g de flores de maravilla (antiespasmódico, estimulante).
  Hervir en 2 litros de agua hasta reducir a 1 litro, colar y añadir:
- 60 g de albahaca (dolores de cabeza, vértigos, desmayos)
  30 g de flores de espino albar (palpitaciones, insomnio, angustia).

Dejar hervir de nuevo durante 5 min, colar y distribuir en 8 partes a tomar en 4 días, a razón de 2 veces diarias, durante 16 días consecutivos; descansar 8 días y tomar de nuevo otros 16 días, es decir, 32 días en total.

O bien:
- 40 g de flores de espliego (vértigos, dolores de cabeza, palpitaciones, desmayos).
  Hervir durante 10 min en 1 litro de agua, después verter sobre:
- 30 g de marrubio negro (silbidos en los oídos, ansiedad, trastornos nerviosos)
  30 g de mejorana (pérdida de audición, trastornos nerviosos)
  30 g de toronjil (silbidos en los oídos, vértigos, palpitaciones, ansiedad).

Tapar y dejar en infusión durante 20 min, colar y distribuir en 6 partes a tomar en 3 días, a razón de 2 veces diarias, durante 15 días consecutivos; descansar 8 días y tomar de nuevo otros 15 días más, es decir, 30 días en total.

O bien, para recobrar el equilibrio:
- 50 g de flores de gordolobo (antiespasmódico, sueño, intestino)
  50 g de albahaca (dolor de cabeza, vértigos, desmayos).

Hervir durante 5 min en 1 litro de agua, dejar enfriar, colar y filtrar, y distribuir en 6 partes para 3 días (es decir, se toma 2 veces diarias), 6 días semanales durante 4 semanas seguidas, es decir, 24 días en total.

O, en forma de extractos fluidos:

30 ml de E. F. de cardo mariano	30 ml de E. F. de espliego
30 ml de E. F. de milenrama	30 ml de E. F. de marrubio negro
30 ml de E. F. de grama de las boticas	20 ml de E. F. de mejorana
20 ml de E. F. de espino albar	20 ml de E. F. de toronjil
20 ml de E. F. de albahaca	20 ml de E. F. de espino albar

Tomar 60 gotas del primer preparado, o 50 del segundo, en un poco de agua, 2 veces al día.

O bien:

30 ml de E. F. de marrubio negro
30 ml de E. F. de espino albar
20 ml de E. F. de albahaca
20 ml de E. F. de gordolobo

Tomar 50 gotas de este preparado, en un poco de agua, 2 veces por día. Cada uno de estos tres preparados, se toman a diario hasta acabar el contenido del frasco.

Uso externo: compresas aplicadas sobre la frente y los ojos, con flores de espliego y marrubio negro, o, según las necesidades, compresas sobre la región dorsal con cardo mariano, flores de espliego y hojas de naranjo dulce.

Depresión nerviosa

En el ser humano, el término depresión expresa globalmente el estado psicopático de un individuo más o menos deprimido moral y psíquicamente, es decir, una disminución de fuerzas físicas o morales, o también un estado mental patológico caracterizado por lasitud, desánimo, debilidad, ansiedad; por último, en el lenguaje corriente, este término designa una situación de abatimiento.

Esta forma de depresión, llamada comúnmente psicosis maniacodepresiva, se caracteriza por alternancias excesivas de buen tono psíquico y de abatimiento. A períodos de agitación, de impulsos de energía que llevan al individuo a la cima de sus facultades (incluso a la exaltación), suceden períodos de apatía, es decir, de descenso de tono completo, inhibición con disminución del poder de reacción psicológica y déficit de recursos de la conciencia.

Debe distinguirse esta forma maniacodepresiva de la neurosis reactiva y de la psicosis endógena: agotamiento y estímulos excesivos, conflictos emocionales, *shocks* psicológicos y fisiológicos.

Las formas menores, no patológicas, denominadas enfermedades psíquicas, no son más que un simple desfase momentáneo y no tienen ninguna base tangible. En efecto, a lo largo de la existencia se encuentran numerosas situaciones vividas en las que el individuo sufre moralmente y entonces se encuentra, de forma momentánea, más o menos deprimido, amenazado por el agotamiento, en particular cuando se instaura el dolor moral natural.

La depresión es una auténtica enfermedad que se presenta a cualquier edad de la vida, en formas diversas, más o menos francas o graves, de modo diferente según los individuos.

Un estado de depresión puede inducir un proceso de hipersensibilidad generador de afecciones patológicas. Algunas enfermedades infecciosas «extraen» su virulencia del terreno deprimido.

La depresión puede, pues, tener diferentes causas:
— causas internas, que existen en relación con determinadas enfermedades,
— causas externas, que revelan componentes psíquicos, que se añaden al deterioro del terreno individual y lo aumentan.

Por lo general, todo empieza cuando el individuo afectado, agobiado por una prueba moral insuperable, experimenta un sentimiento agudo de abandono en que, en su angustia y su desesperación, es incapaz de reaccionar, y tiene la impresión de que no puede hacer nada más. La aparición de un estado de *shock* neuropsíquico, una ruptura del equilibrio nervioso, es lo que afecta al individuo.

Muchos factores intervienen en el fallo nervioso y señalan su disfunción: la fatiga física, a menudo acompañada de trastornos del sueño, con astenia matutina, opresión y, sobre todo, manifestaciones digestivas, la penosa sensación de angustia, artralgias y visceralgias son, entonces, los principales síntomas.

Los recursos para salirse son infinitos: proponen, con la recuperación de la confianza, la alegría de conocer. Todos, en sus intenciones, se muestran constructivos, beneficiosos y profundamente reales.
- 150 g de agrimonia (insuficiencia biliar, modera los procesos inflamatorios).

Hervir en 2 litros de agua hasta reducir a 1 litro, colar y añadir al líquido obtenido:
- 80 g de albahaca (neurosis atónicas).

Dejar hervir de nuevo 5 min, después dejar en infusión durante otros 15 min, colar, distribuir en 8 partes a tomar en 4 días, a razón de 2 veces por día, 4 días consecutivos por semana durante 5 semanas seguidas, es decir, 20 días.

O bien:
- 60 g de cincoenrama (espasmos, ansiedad)
  60 g de raíz de gatuña (obstrucción hepática y de los vasos).

Hervir en 2 litros de agua hasta reducir a 1 litro, colar y añadir:
- 40 g de *Curcuma xanthorriza* (desinfección vías hepatobiliares)
  40 g de marrubio (trastornos nerviosos, opresión, arritmias)
  40 g de albahaca (neurosis atónicas).

Dejar hervir de nuevo durante 3 min, colar, repartir en 6 partes a tomar en 3 días, a razón de 2 veces por día, 6 días por semana, durante 5 semanas seguidas, es decir 30 días.

O, cuando la depresión se manifiesta sobre todo por trastornos psíquicos:
• 150 g de cincoenrama (espasmos, ansiedad).

Reducir de 2 litros a un litro, colar y añadir al líquido obtenido:
• 25 g de pasionaria (sedante del sistema nervioso)
30 g de poleo (maravilloso estimulante, afecciones nerviosas y cerebrales).

Dejar hervir de nuevo durante 3 min, colar y repartir en 8 partes a tomar en 4 días, a razón de 2 veces por día, durante 16 días consecutivos, descansar 10 días y tomar de nuevo 16 días, es decir, 32 días.

O, en forma de extractos fluidos:

40 ml de E. F. de agrimonia	40 ml de E. F. de cincoenrama
30 ml de E. F. de albahaca	30 ml de E. F. de poleo
30 ml de E. F. de pasionaria	20 ml de E. F. de pasionaria

Tomar 50 gotas de uno u otro de estos preparados en un poco de agua, 2 veces al día, a diario, hasta terminar el contenido del frasco.

O bien:

30 ml de E. F. de cincoenrama
30 ml de E. F. de gatuña
20 ml de E. F. de *Curcuma xanthorriza*
20 ml de E. F. de marrubio
20 ml de E. F. de albahaca

Tomar 60 gotas de este preparado, en un poco de agua, 2 veces diarias, 5 días por semana, hasta acabar el contenido del frasco.

Uso externo: siempre que se manifieste el agotamiento nervioso y todas sus consecuencias sobre el equilibrio moral, baños de antebrazo con tomillo y vid roja, o bien, con mejorana, flores de espliego y equiseto menor.

Además, las personas con tendencia depresiva pueden tomar periódicamente, a título preventivo:
• 15 g de poleo (afecciones nerviosas y cerebrales).

Dejar en infusión durante 10 a 12 min en 1/4 de litro de agua hirviendo y en un recipiente tapado, colar y repartir en 2 partes a tomar durante el día, a diario, durante 2 semanas.

O también:
• 70 g de albahaca (estimulante de la energía nerviosa).

Hervir durante 5 min en 1 litro de buen vino tinto al que se añadirá un poco de miel, colar y conservar en el frigorífico, en un recipiente no metálico, tomar 4 cucharadas soperas de este vino, 2 veces al día, hasta acabar la botella; tomar 3 preparados consecutivos, pero con un descanso de 5 días entre cada uno.

Fatiga

Es una manifestación fisiológica normal, resultante de un exceso de trabajo físico o intelectual, de más o menos larga duración, de mayor o menor intensidad y su reacción denota un trastorno funcional variable, que depende del grado de fatiga de la persona y de su modo de vida… que conduce al reposo.

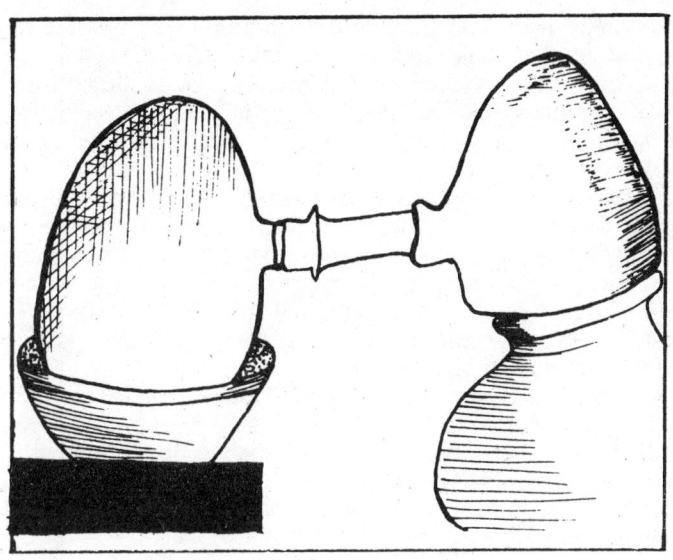
Antiguo destilador, tan simple como eficaz, utilizado en la América precolombina.

La fatiga, percibida sin razón física aparente, aunque subjetiva, no es menos real. A menudo no existen síntomas objetivos apreciables, y cuando existen, no son por otra parte síntomas de fatiga.

La ignorancia de la etiología y la patogenia de estos casos constituye una dificultad y una fuente frecuente de errores.

Incluso cuando la sintomatología parece evidente de que existe un profundo malestar visceral, estas manifestaciones digestivas, por ejemplo, serán difíciles de precisar ante un médico cuyo examen clínico y biológico no proporciona una explicación etiológica suficiente y cuya afectación, aparentemente discreta, no suscita ninguna inquietud.

El precio del mundo moderno, en que el individuo vive más y más en un estado de tensión nerviosa anómala, está sometido a solicitudes, excitaciones, estimulantes hasta hace poco desconocidos y con la medición de la cronaxia de Lapicque (apreciación de la fatiga nerviosa), P. Chauchard llega a esta conclusión: «Existe fatiga en los centros nerviosos antes de que aparezca la fatiga muscular».

Ciertamente, la fatiga física está reducida, pero en detrimento de la fatiga nerviosa de origen orgánico o psíquico. Sea cual fuere la forma, la fatiga proviene de nuestros centros nerviosos. Sensación más o menos definible, se manifiesta tanto física como psíquicamente.

La producción de ácido úrico y de ácido láctico, seguidas de un acúmulo excesivo por falta de eliminación —en la sangre y en particular en los músculos—, provoca la autointoxicación.

Las causas predisponentes son la naturaleza del oficio, movimiento y gestos inadecuados que se precisan, trabajos traumatizantes, especializaciones estandarizadas a los ritmos desequilibrantes intervienen en el desgaste nervioso de los seres físicamente tensos.

¿Quién puede pretender, en efecto, que el esfuerzo efectuado es siempre idéntico?

El rendimiento de un individuo varía a tenor de muchos criterios: la condición física, el entrenamiento, el grado de equilibrio, de ansiedad, etc. El ser debilitado se siente cansado, agotado, deshecho, obsesionado, invadido por una sensación de desánimo. Se siente cautivo de sus factores de tipo social que pueden contribuir a afectarlo.

Asténico, se vuelve melancólico, manifiesta indiferencia para determinados temas, hasta llegar, incluso, al estadio de confusión mental.

Los estados asténicos que marca la predominancia de la fatiga física o los estados psicasténicos, se manifiestan por la falta de brío, la falta de decisión y la abulia y se acompañan a menudo de trastornos viscerales, somáticos, que van desde la dispepsia hasta las neurosis cardiorrespiratorias.

Según su situación, si un individuo es corpulento, se considera que es apto para realizar un trabajo de fuerza. A menudo se dice: «Tiene disposición para ello».

En consecuencia, llegará el momento en que será víctima de esta consideración, y aunque responda muscularmente, se encontrará progresivamente llevado a un estado de agotamiento tal que desarrollará un asma, palabra empleada, de hecho, para designar una depresión en la que se añade la sensibilidad broncopulmonar. Esta forma estatural externa no prueba su auténtica resistencia.

La forma en que se experimenta el movimiento de encorvarse al experimentar la fatiga comporta diferentes manifestaciones.

Según los criterios de la astenia, los estados variables de agotamiento, cuando la fatiga se hace anormal y cuando el estado inicial tarda en reencontrarse y, precisamente no puede volverse a él, se pasa entonces a la fatiga realmente instaurada, la fatiga patológica: el *surmenage*.

Es un exceso de actividad marcado por agresiones físicas y psíquicas que se encadenan hasta el estado de agotamiento característico, el *surmenage* comprende el insomnio rebelde de los estresados hasta el sueño agitado, entrecortado, la falta de reposo o el reposo insuficiente, el agotamiento que provoca la absurdidad de determinados modos de existencia, hasta falsas fatigas por falta de ocupación y hasta el divorcio entre el pensamiento y la acción y la tensión que esto provoca.

Si bien es fácil cansarse, es muchísimo más difícil eliminar la fatiga.

Además de una vida calmada y de un reposo compensador, la gimnasia, los masajes, el yoga y la relajación son ejercicios propicios a la eliminación de la fatiga.

Para disminuir el «estrés» o obtener seguridad en individuos que se quejan de estos estados de fatiga, puede tomarse:
- 60 g de bayas de alquequenje (afecciones de las vías urinarias, eliminación)

  50 g de milenrama (actúa sobre el corazón y el sistema nervioso, insuficiencia biliar).

Hervir durante 5 min en 1 litro de buen vino tinto, con un poco de miel, colar y conservar en el frigorífico, en un recipiente no metálico, distribuir en 8 partes a tomar en 4 días, a razón de 2 veces diarias, durante 12 días, es decir, 3 preparados en total.

O bien:
- 50 g de hojas de fresno (obstrucción hepática, artritis).

  Hervir durante 5 min en 1 litro de agua, y añadir:
- 20 g de bayas de enebro (modifica las secreciones, actúa sobre el conjunto de los intercambios)

  30 g de cardo santo (atonía general, debilidad)

  50 g de bayas de alquequenje (eliminación, vías urinarias).

Dejarlo hervir todo durante 5 min, colar y distribuir en 8 partes a tomar en 4 días, a razón de 2 veces diarias, durante 16-20 días.

O también, para eliminar la fatiga por estimulación:
- 120 g de rizoma de grama de las boticas (activa las funciones urinarias, inflamación)

  60 g de estigmas de maíz (elimina los fosfatos, el ácido úrico albuminuria).

Hervir en 2 litros de agua hasta reducir a 1 litro, colar y añadir:
- 30 g de cardo santo (dispepsia, atonía general)

  30 g de marrubio (obstrucción hepática, trastornos cardiorrespiratorios)

  10 g de hisopo (gastralgia, atonía de las vías digestivas).

Dejar hervir de nuevo durante 3 min, colar, distribuir en 8 partes a tomar en 4 días, a razón de 2 veces diarias, 4 días por semana, durante 6 semanas seguidas, es decir, 24 días en total.

O bien:
- 80 g de hipérico (inapetencia, pesadez de estómago, tónico nervioso).

Hervir en 2 litros de agua para reducir a 1 litro, colar y añadir:
- 40 g de trébol de agua (dispepsia, insuficiencia hepática, atonía)
  20 g de centaurea menor (cada vez que el cuerpo precisa rehacerse)
  20 g de milenrama (actúa sobre el corazón y el sistema nervioso).

Dejar hervir de nuevo durante 3 min, colar, distribuir en 8 partes a tomar en 4 días, a razón de 2 veces diarias, 4 días por semana, durante 5 semanas seguidas, es decir, 20 días en total.

O bien, para suprimir la fatiga nerviosa:
- 15 g de tomillo (actúa sobre la circulación y los centros nerviosos, aumenta las fuerzas físicas y morales)
  20 g de hojas de salvia (actúa sobre la circulación y los centros nerviosos)
  30 g de mejorana (debilidad de los órganos digestivos, calambres nerviosos).

Dejarlo todo en infusión durante 20 min en 1 litro de agua hirviendo en un recipiente tapado, colar y distribuir en 8 partes a tomar en 4 días, 2 veces diarias, 4 días por semana, durante 5 semanas seguidas, es decir 20 días.

O también:
- 40 g de marrubio negro (trastornos de origen nervioso, ansiedad)
  30 g de flores de espino albar (corazón, circulación, insomnios)
  20 g de pasionaria (calma el sistema nervioso).

Dejarlo todo en infusión durante 1/2 h en 1 litro de agua hirviendo y en un recipiente tapado, colar y distribuir en 6 partes a tomar en 3 días, a razón de 2 veces diarias, 6 días por semana, durante 4 semanas seguidas, es decir, 24 días en total.

Uso externo: baños completos o de medio cuerpo, y si no es posible, pediluvios con cardo santo y yemas de pino silvestre.

Además, puede utilizarse para estos tratamientos la siguiente preparación:

> 1.200 g de bicarbonato sódico
> 8 g de esencia de pino albar
> 4 g de esencia de tomillo
> 2 g de esencia de espliego
> 2 g de esencia de romero

Poner 8 cucharadas soperas rasas de este preparado para un baño completo, 6 para un baño de medio cuerpo, 4 para un pediluvio. El preparado se conserva en un tarro o una caja de hierro, para evitar la evaporación.

Estos baños que proporcionan rápidamente una sensación real de bienestar y una recuperación general, tanto a nivel osteoarticular como en lo que se refiere a la vitalización, determinan una mejora notable de la condición física.

Obesidad

Es el síntoma general que proviene de la formación exagerada y anómala de las reservas grasas en el tejido celular.

Es el resultado ya sea de un acúmulo demasiado grande, ya sea de combustiones y de eliminaciones insuficientes. Es pues, antes que nada, una intoxicación esencialmente vasculointestinal, con las complicidades variables de distintas glándulas.

El hipotálamo ostenta un papel considerable en la regulación del mecanismo de la adiposidad y su afección orgánica —o su desarreglo— puede comportar una ruptura del equilibrio funcional.

La relación superficie/peso parece estar estrechamente relacionada a las exigencias de la termorregulación y, aparte de las endocrinopatías características, la obesidad se debe a un exceso del aporte calórico.

Cualquier reumático artrósico debe evitar la obesidad. Éste es un imperativo esencial. La plétora conduce en efecto a acumulaciones de peligrosas toxinas. Además, un exceso de peso tiende a desgastar las articulaciones que soportan la sobrecarga corporal, vértebras lumbares, caderas y rodillas, que, además, son las primeras regiones afectadas en razón de las importantes fuerzas que se ejercen a su nivel.

Tratamientos preconizados con motivo de situaciones ponderales:
- 100 g de hojas de llantén mayor (glándulas genitales, hipófisis).

Hervir en 2 litros de agua hasta reducir a 1 litro, colar y añadir:
- 30 g de mejorana (neuroartritismo).

Dejar hervir de nuevo durante 3 min, luego dejar en infusión durante 20 min, colar y repartir en 8 partes a tomar en 4 días, 2 veces por día, durante 16 días consecutivos; descansar de 8 a 10 días y tomar de nuevo otros 16 días más, es decir, 32 días en total.

Si además hay un mal estado venoso, será mejor añadir a los 100 g de hojas de llantén mayor 60 g de cardo mariano (ectasia venosa) antes de la reducción de 2 litros a 1 litro.

O bien:
- 70 g de equiseto menor (remineralizante)

50 g de raíz de gatuña (obstrucción de hígado y vasos).

Hervir en 2 litros de agua hasta reducir a 1 litro, colar y añadir:
- 40 g de *Curcuma xanthorriza* (desinfección de las vías hepatobiliares)

40 g de hojas de fresno (obstrucción hepática, artritis)

20 g de hojas de boldo (favorece las secreciones biliares).

Dejar hervir de nuevo durante 5 min, colar, distribuir en 8 partes a tomar en 4 días, 2 veces diarias, 4 días consecutivos cada semana, durante 6 semanas seguidas, es decir, 24 días en total.

Este tratamiento del hígado y la vesícula biliar mejora considerablemente la línea y proporciona una sensación de ligereza.

O también:
- 50 g de equiseto menor (remineralizante)

50 g de hojas de vincapervinca (oxigenación de los tejidos)

50 g de vid roja (circulación venosa).

Hervir en 2 litros de agua hasta reducir a 1 litro, colar y añadir:
- 40 g de hojas de fresno (obstrucción hepática, artritis)

30 g de flores de espliego (trastornos del hígado y el bazo)

30 g de marrubio negro (trastornos de origen nervioso).

Dejar hervir de nuevo durante 10 min, colar y distribuir en 8 partes a tomar en 4 días, a razón de 2 veces diarias, durante 16 días consecutivos; descansar 8-10 días, tomar de nuevo 16 días, es decir, 32 días en total.

O, en forma de extractos, en tinturas madre:

20 ml de T. M. de *Zea mays*	20 ml de T. M. de *Alchemilla alpina*
20 ml de T. M. de *Betula alba*	20 ml de T. M. de *Equisetus arvense*
20 ml de T. M. de *Calendula officinalis*	15 ml de T. M. de *Filipendula ulmaria*
20 ml de T. M. de *Achillea millefolium*	15 ml de T. M. de *Vitis vinifera*

Tomar 25 gotas de uno u otro de estos preparados en un poco de agua, 3 veces al día, 5 días consecutivos cada semana, hasta terminar el contenido del frasco, para un tratamiento adelgazante: celulitis, adiposidad.

Para aumentar la diuresis, se recomienda completar estos tratamientos con una cura de cebolla; para ello, consumir regularmente, cada día, de 300 a 500 g de cebolla, cruda o cocida, en sopa o revoltillo, y esto durante 20 días consecutivos.

La obesidad y la celulitis son dos cosas muy distintas. Si la obesidad se debe a un exceso de reservas grasas, la celulitis es una alteración aguda o crónica del tejido celular, que se inicia por lo general por la congestión. Después aparecen nudosidades y también celulalgia. Se asienta principalmente en las piernas (donde a menudo se confunde con las varices profundas), los muslos, la nuca y las caderas. La celulitis suele ser consecuencia de una mala excreción de la piel a causa de una insuficiencia renal (litiasis, migraña, gota, artritismo, enfisema).

El doctor Leclerc ha recogido muchas observaciones de enfermos afectados de celulitis y cuya sangre contenía un alto excedente de ácido úrico y colesterol.

Una mejora de estos casos es posible con:
- 30 g de *Curcuma xanthorriza* (desinfección de las vías hepatobiliares)

50 g de hojas de abedul (ácido úrico, litiasis, vías urinarias).

Hervir durante 15 min en 1 litro de agua, después verter sobre:
- 40 g de ulmaria (desaparición de los derrames, eliminación de desechos).

Tapar y dejar en infusión durante 1 h, colar y distribuir en 6 partes a tomar en 3 días, a razón de 2 veces diarias, 6 días por semana, durante 5 semanas seguidas, es decir, 30 días en total.

Uso externo: en las celulitis, baños, semibaños, o pediluvios con sargazo vesiculoso (alga marina). En la obesidad, se aconseja alternar compresas sobre la región lumbar con corteza de encina, cardo santo, hojas de naranjo dulce y mejorana, con pediluvios (por el exceso de peso que soportan los pies) con equiseto menor y corteza de olmo, y esto durante 6 semanas seguidas, es decir, 3 veces por cada serie de tratamientos.

Además, en determinados casos de constitución hiperlordótica que comportan, junto con un desequilibrio neuroendocrino, una tendencia a la vasodilatación, alternar baños de asiento con corteza de encina, corteza de olmo y serpol y compresas lumbares con corteza de encina, olmo y mejorana.

Sueño

El sueño se divide en cinco fases que constituyen los dos tipos de sueño. Éstas se suceden con una alternancia constante del ritmo: cuatro fases lentas, o sueño normal, durante 90 min (cerebro anterior: tálamo/ hipotálamo), y una fase rápida o sueño paradójico de una duración aproximada de 10 min, durante los cuales se producen los sueños (cerebro profundo, bulbo en particular).

Durante el sueño, que se caracteriza por la detención momentánea de cualquier acción consciente, la nuca se flexiona hasta que reposa la cabeza. Paralelamente, la actividad rítmica eléctrica de los músculos de la nuca disminuye hasta alcanzar un determinado nivel de base.

Es indispensable dormir bien y aprovecharse plenamente del sueño, es decir, tener un sueño en el cual la calidad sea más importante que la duración.

Si el sueño no es normal (sucesión irregular de los ciclos), resulta evidente que esto comportará un perjuicio a los datos propios de los ritmos de actividad diaria.

Si el amplio conocimiento del ser humano ha permitido comprender la función del sueño, no es menos importante que las causas de insomnio sean múltiples ya provengan del medio interno (trastornos metabólicos, dolores, etc) o a menudo del medio externo (luz, ruidos, malas condiciones de trabajo, sumisión a los automatismos, etc.)

El insomnio es un trastorno frecuente, que se hace tanto más tenaz cuanto se asocia a menudo a las condiciones de la «vida moderna» y que se sitúa, además, bajo la dependencia de factores constitucionales. Los signos habituales de quienes están aquejados de insomnio, duermen mal o «se figuran» dormir mal, son variablemente equívocos. El insomnio es generador de trastornos neuropsíquicos y de trastornos metabólicos generales, en particular del sistema nervioso vegetativo y de las secreciones endocrinas.

El insomnio es un síntoma importante. A menudo es pasajero, pero tiende a hacerse permanente, o toma radicalmente una forma crónica y obsesiva, en particular después del uso más o menos repetido de determinadas drogas hipnóticas.

Si este síntoma domina, es importante en este caso esforzarse en conocer su auténtico significado, establecer el problema etiológico de una afección latente o probada de este desarreglo, tanto somatoorgánico como psíquico, esté ligado el insomnio o no a un estado de ansiedad.

En un artículo aparecido en *Elle*, Igor Barrère y Étienne Lalou terminaban diciendo: «El sueño artificial jamás reemplazará al sueño natural, que es el remedio específico de la fatiga, que nos ha dado la Naturaleza al lado del mal, y que nos toca saber utilizar».

Para reencontrar una regulación del sueño que conlleva, en su eficacia natural, al despertarse, unas mañanas favorables, puede tomarse:
- 30 g de flores de gordolobo (favorece el sueño, calma los espasmos)
  20 g de flores de espino albar (desequilibrio neurovegetativo: insomnio, **migrañas**, irritabilidad)
  20 g de pasionaria (calma los nervios).

Hervir durante 3 min en 3/4 de litro de agua, y dejar en infusión durante 1/2 hora, tapado, colar y filtrar, distribuir este líquido en 6 partes a tomar en 3 días, 2 veces diarias, a las 20 horas y al acostarse, 6 días por semana, durante 4 semanas seguidas, es decir, 24 días en total.

O bien:
- 20 g de flores de violeta (favorece el sueño, ahuyenta la melancolía)
  20 g de flores de espino albar (insomnio, falta de recursos físicos y morales)
  20 g de hojas de naranjo dulce (insomnio, nerviosismo, palpitaciones).

Mantener durante 30 seg en ebullición en 3/4 de litro de agua hirviendo y dejar en infusión durante 1/2 hora, colar, distribuir en 6 partes a tomar en 3 días, 2 veces diarias, hacia las 20 horas y al acostarse, 6 días por semana, durante 5 semanas seguidas, es decir, 30 días en total.

O también:
- 30 g de toronjil (insomnio, fatiga intelectual, ansiedad, vértigos)
  30 g de marrubio negro (acúfenos, trastornos nerviosos)
  20 g de pasionaria (insomnio, sedante nervioso).

Dejarlo todo en infusión durante 20 min en 3/4 de litro de agua hirviendo y en un recipiente tapado, colar y distribuir en 6 partes, a tomar en 3 días, 2 veces diarias hacia las 20 horas y al acostarse, 6 días por semana, durante 4 semanas seguidas, es decir, 24 días en total.

Cuando la alteración del sueño es menos grave, puede ser necesario, sin embargo, para obtener un alivio que favorezca el adormecimiento y el sueño, y permita conservar un buen equilibrio nervioso, ayudarse de una infusión tomada por la noche al acostarse y preparada con las plantas que poseen una acción hipnótica más o menos pronunciada.

Para regular el sueño puede tomarse:
- cuernecillo (regula el corazón y el sueño)
  meliloto (insomnio, excitabilidad nerviosa, vértigos)

Poner una cucharada sopera de cada planta en infusión durante 10-12 min en una taza de agua hirviendo, colar y tomar al acostarse, 5 días consecutivos por semana, durante 6 semanas seguidas, es decir, 30 días.

O bien:
- Flores de espino albar (insomnio, palpitaciones, angustia)
cuernecillo (regula el corazón y el sueño)
hojas de naranjo dulce (insomnio palpitaciones, nerviosismo).

Poner una cucharada sopera de cada planta en infusión durante 15 min en una taza de agua hirviendo, colar y tomar al acostarse, cada noche, durante 30 días, es decir, 1 mes.

O también:
- semillas de anís (tonifica el corazón y el cerebro, favorece el sueño)
semillas de hinojo (estimula la digestión, favorece el sueño).

Poner 1 cucharada de las de café de cada semilla, y mantener durante 30 seg en ebullición en una taza de agua, después añadir:
- 1 cucharada sopera de pasionaria (insomnio, sedante del sistema nervioso).

Tapar y dejar en infusión durante 10 min, colar y tomar por la noche al acostarse, 5 días consecutivos cada semana, durante 6 semanas seguidas, es decir, 30 días.

O, en forma de extractos fluidos:

30 ml de E. F. de espino albar	30 ml de E. F. de espino albar
30 ml de E. F. de pasionaria	20 ml de E. F. de cuernecillo
20 ml de E. F. de cuernecillo	15 ml de E. F. de meliloto

Tomar del primer preparado 40 gotas en un poco de agua, 3 veces al día, o solamente 60 gotas por la noche al acostarse; o, del segundo preparado, 50 gotas en un poco de agua, 3 veces al día, o sólo 50 gotas por la noche al acostarse.

O también:

30 ml de E. F. de gordolobo
30 ml de E. F. de espino albar
20 ml de E. F. de pasionaria

Tomar 60 gotas en un poco de agua, 2 veces al día, o sólo una vez, por la noche al acostarse, cada día, hasta terminar el contenido del frasco.

Uso externo: en caso de insomnio esencial, compresas sobre la región lumbar con corteza de encina, equiseto menor, espliego, cardo mariano y hojas de naranjo dulce. O bien, corteza de encina, cardo mariano y mejorana.

El ritmo de vida actual impone a la mayoría de nosotros agresiones más o menos numerosas. La fatiga resultante comporta por lo general insomnios y malestares que no son más que síntomas de *surmenage*. Es a nivel de las vértebras lumbares donde se sitúa una de las formas de la depresión, uno de los aspectos de las consecuencias que debe conocerse. El tratamiento con compresas lumbares tiene por fin detener y aliviar de antemano el conjunto de este nivel lumbosacro, revitalizarlo y, paralelamente, regular tantos ritmos de funcionamiento, entre los que el del sueño es un descanso profundo.

La vida cotidiana no puede asumirse si el elán vital es insuficiente. El alivio es manifesto, puesto que la relajación y la vitalidad permiten obtenerlo.

En caso de insomnio sintomático, compresas sobre la región frontoocular con cardo mariano, flores de espliego y hojas de naranjo dulce, o bien con flores de espliego y marrubio negro.

Debido a su acción sobre los centros ópticos y los centros del sueño, estas compresas pueden estar indicadas contra el insomnio, cuando se trate de procurar el sueño, un reposo favorable, de tender a ordenar activamente los centros hípnicos y de reencontrar el equilibrio por la eficacia de esta regulación.

Conclusión

El reflejo primario de la prudencia debe siempre incitarnos a respetar el antiguo refrán: «*Primum non nocere*» («Lo primero es no dañar»).

Los tratamientos que se han propuesto en los diferentes capítulos no son ni exhaustivos ni limitativos. Simplemente han sido objeto de investigaciones honestas y de experimentación renovada, sin cesar, en el curso de los treinta años de una práctica diaria durante la cual han obtenido resultados constantes, en la medida en que han sido correcta y regularmente seguidos. Queda por saber en qué circunstancias estas numerosas medidas propuestas, cuya eficacia no puede ponerse en duda, pueden ser de utilidad.

Todo lo que ha sido descrito sobre estos tratamientos, las dosis, los procesos de administración, constituye una terapéutica capaz de reemplazar a muchos otros tratamientos en uso.

El empleo razonable de plantas con fines terapéuticos constituye uno de los tratamientos activos y apropiados para múltiples aplicaciones y en la medida en que se inserta en la gama de los otros tratamientos.

La medicina moderna, que se sitúa en la vanguardia de la investigación y ostenta así el monopolio del saber y del progreso de la ciencia médica, no puede librarse de esta noción de «simples», que reposa sobre el empirismo milenario.

Es importante esforzarse en organizar el conocimiento que se tiene de las plantas al servicio del hombre, pero el conocimiento del hombre importa lo mismo para la calidad del servicio que ellas sabrán prestar mejor. La experiencia de los valores, siempre ambigua, no tiene sentido más que en la medida en que se da una definición clara.

Con dos o tres excepciones, las plantas atóxicas que han servido como orientación son todas plantas indígenas, bien conocidas por la mayoría de los fitoterapeutas y naturópatas, especialmente escogidas por su eficacia y con el fin de resaltar los progresos considerables que se han realizado con lo que nuestros antepasados llamaban en otros tiempos los simples y que, si bien han revolucionado los hábitos terapéuticos ancestrales, no los han hecho desaparecer.

Consciente o inconscientemente, la mayoría de los terapeutas dan prueba de un desconocimiento total de la fitoterapia, incluso si se llega a utilizar como recurso, y es preciso reconocer bien que esta actitud reside muy a menudo sobre razones puramente médicas.

No le conceden más que una atención educada, siempre acompañada de divergencias de intención sobre sus propios caracteres. Esto no cambia para nada el valor de las adquisiciones médicas, pero es preciso respetar determinadas reglas elementales con el fin exclusivamente práctico y con el interés de aquellos que la querrán practicar.

Se vende y se ensalza el agua mineral y nadie tiene nada que decir cuando se apela a su alto poder de desintoxicación, pero si usted sufre una intoxicación alimentaria... ¡crea que es suficiente y eficaz!

La eficacia de estos métodos terapéuticos puede contribuir de forma notable a comprender lo que aporta la fitoterapia, que se adapta constantemente y que evoluciona sin cesar por la multiplicidad de medios de acción propuestos.

Las fórmulas enunciadas son todas perfectibles. De un empleo suave y modificable,

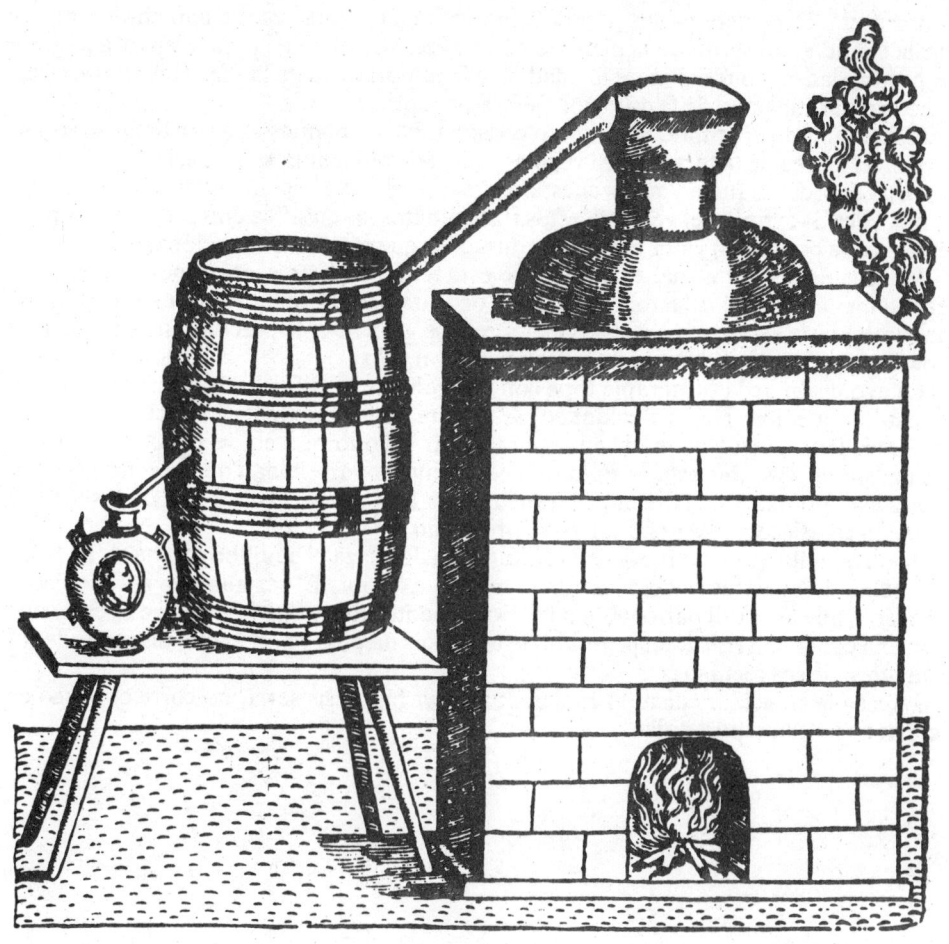

Horno de destilación de obra, utilizado en la Baja Edad Media.

es posible adaptarlas para permitir obtener más completamente el estado de ordenamiento buscado en función de las variables apropiadas, según la circunstancia.

Las plantas, innegablemente eficaces, escogidas y reunidas, que surten estas mezclas, en función de la manifestación patológica, conservan su valor intrínseco.

El líquido resultante de tal preparación medicinal está cargado de todo tipo de constituyentes miscibles, en solución y en suspensión. Estas diversas sustancias activas, hidrosolubles y que no se destruyen por la ebullición, se encuentran asociadas en determinadas proporciones. Ingeridas, pasan a la sangre donde manifiestan su influencia sobre muchas funciones esenciales del organismo. Estas sustancias y derivados energéticos aportan a la célula, por el poder de su combinación, sustratos directamente utilizables y es así que una medicación natural desencadena, directa o indirectamente, sus efectos para resolver determinados síntomas o manifestaciones.

La eficacia esperada de un mismo tratamiento varía de una persona a otra, de donde se desprende la necesidad de adaptarlos constantemente.

En lo que se refiere a la utilización para aportar una modificación a la composición de la mezcla, es posible ya sea añadir o suprimir una planta, ya sea aumentar o disminuir la cantidad prescrita de la planta o de la mezcla de plantas, para adaptarla mejor a sus posibilidades, en función de la edad o de la importancia de la afección en curso, así como la determinación de la duración del tratamiento.

Existe en todo el mundo un número considerable de plantas que han demostrado su valor en el marco de la terapéutica vegetal y que permiten nuevas gradaciones.

Todo el proceso fluye y no es cuestión el dar a esta exposición una forma definitiva, pero la eficacia simple del valor de estos tratamientos las clasifica entre los medios terapéuticos que poseen un valor benéfico y duradero que implica una acción de fondo.

Muchas de las obras que existen sobre este tema, bajo presentaciones diversas, reflejan a menudo una forma todavía arcaica de tratamiento, mientras que esta actividad ancestral podría ser una necesidad vital que es de gran interés precisar en la práctica, si se desea expandir este método de curación vegetal.

La evolución de la fitoterapia topa con una cohorte de dificultades pero no está desprovista de medios. Ha evolucionado, se adapta constantemente y suscita un interés creciente. Pero la ciencia médica parece ignorar todo lo que no deriva de ella y es de buen gusto, al suscribir este postulado, el condenar toda veleidad de injerencia que tocaría a esta primacía de la técnica terapéutica, a esta solidaridad clásica de los medios de acción codificados. Al imponer así su orden, no deja elección.

Todo aquello que está fuera de la Naturaleza desplaza el equilibrio natural. Es la ley inexorable de nuestras relaciones con el mundo exterior. El ser humano aprende así a conocer lo que le es útil para su buen funcionamiento. Estar en plena forma es estar uno en buena condición física, en posesión de todos sus medios y apreciar el disponer de sus facultades, de sus recursos.

¿Acaso la ciencia médica, al excluir cualquier hipótesis seria, no corre el riesgo de incurrir en extrañas paradojas?

Índice

Preámbulo, *por Carme García i Gomila* 7
Introducción 9

PRIMERA PARTE

La fitoterapia 13
La clasificación de las plantas 20
Recolección y conservación de las plantas 35
Consejos prácticos de uso 41

SEGUNDA PARTE

Las plantas medicinales más comunes
   Abedul 47
   Agracejo 50
   Agrimonia 52
   Alcachofera 54
   Alquequenje 56
   Arándano 58
   Brezo 60
   Cardo mariano 62
   Cardo santo 64
   Centinodia 66
   Ciprés 68
   Enebro 70
   Equiseto menor 73
   Espino albar 75
   Espliego 78
   Fresno 81
   Fumaria 84
   Gatuña 87
   Gordolobo 89
   Grama 91
   Helenio 93
   Hipérico 95
   Hisopo 98
   Lampazo mayor 100
   Llantén mayor 103
   Maíz 105
   Malva 107
   Manzanilla 110
   Maravilla 113

Marrubio	116
Marrubio negro	118
Mayorana	120
Milenrama	122
Naranjo	124
Nogal	127
Olmo	130
Orégano	132
Retama negra	135
Romero	137
Salvia	140
Saúco	143
Tomillo	146
Trébol de agua	149
Trinitaria	151
Ulmaria	153

Tercera Parte

Fitohepatología
Angiocolitis	160
Cáncer	163
Cirrosis hepática	164
Colecistitis	166
Colédoco: litiasis coledociana	167
Colelitiasis	168
Desintoxicación del hígado y calidad de la bilis	169
Dispepsia	171
Hepatitis	171
Ictericia	172
Infección hepatobiliar	173
Insuficiencia de la depuración hepática	174
Litiasis biliar	175

Fitogastroenterología
1. *Esófago*	179
2. *Estómago*	180
Abscesos en la pared gástrica	180
Aerofagia y aerogastritis	181
Anorexia	181
Atonía estomacal	182
Dispepsia	183
Espasmos digestivos	185
Gastritis	186
Trastornos venosos	187
Úlcera	187
Vómitos	190
3. *Duodeno*	190
4. *Páncreas*	192
Absceso	192
Cálculo	193

    Diabetes 194
    Pancreatitis 196
5. *Intestino* 197
    Aerocolia 198
    Apendicitis 198
    Colitis espasmódica 199
    Diarrea 199
    Disentería 200
    Divertículos intestinales 202
    Enfermedades del colon (colopatías) 203
    Enteritis 204
    Enteroneuritis 205
    Estreñimiento 206
    Ileítis 209
    Invaginación intestinal 211
    Parasitosis 212
    Rectocolitis 216
    Tifoidea 217

Fitourología y nefrología
    Adenoma 220
    Albuminuria 222
    Anuria 223
    Blenorragia 224
    Cálculos 225
    Cistitis 226
    Colibacilosis 228
    Cólicos nefríticos 229
    Disuria 230
    Enuresis 232
    Gota 233
    Hematuria 235
    Hidropesía 236
    Hiperoxalemia 237
    Hiperuricemia 239
    Infección renal y urinaria 241
    Insuficiencia renal 242
    Litiasis 244
    Nefritis 248
    Nefrosis lipídica 249
    Pielonefritis 250
    Piuria 251
    Polaquiuria 252
    Pólipos 253
    Prostatitis 254
    Retención de orina 255
    Uremia 256
    Ureteritis y uretritis 258

Fitorreumatología
    Artritis 260
    Artrosis 261

Ciática (Lumbociática)	262
Descalcificación	263
Enfermedad de Paget	264
Hidrartrosis	265
Hipocalciuria	266
Osteomalacia	268
Osteomielitis	269
Osteoporosis	270
Poliartritis crónica evolutiva	271
Polineuritis	272
Reumatismo	272

Fitoterapia en patología cardiovascular

1. *Corazón*	275
Angina de pecho	276
Arritmia	277
Bradicardia	277
Endocarditis	278
Estenosis mitral	279
Infarto de miocardio	280
Insuficiencia aórtica	281
Insuficiencia cardíaca	282
Miocarditis	283
Pericarditis	283
Taquicardia	284
2. *Sangre*	285
Anemia	286
Epistaxis	287
Glucemia	288
Hemofilia	288
Hemoptisis	289
Hemorragia	290
Hipemia	291
Hiperazoemia	292
Hipercolesterolemia	292
Leucemia	293
Menorragia	294
Metrorragia	295
Parasitosis	296
Poliglobulia. Enfermedad de Vaquez	296
Púrpura	297
Septicemia	298
Urea	300
3. *Venas*	300
Circulación venosa	301
Flebitis	302
Flebotrombosis o trombosis venosa	302
Hemorroides	303
Tromboflebitis	304
Varices	305
4. *Arterias*	306
Arteriosclerosis	306

    Arteritis 307
    Ateroma — Aterosclerosis 309
    Hipertensión 309
    Hipotensión 311
  5. *Capilares* 312
  6. *Linfa* 313
    Linfocitosis 314
    Linfopenia 314

Fitoneumología
    Absceso pulmonar 316
    Anginas 317
    Asma 318
    Bronquitis 320
    Catarro bronquial 321
    Congestión pulmonar 321
    Coriza o fiebre del heno 322
    Disnea 323
    Enfisema 324
    Gripe 327
    Insuficiencia respiratoria 328
    Laringitis 329
    Neumonía (bronconeumonía) o neumonía lobar 330
    Pleuresía 331
    Resfriado 332
    Rinitis 332
    Ronquera o afonía 333
    Tos 333
    Tos ferina 334
    Traqueítis 336
    Tuberculosis 336

Fitodermatología
    Acné 339
    Eccema 340
    Escaras 342
    Escarlatina 343
    Herpes 344
    Herpes zóster 344
    Ictiosis 346
    Liquen plano 346
    Prurito 347
    Psoriasis 348
    Quemaduras 351
    Roséola 352
    Rubeola 353
    Sabañones 354
    Úlceras varicosas o llagas en las piernas 354
    Urticaria 356
    Varicela 357
    Verrugas 358
    Vitíligo 359

Fitoginecología
    Amenorrea 361
    Astenia genésica 361
    Destete 362
    Dismenorrea 362
    Fibromioma uterino 364
    Lactancia 365
    Leucorrea 366
    Menopausia (trastornos de la) 367
    Metritis 368
    Metrorragia 369
    Ninfomanía 369
    Prolapso uterino 370
    Prurito vulvar 372
    Reglas o menstruos 372
    Retroversión 373
    Salpingitis 374
    Vaginitis 375

Fitoterapia en diversas patologías
    Angustia — Ansiedad 377
    Depresión nerviosa 378
    Fatiga 380
    Obesidad 383
    Sueño 385

Conclusión 388

La Curación por las Plantas se terminó de imprimir
en **agosto de 2019.**